U0377148

乳腺原位癌

Breast Carcinoma *in Situ*

主编 邵志敏 沈镇宙

复旦大学出版社

主　编

邵志敏　沈镇宙

学术秘书

陈嘉健　复旦大学附属肿瘤医院

编　者（按姓氏笔画排序）

于宝华　复旦大学附属肿瘤医院　　　沈菊平　复旦大学附属肿瘤医院

马金利　复旦大学附属肿瘤医院　　　沈镇宙　复旦大学附属肿瘤医院

王　研　复旦大学附属肿瘤医院　　　张莹莹　复旦大学附属肿瘤医院

王中华　复旦大学附属肿瘤医院　　　陈　盛　复旦大学附属肿瘤医院

王维格　复旦大学附属肿瘤医院　　　邵志敏　复旦大学附属肿瘤医院

王碧芸　复旦大学附属肿瘤医院　　　周晓燕　复旦大学附属肿瘤医院

水若鸿　复旦大学附属肿瘤医院　　　郝　爽　复旦大学附属肿瘤医院

刘　引　复旦大学附属肿瘤医院　　　柳光宇　复旦大学附属肿瘤医院

刘哲斌　复旦大学附属肿瘤医院　　　侯意枫　复旦大学附属肿瘤医院

江一舟　复旦大学附属肿瘤医院　　　俞晓立　复旦大学附属肿瘤医院

汤立晨　复旦大学附属肿瘤医院　　　贾晓青　复旦大学附属肿瘤医院

阮　淼　复旦大学附属肿瘤医院　　　徐晓丽　复旦大学附属肿瘤医院

李　婷　复旦大学附属肿瘤医院　　　殷文瑾　上海交通大学附属仁济医院

杨文涛　复旦大学附属肿瘤医院　　　唐绍娴　复旦大学附属肿瘤医院

杨昭志　复旦大学附属肿瘤医院　　　梁茜子　复旦大学附属肿瘤医院

肖　毅　复旦大学附属肿瘤医院　　　葛慧娟　复旦大学附属肿瘤医院

吴　炅　复旦大学附属肿瘤医院　　　谢一兆　复旦大学附属肿瘤医院

余科达　复旦大学附属肿瘤医院

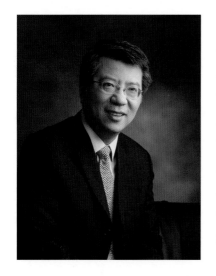

邵志敏　首批教育部"长江学者奖励计划"特聘教授、复旦大学特聘教授。现任复旦大学肿瘤研究所所长、乳腺癌研究所所长，复旦大学附属肿瘤医院大外科主任兼乳腺外科主任；中国抗癌协会乳腺癌专业委员会常委、中华医学会肿瘤学分会副主任委员、上海市抗癌协会乳腺癌专业委员会名誉主任委员、上海市医学会肿瘤专科委员会主任委员、第八届亚洲乳腺癌协会主席及St.Gallen乳腺癌大会专家团成员。

　　主要从事乳腺癌的临床和基础研究，建立适合中国人群的早期筛查和诊疗流程，开展临床试验，改善乳腺癌患者的预后，科研重点为乳腺癌的转化研究和乳腺癌转移机制研究等。已发表有关乳腺癌研究的论著近350篇，其中SCI收录100余篇，被世界医学文献引用逾3 000次；主编专著4部。多次获得卫生部科技进步一等奖，上海市科技进步一、二、三等奖，国家科技进步二等奖，教育部科技进步一、二等奖，领衔团队分别入选教育部创新团队、上海市乳腺肿瘤重点实验室、上海市教委"重中之重临床医学中心B类"项目及上海市重要疾病联合攻关项目。先后主持国家杰出青年科学基金、国家自然科学基金、"十五"攻关课题，卫生部临床重点项目、"211"工程II期、"985"课题、"973"课题及其他省部级项目30余项。

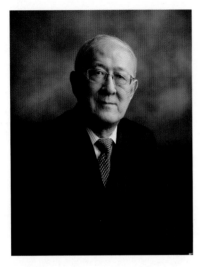

沈镇宙 肿瘤外科学教授、博士生导师。现任复旦大学附属肿瘤医院外科名誉主任、终身教授，上海市乳腺肿瘤临床医学中心主任。曾兼任中国抗癌协会副理事长、中华医学会肿瘤学会副主任委员、上海市抗癌协会理事长、上海中华医学会肿瘤学会主任委员、中国抗癌协会乳腺癌专业委员会副主任委员及肉瘤专业委员会主任委员等。

主要研究方向为乳腺癌的早期诊断、综合治疗、个体化治疗及相关基础研究。曾多次应邀在国内外讲学，并担任国际及国内一些重要专业会议的大会主席。现任《中国癌症杂志》主编及10余种国内外杂志副主编及编委。作为主编出版专著6部，副主编2部，参与《中国抗癌协会乳腺癌诊治指南与规范》(2011年版)的编写。在国内外期刊发表文章160余篇。

荣获国家科技进步二等奖、卫生部科技进步一等奖、中华医学科技奖、上海市科技进步奖、上海市临床医学科技奖、第四届中国医师奖、中国抗癌协会"为中国抗癌事业作出突出贡献的优秀专家"奖，以及复旦大学校长奖等多项奖励。曾两次被评为全国卫生系统先进工作者及上海市劳动模范。

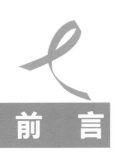

前 言

　　"原位癌"的名称在以往只出现在教科书中,临床上很少遇到。20 世纪 80 年代时分析我院(复旦大学附属肿瘤医院)2 000 余例乳腺癌手术治疗的患者中没有一例是原位癌。80 年代后,随着钼靶等影像学诊断及穿刺、定位活检等方法的发展,我们对原位癌的认识不断提高,因而原位癌的发现逐步增加,临床在 80 年代后也逐渐有报道。90 年代中期我院所有乳腺癌病例中原位癌占 2%,而近年已逐步上升到所诊治病例的 15%以上。

　　对原位癌的诊断及治疗尚有争议,主要是对原位癌的生物学特性未完全掌握。原位癌有时可在局部维持很长时间;有时肿瘤较大,但病理仍为原位癌;在向浸润性癌发展过程中也有不同阶段,如微小浸润、灶性浸润,但诊断标准尚未完全统一。

　　同样对原位癌的诊断标准及治疗方法也有很多争论。例如,原位癌的诊断标准及与浸润性癌的关系;原位癌手术范围是否与浸润性癌相同;行保乳手术时切缘的范围应距肿瘤多少距离,腋窝淋巴结的处理及术后辅助治疗,如放疗、化疗、内分泌治疗、靶向治疗是否需要应用等,引起临床医师及患者的困惑。

　　目前,原位癌的诊断仍以形态学为主,而对病因及遗传学的研究较少,今后尚需进一步研究其生物学特性与浸润性癌的关系,尤其是小叶原位癌是否可以有预防发展成浸润性癌的措施。当然,原位癌可早期诊断、早期治疗,绝大部分患者能达到治愈。

　　以往关于乳腺癌的专著及教科书主要介绍浸润性癌,对原位癌的介绍甚少。实际上,浸润性癌与原位癌的发展、诊治、生物学特性及处理方法并不相同。本书拟就当前现有的有关原位癌的一些认识、多学科综合治疗原位癌的一些经验做一些介绍,仅供大家参考。期待今后基础及临床工作者能增加合作,深入了解原位癌的生物学特性,为原位癌的早诊、早治及预防等做进一步研究,希望本书能起到抛砖引玉的作用。

邵志敏　沈镇宙

2017 年 8 月

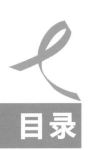

目录

第一章 乳腺的解剖结构及生理调节

哺乳动物的乳腺对于新生一代乃至整个物种的存活至关重要。在动物世界里,哺育孩子可以为母亲带来许多生理的益处,比如有助于产后子宫复旧;而对新生儿来说,可以从母体获得免疫力。在人类,社会的影响减少了新生儿母乳喂养的广泛实施,也干扰了它理应扮演的生理角色。越来越多的证据表明,母乳喂养无论对于母亲还是孩子都具有十分重要的作用。

了解乳腺的形态学和生理学及其内分泌方面的相互关系,对于了解乳腺癌及包括乳腺原位癌在内的各类乳腺癌前期病变至关重要。

第一节 乳腺的解剖结构

一、大体解剖学

(一)成年人乳房的位置及外形

成年人乳房上、下位于第 2 肋和第 6 肋之间,水平位于胸骨边缘和锁骨中线之间(图 1-1)。乳房平均直径 10~12 cm,平均中心厚度 5~7 cm。乳腺组织伸向腋窝,称为 Spence 腋尾。乳房的轮廓个体差异较大,但通常是穹隆型,在未产妇更像圆锥,经产妇下垂一些。

乳房由 3 种主要结构组成,包括皮肤、皮下组织和乳腺组织,后者又包括软组织和间质。软组织分为 15~20 个区段,最后在乳头处呈放射状汇集。每个区段的引流导管直径 2 mm,乳晕下乳窦直径 5~8 mm。约有 10 个主要引流乳汁的导管开口于乳头(图 1-2)。

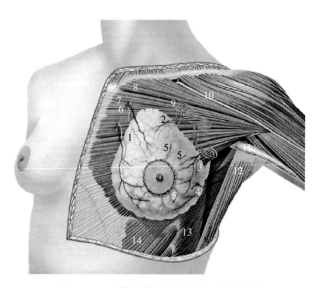

图 1-1 正常乳房外形和胸大肌的解剖

1. 内乳动、静脉穿支;2. 胸肩峰动、静脉胸支;3. 胸横动、静脉的外乳支;4. 肩胛下和胸肩峰动、静脉的分支;5. 第 3、4、5 肋间动、静脉的横支;6. 内乳动、静脉;7. 胸大肌的胸骨头;8. 胸大肌的锁骨头;9. 腋窝动、静脉;10. 头静脉;11. 腋鞘;12. 背阔肌;13. 前锯肌;14. 腹外斜肌

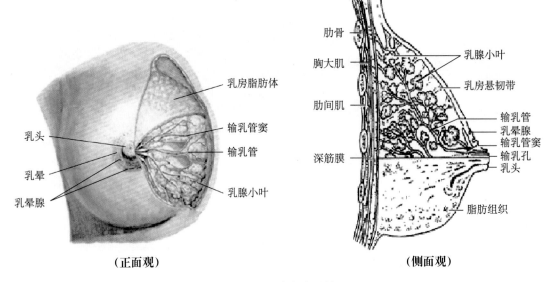

图 1-2 正常乳房结构

导管系统的命名尚未统一。分支系统可以合理方式命名,从乳头的集合导管开始,延伸至每一个小泡的导管。每根导管引流 20~40 个小叶组成的腺叶。每一个小叶又由 10~100 个腺泡或管状囊状分泌小体组成。乳房纤维组织和皮下组织包含脂肪、结缔组织、血管、神经和淋巴管。

乳房的皮肤很薄,包含毛囊、皮脂腺和汗腺。非下垂乳房的乳头位于第 4 肋间,含有丰富的感觉神经末梢,包括 Ruffini 样小体和 Krause 球。皮脂腺和汗腺显露于外,但毛囊却并非如此。乳晕呈环状,有色素沉着,直径 15~60 mm。位于乳晕周围的蒙氏结节由蒙哥马利腺(简称蒙氏腺,Montgomery 腺)导管开口形成的隆起。蒙氏腺是能够分泌乳汁的大皮脂腺,它代表了一种介于汗腺和乳腺的中间状态。筋膜组织发育成乳腺,浅筋膜发展成乳腺并和 Camper 腹浅筋膜相延续。乳腺下层为胸深筋膜,覆盖着胸大肌的大部和前锯肌。连接于这两层筋膜之间的是纤维束(Cooper 韧带),自然支撑乳房。乳腺癌或者其他伴有纤维化的病变(如慢性炎症或外伤以后)的乳房疾病侵及乳房悬韧带时,该韧带的挛缩会引起表面皮肤的凹陷。

由于近年来导管清洗和乳腺内镜下直视导管技术的进展,使得临床上与乳头相关的解剖结构日益清晰化。Love 和 Barsky 使用 6 种不同的方法来检查导管的解剖,发现 90% 以上的乳头包含 5~9 种导管开口,通常分为中央群和外周群。中央群导管并不是像之前认为的那样以典型的方式从乳头延伸,而是从乳头返回到胸壁。另外,还发现每一个乳孔跟一个独立的非网状导管系统相交,然后延伸到终末导管小叶单位。Rusby 等前瞻性研究了乳房切除标本的乳头。导管的中位数为 23,发现其远少于乳头的导管开口数量。这项研究表明,许多导管实际上共用乳头表面开口,也解释了乳头表面导管开口数量和实际导管数之间的差距。

有证据表明导管癌和小叶癌都出现于终末导管小叶单位。Stolier 和 Wang 研究了乳房切除标本的 32 个乳头。其中 29 个乳头没有发现终末导管小叶单位,3 个乳头有终末导管小叶单位。当面对乳头顶部附近时,发现所有的终末导管小叶单位位于乳头底部。由于对导管内部组织结构的进一步了解和治疗兴趣的增加,对导管和乳头解剖的认识也会增多,这对指导临床实际工作具有重要意义。

（二）乳房的血供

乳房的血供主要来源于内乳动脉和胸外侧动脉。乳房的 60% 血供（主要是内侧带和中央带的大部分）靠内乳动脉的穿支供应。乳房剩余的 40% 血供（主要是外侧带）由胸外侧动脉、胸肩峰动脉、胸背动脉穿支及第 3、4、5 肋间动脉穿支共同提供（图 1－3）。胸壁和乳房的静脉回流涉及的主要静脉是胸内侧静脉穿支、腋静脉分支和肋间后静脉穿支。

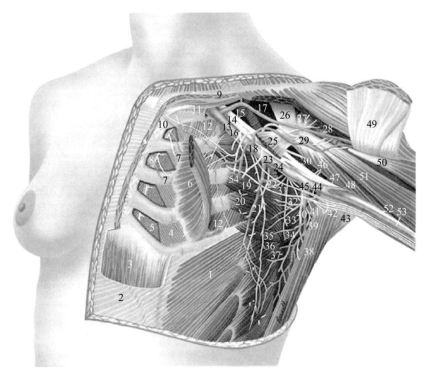

图 1－3　胸壁肌和血管解剖

1. 腹外斜肌；2. 腹直肌鞘；3. 腹直肌；4. 肋间内肌；5. 胸横肌；6. 胸小肌；7. 内乳动、静脉穿支；8. 内乳动、静脉穿支；9. 胸大肌切缘；10. 胸肩峰动、静脉胸骨锁骨支；11. 锁骨下肌和Halsted 韧带；12. 肋间外肌；13. 腋静脉；14. 叶动脉；15. 臂丛侧束；16. 胸外侧神经（来自侧束）；17. 头静脉；18. 胸肩峰静脉；19. 肋间臂神经；20. 外侧皮神经；21 胸外侧动、静脉；22. 胸外侧动、静脉肩胛支；23. 中胸神经（来自中间束）；24. 尺神经；25. 胸小肌；26. 喙锁韧带；27. 喙突韧带；28. 三角肌肌缘；29. 胸肩峰动、静脉的肩峰支和肱骨支；30. 肌皮神经；31. 上臂的中间皮神经；32. 肩胛下肌；33. 肩胛下神经；34. 大圆肌；35. 胸长神经；36. 前锯肌；37. 背阔肌；38. 背阔肌；39. 胸背神经；40. 胸背动、静脉；41. 旋肩胛动、静脉；42. 肋间臂神经；43. 大圆肌；44. 前臂中间皮神经；45. 肩胛下动、静脉；46. 旋肱后动、静脉；47. 正中神经；48. 喙肱肌；49. 胸大肌；50. 肱二头肌长头；51. 肱二头肌短头；52. 肱动脉；53. 贵要静脉；54. 胸肩峰动、静脉胸肌支

（三）乳腺的淋巴引流

1. 负责乳房的淋巴引流区域　乳腺的皮下淋巴管或乳头淋巴管丛通过体表淋巴管回流。这些无瓣淋巴管和真皮淋巴管相通并合并到萨帕乳晕下丛（Sappey subareolar plexus）。乳晕下丛接收来自乳头和乳晕的淋巴管，并通过垂直淋巴管与其他皮下和真皮淋巴管连接。从表层

到深层,从输乳管的乳晕下丛到小叶周边和深皮下丛,淋巴液单向流动。导管周围淋巴管位于管壁上皮肌层,淋巴液从深皮下层和乳房内淋巴管离心流向腋窝和内乳淋巴结。放射标记物注射已经证实了淋巴回流的生理机制,推翻了旧的向心流向萨帕乳晕下丛的假说。据估计,乳房的淋巴液约有 3% 回流到内乳淋巴结,97% 回流到腋窝淋巴结。

前哨淋巴结研究使人们对淋巴的解剖和淋巴回流的生理机制有了新的认识。据观察,皮肤和腺体的淋巴回流到同一腋窝淋巴结,后者是乳房淋巴回流的主要汇聚地。淋巴闪烁造影术研究显示,深部腺体或乳房后的淋巴结经皮下或皮内注射优先回流到内乳淋巴结。现在对乳晕下丛淋巴回流的方向还存在争议。将标记有放射性核素^{99m}Tc 的硫胶体注射到乳晕区,放射性核素定位在腋窝前哨淋巴结。一项关于乳晕下放射性核素注射和通向前哨淋巴管道的详细研究显示,90% 为单个管道越过或侧向通过乳晕旁止于腋窝前哨淋巴结,有 75% 的第 2 条淋巴管道经过乳晕,未进入内乳淋巴链。

Suami 等研究了 14 例新鲜尸体的 24 个乳腺的淋巴回流,发现淋巴集合管平均分布于人体躯干上方内侧周围,最后注入腋窝淋巴结。横断面研究证实,当这些集合管到达乳房,其中有一些越过乳腺实质,一些穿过乳腺实质。同时也发现了淋巴管的穿支,这些穿支在内乳动脉分支以外将其围绕,并最终注入同侧内乳淋巴管。这些发现有些跟目前已知的理论不符,这也可能部分解释前哨淋巴结活检的假阴性率。

2. **腋窝淋巴结区**　腋窝淋巴结作为乳腺原发肿瘤主要的局部传播途径,其外形解剖已被研究。腋窝淋巴结的解剖学排列有不同的分类,其中最详细的是 Pickren 分类,其显示了肿瘤播散的病理解剖。腋窝淋巴结可分为尖群或锁骨下淋巴结,位于内侧至胸小肌;腋群沿腋静脉分布于胸小肌与胸外侧静脉腋窝段之间;胸肌间(Rotter)淋巴结沿胸外侧神经分布于胸大、小肌之间;肩胛群包括沿肩胛下血管分布的淋巴结;中央群位于胸大肌外侧缘后方和胸小肌下方(图 1-3)。其他群能够被识别,比如外乳淋巴结位于腋尾,28% 的乳房可发现乳房内淋巴结,周围淋巴结位于上部的皮下脂肪及乳房外象限。

为确定病理解剖和转移程度,另有一个可供选择的描述转移的方法,就是将淋巴结分成不同水平。Ⅰ 水平位于乳房外侧到胸小肌外侧缘之间,Ⅱ 水平位于胸小肌后方,Ⅲ 水平位于胸小肌内侧端以内(见图 1-3)。这些水平只有在手术时给予标记才能准确识别。

在日本乳腺癌处理规约中,将乳腺所属淋巴结分为腋淋巴结、锁骨下淋巴结、胸骨旁淋巴结及锁骨上淋巴结。腋淋巴结与锁骨下淋巴结以胸小肌内侧缘为界(图 1-4)。

3. **内乳淋巴结区**　内乳淋巴结位于胸骨旁肋间隙。淋巴结紧贴胸膜外脂肪内的胸廓内动脉,分布于肋间隙,如图 1-5~图 1-6 所示。从第 2 肋间隙向下,内乳淋巴结被同一平面的横向胸肌薄层从胸膜分开。内乳淋巴链中淋巴结的数量,各家报道不一。第 1 肋间隙和第 2 肋间隙淋巴结沿乳房内血管的中央排列,88% 的病例淋巴结位于第 1 肋间隙,76% 的病例淋巴结位于第 2 肋间隙,而有 79% 的病例淋巴结在第 3 肋间隙沿血管周边分布。每一肋间隙淋巴结的患病率如下:第 1 肋间隙为 97%,第 2 肋间隙为 98%,第 3 肋间隙为 82%,第 4 肋间隙为 9%,第 5 肋间隙为 12%,第 6 肋间隙为 62%。Handley、Thackray、Urban 和 Marjani 等对这一传播乳腺疾病的淋巴回流途径的病理解剖进行了描述。

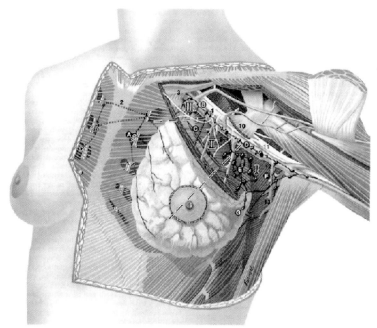

图 1 - 4　乳房淋巴结群和水平的乳房淋巴回流

1. 内乳动、静脉；2. 胸骨下的交叉回流到对侧内乳淋巴链；3. 锁骨下肌和
Halsted 韧带；4. 胸外侧神经(来自侧束)；5. 胸肩峰静脉的胸支；6. 胸小肌；7. 胸大
肌；8. 胸外侧静脉；9. 中胸神经(来自中间束)；10. 胸小肌；11. 正中神经；12. 肩胛
下静脉；13. 胸肩峰静脉。

A. 内乳淋巴结；B. 尖淋巴结；C. 胸肌内(Rotter)淋巴结；D. 腋静脉淋巴结；
E. 中央淋巴结；F. 肩胛下淋巴结；G. 外乳淋巴结。Ⅰ水平淋巴结：外侧到胸小肌外
侧缘；Ⅱ水平淋巴结：胸小肌后方；Ⅲ水平淋巴结：内侧端到胸小肌内侧缘

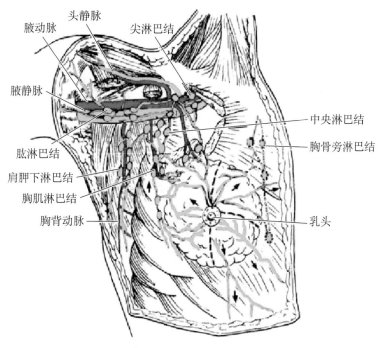

图 1 - 5　乳腺所属淋巴结

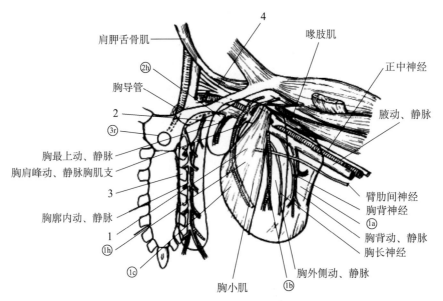

图 1 - 6　**乳腺所属淋巴结(日本乳腺癌处理规约)**

1. 腋淋巴结,①a:外侧群(臂淋巴结、肩胛下淋巴结);①b:内侧群(中央淋巴结、胸肌淋巴结、胸肌下淋巴结);①c:胸肌间淋巴结。2. 锁骨下淋巴结,②h:最上锁骨下淋巴结。3. 胸骨旁淋巴结,③r:胸骨柄后淋巴结。4. 锁骨上淋巴结

　　在淋巴结转移的情况下,淋巴回流的生理路径可能会阻塞,此时可替代的回流途径变得非常重要。这些途径包括深部、胸骨下、对侧内乳淋巴链;浅部的交通支、肋间横向支和纵隔回流系统;通过腹直肌鞘到达膈下和腹膜下丛(Gerota 路线)。最后一条途径使肿瘤直接播散到肝和腹膜后淋巴结。胸骨下交通支可以通过淋巴结放射性核素成像证实,而且可能对早期乳腺癌有重要意义。

　　传统的乳腺癌根治术不仅要切除患侧全部乳房组织,因注入胸骨旁淋巴结的淋巴管通过胸大肌,要切除胸大肌;因胸小肌位于乳腺淋巴管注入腋淋巴结的路径上,还要切除胸小肌;更要将腋腔的全部脂肪组织和淋巴结彻底清扫;乳房内侧部的肿瘤尚需要清除胸骨旁淋巴结。这种术式将造成胸壁的明显畸形。由于手术切断了臂部大部分的淋巴管,因此术后常可继发上肢淋巴水肿。

二、组织形态学

(一) 正常青春期乳腺腺体

　　Russo 详细描述了青春期乳腺的发育,他把发育的乳腺视为生长和分化的导管,然后形成棒状末梢萌芽。成长的末梢萌芽形成新的分支、末梢及所谓的泡芽(图 1 - 7)。泡芽随后分化为静止期乳腺的终末结构,德国病理学家称之为腺泡(acines),Dawson 称之为小导管(ductule)。腺泡(alveolus)这个术语用于描述静止期分泌小体极为恰当,而腺泡(acines)适用于妊娠、哺乳期完全发育成熟的分泌小体。

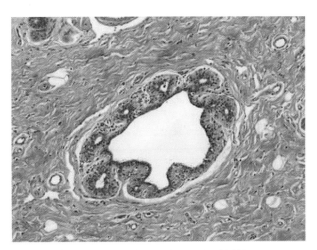

图 1-7　正常青春期女性乳腺导管

可见始基小叶从母导管中出芽。HE 染色

月经来潮后的最初几年,小叶开始发育。泡芽丛围绕终末导管,并形成Ⅰ型小叶(原始小叶),包含由 2 层上皮排列的大约 11 个泡芽。青春期乳腺历时数年发生完全分化,如果妊娠中断,就不可能充分分化。

乳房纤维解剖的详细研究表明,有 3 种截然不同的小叶类型存在。前面提到的Ⅰ型小叶,是小叶的最早一代,月经初潮后即发育。Ⅱ型和Ⅲ型的转变是由于新泡芽继续分化而逐渐形成的。4 种小叶类型的特征见表 1-1 和 1-2。

表 1-1　人乳腺小叶特征

	小叶范围 (mm²)	组成 结构	组成结构范围 (×10⁻²/mm²)	组成结构 (数/小叶)	组成结构数 (mm²)	细胞数/组成 结构切片
Ⅰ型	0.048±0.044	腺泡蓓蕾	0.232±0.090	11.20±6.34	253.8±50.17	32.43±14.07
Ⅱ型	0.060±0.026	小导管	0.167±0.035	47.0±11.7	682.4±169.0	13.14±4.79
Ⅲ型	0.129±0.049	小导管	0.125±0.029	81.0±16.6	560.4±25.0	11.0±2.0
Ⅳ型	0.250±0.060	腺泡	0.120±0.050	180.0±20.8	720.0±150.0	10.0±2.3

表 1-2　DNA 标记指数测定的人乳腺末梢导管-小叶增生能力

结构	指数	结构	指数
末梢终端蓓蕾	15.8±5.2	Ⅲ型小叶	0.25±0.3
Ⅰ型小叶	5.5±0.5	末梢导管	1.2±0.5
Ⅱ型小叶	0.9±1.2		

Russo 等最近发现侵袭性乳腺癌和常见乳腺癌类型的女性乳腺组织的结构类型与对照组正常组织不同。他们还发现 BRCA1 或调节基因可能对乳腺小叶形成过程中的分型起作用,这

只在上皮间质相互作用中可见。

（二）正常成年人乳腺腺体

未成熟乳腺的导管和腺泡由复层上皮排列而成，包括基底立方层和扁平表皮层。在青春期及其随后的雌激素的作用下，上皮增生为多层。腺泡上皮为单层立方或柱状，腺腔很小，腺上皮与基膜之间有肌上皮细胞。导管包括小叶内导管、小叶间导管和总导管（输乳管）。小叶内导管多为单层立方和柱状上皮，小叶间导管则为复层柱状上皮。总导管开口于乳头，管壁为复层扁平上皮，与乳头表皮相连续（图1-8和图1-9）。现已观察到3种腺泡细胞类型：腺上皮（luminal）A细胞、基底B细胞（主细胞）和肌上皮细胞。

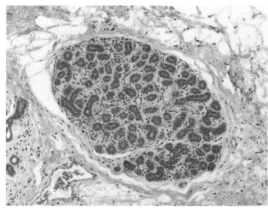 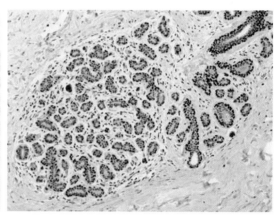

图1-8　**正常成熟女性乳腺小叶**

小叶是乳腺的功能单位。它排成2个细胞层：内部细胞层和外部细胞层。后者在常规HE染色时不显色

图1-9　**正常成熟女性乳腺小叶**

P63免疫染色

腺上皮A细胞是黑色的、内含核糖体的嗜碱性粒细胞。腺上皮细胞通过线粒体的膨胀、细胞间隙裂开而聚合在一起，在内腔形成萌芽。基底B细胞（主细胞）是乳腺上皮的主要细胞类型。镜下很清晰，有卵圆形的细胞核，无核仁。基底细胞与内腔连接处的膜上有突起的微绒毛。其胞质内的细丝与肌上皮细胞类似，表明它们向后者的方向分化。肌上皮细胞围绕腺泡和分泌乳汁的小导管排列成环状，呈星形。胞质含有直径50~80 nm的细肌丝；这些肌丝通过半桥粒附着于基底膜。这些细胞不受神经支配，但是受类固醇激素（泌乳素和缩宫素）的刺激。

第二节　乳腺生理学

一、胚胎及婴幼儿期乳腺的发生和发育

（一）胚胎期原始乳腺的发生

在人类胚胎发育的第5周，无论男女，胚胎腹面从腋部到腹股沟间的原始外胚层形成一对索

状原始乳线。胸壁上的外胚层向周围间质内陷，随后上皮萌芽并分支。而这条乳线在胸部逐渐形成所谓的乳脊，其他部位的乳线则逐渐退化消失。若其他区域的乳线退化不全或原始乳腺分散存在就会形成副乳腺，日后发育成腋下乳腺或副乳头，见于 2%~6% 的女性。

在胚胎发育的第 7~8 周，乳腺原基增厚（乳脊期）并长入原始胸壁间质内（圆盘期），呈立体状三维增生（球状期）。在胚胎发育的第 10~14 周，其进一步向胸壁间质内生长，形成平脊（锥体期）。在胚胎发育的第 12~16 周，顶端的间充质细胞分化成乳头和乳晕内的平滑肌细胞。在胚胎发育的第 16 周，原始上皮细胞形成"乳芽"（乳芽期），随后伸展发育成 15~25 个条索状上皮性分支结构（分支期），这些条索状分支结构以后发育为分泌囊泡。之后，伴随着毛囊、皮脂腺和汗腺成分的分化，第二乳腺原基形成，但此时只有汗腺完全发育。通常认为乳腺实质是由汗腺组织发育而来的。另外，顶分泌腺发育并分化为乳头周围的蒙氏腺。这一阶段的原始乳腺发育是不受性激素或者其他激素调节的。

在妊娠第 3 个月，胎盘性激素进入胎儿血液循环并诱导分支状输乳管原基进一步增殖并出现管腔（管腔期）。此过程从胚胎发育第 20 周持续到第 32 周。在此期间，原 15~25 条实质上皮分支变为 15~25 条乳腺导管结构，并合并成 10 条主要的乳腺导管和表皮周围的脂肪腺。胚胎发育第 32~40 周，乳腺实质开始分化，并伴随着富含初乳的小叶状、小囊泡状结构的发育而发育（终末囊泡期）。在此期间，乳腺的质量成 4 倍增加，乳头乳晕复合体形成并开始有色素沉着。

（二）婴幼儿期乳腺的生理变化

在产后 4~7 天，无论男女，多数新生儿挤压乳头都会出现初乳（有时称为 Witch milk）。新生儿在 3~4 周时，由于胎盘激素的撤退，导致初乳分泌量下降。在儿童期早期，终末囊泡进一步导管化并通过再次生长和分支发育成导管结构。出生后，男性乳房经历了最低程度的再生长，故仍旧为乳腺原基；而在女性，受生殖激素的调控，乳房经历了全面的进一步发育。

（三）先天性乳腺发育异常

乳腺发育异常可能是单侧或双侧，涉及乳头、乳房或两者都可涉及。这些异常通常仅限于乳房，但也有报道称其与乳房以外的许多其他异常相关，最常见的异常为上肢和泌尿道的异常。

1. **异位乳腺**　无论男性还是女性，最常见的乳腺发育异常就是异位乳房（伴或不伴异位乳头），又称副乳腺。异位乳头组织可能被误认为是色素痣，它可能发生在从腋窝到腹股沟间的索状原始乳线上的任何一点。文献报道异位乳腺的发生率差异很大。在一项前瞻性研究中，Mimoumi 等发现异位乳腺的发生率为 2.5%。Urbani 和 Betti 评估了异位乳腺和肾及泌尿道形态异常之间的关系。这些数据表明异位乳腺的患者，肾及泌尿道异常的发生率明显增高。但这种观点还存在争议，许多相关研究并未发现异位乳腺和肾异常之间有任何关系。异位乳腺组织大多发育不完善，但偶尔也会发育成真正有哺乳功能的异位乳房（含异位乳头），但非常少见，一般发生在腋下。在妊娠期和哺乳期，异位乳腺会增大。

2. **先天性乳腺发育不全或缺失** 乳腺发育不全是指乳腺处于低水平发育中或不发育。乳腺先天性缺失,又称为"乳房缺失"。当乳腺组织缺失但乳头存在时,称为"无乳腺畸形"。一些乳腺发育不全或者缺失与胚胎时期的发育缺陷或者遗传异常密切相关。例如,尺骨-乳腺综合征,就是一组罕见的以肢体、顶浆分泌腺、毛发、生殖器、牙齿及异位乳腺、乳腺发育不全等缺陷为主的遗传综合征。

关于乳腺发育异常的描述有许多,综合分类如下:单侧乳腺发育不全,对侧正常;双侧乳腺发育不全且不对称;单侧乳腺增生,对侧正常;双侧乳腺增生且不对称;单侧乳腺发育不全,对侧乳腺增生;单侧乳腺、胸腔、胸肌发育不全(Poland 综合征)。

这些异常多数并不严重。最严重的畸形、缺如或明显乳腺发育不全在 90% 的病例都与胸肌发育不全有关,但反过来的情况就不再成立。胸肌发育异常的女性中,92% 乳腺正常。1/3 以下的胸肌异常与肌肉缺失及同侧肋骨畸形有关。胸肌缺失、胸壁畸形和乳腺异常之间的关系由 Poland 在 1841 年首次发现。然而,对此关系的最初描述并没有指出伴随的手部异常(蹼趾畸形、中指骨和皮肤边缘畸形)。此种先天性综合征重新命名的合法性引起了一场值得斟酌的争议。

3. **先天性乳头缺失** 乳头乳晕复合体的先天性缺失是一种罕见的疾病,通常与乳房缺失及其他异常相关。

二、青春期乳腺的发育

受下丘脑-垂体门脉系统分泌的下丘脑促性腺激素释放激素的影响,女性青春期始于 10~12 岁。腺垂体前叶的嗜碱性粒细胞释放卵泡刺激素和黄体生成素。卵泡刺激素使原始卵泡成熟为囊状卵泡,后者可分泌雌激素,主要是 17-雌二醇。这些激素可诱导乳腺和生殖器官的生长和发育。在月经初潮后的第 1~2 年,由于原始卵泡的成熟不会引起排卵及黄体期的出现,此时下丘脑-腺垂体细胞的功能是不完善的。由此可见,卵巢雌激素的合成控制着黄体孕激素的合成。雌激素对成熟乳腺的生理效应是刺激导管上皮细胞纵向生长。终末导管也形成乳芽,后者促进乳腺小叶进一步生长。同时,导管周围的结缔组织体积增大、弹性增加,血流和脂肪储备能力也增强。这些初始的改变是由未成熟卵泡所合成的雌激素诱导,但并未排卵,随后成熟卵泡排卵,黄体释放孕激素。这些激素相关的作用还不清楚。在实验性研究中,单雌激素就可以显著诱导导管数量增加,然而孕激素却没有相似作用。雌激素和孕激素一起导致乳腺组织导管-小叶-囊泡的完全发育。乳腺发育个体差异较大,这使得人们不可能将乳腺的组织学改变以年龄分类。可将随年龄的增长乳腺的发育描述为外部形态学改变。Tanner 将从儿童期到性成熟期乳腺的发育过程划分为 5 期(表 1-3)。

青春期男性乳房发育较女性晚,发育程度也较女性低,乳房变化轻微且不规律,发育期限也较短。60%~70% 男性在青春期可见乳房稍突出,在乳头下可触及如纽扣大小硬结,轻微触痛,往往一侧较明显,或仅限于一侧,也有双侧均出现者,一般在 1~2 年后逐渐消退。如果体内性激素紊乱,可导致男性乳房肥大。其原因主要是体内雌激素、孕激素、睾酮等激素之间的平衡失调,

表 1 - 3 乳腺发育分期

分期	年龄	表现
Ⅰ期	青春期前	乳头微微隆起,无明显的腺体组织及乳晕色素沉着
Ⅱ期	11.1±1.1 岁	乳晕周边出现腺体组织,乳房和乳头隆起似小山丘状
Ⅲ期	12.2±1.09 岁	乳房和乳晕进一步增大,乳晕色素增多,乳房和乳晕仍在同一丘状面上
Ⅳ期	13.1±1.15 岁	乳房进一步增大。乳头和乳晕在进一步增大的同时,在乳房上又形成一个小丘状隆起
Ⅴ期	15.3±1.7 岁	成熟期乳房,乳房外形与成年期乳房相似

即:雌激素增加,雄激素减少,有效雌激素/睾酮(E_2/T)的比值增大;乳腺组织对雌激素的反应过度敏感也是原因之一。青春发育期的乳房肥大(又称特发性乳房发育)也称为原发性生理性乳房肥大。继发性病理性乳房肥大多见于成年之后,是继发于某种疾病所引起的内分泌功能紊乱而导致的乳房肥大。

三、月经周期中乳腺的生理变化

目前已经明确的是,正常乳腺的组织学改变伴随月经周期改变而改变。也观察到基质和上皮随月经周期出现的周期依赖性组织学变化。

在月经周期中,性激素水平的周期性变化可显著影响乳房的形态。月经周期的卵泡期,在卵泡刺激素和黄体生成素的作用下,卵巢分泌的雌激素水平增加,后者刺激乳房上皮增殖,上皮细胞出现萌芽,细胞有丝分裂增加,RNA 合成,细胞核密度增高,核仁增大,以及其他细胞器的变化,尤其是高尔基复合体、核糖体和线粒体的体积和数量增加。在卵泡期,月经中期雌激素的合成和分泌达到最大时,出现排卵,此为雌激素合成和分泌的第 1 个高峰。雌激素合成和分泌的第 2 个高峰在黄体期中期,即孕激素合成最多的时期。此时,孕激素诱发乳腺上皮发生变化,如乳腺导管扩张,滤泡上皮细胞分化为分泌细胞,部分呈单层排列。由于性激素和其他激素的综合作用,导致小叶内脂质小体形成和顶浆分泌。

乳腺上皮随激素水平的变化间接地由细胞内的激素受体或跨膜氨酸受体所介导。已经证实正常乳腺上皮细胞中存在雌激素受体或孕激素受体。通过激素与特异性受体的结合、分子改变及形态特征,统统归因于生理学的变化。同样,膜受体也有调节泌乳素的作用。内源性雌激素的增加也会对乳腺的微循环产生类组胺样效应,导致月经来潮前 3~4 天乳腺血流增加,乳房体积平均增加 15~30 cm³。经前乳房胀大是由于雌、孕激素作用下小叶间水肿和导管-腺泡增生。随着月经来潮,血液中性激素水平急剧下降,上皮的分泌活动开始衰退。

月经过后,组织水肿逐渐消退,上皮蜕变停止。经后 5~7 天乳房体积达到最小。乳腺细胞生长规律的循环变化与月经周期中增生期和黄体期的激素变化相关,这些变化可通过观察和测量细胞和核的参数来衡量,主要有以下指标。

- 组织学类型
- 细胞形态
- 核形态
- 有丝分裂
- 氚示踪胸腺嘧啶脱氧核苷酸(简称胸苷)
- 影像流式细胞术:核面积、周围、界限波动、染色体粒度、污点强度
- 增殖标记物:Ki-67、增殖细胞核抗原(PCNA)、MIB-1

所做的观察大部分来自手术标本,通常为乳房异常的女性,或来自尸检标本。大多数研究表明,在月经周期的后半阶段(黄体期),乳腺上皮细胞的增殖增加。

一项在手术切除的乳腺组织上进行的氚示踪胸苷摄取的研究显示,高峰摄取在月经周期第22~24天的黄体期,与孕激素水平的增加和雌激素的第2个高峰相符。笔者认为雌激素的作用并不重要,因为排卵期前的雌激素高峰和氚示踪胸苷无关,所以雌激素和孕激素不太可能存在交互作用。随后对雌激素和孕激素的作用进行了研究。将人体乳腺组织移植到裸鼠的皮下。应用雌激素后7天,观察到乳腺上皮细胞显著增殖,而雌激素和孕激素联合应用既未增加也未减少雌激素对乳腺上皮细胞的增殖作用。这些观察可以解释为什么在紧接排卵期雌激素高峰之后的黄体期细胞增殖增加。

四、妊娠期乳腺的生理变化

妊娠期,在黄体和胎盘性激素、泌乳素、绒毛膜促性腺激素的作用下,乳腺出现显著的导管扩张、小叶发育和腺泡发育。在实验性研究中可以观察到,雌激素和孕激素可通过减少下丘脑释放泌乳素抑制因子(prolaction release-inhibiting factor,PIF)而引起泌乳素的释放。人泌乳素在妊娠期也可逐渐释放,并刺激上皮的生长和分泌。在妊娠13周末之前,泌乳素缓慢增加,从妊娠14周开始增加,乳腺上皮开始合成蛋白。

妊娠3~4周,在雌激素的作用下导管明显萌芽、分支、小叶形成。妊娠5~8周,乳腺的体积明显增大,浅表静脉扩张、充血,乳头和乳晕色素沉着加深。妊娠14~27周,在孕激素的作用下,小叶的形成超过导管的扩张。在泌乳素作用下,腺泡分泌不含脂肪的初乳。妊娠28~40周,乳房体积的增加并非由于乳腺上皮的增生,而是因为充满初乳的腺泡不断扩张及肌上皮细胞、结缔组织和脂肪的增加。如果这些过程在妊娠16周以后因早产中断,乳房还是可以泌乳的。

妊娠14周时,乳腺腺泡(而不是输乳管)失去腺上皮细胞表皮层。在此之前,和未孕女性一样,保留双侧结构。妊娠14周以后,乳腺腺泡单层分化成初乳细胞层,腺泡周围集聚嗜酸性细胞、浆细胞和淋巴细胞。随着妊娠的继续,含有脱落细胞的初乳不断积累。初乳中可以发现淋巴细胞、圆细胞和脱落的巨噬细胞(泡沫细胞)群,这些统称为 Donne 微粒。

五、哺乳期乳腺的生理变化

产后胎盘泌乳素和性激素迅速撤退。在妊娠期,这些激素拮抗泌乳素对乳腺导管上皮的作

用。伴随胎盘激素的骤然消失,性激素的黄体产物也消失,并在产后的第4~5天达到最低,这时进入下丘脑腺垂体系统的PIF减少。性激素对于乳腺成功哺乳及其生理性增长不是必需的。

在生长激素、胰岛素和皮质类固醇激素存在的情况下,泌乳素使乳腺上皮细胞从泌乳前状态转化为分泌状态。分娩后4~5天,乳腺腺泡和导管分泌物积累(图1-10),导致乳腺增大。最先分泌的是初乳,一种稀薄的、浆液性的黄色黏稠液体。初乳含有乳球蛋白,类似血清免疫球蛋白。这些免疫球蛋白的重要性尚不清楚,母体的抗体可穿过胎盘,传

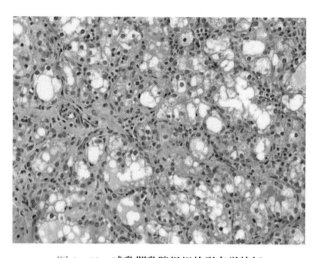

图1-10 哺乳期乳腺组织的形态学特征

小叶内的腺体增大,扩张。小叶内的间质减少。单个小叶上皮细胞中出现分泌小泡。HE染色

递被动免疫给子宫内的胎儿。初乳中含有的脂肪酸(如癸二烯酸)、磷脂、脂溶性维生素和乳球蛋白都具有相当高的营养价值。初乳分泌之后就是过渡乳和随后的成熟乳。

（一）乳汁合成和分泌的机制

泌乳素效应的发挥受乳腺上皮细胞膜受体的调控。泌乳素的释放依赖于吸吮维持和释放,促肾上腺皮质激素同样依靠此种机制分泌。乳腺细胞呈立方形,其行为依赖于细胞内分泌物积累的程度。乳腺细胞的核DNA和RNA增加,丰富的线粒体、核糖体、粗面内质网及高尔基体也都明显增加。蛋白、脂肪和乳糖的合成途径与离子通道一样,都很活跃。激素特异性膜受体的活化启动以上过程。一磷酸腺苷循环通过诱导mRNA和tRNA而发生改变,从而刺激乳汁的合成。泌乳素激活一磷酸腺苷循环诱导的蛋白激酶活性,从而导致乳汁蛋白的磷酸化。同时,增强聚合酶的活性和细胞转录。

1. **泌乳素和泌乳反射** 泌乳素由脑垂体前叶分泌,使乳腺细胞分泌乳汁。婴儿吸吮刺激乳头的神经末梢,这些神经将此信息传到垂体前叶,使之产生泌乳素,泌乳素经血液输送至乳腺,使其泌乳。

2. **缩宫素和缩宫素反射** 缩宫素由脑垂体后叶分泌,其除了能促使子宫收缩外,还能促使乳腺周围的肌细胞收缩。当婴儿吸吮乳头时,感觉冲动传到大脑,刺激脑垂体后叶分泌缩宫素。缩宫素经血液到达乳腺,使乳腺周围的肌细胞收缩,将腺泡内的乳汁压向导管到达底乳窦,便于婴儿吸出。

3. **泌乳素抑制因子(PIF)** PIF是一种多肽,若大量乳汁存留在乳房内,PIF就可抑制泌乳细胞的分泌。若排空乳房,PIF减少,乳房开始分泌更多的乳汁。吸吮时分泌活性增强。脂肪主要通过顶浆分泌的机制分泌,乳糖通过局部机制分泌,而蛋白的分泌是化合分泌的结果,离子通过扩散和主动转运进入乳汁。全浆分泌相对少发生。分泌及随后的细胞外液在导管内稀释的最终结果

导致乳汁的形成,包括蛋白-酪蛋白悬浮液、β-乳白蛋白、β-乳球蛋白、脂肪及乳糖-矿物质溶液。由于乳化的脂质和酪酸钙的缘故,乳汁呈白色外观,而牛奶脂肪中的黄色与类胡萝卜素有关。

(二)乳汁排出机制

乳汁通过吸吮排出需要积极喷射的帮助。乳头乳晕丛的感觉神经末梢在触觉刺激下,其冲动通过感觉神经由脊神经根传递到脊髓。在脊髓,冲动延迟通过背部、侧面和腹部束到达中脑和侧视丘下部。PIF 分泌的抑制使垂体前叶的泌乳素顺利释放。同时,垂体后叶室旁核以不同的途径合成缩宫素。沿着下丘脑神经垂体束冲动传到神经垂体,刺激神经囊泡释放缩宫素。进入全身循环的缩宫素作用于乳腺肌上皮细胞,收缩和驱使乳汁从腺泡到达输乳管和乳窦。这些现象是缩宫素的特异性作用,而乳腺导管内 20~25 mmHg 的压力变化可能与血压峰值有关。缩宫素也作用于子宫和宫颈,促进其复旧。此作用可被宫口扩张和阴道拉伸经上行传入神经通路所刺激(Ferguson 反射)。

正常的哺乳依赖复杂的神经内分泌及其相互作用。正确认识这些机制,对于理解异常情况和处理哺乳期问题十分必要。

六、绝经期乳腺的生理变化

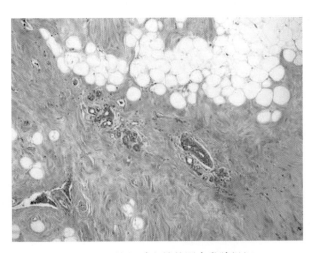

图 1 - 11　绝经后女性的肥大乳腺组织

在纤维和脂肪组织中仅有少量的肥大导管和小叶。HE染色

围绝经期由于卵巢功能衰退导致上皮结构和基质退行性变。绝经后乳腺的变化同时涉及导管和小叶的数量。间质的变化最为显著,脂肪堆积增加,结缔组织持续退变。导管系统仍有残余,但小叶缩小、萎缩(图 1 - 11)。性成熟期最后出现的结构最先发生退行性变。需要指出的是,乳房因脂肪组织增多沉积,使乳房体积非但不缩小反而增大。

综上,女性乳房在发生、发育过程中的变化主要受到性激素的作用。它的生理活动由垂体激素、肾上腺皮质激素及性激素控制和调节,各期交替出现的增生、复原、退化的改变大致相仿,但改变的程度因人而异,甚至在同一个人的不同部位的改变也不相同。一般来说,多数乳腺组织的发育异常发生在退化复原期。在 35~40 岁时主要为乳腺小叶的异常,在 40~50 岁时为上皮细胞的萎缩,46~50 岁时多为导管囊状扩张;50 岁以后则为小乳管闭塞,血管消失,结缔组织玻璃样变性。乳房的囊性病变及乳腺癌也是如此。各种囊性病变主要发生在绝经后已发生退行性变的乳腺组织中,而乳腺癌则好发于脂肪或纤维组织。

第三节 调节乳腺发育的分子生物学机制

1998年,美国国家癌症研究院(National Cancer Institute,NCI)研究项目评论组发布了由Moses和Davidson博士撰写的摘要报告,名为"缜密计划:优先进行乳腺癌研究",阐明了"对于正常乳腺的生物学及发育遗传学的理解,阻碍了研究的进展……对于正常乳腺各个发育阶段更全面的理解,将成为乳腺癌的检测、预防和治疗研究继续发展的关键"。10年之后,这种说法并没有失去其强烈的说服力。

尽管目前有关大鼠乳腺发育和功能相关的新信息仍有报道,但人们对于人类乳腺的发育仍知之甚少。庆幸的是,哺乳类动物和人类发育的分子机制都如进化一样,具有保守性。因此,从大鼠和小鼠实验中获得的信息可能有助于人们直接揭示人类乳腺发育的相关机制。

由于大鼠基因学及经典生物科技的力量,如将乳腺上皮细胞移植到清空的乳腺脂肪垫中,大大推动了大鼠乳腺发育的相关研究。尽管这些方法没有直接用于人类,但是独特的细胞培养技术及正常人乳腺上皮细胞异种移植物模型的成功建立,为研究人类乳腺发育的调控因子提供了新的方法,尤其是近年来在小鼠和人类乳腺原始细胞的鉴别和分离方面取得了进步。

由野生型和经遗传修饰鼠乳腺,甚至是野生型与基因表达缺失的乳腺上皮细胞(mammary epithelial cell,MEC)的混合体乳腺中,分离出上皮细胞和基质,然后用于进行乳房重建实验,从而帮助阐明了旁分泌信号途径对于乳腺发育的重要性。本节重点讲述对乳腺发育至关重要的信号通路和细胞系方面取得的新进展。

近期有篇miRNA控制小鼠乳腺发育的报道发表在 *Nature Genetics*(《自然·遗传学》)上。文章指出,缺少负责miRNA212与miRNA132进行编码基因的小鼠,即使处于青春期,其乳腺也不再发育(图1-12)。

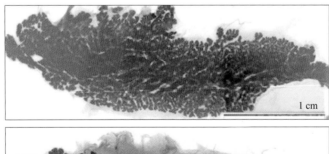
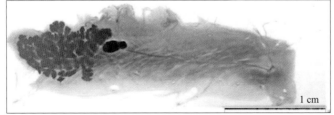

图1-12 含 miRNA212/132(上图)与不含 miRNA212/132(下图)的乳腺组织

在miRNA212/132分子缺如时,乳腺组织(黑红色)不再生长(图片引自:马克斯·布朗学会生物物理化学研究所)

一、胚胎期调控乳腺发育的分子生物学机制

生长因子介导的上皮-间质相互作用在胚胎和出生后的乳腺发育过程中，发挥了关键性作用。胚胎乳腺的发育和其他皮肤附属物（如压胚、毛发、毛囊等）的发育过程是类似的，而乳腺始基的发育是上皮与间叶间持续性相互作用的结果。

（一）"乳线"的形成

在胚胎发育的第 10～11 天，乳腺始基表现为在躯干的两侧上皮增厚，称为乳线（milk streak，milk line）（图 1-13A）。乳线分子定义为 Wnt-10b mRNA 的表达。

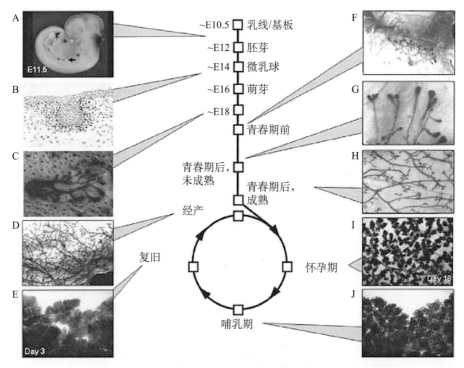

图 1-13　乳腺发育综览

示意图选择性展示了乳腺发育的分期。乳腺发育可分为线性期（胚胎发育的原始导管成熟）和与妊娠、哺乳、退化相关的循环期。A. 可确定胎儿 Wnt10b 表达（原位杂交）的胚胎 11.5 天的乳线和乳腺始基（箭头所指）。可见基板 3 和 4。B. 胚胎第 14 天的球期。注意球周致密的乳腺间质和雄激素受体（见染色处）的优先表达。C. 胚胎 18 天的胎儿乳腺始基表现出轻微的分支。D. 完全退化的经产妇乳腺，在形态上与成熟未婚女性的乳腺相似。E. 乳腺退化的早期（3 天），此时发生明显的细胞死亡，早期退化乳腺和哺乳期乳腺在形态上仅有轻微差异。F. 青春期前的乳腺表现出从出生到青春期的典型形态。G. 青春期后，未成熟乳腺表现出明显的终末细芽和简单的分支模型。H. 青春期后，成熟乳腺表现出完全分叉的导管和导管终末变钝的末端。I. 妊娠期，腺体来自于 18 天的妊娠大鼠。腺泡很明显，但没有扩展。J. 哺乳期，腺泡很大并扩展，几乎完全充满了脂肪垫

（二）基板的诱导

在大鼠，有 5 对外胚层基板或原基（在人类是 1 对）一起开始形成，并在 1 天之内这些基板形成鳞状上皮细胞，后者在形态学上与周围上皮截然不同。致密乳腺间叶细胞是由 2~3 层排列紧

密的成纤维细胞组成,并包裹正在发育的乳腺胚芽,后者在胚胎发育的第 13 天出现。间叶细胞的功能是维持上皮胚芽的生长和调控睾丸激素刺激下雌雄异型的发生。晚期较致密乳腺上皮细胞存在于将来的脂肪垫中,由前脂肪细胞构成。到胚胎发育的第 14 天,乳腺间叶细胞表达相对高水平的雄激素受体(图 1 - 13B)。在雄性小鼠,睾丸分泌的雄激素导致乳腺上皮胚芽活性减退。在雌性小鼠,原基继续缓慢生长到胚胎第 16 天,这时细胞增生加速,乳腺上皮的乳芽开始长入周围的脂肪垫,开口于乳头(图 1 - 13C)。出生时,连接乳头的主导管形成,其包含 12~15 个含导管上皮的小分支(图 1 - 13C),其存在于始基中直到出生(图 1 - 13F)。

尽管调节胚胎乳腺发育的确切分子机制还有待于阐释,但已经发现这个过程涉及越来越多的转录因子和局部生长因子。某些基因为乳腺发育所必需,转录因子 p63 便是最早发现的这些基因之一,它是 p53 基因家族的成员。p63 蛋白产物对于哺乳动物表皮的发育极为重要,p63 基因缺失的小鼠所有的复层扁平(鳞状)上皮细胞及其衍生物均缺如,包括乳腺组织。p63 由两种不同的启动子调控转录,从而导致 6 种不同的蛋白异构体出现,它们具有活性功能或显性失活。特定的 p63 异构体在诸多方面有着不同的作用,这不仅表现在维持上皮干细胞数目方面,而且其对于细胞分化和肿瘤也有一定意义。用一种能识别所有这些异构体的抗体,可发现早在胚胎第 16.5 天的乳腺胚芽中,p63 即有表达。同时在邻近上皮细胞的基底层也有表达。在胚胎发育的这一阶段,乳腺胚芽中也发现有角蛋白 14(keratin - 14,K14)的表达。Np63 作为 p63 表达形式之一,可以调节细胞核内 β -联蛋白(β - catenin)的表达,从而影响经典的 Wnt 信号通路。Tap63α 作为一种异构体,已经报道能增加成纤维细胞生长因子受体- 2(FGFR - 2)的表达,这对乳腺基板的构成也是非常重要的(将在以后的章节中讨论)。

胚胎间叶细胞和上皮之间的相互作用对胚胎乳腺发育至关重要,这种相互作用由 FGF 家族(如 FGF - 10)及其受体酪氨酸激酶(FGFR - 2b)介导。FGFR - 2-Ⅲb 是 FGFR - 2 的一个特殊的异构体,在胚胎第 11~12 天的乳腺基板中表达。若小鼠上皮细胞中的 FGFR - 2-Ⅲb 受体表达缺失,或间叶细胞周围其配体 FGF - 10 表达缺失,均可导致 4/5 的基板诱导缺失。集聚在乳腺萌芽周围的间叶细胞还表达 FGF - 7,即 FGFR - 2-Ⅲb 的另一种配体,但是缺失 FGF - 7 的小鼠不会出现乳房缺陷。

应用报告基因的转基因小鼠(TOPgal)模型,通过表达 β -联蛋白/T 细胞因子(TCF)调控的 β 牛乳糖报告基因,显示 β -联蛋白信号传递,最早在胚胎第 10~11 天,即可检测到 β 牛乳糖阳性细胞。这方面的研究显示 Wnt 信号途径在乳腺胚芽形成过程中的重要性。Wnt - 10b 及其下游靶点 Lef - 1(即 Lef/TCF 转录因子家族成员之一)均是乳腺基板的早期标记物。Lef - 1 基因的缺失导致不能形成乳房,某些器官的发育依赖于其诱导的间叶-上皮相互作用,而这些器官的发育也会受到影响,如牙齿、胡须、头发等,这与 p63 无效基因胚胎类似。Wnt 信号途径功能的重要性还可以通过一种 Wnt 信号抑制剂 Dickkopf - 1 的表达来证实,它来自转基因鼠角蛋白 14 的启动子,能导致乳腺胚芽的缺失。因此,Wnt 通过 β -联蛋白的信号传导对于乳腺基板的形成十分关键。

研究表明,胚胎发育过程中若缺失 Gli3 的转录抑制功能,将导致乳腺基板 3 和 5 的形成障碍。对于基板 3,Veltmaat 等做的简洁研究表明,Gli3 功能对早在胚胎第 10.5 天胎儿胸节的脊柱轴下出芽是必需的,其可以诱导 FGF - 10 的表达。正如以上详细叙述的,表外胚层通过 fgfr - 2b 受体接收 FGF - 10 信号,并诱导乳线上 Wnt10b 的表达。缺失 Gli3,将导致 FGF10 表达减少,与乳腺基板 3 对应的区域 Wnt10b 诱导失败。因此,至少对于乳腺基板 3,Gli3 功能对于体节 MEC 的形成是必需的。但是,在上皮细胞自身早期基板生长中 Gli3 似乎并不是必需的。

(三)乳腺新芽的延伸和乳腺脂肪垫初期的扩展

上皮细胞与间叶细胞相互作用的信号途径涉及甲状旁腺素相关肽(PTHrP),它在胚胎发育第 11.5~18 天的萌芽上皮中表达,并且通过 G-蛋白耦合受体 PTHrPR1 作用于周围的间叶细胞,诱导密集的乳腺间叶细胞形成。小鼠若缺失任何一种配体或受体,乳房就会在接近胚胎第 15 天时停止发育,分支延伸失败。缺乏 PTHrP 信号导致乳腺上皮细胞回复至普通上皮细胞。乳腺上皮细胞和间叶细胞表达的配体与受体的相互作用可以调节信号途径,而这些信号途径对胚胎乳腺发育十分重要。

对后天乳房发育十分关键的还有雌激素受体(ER)和孕激素受体(PR),两者在胚胎乳腺均有表达。ER 的两种异构体,在胚胎第 12.5 天小鼠晶胚的乳腺间叶细胞中均可检测到,而 PR 则在乳腺胚芽的上皮细胞中表达。然而,目前还没有关于敲除 ER 或 PR 异构体会对小鼠胚胎乳腺表型有何种影响的报道。

(四)先天性乳腺发育缺陷的机制研究

1. 尺骨-乳腺综合征 T-box 基因,为 TBX3 基因的自发性突变,可导致人类尺骨-乳腺综合征。这是一种显性发育异常,表现为前臂和顶浆分泌腺体的发育异常。TBX3 同源体缺失的小鼠突变型,也显示乳腺诱导的缺失,以及上肢和其他畸形。TBX3 突变小鼠还缺乏 Wnt - 10b 和 Lef - 1 的表达,提示这一转录因子可能位于 Wnt 信号途径的上游。

2. 异位乳腺(副乳腺) 异位乳腺(伴或不伴异位乳头),又称副乳腺,是常见的出生缺陷,约 5% 的人群会发生。多数病例属于偶发,但也有与遗传性相关的例子。奇怪的是,许多遗传形式伴有其他的发育异常,尤其是上肢和手指(足趾)的缺陷(并指或多指)、颅骨缺陷(唇裂、腭裂)及肾异常。一些遗传形式跟某些癌症(肾腺癌、Wilms 瘤)的发生率增加有关。但偶发性或遗传性异位乳腺患者的特异性变异的原因还不清楚。Simpson-Golabi-Behmel 综合征由 X-连锁基因引起,伴有磷脂酰肌醇聚糖- 3(glypican - 3,GPC - 3)的缺失,后者已知可以与胰岛素样生长因子-2(IGF - 2)相互作用。

现已经确定了许多异位乳腺的大鼠模型。神经调节蛋白- 3(neuregulin - 3,Nrg - 3)基因编码一种表皮生长因子(EGF)超家族的分泌型配体,其点突变不仅将导致乳腺基板 3 的高频缺失,还将引起多乳头。Nrg - 3 在间质细胞表达,并通过与 ErbB - 4 受体结合从而将信号传到表外胚层。某些其他的 Nrg 和 ErbB 受体以发育调控和空间限制模式也在胚胎乳腺和相关间质表达,这表明上皮和间质涉及信号网络的一种复杂的相互作用。

二、出生后调控乳腺发育的分子生物学机制

出生后乳腺的发育稍有不同,因为在此期间,它受全身类固醇激素和肽类激素的影响,同时也受局部生长因子的影响。这一部分着重叙述乳腺上皮细胞(MEC)及上皮细胞和基质间的旁分泌相互作用。出生后乳腺的发育由4个被紧密调控的阶段组成:①导管形态发生(从第3至第9周龄开始);②妊娠期小叶和腺泡的增殖、分化;③哺乳期合成和分泌乳蛋白和脂质;④在断奶后分泌腺上皮细胞的复旧。每个阶段都依赖增殖、分化和凋亡的平衡。随着基因敲除和转基因小鼠模型的出现,激素、生长因子及细胞信号转导途径等在乳腺发育诸多阶段中的特殊作用逐渐清晰。

(一)导管的形态发生

从出生至大约3周龄,动物乳房的原始导管树随着体重的增加而缓慢地等比例增长(见图1-13F)。3周龄时,导管树尚未到达腹股沟淋巴结,脂肪垫的前1/3尚未形成。此时如果切除内生上皮,将导致脂肪垫被清除,这样就为乳腺上皮细胞的移植提供一个特别的场所。

青春期开始(约3周龄)时,由于垂体和卵巢合成的雌激素、黄体酮和生长激素增加,使得血循环中激素水平相应增高,从而导致原始导管上皮细胞迅速发育(见图1-13G)。终端胚芽(terminalend bud,TEB)为多层棒状结构,其内细胞增殖和凋亡的平衡调节着导管的形态发生(见图1-13G、图1-14)。

TEB由两种类型上皮细胞构成(图1-14A,B)。最外层是帽状细胞,与位于终端胚芽末梢部分的基膜紧密相连。帽状细胞是TEB的祖细胞,可以分化为前导管细胞(preluminal cell)和肌上皮细胞(图1-14C,D)。细胞增生主要发生在末梢细胞层(图1-14C,D)。帽细胞缺乏表达ER、PR和泌乳素受体(PrlR)及细胞间连接,因此它们无极性。TEB最内层的细胞是体细胞,分化为导管上皮细胞类型。

体细胞可分为2个区域,即增殖区和凋亡区(图1-14A,C)。目前认为体细胞最内层区域发生凋亡是主要机制,从而形成只有一层导管上皮细胞的中空导管(图1-14),Bim1、Bcl2、Ptch1也参与此过程。这3个基因的突变会导致接近TEB颈部细胞的不恰当阻截。在8~9周时,这些导管延伸至脂肪垫的边缘,TEB消失,标志着导管形态发生的结束。尽管在某些大鼠腺体中还可以看到一些终末胚芽(见图1-13H)。

原始的腺体仍保持相对静止,直到开始妊娠或给予外源性激素如雌激素或孕激素。应用三维细胞培养模型,即在富含层黏连蛋白的人工细胞外基质(extracellular matrix,ECM)即Matrigel中,培养恶性或非恶性的乳腺导管上皮细胞,可用于模拟导管腔的形成,并研究癌基因及介导的信号与细胞凋亡调节的规律。三维培养模型对于研究某一特定系统的信号途径提供了一种有价值的手段,但是其导管管腔形成的机制是否与实际的导管形态发生一致,仍需进一步明确。

(二)局部生长因子与导管的形态发生

局部生长因子如表皮生长因子(epidermal growth factor,EGF)、胰岛素样生长因子-1

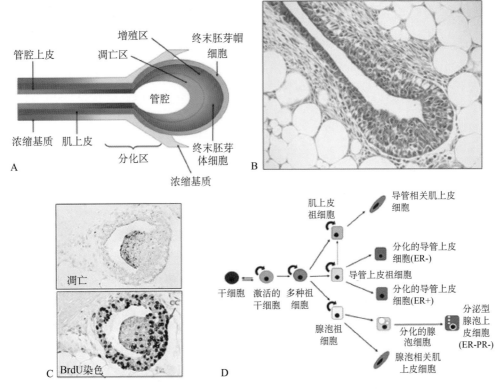

图 1-14 终末胚芽(TEB)与上皮细胞分化

A. TEB 和囊括在内的导管示意图,可见典型的细胞层,增殖区、凋亡区和分化区均可以辨认。B. TEB 的组织结构。C. 凋亡区域(顶部)和增殖区域(底部)分别通过原位末端标记法(TUNEL 染色法)和溴脱氧尿苷流式细胞动力学检测方法(BrdU 染色法)进行鉴别。(图片引自 Humphreys RC, et al. Development, 1996, 122: 4013-4012.)D. 乳腺上皮细胞分化的假设模型。箭头标明了分化的过程。圆箭头标明了自我更新能力

(insulin-like growth factor-1, IGF-1)和转化生长因子-β(transforming growth factor-β, TGF-β),均受激素的调控,在导管形成过程中其发挥了关键的作用。许多实验通过在紧靠 TEB 的乳腺脂肪垫中放置生长因子的缓释来验证生长因子对乳腺的作用。这些实验利用重建的基因敲除和野生型上皮细胞和基质,如用野生型围生期关键性表皮生长因子受体(EGFR)敲除小鼠进行移植实验研究,通过此方法,发现由基质 EGFR 介导的信号转导为导管发育所必需。

另外一个例子,即生长激素对乳腺基质中 IGF-1 表达的调节,后者可作用于乳腺上皮细胞的 IGF 受体(IGFR),这也说明上皮与基质间的相互作用。敲除 IGFR 会导致胚胎死亡,但是,如果将胚胎发育第 17~18 天的关键性 IGFR 敲除小鼠的乳腺始基移植到野生型受体小鼠的缺失脂肪垫部位,发现 TEB 导管的生长和增殖可能需要乳腺上皮细胞中 IGFR 的表达。

一种新型的 Rho 蛋白,RhoGAP 即 p190-B,其活性和分布可能同时受整合蛋白和 IGFR 信号途径的调控。已有研究表明 RhoGAP 能够调节 IGF 信号转导通路,影响导管的生长。从野生型和 p190-B 杂合型及敲除裸鼠的乳腺始基移植的研究再次证明了 RhoGAP(p190-B)的重要性。这种作用至少部分归结于胰岛素受体底物分子(insulin receptor sustrate molecular,

IRS)，即 IRS-1 和 IRS-2。有趣的是，IRS-2 在 TEB 的帽细胞和体细胞都有表达，而 IRS-1 只在体细胞有表达。

由未成年小鼠乳腺组织进行的研究表明，间质而非上皮的 ERα 是导管生长所必需的，这表明基质-上皮信号转导通路的重要性。然而，这些上皮重建实验是将野生型和 ERα 敲除小鼠（ERKO）的新生上皮和间质重组体移植到肾囊中完成的。已知雌激素能够增强 IGF-1 对 TEB 增殖和导管形成的刺激作用。ERα、PR 和 PrlR 在 TEB 的体细胞上均有表达，因此可能对上皮细胞直接表现出某些类雌激素效应。当从成年 ERPO 或者野生型对照小鼠中分离获得乳腺上皮细胞（MEC），然后注射到 3 周龄雌性 ERPO 或野生型鼠的无上皮乳房脂肪垫中，结果显示间质和上皮 ERα 均为完整乳腺腺体发育所必需。但是，当给予小鼠大剂量的雌激素和孕激素后，基质的 ERα 足以引起完整的乳腺腺体生长，并且原始 ERKO 等位基因保持 ER 功能在某种水平。Mallepell 等利用一种新的缺乏 ER 功能的大鼠系实施了一系列简单的移植实验，证明雌激素可以通过旁分泌机制促使上皮增殖和成形，也明确阐释了乳腺导管形成对上皮 ERα 的绝对依赖。下游、双向调节因子似乎是 ERα 功能的必要旁分泌介导者。另外，已知雌激素能够增强 IGF-1 对终端胚芽的增殖和导管形成的刺激效应。

TGF-β 是已知的另一种局部生长因子，它能介导腺体导管发育中上皮-基质的相互作用。当腺体基质中 TGF-βⅡ 受体隐性基因表达占优势时，可以引起乳腺上皮分支增多，说明 TGF-β 信号转导在分支形态形成中有重要的负性调节作用。另外有研究表明 TGF-β₁ 的活性受卵巢激素的调节。通过移植实验比较了野生型和杂合型乳腺上皮细胞 TGF-β₁ 的表达水平，结果显示脂肪垫缺失者中杂合型 TGF-β₁ 表达降低 90%，这一生长因子以一种自分泌或旁分泌的方式抑制上皮细胞的增殖。最近的研究表明 TGF-β 能够防止 ER 表达细胞的增殖，后者在正常成年大鼠和女性是不增殖的。另外，调节导管延伸和单向分支的非常规 Wnt 家族成员——Wnt5a 与 TGF-β 之间的相互作用也有报道。

目前已发现一些涉及神经发育的信号通路在乳腺的发育中也起重要作用。例如，纺锤蛋白-1（netrin-1）和再生蛋白（neogenin）之间的相互作用。这两种分子最早被认为在神经系统轴突的引导中起重要作用，现在发现它们还与乳腺的形态形成有关。纺锤蛋白-1 在前导管的体细胞中有表达，它的受体再生蛋白则相应地在 TEB 中邻近的帽细胞中有表达，其中任何一种基因的缺失都会造成 TEB 结构的变异。所以，在乳腺的形成过程中，纺锤蛋白-1 及其受体再生蛋白可能起黏附的作用，而非引导作用。最近研究也确立了 SLIT-2 一个新的角色——黏附信号，与纺锤蛋白-1 共同作用，在双层管形成过程中沿着导管产生细胞界限。

（三）乳腺腺泡的发育

妊娠可诱导乳腺分泌单元，即腺泡的增殖，腺泡起源于导管的祖细胞（见图 1-14D），经过不断增殖，并最终占据整个间质脂肪垫（见图 1-14）。在妊娠早期，即胚胎第 3 天，便可以观察到导管上皮细胞的 DNA 合成速度最快；开始减慢前，在发育的腺泡中仍可见到 DNA 的高速合成。比较而言，总数一定的乳腺上皮细胞，在妊娠早期的第 6 天，可以看到明显的成簇腺泡的二级和三级导管。到妊娠第 10 天，腺泡开始均匀地分布于导管系统。到妊娠第 18 天，乳腺上皮细胞约占了所有细胞的 90%，整个脂肪层几乎被腺泡所填充（见图 1-13I）。在增生的同时，通过测定乳蛋白合成基因，如 β-酪蛋白（β-casein）和乳清酸性蛋白（whey acidic protein，WAP）等，发现在妊娠中期腺泡便开始功能上的分化。

除了组织学特征和作为分化标记物的乳蛋白基因外，3 种新的蛋白标记物已经被确定，它们可以鉴别不同的乳腺角蛋白-8/K18 阳性的管腔上皮细胞。钠-钾-氯转运载体（NKCC1）和水通道蛋白（aquaporin，AQP5）在未孕的小鼠乳腺导管上皮中均有表达，但在妊娠小鼠乳腺导管细胞中却没有发现 AQP5。有趣的是，在 TEB 中，也发现了 AQP5 的存在。NKCC1 在未孕和妊娠小鼠乳腺导管细胞基底部和侧壁有表达，但这种表达在妊娠期间降低，在腺泡中检测出的量很少。相反，Ⅱb 型磷脂酸钠载体 Npt2b，首先在妊娠第 15 天和哺乳期乳腺腺泡细胞膜的顶端被发现。这 3 种载体为区分管腔上皮细胞的变化提供了新的标记物，它们的抗体为识别不同的基因敲除小鼠乳腺表型提供了非常有用的试剂。

1. **乳腺腺叶腺泡发育中激素受体表型的重要性** 孕激素和泌乳素是乳腺腺泡发育的主要递质。若缺乏泌乳素、泌乳素受体或孕激素受体（PR），可完全地抑制腺泡发育和侧支导管的形成，但是并不显著影响主导管的生长和二级导管的形成。外源性的孕激素和泌乳素可以部分地刺激 ERKO 小鼠乳腺小叶的发育。两种不同的孕激素受体类型 PR-A 和 PR-B 源于同一基因，在乳腺中均有表达。对 PR-A 或 PR-B 表达缺失小鼠的研究表明，仅 PR-B 就足以诱导正常的细胞增殖分化。

类固醇激素受体的空间分布对人类和啮齿目动物乳腺的发育至关重要。例如，尽管 PR 和 ERα 存在于 96% 的正常乳腺上皮细胞中，但增生细胞的 PR 和 ERα 为阴性。在成年未婚女性中，大约 25% 的导管细胞类固醇激素受体阳性，这种分布可能是由于孕激素水平的升高所引起的。泌乳素受体的分布也不均匀，因此可以推测，ER、PR 和泌乳素受体同时存在于同样的细胞。应用 PR 特异性抗体进行免疫染色，或用原位杂交技术标记 PR 的 mRNA，甚至最终应用特殊的 lacZ 基因报告小鼠直接观察 PR 启动因子的转录活性，这些均表明 PR 沿乳腺导管的不均匀表达，甚至可以在包埋的整个乳腺标本中观察到反映 PR 活性的 lacZ 阳性细胞分布。等焦距显微镜下研究提示，PR 阳性细胞并不总是与增生的细胞直接相邻，通常是相隔不多于两三个细胞，这提示旁分泌机制可能在调控乳腺上皮细胞增殖中发挥一定作用。关于 ERKO 和 PRLRKO 小鼠的分析研究提示，在导管上皮细胞的 ER、PR 和 PRLR 的表达中可能有一种自动调控途径。在特定的基因敲除小鼠中，类固醇激素和 PRLR 表型的破坏可以抑制腺叶腺泡的发育。

2. **乳腺腺叶腺泡发育的旁分泌递质** 局部生长因子刺激邻近类固醇激素受体阴性乳腺上皮细胞的增殖及促进正常乳腺腺叶腺泡的发育，需要乳腺导管中建立类固醇激素和泌乳素受体的正确表型。PR 或 PRLR 敲除的表型结果很相似，提示它们的信号转导途径可能在下游的某一点相聚合。为支持这一假设，对这些敲除模型进行了基因阵列研究，已经发现双调蛋白（amphiregulin，AR）、IGF-Ⅱ，Wnt-4 和核转录因子 κB（NF-κB）配体（RANKL）的受体激活剂是这两条路径潜在的下游靶点。

EGF 家族成员在乳腺小叶发育中的重要性是在分析 TGF-α、EGF 和双调蛋白的 3 基因敲除鼠中发现的。在 3 个基因同时敲除的鼠腺体中，腺泡未分化，排列结构不良，乳蛋白基因表达减少。由于其他家族成员的代偿作用,这些单一家族成员的缺失所造成的影响很小。雌激素已经被证明可调节 TGF - α 的转录,孕激素却被证明可调节双调蛋白的表达。

IGF - 2 也被证明是一种泌乳素诱导乳腺小叶发育的媒介,异常的 IGF - 2 表达可以恢复 PRLR 阴性上皮细胞的腺泡发育。IGF - 1 和 IGF - 2 也在乳腺基质中表达,并部分地代偿乳腺上皮细胞中 IGF - 2 的缺失。CCAAT 增强子结合蛋白(CCAAT/enhancer binding protein,C/EBP)- P - 缺失小鼠 IGF 信号轴的改变已经被观察到,这种改变在类固醇激素和泌乳素基因表达中显示出异常模式和乳腺小叶发育的缺陷。

许多其他转录因子,尤其是 GATA - 3 和 Elf - 5 也被证明可以调节导管上皮细胞。例如,GATA - 3 已经被证明对导管上皮细胞的分化至关重要,而泌乳素调节的转录因子 Elf - 5 对妊娠期建立分泌腺泡系是必需的。

(四)局部生长因子和细胞活素可调节乳腺腺体的细胞因子

断奶后乳腺上皮的 TGF - β - 3 mRNA 和蛋白质迅速诱导产生,先前的凋亡发生。将取自突变的 TGF - β - 3 缺失小鼠的新生乳腺组织移植到同源宿主,导致明显的细胞死亡抑制,与野生型鼠对照乳汁淤积。通过调控 β - 乳球蛋白激活的亲代抗生物皮肤生长因子(decapentaplegic,Dpp)同源体(Smad4),使转基因小鼠过表达 TGF - β - 3,并转移至细胞核内,可促进细胞凋亡。这些结果直接说明,在退化过程中,TGF - β - 3 是乳汁淤积诱导的局部乳腺因子,引起乳腺上皮细胞凋亡。

Janus 激酶(Jak)/Stat 途径的泌乳素调节作用,尤其是 Stat - 5 的活化作用,对于哺乳期间乳腺的发育和乳汁蛋白基因表达的调节都十分关键。然而,在退化开始时 Stat 家族另一个成员 Stat - 3,根据其酪氨酸磷酸化作用和核异位,显示明确活性,而 Stat - 5 反而是起抑制作用,这一转化似乎是被乳汁淤积所触发,且不依赖血泌乳素水平的变化,提示其可能是被另外一种生长因子或细胞活素调节。

(五)哺乳期乳腺发育的调节因素

Neville 等总结了哺乳激素的调节,将影响哺乳的激素被分为两大类:一类是生殖激素,例如雌激素、孕激素、泌乳素、胎盘泌乳素和氧化毒素;另一类是代谢激素,如生长激素、皮质类固醇激素、甲状腺激素和胰岛素。这些激素都可影响乳腺发育和哺乳。例如,在妊娠末期由于孕激素的撤退,使细胞紧密连接关闭,导致乳腺泌乳,分泌乳蛋白和液体等。有趣的是,PR 在哺乳期的乳腺中事实上并不表达,而是由刺激乳腺分泌的激素如胰岛素、泌乳素和糖皮质激素调控乳蛋白基因的表达。在哺乳期,缩宫素刺激乳腺肌上皮细胞使之收缩而排出乳汁。缩宫素的缺乏可减少腺泡的泌乳,导致发育不全,乳汁淤积,诱导细胞凋亡。甲状腺激素和生长激素的水平也通过各自的直接和间接机制影响哺乳,例如各自调控营养物质的摄取和增加基质中 IGF - 1 的分泌。

作为哺乳期的关键调控因素,乳腺对营养物质的摄取已经被阐明,缺氧诱导因子 - 1α(hypoxia inducible factor,HIF - 1α)可以抑制乳腺腺体的分化和脂质分泌,最终导致哺乳期结束和乳汁成分的显著改变。这些影响的产生似乎部分由于 HIF - 1α 调控葡萄糖转运体 - 1

(glucose transporter - 1，GLUT - 1)表达的需要。在哺乳期，糖酵解产生的能量和乳糖的合成需要有效的葡萄糖摄取。但出乎意料的是，HIF - 1α的缺失似乎并未影响妊娠期和哺乳期血管的密度。

三、展望

基因工程鼠结合某些特殊信号途径的原位分析，对研究调控乳房发育的分子机制提供了新的认识。因此，我们现在可以更好地理解调控胚胎乳腺腺体发育的分子机制及体内激素和局部生长因子调控出生后乳房腺体发育的分子机制。并不意外的是，许多这种机制似乎被保留于小鼠乳房腺体和人乳房中。近期，在证实鼠和人乳房中的干细胞功能方面的研究已经获得进展，发现两者存在许多相似之处。新技术如 RNA 干扰技术、活细胞多光子成像技术及高通量微阵列技术等，将成为未来大有希望的研究手段。根据乳腺癌出现变化的特定前体细胞类型和信号转导途径，有可能设计靶向治疗方案，这是未来乳腺肿瘤治疗的方向。

（贾晓青　柳光宇）

主要参考文献

1. Brisken C. Hormonal control of alveolar development and its implications for breast carcinogenesis. J Mammary Gland Biol Neoplasia，2002，7(1)：39 - 48.
2. Ciarloni L，Mallepell S，Brisken C. Amphiregulin is an essential mediator of estrogen receptor alpha function in mammary gland development. Proc Natl Acad Sci USA，2007，104(13)：5455 - 5460.
3. Estourgie SH，Tanis PJ，Nieweg OE，et al. Should the hunt for internal mammary chain sentinel nodes begin? An evaluation of 150 breast cancer patients. Ann Surg Oncol，2003，10(8)：935 - 941.
4. Grotto I，Browner-Elhanan K，Mimouni D，et al. Occurrence of supernumerary nipples in children with kidney and urinary tract malformations. Pediatr Dermatol，2001，18(4)：291 - 294.
5. Heckman BM，Chakravarty G，Vargo-Gogola T，et al. Crosstalk between the p190-B RhoGAP and IGF signaling pathways is required for embryonic mammary bud development. Dev Biol，2007，309(1)：137 - 149.
6. Mailleux AA，Overholtzer M，Schmelzle T，et al. BIM regulates apoptosis during mammary ductal morphogenesis，and its absence reveals alternative cell death mechanisms. Dev Cell，2007，12(2)：221 - 234
7. Mallepell S，Krust A，Chambon P，et al. Paracrine signaling through the epithelial estrogen receptor alpha is required for proliferation and morphogenesis in the mammary gland. Proc Natl Acad Sci USA，2006，103(7)：2196 - 2201.
8. Masters JRW，Drije JO，Scanisbrook JJ. Cyclic variation of DNA synthesis in human breast epithelium. J Natl Cancer Inst，1977，58：1263 - 1265.
9. Nathanson SD，Nachna DL，Gilman D，et al. Pathways of lymphatic drainage from the breast. Ann Surg Oncol，2001，8：837 - 843.
10. Oakes SR，Naylor MJ，Asselin-Labat ML，et al. The Ets transcription factor Elf5 specifies mammary alveolar cell fate. Genes Dev，2008，22：581 - 586.
11. Osborne M，Boolbol S. Breast anatomy and development. In：Harris JR，Lippman ME，Morrow M，et al，eds. Diseases of the breast，4ed. Philadelphia：Lippincott Williams & Wilkins，2009，1 - 11.

12. Robinson GW. Cooperation of signalling pathways in embryonic mammary gland development. Nat Rev Genet，2007,8(12):963-972.

13. Rusby JE，Brachtel EF，Michaelson JS，et al. Breast duct anatomy in the human nipple: three-dimensional patterns and clinical implications. Breast Cancer Res Treat，2007,106(2):171-179.

14. Russo J，Lynch H，Russo IH. Mammary gland architecture as a determining factor in the susceptibility of the human breast to cancer. Breast J，2001,7(5):278-291.

15. Soderqvist G，Isaksson E，Schowltz BV，et al. Proliferation of breast epithelial cells in healthy women during the menstrual cycle. Am J Obstet Gynecol，1997,176(1):123-128.

16. Stolier AJ，Wang J. Terminal duct lobular units are scarce in the nipple: implications for prophylactic nipple-sparing mastectomy. Ann Surg Oncol，2008,15(2):438-442.

17. Strickland P，Shin GC，Plump A，et al. Slit 2 and netrin 1 act synergistically as adhesive cues to generate tubular bi-layers during ductal morphogenesis. Development，2006,133(5):823-832.

18. Suami H，Wei-Ren P，Mann GB，et al. The lymphatic anatomy of the breast and its implications for sentinel lymph node biopsy: a human cadaver study. Ann Surg Oncol，2008,15(3):863-871.

19. Tanis PJ，Nieweg OE，Olmos RAV，et al. Anatomy and physiology of lymphatic drainage of the breast from the perspective of sentinel node biopsy. J Am Coll Surg，2001，192(3):399-409.

20. Valdes EK，Boolbol SK，Cohen JM，et al. Clinical experience with mammary ductoscopy. Ann Surg Onc，2006，23(Suppl 5):9015-9019.

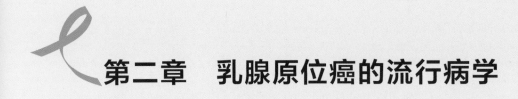

第二章 乳腺原位癌的流行病学

乳腺原位癌包括小叶原位癌(lobular carcinoma *in situ*,LCIS)和导管原位癌(ductal carcinoma *in situ*,DCIS)。虽然都同为非浸润性癌,但 DCIS 和 LCIS 的发病情况、生物学行为和预后转归存在很大差异,因此,本章将分别描述两者的流行病学特点。

第一节 乳腺导管原位癌的流行病学

DCIS 又称导管内癌,为 Gillis 在 1960 年首先描述,但其组织学定义在很长一段时间内都未达成一致。2003 年,世界卫生组织(World Health Organization,WHO)乳腺肿瘤分类将 DCIS 定义为:一种导管内肿瘤性病变,特点是上皮增生活跃,细胞异型明显,常见坏死,易于进展为浸润性,但不一定都进展为浸润性癌。常见的 DCIS 类型包括:乳头型、微乳头型、筛状型、实性型和粉刺型等;少见的 DCIS 类型包括:梭形细胞型、大汗腺细胞型、印戒细胞型、神经内分泌细胞型、鳞状细胞型和透明细胞型等。

DCIS 往往无明显的临床症状,大多数病例可见明显的微小钙化,往往通过乳腺钼靶检查发现。少数表现为可触及的肿块、病理性乳头溢液、与 Paget 病有关的乳头改变等。

一、发病情况

美国为全球乳腺癌高发国家之一(图 2 - 1)。据世界卫生组织国际癌症研究中心(International Agency for Research on Cancer,IARC)统计,2012 年美洲地区女性乳腺癌新发病例约 408 281 例。在美国,1980 年以前,在所有乳腺活检标本中 DCIS 所占比例不足 1%,占新诊断乳腺癌的 3%~6%。随着对乳腺原位癌认识的不断深入,尤其是乳腺钼靶摄片技术的应用及乳腺癌普查的广泛开展,乳腺 DCIS 的检出率大幅度提高。1976~1986 年,在 50 岁以上女性中,DCIS 的检出率提高了 2 倍;在 50 岁以下女性中,DCIS 的检出率提高了 1 倍。1973~1992 年,DCIS 的年龄调整发病率增加了 5 倍。尤其自 1983 年影像学筛查应用于乳腺癌普查以来,DCIS 的检出率增加最为明显。美国国家肿瘤数据库(National Cancer Database)资料显示:1985 年 DCIS 仅占新发乳腺的 7%,在 10 年后的 1995 年则上升至 14%。美国癌症协会(American Cancer Society)统计:无论是在年龄≥50 岁的人群中,还是在年龄<50 岁的人群

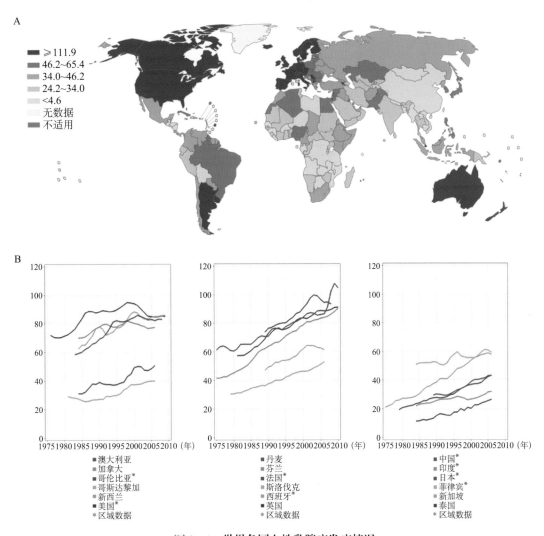

图 2-1　世界各国女性乳腺癌发病情况

　　A. 2012 年世界各国女性乳腺癌年龄标化发病率(1/10 万)全球分布情况(GLOBOCAN 2012);B. 部分国家女性乳腺癌年龄标化发病率(1/10 万)变化趋势(资料来源:http://gco. iarc. fr/today/home)

中,乳腺原位癌发病率均呈逐年上升趋势,而浸润性乳腺癌的发病率自 1988 年以后则处于稳定状态(图 2-2);DCIS 发病率 1982~1988 年每年增加 28%,1988~1996 年每年增加 6%。根据美国国立癌症研究所(National Cancer Institute,NCI)的检测、流行病学及最终结果(surveillance,epidemiology,and end results,SEER)计划,在美国 18 个州市,包括旧金山、康涅狄格州、底特律、夏威夷州、爱荷华州、新墨西哥州、西雅图、犹他州、亚特兰大、圣何塞-蒙特雷、洛杉矶、阿拉斯加(原住民注册信息)、佐治亚州乡村地区、加利福尼亚州(除旧金山、圣何塞-蒙特雷、洛杉矶外)、肯塔基州、路易斯安那州、新泽西州和佐治亚州(除亚特兰大、佐治亚州乡村地区外)的癌症统计数据:2009~2013 年间的浸润性乳腺癌病例总计达 300 970,乳腺原位癌病例总计达 76 245,约为 4:1;其中 DCIS 病例为 64 696,LCIS 病例为 8 761,约为 7:1;DCIS 约占全部乳腺癌病例的 17%(表 2-1)。据美国癌症协会估计,2017 年在美国将有 252 710 名女性被诊断为浸润性乳腺癌,63 410 名女性将被诊断为乳腺原位癌,乳腺原位癌病例约占所有乳腺癌病例的 20%。有学者总结了 6 609 例不可触及肿块的乳腺病变,其中 DCIS 占所有乳腺恶性病变的 30%。同时尸检也表明 16%无症状的女性患有 DCIS。

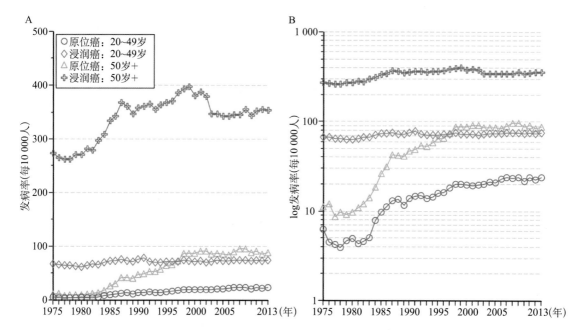

图 2-2　1975～2013 年美国 SEER 数据库中 9 个地区所有种族女性乳腺癌的年龄标化发病率的变化趋势

　　A. 乳腺原位癌与浸润癌分别在 20～49 岁年龄组及 50 岁及以上年龄年龄标化发病率(1/10 万人,2000 年美国标准人口)的变化趋势;B. 乳腺原位癌与浸润癌分别在 20～49 岁年龄组及 50 岁及以上年龄组年龄标化发病率发病率(1/10 万,2000 年美国标准人口)对数的变化趋势(资料来源:https://surveillance.cancer.gov)

表 2-1　2009～2013 年在经病理学诊断确诊的女性乳腺原位癌病例在各种族中及各组织学类型中的人数及百分比

组织学类型	所有种族 人数	所有种族 百分比(%)	白种人 人数	白种人 百分比(%)	黑种人 人数	黑种人 百分比(%)	亚裔/太平洋岛民 人数	亚裔/太平洋岛民 百分比(%)	美洲印第安人/阿拉斯加原住民 人数	美洲印第安人/阿拉斯加原住民 百分比(%)	拉美裔 人数	拉美裔 百分比(%)
腺癌	76 141	99.9	58 824	99.9	8 413	99.8	7 627	99.9	267	100.0	7 484	99.9
原位腺癌,NOS*	—	—	—	—	—	—	—	—	—	—	—	—
DCIS	64 696	84.8	49 379	83.8	7 385	87.6	6 930	90.8	234	87.6	6 433	85.8
筛状型	6 557	8.6	4 913	8.3	774	9.2	762	10.0	21	7.9	653	8.7
实性型	5 243	6.9	4 125	7.0	498	5.9	540	7.1	22	8.2	449	6.0
粉刺型	6 258	8.2	4 762	8.1	680	8.1	723	9.5	34	12.7	588	7.8
乳头型	1 171	1.5	801	1.4	205	2.4	142	1.9	—	—	125	1.7
非浸润性囊内癌	268	0.4	164	0.3	43	0.5	61	0.8	—	—	31	0.4

续　表

组织学类型	所有种族		白种人		黑种人		亚裔/太平洋岛民		美洲印第安人/阿拉斯加原住民		拉美裔	
	人数	百分比(%)	人数	百分比(%)	人数	百分比(%)	人数	百分比(%)	人数	百分比(%)	人数	百分比(%)
微乳头型	1 272	1.7	995	1.7	163	1.9	94	1.2	—	—	137	1.8
混合型	21 637	28.4	16 326	27.7	2 531	30.0	2 495	32.7	64	24.0	2 274	30.3
DCIS，NOS	22 102	29.0	17 159	29.1	2 481	29.4	2 071	27.1	86	32.2	2 161	28.8
LCIS	8 761	11.5	7 323	12.4	733	8.7	462	6.1	29	10.9	817	10.9
LCIS，NOS	8 743	11.5	7 309	12.4	730	8.7	462	6.1	28	10.5	816	10.9
LCIS 和其他原位癌	18	0.0										
导管内和小叶原位癌	2 166	2.8	1 739	3.0	231	2.7	169	2.2			185	2.5
其他腺癌	521	0.7	380	0.6	63	0.7	64	0.8			49	0.7
其他组织学类型原位癌	111	0.1	84	0.1								
总计	76 252	100.0	58 908	100.0	8 428	100.0	7 632	100.0	267	100.0	7 495	100.0

＊ NOS 其他方面未特指

　　中国为全球乳腺癌低发国家之一，据 IARC 的预计，2012 年中国女性乳腺癌新发病例 187 213例。但近年来，中国乳腺癌发病率呈持续增长的趋势（见图 2-1）。国内的 DCIS 检出率较欧美略低，可能是因为我国开展癌症登记工作的地区较少，缺乏连续且有代表性的全国肿瘤发病登记资料，不同学者报道的不同地区、不同中心的 DCIS 的发病率不一。天津市肿瘤医院报道在 1988～1998 年共住院诊治 DCIS 123 例，占同期收治乳腺癌病例的 2.1%，并且其检出率呈逐年上升趋势，2005 年占同期诊治乳腺癌患者的 2.9%。有学者报道湖南地区 2 家医院自 1996 年 1 月～2005 年 12 月，病理确诊乳腺癌患者共 2 086 例，其中 DCIS 78 例（占 3.7%），LCIS 4 例（占 0.2%）。广东湛江地区 1992～2011 年经病理确诊的 3 677 例乳腺癌中，非浸润性癌为 220 例（5.98%），包括 DCIS、LCIS 和 Paget 病。1999～2013 年在复旦大学附属肿瘤医院因单侧原发性乳腺癌施行手术治疗的 18 502 例病例中有 2 099例原位癌，乳腺原位癌病例约占 11%。2008 年 5 月～2012 年 9 月，由复旦大学附属肿瘤医院、上海市疾病预防控制中心、中国抗癌协会乳腺癌专业委员会联合开展的上海社区女性乳腺癌普查项目（Shanghai Society-based Breast Screening Program，SBCP）对居住于上海市闵行区七宝镇的 35～74 岁共计 14 464 名女性进行了乳腺筛查，共检出 64 例乳腺癌，其中浸润性癌 43 例，DCIS 8 例，DCIS 伴微浸润 7 例，DCIS 约占全部乳腺癌病例的 12.5%。也有报道上海市 DCIS 的发病率约占新诊断乳腺癌的 14.7%。

　　由于乳腺钼靶筛查在世界范围内的普及，DCIS 的发病率在世界范围内也类似地呈上升趋势。对 2004～2008 年 12 个国际癌症筛查网络（International Cancer Screening Network，

ICSN)国家的 15 个筛查项目中对 50~69 岁女性的研究发现:DCIS 的总体平均发病率为 16%
(0.82/1 000),其中美国的发病率最高(24%;95% CI:22%~25%);芬兰的发病率最低(9%;
95%CI:8%~10%)(表 2 - 2)。Sorum 等分析了来自挪威癌症登记处(Norway Cancer
Registry)及挪威乳腺癌筛查项目(Norwegian Breast Cancer Screening Program,NBCSP)
的数据后发现,女性乳腺 DCIS 的发病率从乳腺筛查项目普及之前(1993~1994 年)的 4/10 万上
升到了普及之后(2006~2007 年)的 11/10 万。在 NBCSP 全面实施之后,DCIS 的比例在筛查
发现组高于其在非筛查发现组的比例(18% vs. 5.5%)。

表 2 - 2　2004～2008 年 12 个 ICSN 国家的 15 个筛查项目中 50 ～69 岁女性的乳腺原位癌发病情况

国家/地区	总受检人数	总检出病例	DCIS(n)	LCIS(n)	DCIS 百分比(%)	DCIS 年龄标化检出率(每 1 000 个受检者)
捷克共和国	699 726	3 666	359	31	10	0.51
丹麦/哥本哈根	47 249	390	73	0	19	1.55
丹麦/菲恩岛	97 176	640	63	0	10	0.64
芬兰	862 908	4 188	361	17	9	0.45
爱尔兰	331 854	2 020	393	1	19	1.21
意大利	1 453 292	7 214	1 066	97	15	0.72
日本	106 898	314	72	1	23	0.66
卢森堡	45 586	293	48	4	16	1.06
荷兰	718 202	3 516	576	1	16	0.80
挪威	963 424	5 080	899	34	18	0.93
西班牙/巴塞罗那	184 748	600	90	2	15	0.49
西班牙/纳瓦拉	131 948	534	95	4	18	0.71
西班牙/巴伦西亚	739 829	3 044	422	15	14	0.57
瑞士	176 318	1 086	190	7	18	1.07
美国	616 892	2 595	617	19	24	1.00
总计	7 176 050	35 162	5 324	233	16	0.82

　　上述数据表明:DCIS 在总人群中的发病率不高,常见于 50 岁以上妇女,是最常见的乳腺原位癌类型;但随着对 DCIS
认识的不断深入、女性健康意识的增强及乳腺影像学检查技术的进步,人群中 DCIS 的检出率呈上升趋势

二、自然病程

　　现在普遍认为 DCIS 是浸润性导管癌(invasive ductal carcinoma, IDC)的前驱病变。浸润
性癌绝大多数由 DCIS 发展而来。DCIS 不经治疗最终可能会发展为 IDC。DCIS 伴微浸润介于
两者之间,但并非所有的 DCIS 都会进展为浸润性癌。有关发展为 IDC 的危险因素及有多少比

例未经治疗的 DCIS 可能发展为 IDC,目前尚不明确。

　　过去 DCIS 少见且患者常规接受乳房切除术,所以缺乏有关 DCIS 自然病程详细的临床资料的研究报道。DCIS 的自然病程可从早期的研究中间接获得,即对 DCIS 单行活检切除,观察其长期复发率,也可以查到一些小样本回顾性临床研究,其中涉及自然病程这个问题。1978 年,Betsill 等报道了美国纽约 Memorial-Kettering 肿瘤中心 1940~1950 年 24 例 DCIS 患者仅接受活检治疗的观察结果,15 例临床记录完整,10 例获长期随访,平均随访 9 年 7 个月,结果有 7 例患者在同侧乳腺发生浸润性乳腺癌。1982 年,美国田纳西州 Vanderbilt 医院的 Page 等回顾了 1952~1968 年乳腺良性肿瘤复核的病理切片,从中发现了 28 例非粉刺型导管内癌,由于被误诊为乳腺良性肿瘤故仅接受了病灶切除活检,10 年内有 7 例发生浸润性癌,且均在原切除活检病变的象限之内。进一步观察,另有 2 例分别在第 15 年和第 31 年发展为浸润性癌,发生 IDC 的部位均位于曾经发生 DCIS 的乳腺,并位于活检部位附近;30 年的随访研究发现这些患者发生 IDC 的风险是普通人群的 9 倍(95% CI:4.7%~17%),从初始活检到进展为 IDC 的病程大约为 20 年。这项研究提示:低级别 DCIS 发展成浸润性癌的危险持续存在。另外,Eusebi 等对 4 397 例良性肿瘤活检标本的回顾性研究发现,有 28 例 DCIS 经过中位 16.7 年的随访,其浸润性癌的发病率为 10.7%。这些发现提示:DCIS 如果开始时切除不彻底,发展成为浸润性癌的危险可能持续 20 年以上,10 年内如果 DCIS 未经任何治疗,有 20%~50% 的风险发展为浸润性癌。这些浸润性癌实质上都是导管起源的,不仅与 DCIS 位于同一侧乳腺,且在同一象限;DCIS 可能是浸润性癌的前驱病变,可以演变为浸润性癌,但可能不是必须出现的前驱病变。也有学者从尸检研究发现在普通人群中存在未检出的 DCIS,但不同的尸检研究报道发现的 DCIS 的比例存在差异。

　　毫无疑问,乳腺钼靶摄片在乳腺癌普查中的应用提高了 DCIS 的检出率,导致较早地(也可能是过度地)干预这一阶段的乳腺癌。发现 DCIS 后,单纯观察而不给予治疗的结果尚不可知。但就目前对该病的理解,对于高级别病变若不进行治疗,有相当一部分病例在 5~10 年内将发展为浸润性乳腺癌;对于低级别 DCIS 的自然病程仍有很大争议,早期外科干预可能是一种过度治疗,因为大部分病例即使将来发展为浸润性乳腺癌,也需要相当长的时间。另外,单纯观察乳腺 DCIS 的自然病程,从伦理学的角度也不可行。未来最具有挑战性的研究是确定由 DCIS 发展为浸润性癌的风险因素。DCIS 的自然病程可能与病变大小、组织学类型有关。病变范围大、粉刺型 DCIS 局部复发和隐匿性浸润的危险性高。

三、风险因素

　　DCIS 与浸润性乳腺癌有相似的风险因素,包括遗传因素、生育与激素、乳腺密度、乳腺良性疾病与乳腺活检、体重指数、吸烟与饮酒,以及锻炼与体育活动等,揭示两者之间在病因学方面的相似性。

(一)遗传因素

　　若女性存在一级亲属罹患乳腺癌,则其患 DCIS 的危险增加,而且该风险随患乳腺癌家庭成员数目的增加而增加,尤其是当存在年轻乳腺癌家族史时。Reeves 等分析了英国的百万妇女研究（Million Women Study）后发现：一级亲属乳腺癌家族史对 DCIS 或浸润性乳腺癌风险增加［相对风险度（RR）分别为 1.56 与 1.60］的影响不存在差异。Reinier 等则进一步提出乳腺癌家族史对绝经前及绝经后妇女患 DCIS 风险增加的影响不存在差异（分别为 RR= 1.9，95％CI：1.2~2.8；RR= 1.4,95％CI：1.0~2.0）。其他研究报道的 RR 估计值在1.48~2.67波动。

女性乳腺癌最重要的特征基因是 *BRCA-1* 和 *BRCA-2*，与乳腺癌关联最强的遗传事件是 *BRCA-1* 或 *BRCA-2* 突变综合征。这些基因的遗传性改变，会导致极高的乳腺癌和卵巢癌的相对风险度。Claus 等评估了 369 例 DCIS 患者中 *BRCA-1* 和 *BRCA-2* 的突变情况，他们发现其中 3 例（0.8％）存在 *BRCA-1* 突变，9 例（2.45％）存在 *BRCA-2* 突变，此比例与浸润性乳腺癌患者中的突变比例相类似。与浸润性癌相同，突变携带者与非突变携带者相比发生 DCIS 的年龄有年轻化的倾向。

（二）生育与激素因素

一般而言，使女性患浸润性乳腺癌风险提高的生殖因素同样提高了女性患乳腺原位癌的风险。一些研究发现月经初潮年龄早、产次、首次全产程生育年龄晚及绝经年龄晚等对 DCIS 风险的增加与浸润性癌风险的增加相同。Reinier 等发现未生育与 DCIS 的相关性高于与浸润性癌的相关性。然而，Meeske 等发现生育可以降低患 DCIS 的风险，但首次全产程生育年龄与患 DCIS 的风险无相关性。Kabat 等分析了来自妇女健康提倡协会（Women's Health Initiative）的数据发现：只有绝经年龄晚提高了患 DCIS 的风险，初潮年龄、产次和哺乳时间都不是显著的预测因素。另一方面，Meeske 等发现哺乳时间长（＞24 个月）提高了 DCIS 的风险［比值比（OR）= 2.0；95％CI：1.11~3.60］。

口服避孕药不会增加患 DCIS 的风险。Longnecker 等与 Reeves 等的研究表明，激素替代疗法能够提高患 DCIS 的风险（分别为 OR= 1.60，95％CI：1.00~2.58；OR= 1.51,95％CI：1.39~1.63）。然而，其他研究并未发现激素替代疗法与 DCIS 的关系。

（三）乳腺密度、乳腺良性疾病与乳腺活检

乳腺密度不均与致密乳腺者患 DCIS 与浸润性乳腺癌的风险较高。Gill 等报道高乳腺密度（≥50％）的女性患 DCIS 的风险是低乳腺密度（＜10％）女性的 3 倍。还有 2 项研究发现乳腺密度越高，则患 DCIS 的风险越高，尤其是绝经前女性。

乳腺良性疾病（benign breast disease，BBD）是一系列异质性乳腺病变的总称。乳腺良性疾病是乳腺癌的危险因素，是调整了乳腺癌其他主要危险因素（年龄、初潮年龄、首次生育年龄和乳腺癌家族史）作用后的独立危险因素。BBD 在形态学和病理学特征上各不相同，最重要的是伴随不同的乳腺癌发病风险。BBD 活检病史也与 DCIS 风险增高相关。Trentham-Dietz 等发现 BBD 活检个人史使患 DCIS 风险增加 2 倍（OR= 2.19；95％CI：1.62~2.95）。Weiss 等研究发现 BBD 活检史对 DCIS 风险（调整后 RR= 1.23；95％CI：1.2~3.0）的提高，明显高于对局部（调整后 RR= 1.23；95％CI：0.9~1.7）和晚期乳腺癌风险（调整后 RR= 1.28；95％CI：0.9~1.9）的提高。

(四)体重指数

关于体重指数(body mass index,BMI)对 DCIS 风险影响作用的研究结果不一。尽管许多研究认为 DCIS 与 BMI 之间没有关系,Kerlikowske 等发现与 BMI 正常的女性相比,BMI≥35 的女性患 DCIS 的风险(OR= 1.46;95%CI:1.14~1.87)显著增加。然而,其他一些研究发现:随着 BMI 升高,DCIS 风险反而显著降低,尤其是在年轻女性中;Longnecker 等发现绝经前女性符合这一情况(多因素调整后 OR= 0.92;95%CI:0.86~0.99),但绝经后女性则不符合(多因素调整后 OR= 1.02;95%CI:0.99~1.06)。然而,其他类似的分别对绝经前和绝经后女性进行评估的研究,在两组人群中均未发现风险的提高。

(五)饮酒与吸烟

Trentham-Dietz 等的研究表明酒精摄入能够提高患乳腺原位癌的风险(DCIS 和 LCIS,$n = 291$)。与完全不饮酒的女性相比,每周至少饮酒 183 g 或每天饮酒 2 次的女性的 OR 为 2.34(95%CI:1.32~4.16)。但一些其他研究并未发现酒精摄入与 DCIS 风险的关联。

类似地,关于吸烟对患 DCIS 风险的影响也一直存在争论。有研究发现,在乳腺钼靶筛查女性中吸烟与患 DCIS 风险呈负相关。其他实验在绝经后女性中则未发现吸烟与患 DCIS 风险的关联。

(六)锻炼与体育运动

尽管许多研究未发现体育锻炼与患 DCIS 风险之间的关联,有一项研究发现:无乳腺癌家族史,并且平均每周体育锻炼时间>4 h 的女性患 DCIS 的概率小于不锻炼的女性(OR = 0.53;95%CI:0.34~ 0.82);但并未在有乳腺癌家族史的女性中发现这一关系(OR = 2.29;95%CI:0.62~ 8.22)。

四、分子流行病学

(一)CerbB‐2 基因蛋白的表达与 DCIS 的关系

天津市肿瘤医院研究结果表明,CerbB‐2 的过表达随着导管上皮增生和异型程度的加重而同步递增,至 DCIS 时达到高峰,在浸润性癌时则出现下降趋势。CerbB‐2 在 DCIS 的阳性率为 50.7%,其与 DCIS 组织学亚型的关系表明,粉刺型中 CerbB‐2 表达较非粉刺型高,其中筛状型较低。CerbB‐2 与小叶内末梢导管受累和坏死均无关,而与核分级呈正相关,核分级高者 CerbB‐2 的表达也较高,同时 CerbB‐2 表达强度也有随核分级升高而增强的趋势。

(二)p53 基因蛋白的表达与 DCIS 的关系

天津市肿瘤医院研究结果表明,在乳腺癌中 P53 蛋白在 DCIS 阶段存在,并且这种异常蛋白在乳腺癌进展阶段能完全保存。p53 在 DCIS 的阳性率为 28.4%,其表达与 DCIS 组织学亚型、小叶内末梢导管受累与坏死均无关,而与核分级呈正相关。核分级高的 DCIS 病变 P53 蛋白表达也高,P53 蛋白表达强度也随核分级升高而增强。同时研究结果表明 p53 在核分级 III 级 DCIS 与浸润性癌中的表达无显著性差异。

(三) PCNA 的表达与 DCIS 的关系

天津市肿瘤医院研究结果显示,DCIS 中 43.9% 呈 PCNA 高表达,其中粉刺型比非粉刺型有较高的 PCNA 指数。PCNA 高表达与核分级呈正相关,核分级高者有较高的 PCNA 指数,但 PCNA 表达强度与核分级的高低无明显关系。PCNA 高表达与小叶内末梢导管是否受累、有无坏死均无关。PCNA 在核分级 I 级 DCIS 中的表达较浸润性癌低,而在核分级 III 级 DCIS 与浸润性癌中无差别。

五、术后复发的危险因素

DCIS 行全乳切除术后的复发率为 0~2%。复发的因素很难确定,因为每项研究中仅有少数复发病例。但保乳术后复发的因素有多种,过去十几年来许多研究得出的结论并不一致,但大宗研究加深了人们对患者、肿瘤和决定复发的因素之间复杂相互作用的认识。

(一) 乳腺癌的家族史

只有少数几篇报道研究了一级亲属中患乳腺癌是否对 DCIS 患者行保乳手术后的复发产生影响。至少有 3 篇报道指出家族史可能对复发有不良影响。在一项研究中,10 例复发患者中 4 例有阳性家族史,2 组比较有统计学意义($P = 0.03$)。另一项研究中,阳性乳腺癌家族史患者 10 年实际复发率为 37%,而无家族史者为 9%。美国新奥尔良路易斯安那州立大学医学院的研究中,有乳腺癌家族史的 DCIS 患者经保乳治疗后,经平均 8 年 7 个月的随访,局部复发率为 10.3%,无家族史者为 2.3%。50 岁以下有阳性家族史的局部复发率高达 20%。但也有不同结果。Harris 等对 1978~1995 年 146 例 DCIS 患者行局部切除加放疗的结果进行分析,其中 28 例(19%)一级亲属中有乳腺癌或卵巢癌家族史,27 例(19%)二级亲属中有家族史,平均随访 7 年 1 个月;阳性家族史患者 10 年局部复发率 8%,而阴性家族史患者为 16%,2 组间比较无统计学差异($P = 0.33$)。

(二) 年龄和月经状态

在 EORTC 研究中,年龄≤40 岁患者的局部复发率为 35%,年龄>40 岁患者为 15%。Van Zee 报道年龄≤40 岁的 DCIS 患者的局部复发率为 47%。Vicini 等报道年龄≤45 岁 DCIS 患者的局部复发率为 26%。Cutuli 等于 2001 年报道法国 8 家癌症中心在 1985~1992 年 716 例 DCIS 患者的治疗结果,其中 145 例(20.3%)行根治性手术,136 例(19.0%)行单纯局部切除手术,435 例(60.8%)行局部切除手术加放疗。312 例(43.6%)做了腋窝淋巴结清扫手术,经病理检查全部为阴性。经平均 91 个月的随访,复发 104 例(14.5%),其中浸润性癌 63 例,非浸润性癌 41 例。根治性手术后复发率为 2.1%,单纯局部切除术后复发率为 30.1%,局部切除加放疗后为 13.8%。多变量分析结果:只有年龄<40 岁和病变切除不彻底在局部切除 + 放疗组有显著性差异。Silverstein 对 133 例 DCIS 进行局部切除 + 放疗,经单变量分析,年龄并非导致术后

复发的因素(P= 0.3)。NSABP B-24 结果显示,年龄≤49 岁的 DCIS 患者采用局部切除加放疗,浸润性乳腺癌的发生率每年为 29.2‰,≥50 岁者为 13.3‰;再加用他莫昔芬(三苯氧胺)(tamoxifen,TAM),在≤49 岁组能使浸润性乳腺癌发生率降低 32.7%,≥50 岁组降低 30.1%。另外至少有 3 篇报道认为,绝经后状态或年龄较大对局部复发有益。一项 709 例 DCIS 的队列研究显示,乳腺癌确诊时为绝经前的病例较绝经后的病例复发概率高 2 倍以上。这一结果虽然具有统计学意义,但并不像切缘状态一样重要。

(三)肿瘤坏死和核分级

肿瘤学家早就发现 DCIS 伴有坏死与不良预后有关。许多研究得出结论:对于含有粉刺样成分的 DCIS,局部切除后不加放疗,局部复发率较高。伴有粉刺样坏死者,发生同侧乳腺癌复发的概率是不伴有粉刺样坏死者的 2 倍。统计学家分析坏死本身可能不如细胞结构和核分级那样重要。Lagios 等报道 79 例 DCIS 行单纯局部切除的长期随访结果:19% 的高核分级病变在 26 个月内复发;中核分级病变在 87 个月内只有 10% 复发;低核分级病变在平均随访 124 个月未见复发。高核分级病变组的复发间隔明显短于中核分级病变组。这些发现也被其他研究所证实,无论是单变量还是多变量分析,核分级高均是最重要的高危复发指标。Silverstein 等提出的 Van Nuys 预后指标将核分级与粉刺样坏死结合起来,经 6.5 年随访:非高核分级且不伴坏死组 80 例,局部复发 3 例(4%);非高核分级伴坏死组 90 例,局部复发 10 例(11%);高核分级组 68 例,局部复发 18 例(27%)。

在 Chan 等的研究中,DCIS 行保乳手术标本切缘近者(≤1 mm),经 47 个月随访,局部复发率为 37.9%。复发病例均为乳腺钼靶发现异常,临床触不到肿块。近 50% 复发病例发生在随访 12 个月之内。除 1 例外,其余病例复发均发生在(或接近)原来切除病变的部位,并有相似或一致的组织学特征。实际上,这些复发病例可能为原来的癌残留,而并非真正的复发。去除这部分病例后,切缘近和核分级Ⅲ级为唯一有价值的预测复发的因素。在 Chen 等的研究中,核分级Ⅰ~Ⅱ级的 DCIS 及切缘阴性者无复发,Ⅲ级 DCIS 发展成Ⅲ级浸润性癌,提示对Ⅲ级 DCIS 需要特殊注意病理标本的切缘状态。

丹麦哥本哈根大学 2000 年报道全国前瞻性乳腺原位癌 10 年的研究结果,其中 142 例 DCIS,26 例 DCIS 合并 LCIS,均为单纯局部切除术后,总体复发率为 28%。单变量分析复发因素包括肿瘤细胞核大小、有无粉刺样坏死和原发肿瘤的大小。多变量分析显示只有粉刺样坏死和原发肿瘤大小与复发相关(切缘状态包括在分析因素中)。

Solin 等的研究认为,无复发生存间隔可能更为关键。在他研究的病例中,随访 5 年时,高核分级 DCIS 复发率为 12%,低核分级 DCIS 复发率为 3%;但随访至 10 年时,高核分级 DCIS 复发率为 18%,低核分级 DCIS 复发率为 15%,两组比较已无统计学差异(P= 0.15)。粉刺型高核分级病变倾向于短时间内复发(3.1 年);而非粉刺型病变平均复发时间则较长(6.5 年)。说明高核分级病变与低核分级病变的主要区别在于疾病进展时间,而非进展的可能性。

EORTC 10853 临床试验结果显示,DCIS 的组织学类型与 DCIS 复发危险之间存在相关性,但临床更重要的浸润性癌发生危险(7%~9%)在不同组织学类型之间未见差异。而浸润性乳腺癌复发后转移和死亡的危险在不同分化程度的 DCIS 之间存在差异。在 60 例局部进展为浸润性癌的病例中,14 例发生远处转移,分化良好的 DCIS 的远处转移率为 5%(1/20),中等分化的 DCIS 为 15%(2/13),而低分化 DCIS 为 41%(11/27),低分化组与高分化组相比发生远处转移的危险度明显增高($P=$ 0.013 3),死亡危险度也明显增加($P=$ 0.008 7)。

（四）切缘状态

Price 等报道 DCIS 行保乳治疗后局部复发率达 30%,且约 50% 为浸润性癌。最近的研究已明确切缘状态对局部复发具有影响。在一项大宗回顾性分析中,将切缘状态按肿瘤与切缘距离分成≥10 mm、1~9 mm 和<1 mm 3 个组,平均随访 70 个月,结果发现即使加用术后放疗,复发率也由≥10 mm 组的 4% 上升至<1 mm 组的 29%。在≥10 mm 组加用放疗并未明显改善局部控制,即使是含有粉刺样坏死者,局部复发率也只是由 7% 降至 3%,并无统计学差异。Lagios 等观察 342 例 DCIS 患者局部切除后放疗的作用,平均随访 82 个月,切缘宽度≥10 mm 者放疗与否对局部复发率无明显影响。其中未用放疗组为 5%,加用放疗组为 4.5%;切缘宽度 1~9 mm 者放疗使高核分级 DCIS 患者获益,复发的绝对危险度减少 11%;切缘宽度<1 mm 者放疗对局部控制未见益处。就局部复发而言,切缘宽度影响病变大小和范围。有研究将切缘状态与乳腺组织的切除体积相结合,切除体积<60 cm³ 时局部复发率较高,切除体积≤60 cm³ 时,切缘宽度≤2 mm 者 5 年局部复发率为 11%,≤5 mm 者局部复发率为 2%($P=$ 0.04),而这两组病例若不考虑标本切除体积,局部复发率无统计学差异。另有研究显示,标本切缘宽度在 0~1 mm 者 41% 切缘阳性,1~2 mm 者 31% 切缘阳性,>2 mm 者无切缘阳性病例。首次切除后病变残留也与 DCIS 病变大小有关,在病变直径≤2 mm 者 24% 有 DCIS 残留,2~15 mm 者为 42%,15~40 mm 者为 60%,病变直径>40 mm 者残留率高达 70%。在再切除标本中,10% 显示 DCIS 镜下残留（1 张组织切片的单一镜下癌灶）,27% 有小的病灶[1 个低倍镜视野发现肿瘤和（或）延续 2~4 张切片],18% 有中等大小病灶[2~4 个低倍镜视野发现肿瘤和（或）延续 5~7 张切片],4% 存在大的病灶[>5 个低倍镜视野发现肿瘤和（或）延续>8 张切片]。还有研究报道,乳腺钼靶摄片上病变部位与乳头之间的距离也可影响局部切除术后的复发,<40 mm 时复发概率高。

2 项前瞻性随机对照试验（NSABP B-17 和 B-24）,推荐全部 DCIS 行保乳手术者应用术后放疗和 TAM 治疗。B-17 试验入组病例均为切缘阴性者,B-24 还包括了切缘阳性者。2 项试验均显示切缘阴性者复发率低。Silverstein 等认为切缘>10 mm 者不需要术后放疗,因为经 81 个月的随访,局部复发率仅为 2%。但该项研究为非随机试验,不同治疗组的随访时间不同,而且是根据病变大小、切缘状态和组织学类型来选择的治疗。EORTC 10853 试验中去除以上因素,切缘近（≤1 mm）或切缘阳性的病例局部复发率仍高达 24%,切缘不明的病例为 28%,术后放疗并不能弥补切缘阳性的不足,局部复发率仍高达 20%。Chan 等对 1978~1997 年共 20 年的 205 例 DCIS 患者行保乳治疗后的结果进行分析,其中普查发现者 192 例（93.6%）,乳腺钼靶摄片有异常钙化者 183 例（89.2%）,乳房未触及明显肿块者 164 例（80%）,平均随访 47 个月。切除标本检查切缘近者（≤1 mm）66 例（32.2%）,余 139 例（67.8%）切缘阴性者分成

1.1~5 mm、5.1~10 mm 和 10.1~40 mm 3 组。在治疗方面，129 例（62.9%）单纯局部切除，49 例（23.9%）术后应用 TAM 治疗，18 例（8.8%）应用术后放疗，9 例（4.4%）术后放疗与 TAM 合用。结果共有 32 例（15.6%）复发，其中切缘近组复发率为 37.9%（25/66），1.1~5 mm 组为 4.5%（4/89），5.1~10 mm 组为 7.1%（2/28），10.1~40 mm 组为 4.5%（1/22）。切缘近与切缘阴性两组比较有统计学差异。复发病例中 26 例（81%）为 DCIS，余 6 例在 DCIS 病变中发现浸润性癌。30 例（94%）复发者无任何症状，而是在常规乳腺钼靶摄片复查时发现了异常钙化。

（五）DCIS 的多中心性

关于 DCIS 多中心发生的频率文献报道不一，在 9%~47% 波动。这与对多中心的定义不同和组织学的检查范围等因素有关。但目前认为 DCIS 较浸润性癌易呈多中心性。多中心的发生与病灶的大小和组织学类型有关。Lagios 等发现 24 例直径≥2.5 cm 的病变 52% 为多中心性，29 例直径<2.5 cm 的病变近 14% 为多中心性。71%~86% 低乳头型 DCIS 可呈多中心，而仅 20%~42% 其他类型 DCIS 呈多中心性。天津市肿瘤医院采用全乳腺连续切片研究 42 例 DCIS 多中心发生的频率，发现仅 2 例有多中心性，频率为 5%，其病变范围分别为 3 cm、5 cm，组织学类型为实性、粉刺性，核分级为 I 级、III 级。DCIS 的多中心性影响了保守治疗的效果，并增加了局部复发的危险性。

（六）生物学因素

可能对 DCIS 术后复发不利的生物学因素包括 ER-和 Her-2 过表达、p53 畸变、DNA 非整数倍和血管生成增加等，这些因素的具体影响还需要进一步研究。

Waldman 等应用基因组杂交对比分析方法，比较了 18 例原发和复发 DCIS 病变的染色体畸变情况，结果 17 例显示畸变高度一致，变化的数目在复发灶高于原发灶，最常见的畸变是染色体 17q 的延长和 8p、11p 的缺失。日本学者对 65 例 DCIS 和 60 例 IDC 患者的研究显示，CerbB-2、ER 和 p53 阳性率在 DCIS 分别为 34%、66% 和 21%，在 IDC 分别为 58%、42% 和 33%。Ki-67 染色阳性在 DCIS 和 IDC 分别为 1.5% 和 11.2%。粉刺型 DCIS 的 CerbB-2 和 p53 表达率高，而筛状型和乳头型 DCIS 的 ER 阳性率高。在 Van Nuys 分型中，CerbB-2、p53 和 Ki-67 在高核分级组表达率最高，在非高核分级并不伴坏死组表达率最低。EORCT 10853 试验分析了 116 例复发转移灶与原发灶的病理学特征和生物标记物的表达，结果显示：与原发灶病理学一致者占 62%，ER、PR、CerbB-2、p53 的表达一致者占 63%。尽管有 11% 的复发灶与原发灶之间有一定距离，但几乎全部病例的组织类型和免疫组织化学指标是一致的。

第二节 乳腺小叶原位癌的流行病学

乳腺小叶原位癌（LCIS）发生于乳腺小叶末梢导管。1919 年，Ewing 首次将 LCIS 描述为"腺泡细胞的不典型增生"，但未给予确定的名称。Foote 和 Stewart 随后在 1941 年提出了

LCIS 的概念，他们发现 LCIS 与 DCIS 的相似之处：肿瘤细胞均局限于基底膜内。这一概念同时强调了 LCIS 与小叶浸润性癌之间形态学的相似性。他们认为 LCIS 是一种少见的病理改变，是乳腺上皮细胞发展为乳腺癌的一个暂时阶段，是癌前病变。

LCIS 是癌前病变，还是癌变的危险因子，一直存在争论。其后，随着人们对 LCIS 的认识不断加深，有关这一病变的定义也开始发生变化。病理学家发现一类具有与 LCIS 相类似的病变，其形态与 LCIS 一致，但其病变范围更小，称为小叶上皮不典型增生（atypical lobular hyperplasia，ALH）。ALH 与 LCIS 有时难以区别，不同的病理学专家在诊断时会出现一定的偏差，带有一定的主观性。Foote 和 Stewart 将 LCIS 与 ALH 区分开，认为 LCIS 是一种癌前病变，应行乳房切除。20 世纪 80 年代，Haagensen 用小叶瘤变（lobular neoplasia，LN）代替 ALH 及 LCIS，它体现了乳腺小叶细胞增生的整个过程，包括 ALH 到 LCIS 的全过程；认为它是一种癌变的危险因子，不是真正的癌前病变，建议行局部切除或临床随访。但是，该分类不能反映 ALH 与 LCIS 癌变危险性的差异，因此未得到广泛应用。Tavassoli 将 LCIS 这一病变命名为小叶上皮内瘤变（lobular intraepithelial neoplasia，LIN），并将其分为 1~3 级。该分类可以较好地反映癌变的危险性，便于临床医师根据其分级情况，决定是否对患者进行手术干预。

2003 年，WHO 乳腺肿瘤分类将 LCIS 和 ALH 合并在一起，统称为 LN，这一名称正式反映了该病变的癌前病变性质，ICD‐O 编码分级为 2，即交界性病变。LN 一词指终末导管小叶单位整个范围的上皮细胞非典型增生，特点是增生的细胞小，常粘连松散，伴有或不伴有末端导管 Paget 样受累。2012 年，WHO 乳腺肿瘤分类称，LCIS 与 ALH 两者的区别在于每一小叶受侵范围，特征性细胞波及范围低于小叶单位的 50% 诊断为 ALH。

LCIS 无典型临床表现，患者常无自觉症状，多数 LCIS 是在治疗其他乳腺疾病时偶然发现的。LCIS 的生物学行为与 DCIS 不同，它具有癌变率低、癌变周期长、双侧乳房和多个象限发病的特点。

一、发病情况

LCIS 比较少见，在自然人群中的确切发病率尚不清楚，从其在乳腺癌中所占比例可以看出，欧美国家较为常见，一般占全部乳腺癌发病率的 0.5%～12.3%。在所有报道中，LCIS 在年轻女性中更常见，80%～90% 发生在绝经前女性，确诊时平均年龄为 44~46 岁，较 DCIS 提前 10~15 岁。这种年龄分布可能是由于雌激素缺乏引起的 LCIS 退化，或仅仅反映了需要活检的乳腺良性疾病在绝经前妇女更常见，致使这组人群中 LCIS 的发生率增加。在 Haagensen 等报道的 210 例 LCIS 中，190 例（90%）发生在 55 岁以前，高发年龄段为 45~54 岁。Carter 和 Smith 报道 49 例 LCIS 的平均发病年龄为 47.2 岁。该病患者约 90% 为绝经前状态，而乳腺浸润性癌仅约 30% 为绝经前状态。有研究表明，LCIS 较浸润性癌的激素受体表达率明显增高，提示其发病可能与激素的影响有关。

自从乳腺钼靶检查在临床广泛应用，更多的早期乳腺癌被诊断，特别是 DCIS 的比例在发达国家占所有新发乳腺癌的 15%～20%。但是，LCIS 的诊断水平并未大幅提高。究其原因是

LCIS 无论在临床表现，还是乳腺钼靶检查方面都不具有特异性，往往是偶然因包块、钙化或其他病变行乳腺穿刺活检或外科手术切除活检时被诊断。因此，它的发病率可能被低估。到目前为止，LCIS 在普通人群中的真正发病率仍不清楚。

在一项对 10 000 例良性乳腺疾病活检标本的回顾性分析中，Page 等按照严格的诊断标准，只发现 48 例（0.5%）符合 LCIS。而 Haagensen 等回顾分析了 5 000 例 1930～1972 年的乳腺活检标本，发现 3.6% 所谓的"良性"乳腺病变为 LCIS。然而 Page 认为 Haagensen 研究中的某些 LCIS 并不符合 LCIS 的诊断标准，而只能定为 ALH。Wheeler 等报道在 3 570 例乳腺良性疾病活检中，LCIS 发病率为 0.8%；Anderson 等检查 3 299 例乳腺良性疾病标本，LCIS 发病率为 1.5%。Diab 分析了 5 529 例 LCIS 患者的随访资料，447 例发展为浸润性乳腺癌，约占 8%，其中 55% 为同侧，45% 为对侧。不同研究组中发病率的差异反映了诊断标准的混乱、乳腺组织切除的数量和检查过程的区别，以及行乳腺活检人群的差异。

日本国家癌症中心医院报道在 1962～1995 年治疗的 6 277 例乳腺癌患者中，LCIS 32 例，占 0.5%，大部分病例发生在绝经前女性。LCIS 在中国女性中也很少见。由于我国开展癌症登记工作的地区较少，缺乏连续性、有代表性的全国肿瘤发病登记资料，各地各肿瘤中心对乳腺 LCIS 的研究报道不多。北京市阚秀等报道乳腺癌 1 021 例，其中 LCIS 只占 0.3%。天津市王延德等报道 4 396 例乳腺癌标本中仅见 9 例 LCIS，占 0.21%。天津市肿瘤医院 1973～1998 年经病理证实的 LCIS 14 例，占同期乳腺癌的 0.13%。14 例经全乳腺切片检查具体情况为：纯 LCIS 5 例，其中单原发灶 4 例，双原发灶 1 例；有 5 例为双原发灶之一，另一个原发灶来源于导管上皮的 IDC；4 例为 LCIS，与来源于导管的癌混合并存于同一癌灶中。日本、美国和我国的资料比较后发现，美国 LCIS 的发生率较我国和日本高 10 倍。

尸检研究也提示 LCIS 的发病率很低。Frantz 等对 225 例平均年龄 45 岁的妇女进行尸检，未发现 1 例 LCIS。Alpers 等及 Kramer 等的尸检研究也未发现 LCIS，Nielsen 等检查 110 例年轻女性的乳房，仅发现 4 例 LCIS。虽然 LCIS 的准确发病率存在争议，但可以达成共识的是 LCIS 并不常见。

也有研究报道称乳腺 LCIS 的发病率有增加趋势。在 20 世纪 80 年代中前期，乳腺癌的诊断主要靠体格检查。在美国，LCIS 诊断率在所有活检中仅占 0.6%。但是 DCIS 的诊断率却要高其 3 倍。到了 80 年代中期后，LCIS 的发病率明显增高。根据美国 SEER 数据库，1978～1998 年的 9 组群体癌症登记资料显示，经年龄调整后的 LCIS 发病率上升了近 3 倍，由 1978～1980 年的每年 0.9/10 万升至 1987～1989 年的每年 2.83/10 万；后一时段增长速度放缓，1996～1998 年为每年 3.19/10 万。但在 50～79 岁年龄组，LCIS 的发病率持续升高，1996～1998 年每年达 11.47/10 万。Eric 总结 1989～1994 年的 19 篇对 10 499 例未扪及包块而在钼靶片上有病变进行活检患者进行研究，Meta 分析结果表明 LCIS 在所有活检中占 1.1%，诊断率较前有明显提高，在所有乳腺恶性肿瘤中占 5.7%。1980～2001 年美国 SEER 项目的研究发现，LCIS 的发病率增加了 2.6 倍。美国 NCI 的 SEER 项目在美国 18 个州市的研究数据见表 2-1。LCIS 约占全部乳腺癌病例的 2%，约占全部乳腺原位癌的 11%，且美国白种人妇女的 LCIS 发病率是黑种人妇女的 10 倍。

尽管从某种程度上讲,这种增长是由于对乳腺 LCIS 这种病理学上的疾病认识的提高所致,但主要原因是乳腺钼靶摄片技术在乳腺癌普查中的广泛应用。1993 年,Frykberg 等对 6 287 例乳腺钼靶摄片检查发现异常者进行活检,结果其中 2.3%的人诊断为 LCIS,占钼靶检出恶性病变的 9.8%。LCIS 无特异性 X 线表现,钙化往往是外科手术的指征并由此发现 LCIS,但在组织学上,钙化常出现于 LCIS 相邻的正常乳腺组织,而并非受累的乳腺小叶。

二、自然病程

LCIS 是一种非常特殊的病变,具有癌变间期长的特点,多项研究表明 LCIS 发展为浸润性癌的危险持续存在。Eric 总结了 12 项临床研究结果,发现在平均随访 24 年的病例中,874 例 LCIS 的癌变率仅为 18%。Page 等的研究发现,在发展为浸润性癌的患者中,有 2/3 在 15 年内发生。但也有研究发现,50%患者在 15~30 年发展为浸润性癌。

6 项长期随访研究得出的 LCIS 发生浸润性癌的危险性见表 2-3。Haagensen 等的研究病例最多,为 287 例 LCIS 平均随访 16 年 3 个月,只有 2 例失访。63 例(22%)发展为浸润性癌,其中 10 例发生在对侧浸润性乳腺癌治疗后;若将其排除,则有 18%的 LCIS 发展成浸润性癌,约 5.6∶1。与这一结果相似,美国纪念医院 Rosen 等对 99 例 LCIS 患者,平均随访 24 年,尽管完成随访者仅有 84 例,但有 29 例发展为浸润性癌,占 34.5%;若将全部失访病例归入无浸润性癌生存,则这一比例降至 29.2%,发生浸润性癌的相对危险度为 9.0。Page 等的研究中相对危险度也为 9.0,但在活检后的前 15 年为 10.8,15 年仍未发生浸润性癌者随访至 18 年,相对危险度降低至 4.2。而 Rosen 等的研究在平均 24 年随访中,未发现这种变化。Salvadori 等报道 80 例 LCIS 患者,平均随访 58 个月,5 例(6.3%)发展成浸润性癌,相对危险度为 10.3。在西班牙乳腺

表 2-3　乳腺 LCIS 发生浸润性癌危险性的随访研究结果

作者	报道年份	病例数(n)	平均随访时间(年)	浸润性癌发生率(%)	相对危险度(RR)
Page	1974	44	18	23	9.0
Andersen	1977	47	15	26.4*	12.0
Rosen	1978	99	24	34.5**	9.0
Haagensen	1981	287	16	18	6.9
Salvadori	1991	80	5	6.3	10.3
Wheeler	1991	32	17.5	12.5	—
Ottesen	1993	69	5	11.6	11.0
Bodian	1996	236	18	26***	5.4
Fisher	1996	182	5	3.3	—
Goldstein	2001	82	21.5	19.5	—

＊包括 2 例双侧乳腺癌;＊＊84 例随访结果;＊＊＊包括 DCIS 和浸润性癌

癌协作组 Ottesen 报道的 69 例 LCIS 中,平均随访 61 个月,8 例(11.6%)发展成浸润性癌,相对危险度为 11.0。Goldstein 等报道 82 例单纯 LCIS,平均随访 21 年 6 个月,结果 16 例(19.5%)发展为浸润性癌,包括 9 例同侧、2 例对侧和 5 例双侧乳腺癌;10 年、20 年浸润性乳腺癌实际发生率分别为 7.8% 和 15.4%,29% 的病例发生在 20 年以后;9 例(10.9%)LCIS 病灶有局灶性 E-钙黏着蛋白(cadherin)染色阳性,与 E-钙黏着蛋白染色阴性病例比较,容易发展成同侧还有导管成分的浸润性癌(55.5% vs. 12.3%,$P<0.01$),发生浸润性癌的间隔时间亦短(7 年 6 个月 vs.19 年 6 个月,$P<0.01$)。提示 E-钙黏着蛋白染色阳性的 LCIS 发生浸润性乳腺癌的危险与高核分级 DCIS 相似。

Fisher 等对 182 例 LCIS 患者平均随访 5 年,浸润性癌发生率仅为 3.3%,因为这些病例开始当作 DCIS 处理,病灶切除均达到切缘阴性,这可能是浸润性癌发生率低的原因。多数研究认为,LCIS 发生浸润性癌的危险是普通人群的 7~10 倍。

在 LCIS 发展成的浸润性癌中,多数为 IDC 而不是浸润性小叶癌,浸润性小叶癌只占 25%~37%。在 Page 等的研究中,LCIS 后发生的癌 70% 为浸润性小叶癌;而 Salvadori 等的报道中则无 1 例浸润性小叶癌。由以上研究可以看出,虽然 LCIS 后发生浸润性小叶癌的比例不尽相同,但远高于普通人群乳腺癌中 5%~10% 的发生率。Wheeler 估计,LCIS 发生浸润性小叶癌的危险是普通人群的 18 倍,而发生 IDC 的危险是普通人群的 4 倍。

也有报道称 LCIS 进展为浸润性癌的危险性与 DCIS 相近,相对危险度也近于 8~10 倍,经活检诊断的 LCIS 病例,在切除乳腺中大约 60% 可以找到残留的肿瘤病灶。LCIS 局部切除后,复发率较高,故有人将其列入保乳治疗的禁忌证。

因 LCIS 在我国确诊率低,所以关于 LCIS 自然病程的研究较少。厉红元等回顾性分析了 1982 年 7 月~1996 年 1 月的 17 例非典型小叶增生和 35 例 LCIS 患者的临床及随访资料,随访时间为 3~257 个月,平均 146.6 个月,发现非典型小叶增生和 LCIS 多发生于绝经前妇女(69.2%),52 例患者均因各种良性病变行手术治疗后被病理证实为非典型小叶增生或 LCIS,其中有 8 例在随访期间发展为浸润性癌(5 例在同侧乳房,3 例在对侧乳房);病例类型分别为浸润性小叶癌 5 例(同侧 4 例,对侧 1 例)、IDC 3 例(同侧 1 例,对侧 2 例),如除外 2 例双侧乳房切除患者,癌变率为 16.7%(8/50);发生浸润性癌的时间最短为 3 年,最长为 16 年,平均 9.4 年。常利利等回顾性分析了 1994 年 7 月~2014 年 4 月 16 例确诊为 LCIS 患者的临床病历及随访资料,中位发病年龄为 46 岁,绝经前患者占 75%(12/16),中位随访时间为 66 个月(1~210 个月),5 年生存率为 93.8%;除 1 例死于非肿瘤性疾病外,其余均存活;1 例于术后 5 年对侧乳房发生浸润性癌。该研究纳入的 16 例患者中 1 例以腋窝肿块为首发临床表现,术后病理证实腋窝淋巴结转移(3/14),但因该研究对 LCIS 的纳入标准让人存在质疑,并且其中 10 例行改良根治术,因此该项研究对于自然病程的参考价值不高。

双侧乳房受累及多发性为 LCIS 的特点,双侧乳腺癌发病率可达 25%~50%,多中心病变可达 50%~70%。有几项研究还检查了 LCIS 在受累乳房和对侧乳房的分布。Foote 和 Stewart 在其原始报道中即认识到 LCIS 的多中心性。接下来的研究发现,在全乳切除的标本中,LCIS 的多中心病变占 60%~80%。另外,LCIS 常为双侧性。Haagensen 等行双侧乳腺活检 73 例,19

例（26%）为双侧 LCIS。对 LCIS 病例行对侧乳腺对应部位活检，提供了了解 LCIS 双侧发病率的机会。Newman 等发现对侧 LCIS 为 23%（6/26）；Urban 发现为 35%（9/26）。Habel 等研究乳腺原位癌发生对侧乳腺癌的危险，其中 1 929 例 DCIS，282 例 LCIS，DCIS 患者平均随访 56个月，有 181 例随访至少 10 年以上；LCIS 患者平均随访 65 个月，有 29 例随访至少 10 年以上。在 DCIS 病例中，出现 80 例（4.1%）对侧乳腺癌，其中 53 例浸润性癌，21 例 DCIS，6 例 LCIS；在LCIS 病例中，出现 41 例（14.5%）对侧乳腺癌，其中 13 例浸润性癌，8 例 DCIS，20 例 LCIS。DCIS 患者 1 年内发生对侧 DCIS 的概率为普通人群的 21 倍，而 LCIS 患者 1 年内发生对侧DCIS 的概率为普通人群的 77 倍，1 年以后这种概率递减，LCIS 患者在 5 年后无 1 例发生对侧原位癌。对于对侧浸润性癌的发生，DCIS 患者的发生概率为普通人群的 1.5~2 倍，这种危险并不随时间的推移而减轻，累计发生率 5 年为 2.4%，10 年为 6.1%；而 LCIS 对侧浸润性癌的发生率较 DCIS 患者略高，且随时间延长有所下降，累积发生率 5 年为 4.9%，10 年为 8.3%。LCIS和 DCIS 确诊后分别有 82% 和 60% 的对侧乳腺癌发生在 1 年之内。另外，多数长期随访研究认为，两侧乳房发生浸润性癌的危险相近。

总之，LCIS 病程进展缓慢，预后良好。对 LCIS 患者自然病史的研究表明有一定数量的患者在确诊后会在同侧或对侧乳房发生浸润性癌。对此，存在两种观点：其一认为如果 LCIS 不治疗，随着时间的推移（数月内或 20 年后），最终会发展为浸润性癌；其二则认为 LCIS 仅是一种组织标志，预示浸润性癌发生的危险性增加。

三、危险因素

对于 LCIS 相关浸润性癌的发生危险因素的研究还很不成熟。Haagensen 注意到，LCIS 并有乳腺癌家族史者发生浸润性乳腺癌的相对危险度高于无家族史者（8.5 vs. 5.7），后续研究发现这种危险性的增加只见于 LCIS 确诊年龄＜40 岁者。Bodian 等在对 236 例 ALH 和 LCIS 癌变患者的随访中，发现有 62 例癌变。在研究癌变的患者中，诊断为 ALH 和 LCIS 的患者，如果年龄＜40 岁，发生癌变的概率相对普通人群的风险比为 10.5∶1；如果包括所有的 ALH 和 LCIS 的患者，发生癌变的概率相对普通人群的风险比为 5.4∶1。同样，在年龄＜40 岁诊断为 ALH 和LCIS 的患者中，如果其母亲和姐妹患乳腺癌者，其发生癌变的概率增高。如果病变占据小叶单位≤90%，其发生癌变的概率相对普通人群风险比为 2∶1；如果病变占据小叶单位＞90%，其发生癌变的概率相对普通人群风险比为 6∶1。厉红元等对 52 例 ALH 和 LCIS 患者随访 146.6 个月，发现有 8 例癌变，其中 4 例有乳腺癌家族史。而 Page 的研究未能发现阳性家族史进一步增加 LCIS 病例发生浸润性癌的危险。Li 等对美国 1998~2001 年 SEER 数据库的 4 490 例 LCIS分析，发现有 282 例癌变，并认为与患者年龄、种族、手术方式有关。Chuba 等的研究发现，在4 853 例 ALH 和 LCIS 中，随访 7~31 年的结果发现，有 350 例发展为 IDC。分析其危险因素，发现在年龄因素上得出与 Bodian 研究相反的结论，即如果年龄＜40 岁，发生癌变的概率低；手术类型也是其危险因素，认为局部切除术相对于乳房全切术发生癌变的风险明显升高。而 Rosen等再次回顾分析 LCIS 的病例特征，包括病变范围的大小，未能发现任何预示浸润性癌的危险因素。

虽然目前有关 ALH 和 LCIS 癌变的危险因素尚无足够的证据支持,但是对于已经诊断为 ALH 和 LCIS 的患者,在临床实践中,应该结合患者年龄、乳腺癌家族史、病变占据小叶单位的范围等因素采取恰当的治疗方案。

四、分子流行病学

分子生物学研究发现 E-钙黏着蛋白的失活在小叶性疾病中起重要作用。95%的 LCIS 常常表现为这一发现 E-钙黏着蛋白表达下调或缺失(表 2-4),然而腔上皮细胞和大部分的导管增生的 E-钙黏着蛋白免疫组化染色为阳性。有些学者建议通过 E-钙黏着蛋白的表达情况鉴别 LCIS 和 DCIS。这一发现从另一层面支持了 LCIS 和 ALH 是浸润性癌的癌前病变而非仅仅预示浸润性癌风险较高这一观点。

表 2-4 不同免疫组化标记物在不同乳腺增生性疾病中的表达情况

	ALH	LCIS	低级别 DCIS	多形性 LCIS	高级别 DCIS
ER	+	+	+	+ / - *	- /+
PR	+	+	+	+ /-	- /+
CerbB-2	-	-	-	- /+ **	+ /-
E-钙黏着蛋白			+(细胞膜)	-	+(细胞膜)
β-联蛋白			+(细胞膜)		+(细胞膜)
p120	+(细胞质)	+(细胞质)	+(细胞膜)	+(细胞质)	+(细胞膜)
GCDFP-15	- /+	- /+	- /+	+ /-	- /+
p53	- /+	- /+	- /+	+ /-	+ /-
Ki-67	低	低	低	中-高	高

*+/−常阳性,偶尔阴性;**−/+常阴性,偶尔阳性

多个研究通过免疫组化的方法发现所有亚型的 LCIS 都高表达 ERα 和 ERβ,大部分的肿瘤细胞表达 PR(60%~90%病例阳性)。无论 LCIS 伴或不伴浸润成分,大部分 LCIS 不表达浸润性癌的特异性生物标记物,如不存在 CerbB-2 过表达、基因扩增和 p53 表达,以及增殖指数(Ki-67)低(见表 2-4)。Fisher 等检测了 182 例 LCIS 的 CerbB-2、ER、PR 及 DNA 含量,发现 182 例中 CerbB-2 均为阴性,ER、PR 均为阳性,普遍为二倍体,DNA 含量属于正常增殖范围。常利利等对 11 例 LCIS 的免疫组织化学检查结果分析发现:ER、PR 和 CerbB-2 阳性表达率分别为 90.9%(10/11)、81.8%(2/11)和 18.2%(2/11)。β-联蛋白、α-联蛋白和 p120 等显示膜定位的免疫组化指标在正常腔上皮细胞和大部分的导管增生为阳性;但在小叶瘤变中 β-联蛋白和 α-联蛋白则表现为完全缺失,尽管在细胞质或高尔基体中可见到两者的异常染色,p120 也定位于细胞质中,而非细胞膜(见表 2-4)。

Lu 等通过比较基因组杂交（comparative genomic hybridization，CGH）和杂合性丢失（loss of heterozygosity，LOH）等研究，发现了小叶增生性疾病的分子遗传学改变，这些分析发现 LCIS 与 ALH 在基因层面存在相似性，16p、16q、17p 和 22q 的缺失，以及 6q 的扩增。在浸润性小叶癌也有类似发现。Nayar 等对小叶不典型增生、LCIS 和浸润性小叶癌共 38 个病例同时进行染色体 11q13 缺失的检测，提示从 LCIS 转变到浸润性小叶癌，染色体 11q13 基因的变化可能起重要作用。

Vandna 等通过单核苷酸多态性研究发现单纯 LCIS 与 LCIS 合并浸润性小叶癌全基因组拷贝数改变特征相似，这一发现支持了单纯 LCIS 是一种癌前病变的观点，并且发现伴有细胞周期蛋白（cyclin）D1 过表达的 LCIS 可能更易发展为浸润性癌，但上述结果仍需得到大样本的支持和验证。该研究同时发现 PI3KCA 突变是 LCIS 的常见突变（5/27），而且不同 LCIS 之间存在遗传的异质性，但 PI3KCA 突变并不是 LCIS 的预后预测指标。

Colin 等通过拷贝数及突变分析发现 LCIS 与浸润性小叶癌有强烈的克隆相关性，同时突变分析认为 LCIS 与浸润性小叶癌存在克隆相关性，但这一结果并未得到拷贝数比较的支持。全外显子组测序发现 LCIS 中最普遍的驱动突变是 CDH 1（E-钙黏着蛋白）和 PI3KCA，并且在导管病变中均未发现 CDH1 的突变。其研究结果表明 LCIS 并不只是风险指标，并且是浸润性癌的癌前病变。

五、多形性小叶原位癌

近年来，多形性小叶原位癌（pleomorphic lobular carcinoma in situ，PLCIS）被认为是经典 LCIS（classic lobular carcinoma，CLCIS）中的一种独特的病理类型，由 Frost 等在 1996 年首次提出。LCIS 在人群中的发病率较低，多形性 LCIS 又为 LCIS 的特殊类型。因此，目前关于多形性 LCIS 的流行病学研究非常缺乏。尽管多形性 LCIS 估计仅占所有小叶癌变的 2.7%～4.4%，但鉴于多形性 LCIS 与 DCIS 的相似性，过去可能存在误诊，多形性 LCIS 的发病率可能更高。Anthony 等分析了 2003 年 4 月～2013 年 5 月英国一项经筛查发现的非浸润性乳腺癌的队列研究（sloane project），该项目共注册 12 867 名女性，其中具有完整的影像学、病理学及治疗资料的有 10 128 名；单纯性小叶病变例 392 例，其中 23 例被证实为多形性 LCIS，占所有小叶病变的 5.9%，占所有乳腺癌的 0.2%，年龄范围为 49~76 岁（平均年龄 58 岁，中位年龄 56.5 岁，1 名年龄不详）。

多形性 LCIS 较经典 LCIS 更易同时合并浸润性癌，多形性 LCIS 或许是多形性小叶癌的癌前病变。通过文献回顾，发现了记录在 10 项研究中的 121 例多形性 LCIS（表 2-5）。通过最终的组织病理学证实只有 33%（40/121）为单纯性多形性 LCIS，无其他合并病变。有 40.5%（49/121）合并浸润性病变，主要为浸润性小叶癌，其他浸润性癌包括 IDC 和小叶微浸润；同时 16%（19/121）合并 DCIS。另有一项长达 15 年（2000~2014 年）的回顾性研究，发现在 51 名经乳腺活检确诊的多形性 LCIS，其中合并浸润性小叶癌的病例占 43.1%（22/51），合并 DCIS 的病例占 9.8%（5/51），单纯多形性 LCIS 病例占 47.1%（24/51）。除去 1 例无临床资料的患者，该研究对剩余 23 例单纯多形性小叶原位癌患者的年龄、种族、月经状态、个人史、家族史、激素替代治疗史、检查手段及活检类型等临床资料进行了分析后发现:所有病例均为女性,中位年龄为 55 岁,绝大多数为白种人,绝经后状态,且无一级亲属乳腺癌家族史;近 3/4 的患者经乳腺钼靶筛查发现,23 例中除 1 例外均行钼靶检查,81.8%(18/22)因发现可疑钙化而活检;21 位患者在最初活检后行切除术,其中 7 例(33.3%)发现浸润性癌,最常见的为浸润性小叶癌,无单纯的浸润性 DCIS;升级为 DCIS 的有 4 例(4/23,17.4%),仅有 12 例患者(12/23,52.2%)经手术病例确诊为单纯多形性 LCIS,总体上升级为浸润性癌或 DCIS 的比例为 47.8%(11/23);在可测量的多形性 LCIS 病例中,91.7%(11/12)的病变范围在 2 cm 或以上,33.3%(4/12)的病变范围在 5 cm 或以上;在进行 ER 水平检测的病例中,80%(12/15)为 ER 阳性;在平均 4.1 年(5.7 个月~9.6 年)的随访中,所有 23 例病例均未复发(包括手术切缘阳性或<1 mm 的 7 位患者)。因此,该研究认为诊断性活检发现单纯多形性 LCIS 的患者仍有较大的在手术切除后升级为浸润性癌或 DCIS 的风险,并且多形性 LCIS 病变范围常常较大,导致较高比例的阳性手术切缘或近手术切缘。

表 2 - 5 多形性 LCIS 合并浸润性癌或 DCIS 的回顾性分析

作者	病例数(n)	单纯多形性 LCIS(n)	合并 DCIS(n)	合并浸润性癌(n)
Carder	10	1	0	2
Chivikula	12	7	1	3
Fasola	34	4	9	24
Morris	17	3	3	11
Niell	5	1	2	3
Lavoure	10	7	0	3
Georgian	5	3	0	2
Mahoney	2	1	0	1
Purdie	3	1	0	2
Flanagan	23	12	4	7
总计	121	40	19	57

与经典 LCIS 相似,多形性 LCIS 的 ER 或 PR 大多为阳性,低表达 E-钙黏着蛋白、β-联蛋白和 α-联蛋白,p120 表达定位于胞质;但两者不同之处是,多形性 LCIS 中 CerbB - 2 扩增或过表达的发生率更高,p53 免疫组化染色阳性及具有较高的增殖指数,由于其具有特征性顶浆分泌,所以 GCDFP - 15(gross cystic disease fluid protein - 15)往往呈阳性(见表 2 - 4)。

关于多形性 LCIS 切除后的复发风险尚无定论。Downs 等在 2011 年报道了手术切除治疗的 26 例多形性 LCIS 病例(其中 6 例含有浸润性成分),10 例未接受辅助治疗,7 例仅接受化疗,3 例仅接受放疗,其余 6 例同时接受了放、化疗,平均随访时间为 46 个月;仅有 1 例在 19 个月后复发,病理类型为多形性 LCIS,该病例切缘阳性且仅接受化疗。因此,该研究提出多形性 LCIS 的切缘至少应为 2 mm,并考虑辅助治疗。Fasola 等报道了 34 例全部接受局部广泛切除的多形性 LCIS 病例,在 5 年时间内出现 3 例局部复发。该研究发现单纯多形性 LCIS 比伴浸润的多形性 LCIS 更易发生局部复发,但应注意,出现局部复发的单纯多形性 LCIS 未接受外科手术再切除或辅助治疗,而且切缘都在 1 mm 以内。Khoury 等报道了 33 例随访时间达 12 年的多形性 LCIS 患者,所有病例均接受手术切除,并且均未接受放疗,中位随访时间为 55.6 个月;6 例发生局部复发(4 例浸润性癌,2 例多形性 LCIS),在 11 例接受内分泌治疗的患者中,3 例发生局部复发。该研究同时发现肿瘤复发在年龄之间存在统计学差异,复发病例的平均年龄为 52.5 岁,而无复发病例的平均年龄为 60.6 岁。Flanagan 等报道了对 23 例多形性 LCIS 的随访研究,其中 2 例在切除活检切缘良好,未行进一步干预,5 例行乳房切除,16 例行局部广泛切除,其中未达到理想切缘者行再次切除,最终其中 7 例行乳房切除。在 4 年的随访时间里,未出现局部复发病例。因此,该项研究认为治疗多形性 LCIS 应确保切缘阴性。上述研究都强调了手术切缘在治疗多形性 LCIS 中的重要地位及其对多形性 LCIS 病例预后的影响。

尽管目前关于多形性 LCIS 的研究数据有限,但普遍认为多形性 LCIS 的生物学行为及预后较经典 LCIS 差,应当更多地按照高级别 DCIS 去治疗。然而,目前关于多形性 LCIS 的最佳治疗手段并未达成共识。2013 年的一项在圣安东尼奥乳腺癌研讨会中的调查显示乳腺外科医师关于治疗多形性 LCIS 的最佳切缘以预防复发的意见存在显著差异。

(李 婷 侯意枫)

主要参考文献

1. Allred DC. Ductal carcinoma in situ: terminology, classification, and natural history. J Natl Cancer Inst Monogr, 2010, 2010(41):134 - 139.
2. Anderson WF, Devesa SS. In situ male breast carcinoma in the surveillance, epidemiology, and end results database of the national cancer institute. Cancer, 2005, 104(8):1733 - 1741.
3. Anthony JM, Karen C, David JD. The radiological features, diagnosis and management of screen-detected lobular neoplasia of the breast: findings from the sloane project. Breast, 2016, 27:109e115.
4. Claus EB, Stowe M, Carter D. Breast carcinoma in situ: risk factors and screening patterns. J Natl Cancer Inst, 2001, 93(23):1811 - 1817.
5. Claus EB, Stowe M, Carter D. Oral contraceptives and the risk of ductal breast carcinoma in situ. Breast Cancer Res Treat, 2003, 81(2):129 - 136.
6. Colin BB, Irina O. Clonal relationships between lobular carcinoma in situ and other breast malignancies. Breast Cancer Res, 2016, 18:66.
7. Cutuli B, Dilhuydy JM, De Lafontan B, et al. Ductal carcinoma in situ of the male breast. Analysis of 31 cases. Eur J Cancer, 1997, 33:35 - 38.
8. Elsebeth L, Antonio P, Ted J. Variation in detection of ductal carcinoma in situ (DCIS) during screening mammography: a survey within the International Cancer Screening Network (ICSN). Eur J Cancer, 2014, 50(1):435 - 438.
9. Fentiman IS, Fourquet A, Hortobagyi GN. Male breast cancer. Lancet, 2006(9510):595 - 604.

10. Foote FW, Stewart SF. Lobular carcinoma in situ. Am J Pathol, 1941(2):491-495.

11. Gapstur SM, Morrow M, Sellers TA. Hormone replacement therapy and risk of breast cancer with a favorable histology: results of the Iowa Women's Health Study. JAMA, 1999,281(22):2091-2097.

12. Goldstein NS, Kestin LL, Vicini FA. Clinicopathologic implications of E-cadherin reactivity in patients with lobular carcinoma in situ of the breast. Cancer, 2001,92:738-747.

13. Haagensen CD, Lane N, Lattes R, et al. Lobular neoplasia (so-called lobular carcinoma in situ) of the breast. Cancer, 1978,42:737-769.

14. Huang NS, Liu MY, Chen JJ. Surgical management of breast cancer in China: a 15-year single-center retrospective study of 18 502 patients. Medicine, 2016,95:45-49.

15. Kabat GC, Kim MY, Woods NF, et al. Reproductive and menstrual factors and risk of ductal carcinoma in situ of the breast in a cohort of postmenopausal women. Cancer Causes Control, 2011,22(10):1415-1424.

16. Kerlikowske K, Barclay J, Grady D, et al. Comparison of risk factors for ductal carcinoma in situ and invasive breast cancer. J Natl Cancer Inst, 1997,89(1):76-82.

17. Kerlikowske K. Epidemiology of ductal carcinoma in situ. J Natl Cancer Inst Monogr, 2010,2010(41):139-141.

18. Kricker A, Goumas C, Armstrong B. Ductal carcinoma in situ of the breast, a population-based study of epidemiology and pathology. Br J Cancer, 2004,90(7):1382-1385.

19. Li CI, Anderson BO, Daling JR, et al. Changing incidence of lobular carcinoma in situ of the breast. Breast Cancer Res Treat, 2002,75:259e68.

20. Li CI, Malone KE, Saltzman BS, et al. Risk of invasive breast carcinoma among women diagnosed with ductal carcinoma in situ and lobular carcinoma in situ, 1988-2001. Cancer, 2006,106:2104-2112.

21. Longnecker MP, Bernstein L, Paganini-Hill A, et al. Risk factors for in situ breast cancer. Cancer Epidemiol Biomarkers Prev, 1996,5(12):961-965.

22. Lynge E, Ponti A, James T, et al. Variation in detection of ductal carcinoma in situ during screening mammography: a survey within the international cancer screening network. Eur J Cancer, 2014,50(1):185-192.

23. Meeske K, Press M, Patel A, et al. Impact of reproductive factors and lactation on breast carcinoma in situ risk. Int J Cancer, 2004,110(1):102-109.

24. Meghan RF, Mara HR, Kristine EC. Pleomorphic lobular carcinoma in situ: radiologic-pathologic features and clinical management. Surg Oncol, 2015,22(13):4263-4269.

25. Nichols HB, Trentham-Dietz A, Egan KM, et al. Oral contraceptive use and risk of breast carcinoma in situ. Cancer Epidemiol Biomarkers Prev, 2007,16(11):2262-2267.

26. Ottesen GL, Graversen HP, Blichert-Toft M, et al. Carcinoma in situ of the female breast. 10 year follow-up results of a prospective nationwide study. Breast Cancer Res Treat, 2000,62:197-210.

27. Page DL, Kidd TE Jr, Dupont WD, et al. Lobular neoplasia of the breast: higher risk for subsequent invasive cancer predicted by more extensive disease. Hum Pathol, 1991,22:1232-1239.

28. Phillips LS, Millikan RC, Schroeder JC, et al. Reproductive and hormonal risk factors for ductal carcinoma in situ of the breast. Cancer Epidemiol Biomarkers Prev, 2009,18(5):1507-1514.

29. Reinier KS, Vacek PM, Geller BM. Risk factors for breast carcinoma in situ versus invasive breast cancer in a prospective study of pre- and post-menopausal women. Breast Cancer Res Treat, 2007,103(3):343-348.

30. Shusma CD, Leen S, Fatima C. Male breast cancer precursor lesions: analysis of the EORTC 10085/TBCRC/BIG/NABCG International Male Breast Cancer Program. Mod Pathol, 2017,1-10.

31. Sorum R, Hofvind S, Skaane P, et al. Trends in incidence of ductal carcinoma in situ: the effect of a population-based screening programme. Breast, 2010,19(6):499-505.

32. Surveillance Research Program. https://surveillance.cancer.gov.

33. Trentham-Dietz A, Newcomb PA, Storer BE, et al. Risk factors for carcinoma in situ of the breast.

Cancer Epidemiol Biomarkers Prev，2000，9(7)：697－703.

34. Umar W，Ali W，Clive W. Pleomorphic lobular carcinoma in situ：current evidence and a systemic review. Oncol Letters，2016，12：4863－4868.

35. Vandna S，Salpie N，Dina L. PIK3CA mutations are common in lobular carcinoma in situ，but are not a biomarker of progression. Breast Cancer Res，2017，19：7 DOI：10. 1186/s13058－016－0789－y.

36. Wheeler JE，Enterline HT，Roseman JM，et al. Lobular carcinoma in situ of the breast. Long-term follow-up. Cancer，1974，34：554－563.

37. World Health Organization. http：//gco. iarc. fr/today/home.

第三章 乳腺原位癌的发展过程及生物学行为

乳腺原位癌是来源并局限于乳腺导管和小叶的病变，是乳腺导管及小叶增殖性病变的一种。基于结构学和细胞学的改变进行分类，乳腺原位癌可能性相关的乳腺上皮改变可分为以下 4 类：普通上皮增生（usual ductal hyperplasia，UDH）、扁平上皮异型（FEA）、导管不典型增生（ADH）/小叶上皮不典型增生（ALH）和导管原位癌（DCIS）/小叶原位癌（LCIS）。尽管存在着不同的生物学潜能，UDH 是 DCIS 及 ADH 的前期病变，而 FEA、ADH 和 DCIS 都是浸润性乳腺癌的前期病变。

一、乳腺原位癌的发展过程

（一）正常乳腺

要了解乳腺原位癌的发展过程首先要熟悉乳腺的正常结构。

乳腺小叶是乳腺生产乳汁的单位结构，由一个葡萄状的腺泡组成，周围由乳腺间质包绕。腺泡连接终末导管，其中一部分在小叶间质内，另一部分在小叶间质外，小叶和终末导管共同形成了终末导管小叶单位（TDLU）。病理学研究表明，大多数发生在乳腺上皮的变化，包括 DCIS，都起源于 TDLU。

乳腺小叶和导管的细胞系包含了腔面上皮层及其外层的肌上皮细胞（MEC）层。腔面上皮细胞表现为极化的形态学特征，细胞核与细胞质分布于细胞两端。正常腔面上皮细胞显示连续的 E-钙黏着蛋白（cadherin）膜阳性。E-钙黏着蛋白由位于 16q22.1 的 CDH1 基因编码的跨膜黏附分子编码表达。正常的单层腔面细胞通常为 CK5/6 阴性，同时被一层连续的 MEC 层包绕。MEC 的形态学特征主要为界限并不明显，压缩的细胞核，少量的胞质，而上皮细胞有着丰富清晰的细胞质。免疫组化法能将 MEC 的细胞基质收缩蛋白（如肌钙调样蛋白（calponin）、平滑肌肌动蛋白、平滑肌肌球蛋白重链）或 p63（p53 装饰核的同系物）持续稳定染色。MEC 的 E-钙黏着蛋白反应性在膜上呈线样分布，并呈特征性的颗粒状。

雌激素和孕激素在正常乳腺的生长和分化中起着最为核心的作用。正常导管和小叶腔面细胞核中表达雌激素受体（ER)-α，但仅在少量细胞中表达，且随月经周期呈阶段性变化。ER-β 在正常乳腺组织中的表达更为广泛，它在导管及小叶上皮细胞、MEC、内皮细胞及间质细胞中均有表达。ER-β 的表达不随月经周期而发生变化，但在 UDH、ADH 和 DCIS 中表达减少。一些研究者推测 ER-α 和 ER-β 的相对水平可能在决定乳腺癌的发展中起重要作用，相对 ER-α 而言，更高水平的 ER-β 表达是抵抗肿瘤进展的保护因素。乳腺导管和小叶上皮细胞中孕激素受体（PR）的表达不随月经周期变化。

乳腺上皮干细胞或祖细胞决定了乳腺上皮细胞是否具有癌变潜力，而乳腺癌或其他癌前病变是由乳腺上皮细胞转化而来。有作者已经证明了形态正常的上皮细胞的沉默染色体改变可能诱发癌前病变或使细胞向恶性转化。然而，这种变化概率低，多见于癌旁组织的细胞内。p16 抑癌基因的改变加速了上皮细胞的增殖，使环氧合酶-2（COX-2）表达升高，这种变化可以发生在形态正常的乳腺上皮细胞，特别是乳腺癌高风险的妇女中。

（二）乳腺上皮细胞的改变

1. **普通上皮增生** 普通上皮增生（UDH）一词指非瘤性的上皮增生。它可以是轻度的、只有 2~4 层细胞，甚至可以充满整个导管管腔。发生在径向瘢痕或乳头状瘤内的 UDH 可存在局灶性坏死成分，需要与 DCIS 行鉴别诊断。从细胞学角度而言，这些组成 UDH 的细胞是良性的，其大小、形状和方向不一，无明确的边界，分布无规律。非极化的细胞排列中往往伴随 UDH，并且多围绕导管分布。

在 30%~40% 的 UDH 细胞存在低且非均质的 ER 表达，主要在病变周围，其增殖率通常较低（2%~5%）。UDH 显示基底角蛋白 CK5/6 和 34BE12 镶嵌的染色模式。此类染色模式有助于区分 UDH 和 ADH 与局灶性的 DCIS，因为后 2 种病变通常是此类抗原阴性（虽然一些高级别 DCIS 是 CK5/6 阳性，但核异型性和多形性有助于区分其与 UDH）。

目前鲜有报道 UDH 与 ADH、DCIS 或浸润性乳腺癌有共同的遗传物质改变。但有研究表明，对比 ADH 和 DCIS，染色体杂合性缺失（LOH）在 UDH 中发生率低（4.5%~13%）。有学者通过比较基因组杂交和全基因组扩增方法检测发现，在某些 UDH 存在染色体畸变，但也有些研究未发现。总体而言，在大多数 UDH 病变中发现染色体异常与浸润性癌中的发现并不相同，此证据可以有力地从形态学上排除 UDH 作为乳腺癌癌前病变的可能性。

2. **扁平上皮异型** 扁平上皮异型（FEA）是 TDLU 病变进一步扩大，且其正常内皮细胞并被 1 至多层单一形态的不典型细胞所取代。FEA 的核形单一，有圆形至卵圆形，与 ADH 和低级别 DCIS 类似。其增殖在结构上表现为"扁平"，无其他常见于 ADH 和低级别 DCIS 的结构（如微乳头，局灶桥接，拱廊形或筛状开窗）。柱状细胞、柱状细胞增生及与 FEA 经常共存于邻近的小叶，甚至在同一个 TDLU。这些诊断并非相互排斥的，而是具有异型的 FEA。

FEA 细胞往往表达如 CK8、CK18、CK19 在内的低分子量 CK 家族阳性。尽管 FEA 细胞的高分子量 CK 家族如 CK5/6 也表达阴性，但免疫组化染色 CK5/6 并不能帮助区分 FEA 和单层正常乳腺导管上皮细胞，因为后者的 CK5/6 也表达阴性。FEA 中约 85% 的细胞呈现 ER 强阳性，约 50%PR 阳性，胞质 *Bcl-2* 强阳性——这意味着细胞几乎没有凋亡，细胞的增殖指数也明显高于正常 TDLU（6% vs. 2%）。

FEA 与 ADH、低级别 DCIS 和管状癌往往同时存在，其细胞学形态和免疫分型相似。某些研究也发现，柱状细胞病变/FEA、导管内小叶癌和小叶上皮不典型增生（ALH）存在相关性。

分子学分析表明,FEA 存在一些重复性染色体改变。常见的拷贝数变化是 15q、16p、17q 和 19q 的获得和 16q 的缺失。等位基因失衡常见于 3p、9q、10q、11q、16q、17p 和 17q。

基于上述发现,FEA 被认为是低级别乳腺上皮病变的组成部分,可能演变为 ADH、DCIS、管状癌、管状小叶癌、浸润性筛状癌、低级别 IDC、ALH、经典 LCIS 和浸润性小叶癌的经典型。有人提出,FEA 是低级别乳腺瘤变的前驱性形态学病变。FEA 演变成癌的风险尚未完全确定,但其风险低于 ADH。

3. 上皮不典型增生

(1) ALH 与 LCIS:在一项系统回顾了 211 例 LCIS 的研究中,Haagensen 等观察到区分 LCIS 与 ALH 的困难,并提示术语"与侵袭性乳腺癌无关的 LCIS"可能不恰当,因为当时已有的证据支持的论点是事实上这些病变构成了"一种良性、非浸润性的乳腺上皮小叶增生的特殊微观结构"。术语"小叶瘤变"(LN)随之诞生,来描述包括 ALH 和 LCIS 在内的这类原位病变的疾病谱。最新版世界卫生组织(WHO)的乳腺肿瘤分类定义 LN 为"一系列起源于终末导管小叶单位(TDLU)的不典型上皮疾病,以通常微小的、非黏附性的细胞增生为特征,伴有或不伴有终末导管 Paget 病样的侵犯"。

虽然 ALH 和 LCIS 的亚组分类可由基于前者更低的危险度论证,但是 ALH 和 LCIS 的区别不仅仅模糊不清,而且主观性强,依赖于已有病灶取样的程度。因此,从诊断的角度出发,使用 LN 涵盖所有的病变、消除变异更容易被接受。LN 主要的组织特点是细胞缺乏黏附性、正常排列并填充、扩充腺泡,大体维持小叶结构。细胞质内空泡,有时包含嗜酸性中心点(即品红体)。在典型的 LN 形式中,有丝分裂和坏死并不常见。还常常能看到,Paget 样病变受累 TDLU 里散布,肿瘤细胞沿着邻近导管在上皮和基底膜之间扩张。在成熟的病例中不常见腺腔;值得注意的是,受 LN 局部影响的小叶中可以找到残留的腺体结构。

LN 全基因组的遗传分析基因拷贝数畸变及其等位基因变化的研究,定义为比较基因组杂交(CGH)和单核苷酸多态性(SNP)阵列的研究显示这些病变是遗传相关的成瘤性病变。其中,最常见的病变包括 16p,16q,17p 和 22q 的改变和 6q 遗传物质的获得。在一项研究中,一个纯的 ALH 相比其他研究中的纯 LCIS 和小叶病变有更高的遗传不稳定性。这被解释为大部分纯 ALH 拥有高水平的遗传改变和死亡,而不是在进展为 LCIS 和 ILC 中获得选择性的遗传改变,另一种解释可能是本研究中 ALH 细胞获得的 DNA 数量比较有限。近期的 SNP 阵列研究显示经典 LCIS 和相当比例的伴发性病变,包括 ER 阳性的 DCIS,浸润性小叶癌和 ER 阳性的乳腺 IDC,往往是克隆相关的。

可以说,区分典型 LN 和 LCIS 的多形细胞变体(PLCIS)更为重要。PLCIS 在 1992 年被 Eusebi 等首次定义为不同的实体。这一变异体的特征是比典型 LN 有更大的多形性细胞和更丰富、粉色和多有细颗粒的胞质。常可见顶分泌的特征。与典型 LN 的细胞核相比,PLCIS 的核更大(4 倍淋巴细胞核大小),更多形,核异型,核仁突出。PLCIS 并不少见粉刺状坏死和微钙化;然而,坏死不是诊断的必备条件。认识多形性亚型的重要性在于综合其细胞特点、坏死和钙化,会导致难以将其与 DCIS 相区分,从而造成过度治疗,但是关于 PLCIS 的自然病程的数据十分有限,直到更多地出现 PLCIS 疾病特征的数据,因此鉴别诊断对治疗有重要意义。尽管有些人倡导对 PLCIS 采取更积极、类似处理 DCIS 的治疗方案,值得注意这一建议仅仅基于 PLCIS 的分子特征与多形 ILC 具有相似性,而不是来自长期的预后数据。

LN 还有更多的变异体被报道,包括顶泌型、组织细胞样型、内分泌型、双向分化型和顶分泌 PLCIS 变异体。这些疾病的生物和临床特征有待进一步研究。未来的 LN 分类被建议采用术语小叶上皮间瘤变(LIN),并分成基于形态标准和临床预后的 3 个级别(LIN1,LIN2,LIN3)。LIN3 代表的 PLCIS 即为这一系列疾病谱的终末端。这一分类系统提前假设发展成侵袭性肿瘤的危险度随 LIN 级别从小到大递增。尽管该分类系统很有意思并且潜在将 LCIS 的患者从肿瘤中区分出来,但其只有有限的证据支持并且尚未得被最新版 WHO 分类收录。

(2) ADH:ADH 是发生在乳腺导管小叶系统的肿瘤性局灶性上皮增生。ADH 通常由较小的不典型增生上皮细胞堆积而成,多数呈筛状分布,伴有轻度的导管扩张。ADH 的细胞在形态上类似于那些构成低级别 DCIS 的细胞,而病变的范围是区分 ADH 与 DCIS 的一个重要标准。虽然目前还没有准确区分标准,但 2 mm 的标准似乎更为广泛接受——DCIS 定义为确诊时肿瘤累计至少 2 个独立的导管或跨度至少 2 mm,任何与之相比较小的病变均定义为 ADH。ADH 的诊断仅适用于病变为 DCIS 的鉴别诊断,这并非涵盖诊断的所有特点。尽管存在不可否认的局限性,尺寸标准的使用可以在小的交界性导管病变的诊断中获得良好的重复性。

构成 ADH 的细胞通常有强的近似均匀(90%~100%)的 ER 和 PR 阳性,但没有 CK5/6 和 34BE12 的胞质反应。这些标记物的使用在 DCIS 的鉴别诊断中并无多大价值,但可以鉴别 UDH。ADH 具有低增殖率(4%~5%)。重复性染色体改变包括 16q 和 17p 的缺失和 1q 的获得。这在 ADH 中被检出,类似于低级别 DCIS 和低级别乳腺上皮内瘤病变家族。

4. 原位癌 世界卫生组织(WHO)将 DCIS 定义为"组成乳腺导管小叶系统上皮细胞的瘤性增生,以标志性的细胞异型性为特征,固有但非专一性地发展为浸润性乳腺癌倾向的病变"。DCIS 是一组包含多种不同的临床表现、形态学特征、生物标记物、遗传异常和生物学潜能的病变。

Holland 等发现,大多数(98.8%)DCIS 是单中心的,呈节段性分布。多中心 DCIS 不太常见,定义为 DCIS 发生在 2 个不同象限,被形态正常的乳腺实质相隔。据报道,导管内间断性增殖的病变在低级别 DCIS 中占 70%,在中级别 DCIS 中占 55%,在高级别 DCIS 中占 10%,但这种间断可能是由于一个复杂三维分支样结构在 2D 平面视觉上的不完整性所导致。广泛导管内病变的定义包含任何时候 DCIS 在浸润型癌中占据 25%以上的成分和(或)延伸到肿瘤外。

DCIS 可以表现为不同的类型,包括筛型、微乳头型、乳头型、实体型和黏附/扁平型。粉刺型的特点是广泛的中央带状坏死。大部分病变(62%)表现为混合的多种类型,其次是实体型 DCIS(31%)。这种分类方式对临床和预后的提示作用很小,尽管其与病变范围有一定相关性。Bellamy 等发现,不论核分级或坏死,71%微乳头状 DCIS 有超过 1 个象限受累,而粉刺型、实体型和筛型 DCIS 仅分别 8%、17%、25%的病例累积超过 1 个象限。

DCIS 主要分为 3 个大亚型:高级别 DCIS、中级别 DCIS 和低级别 DCIS。高级别 DCIS 通常核分级较高,形态上以实体型或微乳头伴中央区域(粉刺样)坏死为主。肿瘤细胞表现为高分化程度。粗的多形性钙化通常与坏死碎片有关。导管周围间质通常表现为细胞纤维母细胞增生伴胶原沉积(反应)、慢性炎症和血管生成。间质反应可能非常显著,导致可扪及的乳腺组织异常。乳头 Paget 病通常也与高级别 DCIS 相关。中级别 DCIS 通常有实体型或筛状结构,大部分细胞分化好。细胞核的特征呈中间型,即在高级别与低级别之间,坏死和有丝分裂活动可以呈现多样化。低级别 DCIS 是一种相对单调的低分化细胞增殖伴有圆的均匀细胞核的 DCIS。肿瘤细胞有序地组成棒状微乳头和(或)筛状,单纯的实体结构并不常见。相关钙化往往呈小沙砾状。如果肿瘤细胞的细胞学特征十分明显,尽管非常罕见,点状坏死并不能作为 DCIS 的排除诊断。

高级别或中级别 DCIS 的诊断独立于病变的范围,然而低级别 DCIS 的诊断需要肿块>2 mm 或至少 2 根导管累计。在空心针诊断标本中(CBX),局灶低级别 DCIS 可能与 ADH 很难区分,通常推荐更保守的方式去进行诊断。理想情况下,CBX 下一个小的非典型交界性导管病变的诊断需要联合 CBX 标本的 2 次评估,以及对手术切除标本的评估,但这在临床实践中很难做到。DCIS 的细针穿刺(FNA)表现为肿瘤细胞的大量聚集,混有单细胞和少数的间质碎片。一般情况下,FNA 获得的 DCIS 标本比侵袭性癌标本中含更少的单细胞和更少的间质碎片。然而,这种形态特征并不一致,而且与操作者的操作相关。因此,FNA 对 DCIS 与浸润性癌鉴别诊断的阳性预测值和可重复性都相对较低。虽然细胞学与临床和影像学特征的组合往往可以"最好地猜测"来区分病变是 DCIS 或浸润性癌,但 CBX 依然是术前诊断的首选方法,因为它提供了更多的定义性、一致性和可重复性的信息,以及更多的组织来进行其他配套研究。

DCIS 是一种非专性的乳腺癌形态的前体,但其进展速度很大程度上取决于其病变的内在生物学特性。病变的复发也主要取决于完整切除和辅助治疗。

二、乳腺原位癌的生物学行为

(一)浸润性癌的前期病变

大量基于流行病学、临床观察研究及日益发展的基因分子组织胚胎学研究证实,DCIS 是浸润性癌的前期病变。但哪些未经治疗的 DCIS 是否会发展成浸润性乳腺癌仍然很难预计。

由于 DCIS 患者一旦被确诊就会接受外科切除手术,从而限制了临床观察 DCIS 发展为浸润性癌。然而,通过对良性乳腺组织活检术后未经额外干预治疗,而多年后发展为 DCIS 病例的临床随访研究,得到了一些临床发展的深入分析。Sanders 等从 11 760 名自 1950~1968 年连续接受乳腺组织活检术的病例中挑选出 28 例小的、低级别的非粉刺样 DCIS,中位随访 28 年,发现 28 例患者中的 11 例(39%)发展为同侧浸润性乳腺癌,所有肿瘤都与最初的乳腺活检位置处于同一象限。11 例中的 7 名患者(64%)在 10 年之内复发,5 名患者(45%)(全部 28 例中占18%)死于转移性乳腺癌。Eusebi 等从 9 446 名自 1964~1976 年接受乳腺组织活检术的患者中回顾性诊断出 80 例 DCIS,中位随访 17.5 年。41 例诊断为单纯贴壁性癌(CC);9 例为多形性核(与 DCIS 一致);32 例为单一核型,近来考虑为平坦型上皮非典型性。5 例(12%)发展为同侧乳腺癌;9 例多形性核类中的 2 例发展为同侧浸润性乳腺癌;32 例单一核型中的 2 例发展为DCIS;30 例单纯贴壁性癌与筛状 DCIS 相关。5 例(17%)LCIS 或混合型出现同侧浸润性癌复发。7 例筛状 DCI 中的 2 例出现同侧 DCIS 复发，2 例伴有粉刺样 DCIS 患者出现浸润性癌复发。另一相似研究中，Rosen 等报道了 30 例未经治疗的 DCIS，其中仅 15 例有完整随访记录。15 例患者中有 7 例在 DCI 确诊后发展为同侧浸润性乳腺癌，平均时间为 9.7 年。近来，Collins 等在 Nurses Health 研究的 1 877 名自 1973~1991 年接受乳腺组织活检术的病例中发现了 13 例（0.7%）DCIS。13 例患者的核分级显示，6 例为中级别，3 例为高级别。总共 10 例（77%）出现复发；6 例（46%）进展为浸润性乳腺癌，平均时间为 9 年；4 例在乳腺组织活检术后发展为 DCIS，平均时间为 3.75 年。这些研究最显著的局限性在于无法得知最初乳腺组织切除活检的完全性。然而，总体而言，这些研究都提示无论低级别还是高级别 DCIS，都有相当一部分患者可进展为浸润性乳腺癌，这些研究都支持 DCIS 是浸润性乳腺癌的前期这一论断。

另外一些证明 DCIS 是浸润性乳腺癌的前期的非临床直接证据来源于尸体解剖研究。Bartow 等对 519 例年龄＞14 岁、无乳腺癌临床表现的尸检女性进行乳腺病理检查。仅 1 例 40 岁女性被诊断为 DCIS；发现 5 例隐匿性浸润性乳腺癌，年龄 45~87 岁。研究提示，DCIS 进展到有临床表现的乳腺癌在尸检中非常少见，特别是在老年女性中。

近年来有研究分析 DCIS 与浸润性乳腺癌之间的基因表达差异。随着近年来组织特异性纤维切割技术与高通量基因组芯片、表达谱芯片及蛋白芯片技术的成功结合，使得人们能更好地理解乳腺癌浸润前阶段发展。大量临床前证据都显示，早在原位癌时期，肿瘤便发生了与浸润性乳腺癌之间的基因组、表达谱表达差异呈平行改变。

例如，基因位点的杂合性丢失（LOH），多见于浸润性乳腺癌中。在乳腺导管上皮不典型增生（ADH）及 DCIS、浸润性癌中也发现相似的染色体丢失频率，特别是 16q 及 17p 号染色体位点。O'Connell 等对 399 例乳腺癌前病变进行检测，15 个浸润性乳腺癌患者中高发的杂合性丢失基因位点，在这些没有浸润性癌变的乳腺组织中，发现 42% 乳腺导管不典型增生、70% 非粉刺样 DCIS 及 79% 粉刺样 DCIS 至少有 1 个位点发生 LOH。在收集的乳腺癌组织中，45% 乳腺导管不典型增生、77% 非粉刺样 DCIS 及 80% 粉刺样 DCIS 可同时发生癌变及至少有 1 个位点 LOH。大部分粉刺样与非粉刺样 DCIS 表现为 LOH 表型，与浸润性癌变同步发生。这一现象支持了 DCIS 是浸润性乳腺癌的前期病变这一论断。

近期的一项大样本荟萃分析纳入了 38 个临床研究，包括了 5 067 例 DCIS、24 585 例 IDC 及 37 467 例对照，更进一步证实了 IDC 及 DCIS 存在着相似的基因改变。

Heselmeyer-Haddad 等用 FISH 探针对 13 个病例进行癌基因 COX-2（1q）、MYC、CCND1（8q）（11q）、Her-2（17q）及 ZNF217（20q）和抑癌基因 DBC2（8p）、CDH1（16q）及 TP53（17p）的检测来确定非随机染色体的获得和缺失，以评估瘤内异质性的程度，并试图重建同时性 DCIS 和 IDC 之间的单细胞克隆关联。他们发现，DCIS 比相对应的 IDC 染色体不稳定性程度更低。COX-2 和 MYC 的获得，连同 DBC2、CDH1 及 TP53 的缺失，是 DCIS 进展为浸润性癌中最常发生的事件。而 MYC 的获得及 CDH1 的缺失在浸润性癌中更频繁。Choi 等也发现 CDH 的缺失程度不同也可能是 DCIS 向 IDC 进展过程中的重要环节。Hernandez 等对配对的 DCIS 和对应的 IDC 病例进行了已知的肿瘤相关基因的突变表达分析。作者证实，活化的 PIK 3CA 突变在 DCIS 中比对应的浸润性癌中更加频繁和常见。这些结果表明，PIK3CA 突变在

DCIS 起始而不是在其发展到浸润性癌的过程中发挥更重要的作用。其他研究并未发现匹配的 DCIS 和浸润性癌存在实质性的基因表达差异。一些大的遗传或表观遗传畸变，其中某些可能由微环境介导，可能在 DCIS 发展为侵袭性疾病的过程中发挥作用。

Lee 等对 53 例 DCIS 和 51 例浸润性乳腺癌进行了全面的基因表达分析，包括肿瘤上皮细胞和基质之间独立的样品进行激光显微切割。他们发现总共有 470 个基因表达增加。与 DCIS 相比，参与组织和细胞外基质的合成基因在浸润性癌中表达量升高。研究者用 3 种 DCIS 样人类乳腺上皮细胞株 DCIS. COM、SUM225 及 h. DCIS. 01 分析了体内 DCIS 进展为浸润性癌的过程。在向浸润性癌进展的移植模型中，cystatin – A（CSTA）、DST、FAT1 及 TMEM45A 这 4 个的基因抑制后 DCIS 的进展明显增加，而 cystatin – A（CSTA）是一种蛋白酶抑制剂，后 3 种则参与细胞的黏附和信号转导。相反，当这些基因的表达升高，则 DCIS 侵袭性降低。这些结果表明，这些基因在抑制 DCIS 进展为浸润性癌。

近年来，DCIS 的微环境日益受到关注，以鉴别促进肿瘤进展的因素。近期发表的研究也重在揭示 DCIS 向浸润性癌发展过程中肿瘤本身及其与微环境的相互作用。DCIS 的微环境是由糖蛋白、蛋白质、蛋白聚糖和多糖等多种复杂所组成的（Giussani M，Merlino G，Cappelletti V，et al. Tumor-extracellular matrix interactions: Identification of tools associated with breast cancer progression. Semin Cancer Biol，2015，35:3 – 10）。围绕导管的成分包括脂肪细胞、成纤维细胞、间充质干细胞、内皮细胞和众多免疫细胞，从而分泌多种细胞因子和生长因子。Allinen 等发现，相较于正常乳腺组织，趋化因子 CXCL4 及 CXCL12 的编码基因在 DCIS 的 MEC 及肌成纤维细胞中显著过表达。这些趋化因子可结合于邻近 MEC 的受体上，从而促进 MEC 的增殖、迁移及浸润。这些改变往往会扭曲正常的 ECM 体系结构，影响其他基质细胞的功能，却促进肿瘤发展。

此外有学者发现，AIB1 基因在可维持 DCIS 细胞的活化状态，并在 DCIS 中的表达显著高于在 IDC 中的表达。AIB1 基因表达抑制可以使 DCIS 细胞丢失 NOTCH、Her – 2 和 HER3 信号通路上的必要转导信号，从而导致细胞的凋亡和肿瘤的缩小；反之，可导致 DCIS 细胞的进一步活化增殖。

随着新显像技术的发展，使人们能够可视化地分析正常乳腺和 DCIS 组织间 ECM 功能。Van Bockstal 等通过 2 次谐波发射显微镜检测到，如 DCIS 中存在黏液样基质表达，导管上皮细胞的核心蛋白聚糖的表达就会较低，而后者是参与乳腺间质正常胶原纤维生长的重要蛋白质。因此，基质 ECM 的重构似乎是将 DCIS 进展为侵袭性疾病的先决条件，导致通常由基质的细胞和无细胞成分提供的保护功能的丧失。

基质金属蛋白酶（MMP）家族的改变也在 DCIS 的演变和进展过程中起重要作用。学者们认为，MMP – 14、MMP – 15 和 MMP16 在 DCIS 的基底膜降解的过程中起到关键作用。尤其较正常组织细胞而言，MMP – 14 的表达在 DCIS 相关的 MEC 和肌成纤维细胞中显著升高。学者们也观察到免疫细胞浸润到基质和肿瘤是肿瘤发生部位最早的事件之一，巨噬细胞、骨髓细胞和淋巴细胞具有促进肿瘤生长和癌症进展的能力，也抑制肿瘤起始和生长，并可能对化疗疗效存在影响。Sikandar 等发现 DCIS 中的淋巴细胞浸润现象显著高于 IDC 和正常乳腺组织，可能预示巨噬细胞和肿瘤坏死因子-β(TGF-β)与 DCIS 进展至 IDC 的过程相关。但上述观点的相关机制研究尚不足,有待更多的临床前实验进一步证实。

(二)原位癌伴微浸润

发展成为浸润性癌的过程中,肿瘤细胞突破基底膜后,"原位癌"将发展成为"微浸润癌(MIC)"。在癌巢外周 MEC 层完整,则 DCIS 的诊断成立;而缺失则浸润性癌的诊断成立。MIC 定义为浸润性癌直径<1 mm 的范围。

MIC 通常发生在高级别 DCIS 的背景下,而在低级别 DCIS 或 LCIS 中罕见。MEC 染色和基质中肿瘤细胞角蛋白的染色提示 MIC 的存在。MIC 的 ER/PR 状态常规被报道,而 Her-2 信息的提示作用则有一定争议。如果这些生物标记物的研究中 MIC 在更深度切片中未出现,ER 的免疫表型在相邻的 DCIS 中则通常有报道。

与正常组织的 MEC 相比,DCIS 的 MEC 显示包括血小板反应素、层黏连蛋白和缩宫素(催产素)受体在内的与正常 MEC 功能相关的基因表达较低,而参与细胞增殖、迁移、侵袭和血管生成的基因更高表达。这也是 DCIS 发生微浸润甚至成为浸润性癌的重要甚至关键因素。

(三)不同 DCIS 的不同生物学行为

现有的乳腺癌模型是以形态学免疫表型、分子学特征,区分 DCIS 的两种主要不同种类的病变:低级别 DCIS 和高级别 DCIS。

低级别 DCIS 包括低级别乳腺瘤样病变家族(包括 FEA、ADH、DCIS、LN)和各自对应的浸润性癌。这类病变主要以 ER、PR 相关基因的表达,Her-2 扩增的缺乏,以及基底样基因的表达为主要特征。它们主要与 luminal A 型相关。这些细胞通常为二倍体/近二倍体核型,特点是重复的染色体改变,16q 的缺失(在>80%病例)、1q(>75%病例)和 16p(>50%病例)的增多。

高级别 DCIS 表现为更大的多样性,其 DCIS 成分与 luminal B 型、Her-2 扩增型及基底样型及大汗腺样癌有关。与高级别 DCIS 的免疫表型及基因变异模式相比,低级别 DCIS 更具异质性。高级别 DCIS 具有更复杂的染色体核型,众多不平衡的基因改变,映射到多个染色体臂,包括 8q、9p、11q、13q 和 22q、17q 和 22q 的缺失,1q(在>60%病例)、8q(在>75%病例)和 17q 的增多。研究还发现了 5p、17q、20q 的增多,以及 11q、13q 和 14q 的缺失。近期的分子生物学及基因遗传学证据显示,在某些情况下会发生低级别 DCIS 进展到高级别 DCIS,但这种发展的相关通路在低级别和高级别病变中是不同的。数据显示,少于 30%高级别 DCIS 表现出 16q 的缺失,这反映了仅有一小群高级别 DCIS 是由低级别 DCIS 分化而来,而大部分高级别 DCIS 从头或来源于(仍不明确)推定的前体,而不是 ADH/低级别 DCIS,形态学上的高级别 DCIS 前体病变还未被发现。除了 MGA 是某些基底样 DCIS 的前体,大汗腺不典型增生是大汗腺 DCIS 的前体。

Elsarraj 等发现 BCL9 在 DCIS 向 IDC 发展,尤其是基底样型乳腺癌发展中起到驱动作用。在沉默了 BCL9 的表达后,肿瘤细胞的浸润被显著抑制。

Ma 及合作者利用激光纤维切割及 DNA 芯片技术对 36 例表现为 ADH、DCIS 及浸润性癌等

1个或多个病变的乳腺组织进行原位基因表达谱分析,未能发现独立的 ADH、DCIS 或浸润性癌的基因表达变化。取而代之的是发现在不同组织学分级之间的基因表达差异最为显著。同浸润性乳腺癌中的观察所得类似,低级别与高级别 DCIS 病变之间有显著的基因表达差异,基因表达及表型变化与不同级别浸润性癌之间的变化一致。

这些证据提示,低级别 DCIS 病变进展为低级别浸润性癌,高级别 DCIS 病变进展为高级别浸润性癌,而中级别 DCIS 病变表现出中等级别特性。

总而言之,DCIS 的发生发展与前期的乳腺病变有着密切的联系,而进展为浸润性癌的过程受到多种机制的调控,需要更进一步的研究证实。

（汤立晨）

主要参考文献 》

1. Abdel-Fatah TM, Powe DG, Hodi Z, et al. High frequency of coexistence of columnar cell lesions, lobular neoplasia, and low grade ductal carcinoma in situ with invasive tubular carcinoma and invasive lobular carcinoma. Am J Surg Pathol, 2007, 31(3):417 - 426.
2. Abdel-Fatah TM, Powe DG, Hodi Z, et al. Morphologic and molecular evolutionary pathways of low nuclear grade invasive breast cancers and their putative precursor lesions: further evidence to support the concept of low nuclear grade breast neoplasia family. Am J Surg Pathol, 2008, 32(4):513 - 523.
3. Abdel-Fatah TM, Powe DG, Hodi Z, et al. Morphologic and molecular evolutionary pathways of low nuclear grade invasive breast cancers and their putative precursor lesions: further evidence to support the concept of low nuclear grade breast neoplasia family. Am J Surg Pathol, 2008, 32(4):513 - 523.
4. Allinen M, Beroukhim R, Cai L, et al. Molecular characterization of the tumor microenvironment in breast cancer. Cancer Cell, 2004, 6:17 - 32.
5. Alpers CE, Wellings SR. The prevalence of carcinoma in situ in normal and cancer-associated breasts. Hum Pathol, 1985, 16:796 - 807.
6. Andrade VP, Ostrovnaya I, Seshan VE, et al. Clonal relatedness between lobular carcinoma in situ and synchronous malignant lesions. Breast Cancer Res, 2012, 14(4): R103.
7. Ashworth A, Lord C, Reis-Filho JS. Genetic interactions in cancer progression and treatment. Cell, 2011, 145:30 - 38.
8. Bartow SA, Pathak DR, Black WC, et al. Prevalence of benign, atypical, and malignant breast lesions in populations at different risk for breast cancer. A forensic autopsy study. Cancer, 1987, 60: 2751 - 2760.
9. Bartow SA, Pathak DR, Black WC, et al. Prevalence of benign, atypical, and malignant breast lesions in populations at different risk for breast cancer. A forensic autopsy study. Cancer, 1987, 60: 2751 - 2760.
10. Bhargava R, Dabbs DJ. Use of immunohistochemistry in diagnosis of breast epithelial lesions. Adv Anat Pathol, 2007, 14(2):93 - 107.
11. Boldt V, Stacher E, Halbwedl I, et al. Positioning of necrotic lobular intraepithelial neoplasias (LIN, grade 3) within the sequence of breast carcinoma progression. Genes Chromosomes Cancer, 2010, 49 (5):463 - 470.
12. Celis JE, Moreira JM, Gromova I, et al. Characterization of breast precancerous lesions and myoepithelial hyperplasia in sclerosing adenosis with apocrine metaplasia. Mol Oncol, 2007, 1(1): 97 - 119.
13. Chen YY, Hwang ES, Roy R, et al. Genetic and phenotypic characteristics of pleomorphic lobular

carcinoma in situ of the breast. Am J Surg Pathol, 2009,33(11):1683 - 1694.

14. Choi Y, Lee HJ, Jang MH, et al. Epithelial-mesenchymal transition increases during the progression of in situ to invasive basal-like breast cancer. Hum Pathol, 2013,44:2581 - 2589.

15. Collins LC, Tamimi RM, Baer HJ, et al. Outcome of patients with ductal carcinoma in situ untreated after diagnostic biopsy: results from the Nurses' Health Study. Cancer, 2005,103:1778 - 1784.

16. Crawford YG, Gauthier ML, Joubel A, et al. Histologically normal human mammary epithelia with silenced p16(INK4a) overexpress COX-2, promoting a premalignant program. Cancer cell, 2004,5(3): 263 - 273.

17. Dabbs DJ, Carter G, Fudge M, et al. Molecular alterations in columnar cell lesions of the breast. Modern Pathol, 2006,19(3):344 - 349.

18. Deng G, Lu Y, Zlotnikov G, et al. Loss of heterozygosity in normal tissue adjacent to breast carcinomas. Science (New York, NY), 1996,274(5295):2057 - 2059.

19. Elsarraj HS, Hong Y, Valdez KE, et al. Expression profiling of in vivo ductal carcinoma in situ progression models identified B cell lymphoma-9 as a molecular driver of breast cancer invasion. Breast Cancer Res, 2015,17:128. doi: 10.1186/s13058 - 015 - 0630 - z.

20. Eusebi V, Feudale E, Foschini MP, et al. Long-term follow-up of in situ carcinoma of the breast. Semin Diagn Pathol, 1994,11:223 - 235.

21. Eusebi V, Magalhaes F, Azzopardi JG. Pleomorphic lobular carcinoma of the breast: an aggressive tumor showing apocrine differentiation. Hum Pathol, 1992,23(6):655 - 662.

22. Faverly DR, Burgers L, Bult P, et al. Three dimensional imaging of mammary ductal carcinoma in situ: clinical implications. Semin Diagn Pathol, 1994,11(3):193 - 198.

23. Geyer FC, Kushber YB, Lambros MB, et al. Microglandular adenosis or microglandular adenoma? A molecular genetic analysis of a case associated with atypia and invasive carcinoma. Histopathology, 2009,55:732 - 743.

24. Haagensen CD, Lane N, Lattes R, et al. Lobular neoplasia (so-called lobular carcinoma in situ) of the breast. Cancer, 1978,42(2):737 - 769.

25. Hernandez L, Wilkerson PM, Lambros MB, et al. Genomic and mutational profiling of ductal carcinomas in situ and matched adjacent invasive breast cancers reveals intra-tumour genetic heterogeneity and clonal selection. J Pathol, 2012,227(1):42 - 52.

26. Heselmeyer-Haddad K, Berroa Garcia LY, Bradley A, et al. Single-cell genetic analysis of ductal carcinoma in situ and invasive breast cancer reveals enormous tumor heterogeneity yet conserved genomic imbalances and gain of MYC during progression. Am J Pathol, 2012,181(5):1807 - 1822.

27. Holland R, Hendriks J. Microcalcifications associated with ductal carcinoma in situ: mammographic-pathologic correlation. Semin Diagn Pathol, 1994,11(3):181 - 192.

28. Hotary K, Li XY, Allen E, et al. A cancer cell metalloprotease triad regulates the basement membrane transmigration program. Genes Dev, 2006,20:2673 - 2686.

29. Jones C, Merrett S, Thomas VA, et al. Comparative genomic hybridization analysis of bilateral hyperplasia of usual type of the breast. J Pathol, 2003,199(2):152 - 156.

30. Lakhani SR, Ellis IO, Schnitt SJ, et al. World Health Organization classification of tumours the breast. 4th ed. Lyons, France: International Agency for Research on Cancer,2012.

31. Lee S, Mohsin SK, Mao S, et al. Hormones, receptors, and growth in hyperplastic enlarged lobular units: early potential precursors of breast cancer. Breast Cancer Res, 2006,8(1): R6.

32. Lee S, Stewart S, Nagtegaal I, et al. Differentially expressed genes regulating the progression of ductal carcinoma in situ to invasive breast cancer. Cancer Res, 2012,72(17):4574 - 4586.

33. Lopez-Garcia MA, Geyer FC, Lacroix-Triki M, et al. Breast cancer precursors revisited: molecular features and progression pathways. Histopathology, 2010,57(2):171 - 192.

34. Mantovani A, Allavena P, Sica A, et al. Cancer-related inflammation. Nature, 2008,454:436 - 444.

35. Mastracci TL, Shadeo A, Colby SM, et al. Genomic alterations in lobular neoplasia: a microarray

comparative genomic hybridization signature forearly neoplastic proliferation in the breast. Genes Chromosomes Cancer，2006，45(11)：1007 - 1017.

36. Ma XJ，Salunga R，Tuggle JT，et al. Gene expression profiles of human breast cancer progression. Proc Natl Acad Sci USA，2003，100：5974 - 5979.

37. Miron A，Varadi M，Carrasco D，et al. PIK3CA mutations in in situ and invasive breast carcinomas. Cancer Res，2010，70：5674 - 5678.

38. Moinfar F，Man YG，Lininger RA，et al. Use of keratin 35betaE12 as an adjunct in the diagnosis of mammary intraepithelial neoplasia-ductal type-benign and malignant intraductal proliferations. Am J Surg Pathol，1999，23(9)：1048 - 1058.

39. Natrajan R，Lambros M，Rodriguez-Pinilla SM，et al. Tiling path genomic profiling of grade 3 invasive ductal breast cancers. Clin Cancer Res，2009，15(8)：2711 - 2722.

40. O'Connell P，Pekkel V，Fuqua SA，et al. Analysis of loss of heterozygosity in 399 premalignant breast lesions at 15 genetic loci. J Natl Cancer Inst，1998，90：697 - 703.

41. Ory V，Tassi E，Cavalli LR，et al. The nuclear coactivator amplified in breast cancer 1 maintains tumor-initiating cells during development of ductal carcinoma in situ. Oncogene，2014，33(23)：3033 - 3042.

42. Otterbach F，Bankfalvi A，Bergner S，et al. Cytokeratin 5/6 immunohistochemistry assists the differential diagnosis of atypical proliferations of the breast. Histopathology，2000，37(3)：232 - 240.

43. Petridis C，Brook MN，Shah V，et al. Genetic predisposition to ductal carcinoma in situ of the breast. Breast Cancer Res，2016，18：1 - 15.

44. Reis-Filho JS，Pinder SE. Non-operative breast pathology：lobular neoplasia. J Clin Pathol，2007，60(12)：1321 - 1327.

45. Rosen PP，Braun DW Jr，Kinne DE. The clinical significance of pre-invasive breast carcinoma. Cancer，1980，46：919 - 925.

46. Sanders ME，Schuyler PA，Dupont WD，et al. The natural history of lowgrade ductal carcinoma in situ of the breast in women treated by biopsy only revealed over 30 years of long-term follow-up. Cancer，2005，103：2481 - 2484.

47. Sgroi DC. Preinvasive breast cancer. Annu Rev Pathol，2010，5：193 - 221.

48. Shiga K，Hara M，Nagasaki T，et al. Cancer-associated fibroblasts：theircharacteristics and their roles in tumor growth. Cancers，2015，7：0902.

49. Sikandar B，Qureshi MA，Mirza T，et al. Differential immune cell densities in ductal carcinoma In Situ and invasive breast cancer：possible role of leukocytes in early stages of carcinogenesis. Pak J Med Sci，2015，31：274 - 279.

50. Simpson PT，Gale T，Reis-Filho JS，et al. Columnar cell lesions of the breast：the missing link in breast cancer progression? A morphological and molecular analysis. Am J Surg Pathol，2005，29(6)：734 - 646.

51. Thompson ED，Zahurak M，Murphy A，et al. Patterns of PD-L1 expression and CD8T cell infiltration in gastric adenocarcinomas and associated immune stroma. Gut，2017，66(5)：794 - 801.

52. Van Bockstal M，Lambein K，Van Gele M，et al. Differential regulation of extracellular matrix protein expression in carcinoma-associated fibroblasts by TGF-β_1 regulates cancer cell spreading but not adhesion. Oncoscience，2014，1：634 - 648.

53. Walker RA，Hanby A，Pinder SE，et al. National Coordinating Committee for Breast Pathology Research Subgroup. Current issues in diagnostic breast pathology. J Clin Pathol，2012，65(9)：771 - 785.

54. Weigelt B，Reis-Filho JS. Histological and molecular types of breast cancer：is there an unifying taxonomy? Nat Rev Clin Oncol，2009，6(12)：718 - 730.

55. Wellings SR，Jensen HM，Marcum RG. An atlas of subgross pathology of the human breast with special reference to possible precancerous lesions. J Natl Cancer Inst，1975，55(2)：231 - 273.

第四章　乳腺原位癌的病理

乳腺原位癌是指局限于乳腺导管内或终末导管小叶单位(terminal ductal lobular unit，TDLU)内的异型上皮细胞肿瘤性增生性病变。根据其组织细胞学形态及免疫组化特征的不同主要分为两大类：导管原位癌(ductal carcinoma *in situ*，DCIS)和小叶原位癌(lobular carcinoma *in situ*，LCIS)。

一、导管原位癌

（一）概念

导管原位癌(DCIS)是指局限于乳腺导管小叶系统内的异型上皮细胞克隆性增生，以出现轻微至显著细胞异型为特征；病变导管的基底膜完整或灶性不连续，肿瘤细胞均未突破基底膜。DCIS 具有进展为浸润性导管癌的潜能。DCIS 是一组异质性的病变，在临床表现、组织学特征、遗传学特征及生物学行为上均有不同。

（二）分类

DCIS 可根据肿瘤细胞的构型模式分为多种类型，包括粉刺型、实体型、筛状型、乳头型、微乳头型等。其中微乳头型还包括两种少见亚型：囊性高分泌性 DCIS 和平坦型(贴壁型)微乳头状癌。由于同一肿瘤中常表现为多种构型模式混合存在，如实体型与筛状型、筛状型与微乳头型等，因此这种分类系统的可重复性较差。

（三）分级

DCIS 目前尚无统一的分级系统，目前实际工作中主要依据细胞核的核级并兼顾坏死及核分裂象等将 DCIS 分为低、中、高 3 个级别。

1. **低级别 DCIS**　肿瘤细胞分布均匀，细胞形态单一、小而规则，细胞界限清楚。细胞核大小一致，多呈圆形，染色质均匀，核仁不明显，核分裂象少见。肿瘤细胞核的大小是红细胞或正常导管上皮细胞的 1.5~2.0 倍。肿瘤细胞排列成僵直的搭桥状、微乳头状、筛状或实体状结构(图 4-1)。实体型生长模式的 DCIS 中有时可见微腺腔，其腔面衬覆的肿瘤细胞有极性，形成假菊形团样的形态。在肿瘤细胞符合低级别细胞特征的情况下，灶性的点状或粉刺样坏死不能完全除外低级别 DCIS 的诊断。

2. **中级别 DCIS**　细胞大小、形态及分布呈轻至中度差异。细胞中度多形性，其多形程度比高级别 DCIS 小，但又不及低级别 DCIS 肿瘤细胞的形态单一和规则。细胞核呈中间级别，染色质较粗，核仁及核分裂象可见。肿瘤细胞核大小为红细胞或正常导管上皮细胞的 2.0~2.5 倍。细胞可排列成实体、筛状或微乳头结构，有一定程度的极性，但不如低级别 DCIS 明显（图 4-2）。点状或粉刺样坏死可见。

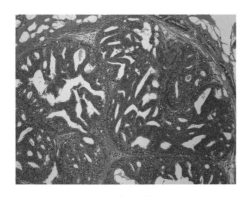

图 4-1　**低级别 DCIS**

肿瘤细胞排列成僵直的搭桥状或筛状结构

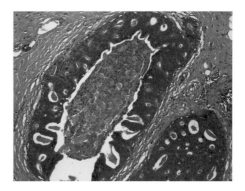

图 4-2　**中级别 DCIS**

伴腔内坏死

3. 高级别 DCIS　肿瘤细胞多形性明显，细胞大小、形状差异显著。细胞排列极向紊乱、分布不均。细胞核呈高级别，核轮廓不规则，染色质粗或呈团块状，核仁明显，核分裂象较常见。但核分裂象并非诊断所必需。肿瘤细胞核达到红细胞或正常导管上皮细胞的 2.5 倍以上。肿瘤的生长方式可呈实性、筛状、微乳头状等。管腔内常出现粉刺样坏死，伴大量坏死核碎屑（图 4-3）。有时高度异型的单层导管上皮衬覆导管呈贴壁生长方式，也可诊断为高级别 DCIS（贴壁型）。

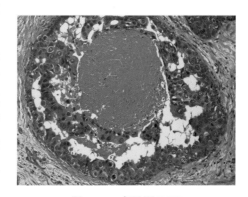

图 4-3　**高级别 DCIS**

伴腔内坏死，细胞核异型性显著，可见病理性核分裂象

在 DCIS 的病理报告中，除报告细胞核级别（低、中、高）、是否存在坏死之外，还需包括结构模式、病变范围及切缘情况。与结构模式相比较而言，通常情况下同一病例中细胞核级别变异较小，因此根据细胞核级别对 DCIS 进行分级、分类可重复性较高，并且与其临床生物学行为有较好的相关性。少数病例中可能表现为不同核级同时存在，此时需要报告最高级别。

（四）鉴别诊断

1. DCIS 与 LCIS　低级别实体型 DCIS 与经典型 LCIS 均由形态单一的肿瘤细胞所组成，两者有时鉴别困难。DCIS 中细胞黏附性较好，细胞界限更加清楚，缺乏细胞质内空泡。LCIS 中肿瘤细胞缺乏黏附性，且往往不形成乳头状、微乳头状及筛状结构。多形性亚型 LCIS 显示高级别细胞核并常见腔内坏死，此时易与高级别 DCIS 混淆。E-钙黏着蛋白和 p120 免疫组织化学染色有助于 DCIS 与 LCIS 的鉴别。DCIS 中 E-钙黏着蛋白几乎均为阳性,LCIS 中 E-钙黏着蛋白几乎均为阴性。p120 在 DCIS 中显示细胞膜着色,在 LCIS 中显示细胞质着色。少数情况下可见 DCIS 与 LCIS 存在于同一病变甚至同一导管小叶单位中,应注意识别。

2. DCIS 与导管上皮不典型增生(atypical ductal hyperplasia,ADH) ADH 与低级别 DCIS 细胞形态相似,ADH 表现部分而非全部 DCIS 的特征,两者的区别主要在于累及的范围不同。低级别 DCIS 的最低诊断标准目前尚不统一,在一定程度上造成其与 ADH 鉴别诊断的困难。诊断低级别 DCIS 最常见的量化标准是至少 2 个彼此分离的导管具有低级别 DCIS 的全部特征或具有低级别 DCIS 形态的导管上皮细胞的范围达到至少 2 mm;不满足该标准则为 ADH。WHO 工作小组对上述 2 个标准没有任一倾向,在临床工作中则常常将两者结合使用。上述量化标准仅限于低级别 DCIS 与 ADH 的鉴别,而不适用于中级别和高级别 DCIS。如果异型增生的导管上皮细胞呈高度异型,则不论其病变范围的大小或受累导管的数量,均诊断为 DCIS,而不应考虑 ADH 的诊断。

3. DCIS 与普通型导管上皮增生(usual ductal hyperplasia,UDH) UDH 病变中细胞形态多样且分布不均匀、细胞核常常有重叠。细胞类型多样,常可伴有大汗腺化生、鳞状化生及泡沫样组织细胞等。UDH 中增生细胞间的腔隙多位于周边,形成没有张力的边窗结构;DCIS 中则为圆形/椭圆形腔隙呈筛状或凿孔状,腔缘光滑、有张力、均匀分布。有时实体型生长的中级别 DCIS 中肿瘤细胞形态不一、分布不均匀且极性紊乱,也可见类似于 UDH 的流水样排列结构,易被误诊为旺炽型 UDH。CK5/6 和 CK14 免疫组化染色有助于两者的鉴别。CK5/6 和 CK14 在 UDH 中呈镶嵌式弥漫表达,而在 DCIS 中多数为阴性。需要注意的是,部分基底样亚型的 DCIS 可表达 CK5/6 和 CK14,但其细胞核往往有显著的不典型性。

4. DCIS 与浸润性导管癌 高级别 DCIS 累及 TDLU 或硬化性腺病、放射状瘢痕、复杂性硬化性病变等良性病变时,易与浸润性导管癌混淆。反之,某些特殊类型的浸润性导管癌可显示境界清楚甚至圆形的细胞巢,其组织结构与 DCIS 极其相似而易误诊为后者。如浸润性筛状癌的生长方式可能类似筛状型 DCIS,浸润性导管癌伴有多灶细胞巢中心坏死时则可类似粉刺型高级别 DCIS。在上述情况下,仔细的形态学观察和肌上皮标记物免疫组化染色有助于准确诊断。

(五)特殊类型 DCIS

另外还有一些较少见的特殊类型 DCIS,主要包括导管内乳头状癌、导管内实性乳头状癌及大汗腺型、印戒细胞型、鳞状细胞型、囊性高分泌型、透明细胞型、小细胞型、梭形细胞型 DCIS 等。

1. 导管内乳头状癌(intradutcal papillary carcinoma) 导管内乳头状癌是导管内乳头状病变的一种,乳头衬覆的导管上皮呈恶性非浸润性增生。有学者称之为乳头状 DCIS。该肿瘤可以是位于中央的孤立性病灶;也可起源于 TDLU 单位并累及多个导管。

(1)病理形态特征:显微镜下可见导管和(或)TDLU 内充填显著的纤细分支乳头结构,乳头衬覆形态单一的肿瘤性上皮细胞,通常为柱状,细胞核细长、深染、染色质粗、核级呈低至中级别。细胞拥挤,排列成单层或(假)复层柱状,垂直于纤维血管轴心。乳头内缺乏肌上皮细胞衬覆,受累导管周围肌上皮细胞仍保留,但在导管扩张明显的病变中,受累导管周围肌上皮细胞可能不同程度减少或不连续。以上为导管内乳头状癌的"乳头状模式"(图4-4)。部分病例中乳头衬覆肿瘤细胞显著增生形成筛状、实体性或微乳头状等低级别DCIS形态,导致分支乳头结构不明显,但是仍然含有纤维血管轴心。此为导管内乳头状癌的"DCIS模式"。需要注意的是,约1/4导管内乳头状癌病例中可见二态细胞。这些细胞常位于靠近基膜处,胞界清楚、胞质淡染或透亮,形态上易与肌上皮细胞混淆,造成诊断困难。必要时可凭借免疫组化(如低分子量细胞角蛋白)证实其上皮性质,与肌上皮细胞进行鉴别。乳头状DCIS周围常同时伴有其他形式经典的DCIS成分。

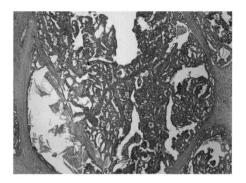

图4-4 导管内乳头状癌
导管内充满纤细分支乳头结构

(2) 免疫组化特征:在乳头状病变内部肌上皮标记往往阴性,提示乳头衬覆肌上皮消失。受累导管周围肌上皮细胞不同程度减少,但仍可见数量不等的肌上皮细胞。肿瘤细胞不表达高分子量角蛋白(如CK5/6和CK14),弥漫高表达ER和PR。

(3) 鉴别诊断:导管内乳头状癌需与多种乳头状病变进行鉴别,包括导管内乳头状瘤、包被性乳头状癌和导管内实性乳头状癌等。

1) 导管内乳头状瘤:导管内乳头状瘤中乳头衬覆导管上皮和肌上皮2层细胞,细胞成分往往比较杂乱,可伴有大汗腺化生、泡沫样组织细胞浸润等。上皮细胞极性紊乱,细胞与乳头轴心方向不一致;导管上皮细胞大小、形态不一,且不拥挤。乳头间质较丰富,低倍镜下乳头呈"粉红色"。导管内乳头状瘤可伴有导管上皮旺炽性增生,增生的导管上皮细胞呈普通型增生,可形成不规则的缺乏张力的边窗样腔隙。钙化多位于间质内。相比较而言,导管内乳头状癌中细胞成分较单一,一般缺乏泡沫样组织细胞及化生的大汗腺细胞。上皮细胞常垂直于纤维血管轴心,细胞高度是宽度的数倍,细胞较拥挤,可形成假复层结构。乳头往往较纤细,低倍镜下呈"蓝色"(乳头状模式)。导管上皮细胞呈不典型增生,可形成实性、微乳头或有张力的筛状结构(DCIS模式)。钙化常位于导管腔内或筛孔内。免疫组化染色(高分子量细胞角蛋白、肌上皮细胞标记物、ER等)有助于两者的鉴别。

2) 包被性乳头状癌:两者均可见典型的乳头状结构,且均可呈囊状。包被性乳头状癌即既往所谓的"囊内乳头状癌",通常位于一个扩张的腔隙内,纤维血管轴心被覆低至中级别肿瘤性导管上皮细胞,病变周围可见厚的纤维被膜包绕,但乳头及病变周围肌上皮细胞均缺失。导管内乳头状癌往往累及多个导管腔,且受累导管腔周围有肌上皮细胞围绕。

3) 导管内实性乳头状癌:特征性表现为多个含有纤维血管轴心的实性膨胀性生长的结节,相当一部分病例表达神经内分泌标记物。

2. 导管内实性乳头状癌(intraductal solid papillary carcinoma)

(1) 病理形态特征:导管内乳头状病变的一种特殊类型,常见于老年女性。低倍镜下可见肿瘤细胞高度增生,形成多个境界清楚的实性膨胀性结节。结节周围肌上皮细胞存在。结节内可见纤维血管间隔,虽然有时可能不明显,但往往缺乏显著的分支状乳头结构。肿瘤细胞可呈卵圆形、梭形或多边形,细胞核染色质细腻,细胞质含有丰富嗜酸性颗粒状(图4-5)。有时细胞质丰富、嗜伊红或富含黏液导致细胞核偏位而形成浆细胞样或印戒细胞样形态。肿瘤细胞可呈流水样排列而类似导管上皮普通型增生。有时可见血管周围假菊形团样结构。细胞内或细胞外黏液常见。肿瘤细胞可向邻近导管佩吉特样扩散。部分病理学家将这类病变诊断为"导管内神经内分泌癌"。部分实性乳头状癌的肿瘤细胞巢周围缺乏明显的肌上皮细胞围绕,提示这些病例可能存在膨胀性浸润,而非真正的DCIS。部分病例伴有浸润性癌成分,后者常为黏液癌,也可以是伴有神经内分泌特征的癌或其他类型浸润性癌,此时诊断为实性乳头状癌伴浸润。

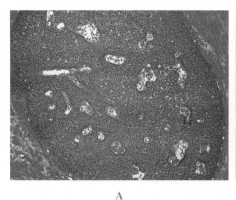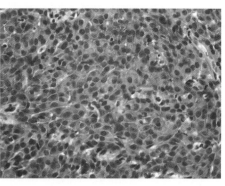

A   B

图4-5 导管内实性乳头状癌

A. 肿瘤呈膨胀结节状,结节内形态单一的肿瘤细胞呈实性增生,可见纤维血管轴心;B. 高倍镜下肿瘤细胞核染色质细腻,细胞质丰富、嗜伊红,部分细胞核偏位

(2)免疫组化特征:半数以上导管内实性乳头状癌病例表达神经内分泌标记物,如突触素(synaptophysin)和(或)嗜铬素(chromogranin)。实性肿瘤细胞巢中CK5/6、CK14等高分子量角蛋白呈阴性,激素受体呈弥漫强阳性,Her-2阴性。

(3)鉴别诊断:导管内实性乳头状癌需与伴有普通型增生的导管内乳头状瘤、导管内乳头状癌及包被性乳头状癌等乳头状病变相鉴别。导管内乳头状瘤伴导管上皮旺炽性增生与导管内实性乳头状癌具有一些相似的特征,如均可见乳头结构、肿瘤细胞可呈梭形、可排列成流水样或呈实性生长、细胞异型性不明显等。但导管内乳头状瘤中的导管上皮细胞形态缺乏一致性,细胞排列极性紊乱,高分子量角蛋白(CK5/6、CK14)及神经内分泌标记物免疫组化染色有助于鉴别。

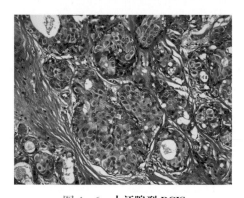

图4-6 大汗腺型DCIS

肿瘤细胞胞质丰富,嗜伊红或淡染,细胞核仁明显

3. 大汗腺型DCIS 肿瘤细胞具有大汗腺细胞的形态特征及免疫组化表型。肿瘤细胞大,细胞界限清楚,细胞呈圆形或多角形。细胞质富含嗜伊红颗粒状、泡沫状或淡染。细胞核大、圆形,常可见清晰的核仁。肿瘤细胞的生长方式与非大汗腺型DCIS相同,可以是实体型、筛孔型、微乳头型等(图4-6)。低级

别大汗腺型 DCIS 的诊断有时比较困难,需与非典型增生相鉴别。高级别大汗腺型 DCIS 细胞多形性明显,细胞核异型性显著,细胞核大、核仁显著;常可见中央坏死。通常情况下,高级别大汗腺型 DCIS 定性诊断并不困难,但关键问题是需要识别其大汗腺特征。大汗腺型 DCIS 的核级评价标准与非大汗腺型 DCIS 有所不同。大汗腺型 DCIS 中不论核级别还是组织学结构,均显示较明显的异质性,诊断报告中需要报告最高的核级别。免疫组化染色呈 GCDFP15、AR 阳性,CK5/6、ER、PR 阴性。

4. 透明细胞型 DCIS 肿瘤细胞的细胞质丰富透亮,细胞界限清楚,细胞核形态稍不规则,有一定程度的多形性,但核分裂象少见。肿瘤细胞形成筛状或实性结构,可伴有中央坏死。部分具有透明细胞特征的病变实际为大汗腺型 DCIS 的一种。需要注意的是,有时由于组织固定不佳,可能造成肿瘤细胞细胞质透亮的假象,可通过评估周围乳腺组织的形态判断其是否为组织固定所致。该型肿瘤细胞的黏液、糖原及脂肪特殊染色均阴性。

5. 印戒细胞型 DCIS 主要由印戒样肿瘤细胞所组成的 DCIS,常呈实体性结构。肿瘤细胞呈圆形,细胞质内有明显的空泡结构,推挤细胞核至细胞边缘呈新月形;部分肿瘤细胞胞质丰富、淡染,而无明显空泡。细胞质 D-PAS 或 Alcian blue 染色阳性。

6. 囊性高分泌型 DCIS 该类型非常罕见。镜下表现为多个囊性扩张的腔隙,其中含有均一的嗜酸性分泌物(D-PAS 染色阳性),有时像甲状腺滤泡胶质。囊腔衬覆上皮可以是扁平或柱状上皮,伴有不同程度增生,细胞核多显示中至高级别核级。肿瘤细胞常见顶浆分泌现象。该型 DCIS 以微乳头型生长方式较多见,也可呈乳头型、实体型等。

二、小叶原位癌

(一)概念

小叶原位癌(LCIS)是指 1 个 TDLU 中超过 50% 的腺泡扩张或扭曲,其内充满非典型增生且缺乏黏附性的上皮细胞,常可伴有终末导管的佩吉特样播散。85%LCIS 患者表现为多中心性,30%~67% 为双侧性。

(二)病理形态特征

经典型 LCIS 中肿瘤细胞呈实性增生,细胞单一且形态温和,细胞核轻至中度多形,呈圆形或卵圆形,核仁不明显,染色质均匀,细胞质稀少。细胞核小而一致,是淋巴细胞的 1~1.5 倍。上述形态为经典型 LCIS 的 A 型(图 4-7)。LCIS 肿瘤细胞有时细胞质较丰富,细胞核稍大(为淋巴细胞的 2 倍),细胞核的大小和形状出现一定程度的差异,并且可见核仁,具有这种形态特征的经典型 LCIS 为 B 型。LCIS 的 A 型和 B 型在同一病例中可同时存在。经典型 LCIS 肿

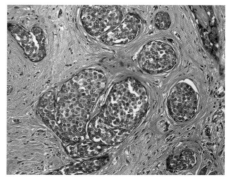

图 4-7 经典型 LCIS

细胞形态单一,黏附性差

瘤细胞的细胞质内常可见黏液空泡,有时可导致细胞核偏位呈印戒细胞样。坏死和钙化少见。LCIS 中肿瘤细胞可以呈实性或佩吉特样播散方式累犯小叶外导管。

（三）特殊亚型 LCIS

LCIS 的特殊亚型包括多形型、旺炽型、印戒细胞型、透明型、大汗腺化生型、肌样细胞型、坏死型等多种。

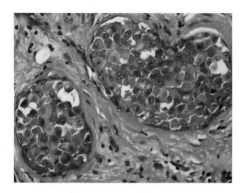

图 4 - 8　**多形型 LCIS**

肿瘤细胞缺乏黏附性,细胞异型性显著,细胞核多呈偏心性

1. 多形型 LCIS　多形型 LCIS 中的肿瘤细胞核显著增大(为淋巴细胞的 3~4 倍),细胞核呈现明显的多形性,细胞核的大小差异至少为 2~3 倍,核膜不规则,核仁显著,核分裂象可见(图 4 - 8)。上述细胞核形态与高级别 DCIS 相似,但具有 LCIS 特征性的失黏附性生长方式。虽然细胞核常呈偏心性并可见细胞质内空泡,但细胞核浆比明显增大,不同于经典型 LCIS。粉刺样坏死及钙化常见,类似粉刺型 DCIS。多形型 LCIS 的诊断比较特殊,即使累犯的腺泡没有超过 50%,也诊断为多形型 LCIS。大汗腺亚型的多形性 LCIS 中,细胞质丰富,嗜酸性。最近有研究报道该亚型多形性 LCIS 可能具有更多基因异常。

2. 具有中间特征的原位癌(carcinoma in situ with indeterminate features)　部分原位癌兼具 LCIS 与 DCIS 的特征,导致准确分类困难,有学者将具有中间特征的原位癌归为 LCIS 的特殊亚型。这些肿瘤往往由小而单形性的肿瘤细胞所组成,有或无类似于经典型 LCIS 的胞质内空泡。在部分肿瘤中,这些小而一致的细胞形成实体性、有黏附的镶嵌型生长方式,类似实体型 DCIS。在另外部分肿瘤中,细胞呈实体型生长,同时可见微腺泡样结构,提示可能为 DCIS,但又具有细胞失黏附的生长方式,更加类似 LCIS 的形态特征。E-钙黏着蛋白表达在该类肿瘤中具有异质性。在一项研究中,30%病例 E-钙黏着蛋白阳性(提示为 DCIS);35% E-钙黏着蛋白阴性(提示为 LCIS);另 35% 在同一 TDLU 中同时存在 E-钙黏着蛋白阳性和阴性的肿瘤细胞,提示混合 DCIS 和 LCIS 表型。需要注意的是,E-钙黏着蛋白表达的混合模式指的是 E-钙黏着蛋白阳性的肿瘤细胞与阴性肿瘤细胞在同一 TDLU 中混合存在,而非同一个肿瘤细胞不完整或部分表达 E-钙黏着蛋白。

（四）免疫组化特征

绝大部分 LCIS 中 E-钙黏着蛋白表达缺失或表现为较周围正常小叶明显减弱的细胞膜着色,可与 DCIS 进行鉴别,后者中 E-钙黏着蛋白表现为强的细胞膜着色。p120 在 LCIS 中表现为细胞质染色,在导管癌中表现为细胞膜染色,因此可作为 E-钙黏着蛋白的有效补充用于 LCIS 和 DCIS 的鉴别。另外有报道在 LCIS 中 β-联蛋白(β-catenin)和 α-联蛋白(α-catenin)表达也缺失。

（五）鉴别诊断

1. LCIS与小叶上皮不典型增生（atypical lobular hyperplasia，ALH） LCIS与ALH是TDLU内上皮细胞不典型增生的不同阶段，两者细胞形态特征相似，区别在于腺泡/小叶受累的范围不同，有学者将两者统称为小叶内瘤变（lobular neoplasia，LN）。LCIS与ALH的诊断标准有多种，2012版WHO指南中采纳Page等的标准，也是目前应用最广泛的诊断标准。根据此标准，肿瘤细胞累及1个TDLU单位中＜50%腺泡时诊断为ALH，≥50%腺泡被诊断性细胞充满并扩张时则诊断为LCIS。根据此标准诊断的LCIS发展为癌的危险度大约是ALH的2倍。因此，在切除标本中区分ALH与LCIS有重要的临床和流行病学意义。但是在穿刺活检或LN累及硬化性腺病及纤维腺瘤时，由于小叶累犯的范围难以评估，因此更推荐使用"LN"的诊断。

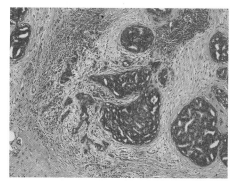

图4-9 **DCIS伴微浸润**

少量肿瘤细胞成簇状分布于DCIS周围间质内，最大径＜1 mm

2. LCIS与DCIS LCIS与DCIS的鉴别具有比较重要的临床意义。大多数情况下，两者的鉴别并不困难。但以下几种情况可能容易造成误诊。

（1）经典型LCIS与实体型低级别DCIS：LCIS至少局灶肿瘤细胞有失黏附的特征；DCIS则显示细胞之间较好的黏附性，细胞膜清晰，微腺腔或筛孔周围的肿瘤细胞往往有极性。LCIS中常可见胞质内空泡。佩吉特样导管累犯多见于LCIS，而实体型低级别DCIS中不常见。鉴别困难时E-钙黏着蛋白和p120免疫组化染色有助于准确诊断。

（2）多形型LCIS与高级别DCIS：多形型LCIS中肿瘤细胞异型性显著，尤其是伴有腔内粉刺样坏死时，容易与高级别DCIS混淆。由于某种原因（如单个细胞坏死、组织固定等），高级别DCIS偶尔也可表现有一定程度的失黏附性，需与多形型LCIS进行鉴别。DCIS中细胞质内空泡及导管的佩吉特样播散均不常见；导管内常可见微腺腔。免疫组化标记（E-钙黏着蛋白、p120）有助于两者的鉴别。

（3）有些情况下，DCIS可累及小叶（小叶癌化）而易被误诊为LCIS，或者LCIS呈佩吉特样累及周围导管，而易被误诊为DCIS。LCIS佩吉特样累犯导管表现为肿瘤细胞在受累导管的腔面细胞与肌上皮细胞层之间增生，诊断依据是基于其细胞形态特征以及细胞失黏附的生长方式，而非病变所在的部位，因此不能误诊为DCIS。对上述概念的准确理解有助于避免误诊，必要时可凭借助免疫组化检测（E-钙黏着蛋白、p120）辅助鉴别。

3. LCIS与浸润性癌 LCIS可累及硬化性腺病、放射状瘢痕或其他良性硬化性病变，此时容易误诊为浸润性癌。尤其是多形性亚型LCIS累及硬化性病变时，由于肿瘤细胞的显著多形性，准确诊断更具挑战性。识别良性基础病变的形态特征（如硬化性腺病的小叶中心性结构、纤维腺瘤的间质胶原化及推挤性边缘），并仔细寻找肿瘤细胞巢周围的肌上皮细胞是鉴别诊断的关键。必要时可借助肌上皮标记物免疫组化染色协助鉴别诊断。

4. LCIS与其他良性病变 LCIS有时还需要与肌上皮细胞增生、上皮细胞增生伴透明变及妊娠样增生进行鉴别。

三、微浸润

(一)概念

微浸润的定义为非浸润性癌的背景下,在乳腺间质内出现1个或多个清晰且独立的肿瘤细胞浸润灶,每个浸润灶最大径均≤1 mm。若出现多灶微浸润(2灶或2灶以上),每个微浸润灶需分别测量而不相互叠加。

(二)病理形态特征

微浸润灶可为单个肿瘤细胞、小簇状或巢团状细胞,甚至可见腺体形成。通常微浸润灶的细胞核分级与其伴随的原位癌一致。微浸润的肿瘤细胞周围缺乏肌上皮细胞,肌上皮细胞标记物免疫组化染色有助于识别(图4-10)。微浸润伴发的间质改变包括间质水肿、促结缔组织增生性改变及慢性炎细胞浸润。微浸润最常见于病变范围较广泛的高级别DCIS,尤其是伴有腔内粉刺样坏死的DCIS。以下组织形态学特征可能提示微浸润:高级别DCIS伴腔内坏死(粉刺型);DCIS范围较广泛(>2 cm);导管周围有显著淋巴细胞浸润或促结缔组织增生性间质反应;高级别DCIS累及乳腺小叶(小叶癌化);DCIS呈多灶性。事实上各级别DCIS均可发生微浸润,LCIS也可发生微浸润。

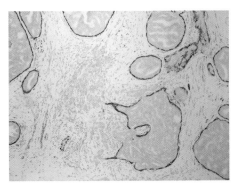

图4-10 肌钙调样蛋白(calponin)免疫组化染色显示微浸润灶周围肌上皮缺失

(三)免疫组化特征

肌上皮细胞标记物免疫组织化学染色显示微浸润灶周围无肌上皮细胞包绕,是诊断原位癌伴微浸润最可靠的证据。通常需要使用一组肌上皮细胞标记物[如p63、肌钙调样蛋白(calponin)、SMMHC等]对微浸润病灶进行证实。对于微浸润不明显的病变,使用细胞角蛋白与肌上皮标记物双重标记的方法更有助于对微浸润病灶进行识别。微浸润病灶的ER、PR、Her-2免疫组化染色结果在绝大多数情况下与原位病灶一致;当两者不一致时,需要对原位癌和微浸润成分分别进行评价。

(四)鉴别诊断

原位癌伴微浸润需与下列病变鉴别:DCIS/LCIS、小叶癌化、明显的浸润性癌(直径>1 mm),以及穿刺、活检或定位导致的上皮细胞移位等。

1. DCIS伴微浸润与小叶癌化 小叶癌化即DCIS累及小叶,广泛的小叶癌化有时易被误认为 DCIS 伴微浸润。低倍镜下小叶癌化仍可见小叶中心性的结构,腺泡及小叶周围轮廓光整。肌上皮标记物免疫组化染色有助于鉴别。

2. 原位癌伴微浸润与术前穿刺、活检或定位导致的上皮细胞移位　穿刺过程可能引起原位癌细胞移位至周围间质或脂肪组织中,造成微浸润的假象。但前者多位于穿刺部位及针道周围,常伴有组织撕裂、间质出血、炎细胞浸润、肉芽组织增生等反应性改变,但没有微浸润中常见的促结缔组织增生性间质及淋巴细胞浸润。同时要详细了解患者是否进行过穿刺等病史。肌上皮标记物免疫组化染色对鉴别诊断没有帮助。

3. 其他易被过度诊断为微浸润的情况　包括:①发生于硬化性腺病、放射状瘢痕、复杂性硬化性病变等良性病变基础上的 DCIS;②间质纤维化,导致 DCIS 累及的导管及其分支或腺泡被扭曲,呈假性浸润;③导管和腺泡周围慢性炎细胞浸润导致其结构不清;④取材及制片过程中受人为挤压或手术中电烧灼的影响,导致导管变形、破碎或结构不清;⑤由于切面关系导致肌上皮或基膜可能不完整。仔细的组织形态观察非常重要,必要时进一步深切片以及免疫组化染色可能有助于鉴别。

4. 原位癌伴微浸润与原位癌　微浸润性病变有时因取材不充分或光镜形态上不易识别而被漏诊、误诊断为 DCIS/LCIS。对于拟诊断为原位癌的病例,必须强调充分取材,尤其是对于病灶较大的高级别 DCIS,更强调广泛、充分取材,以免漏诊微浸润(或更广泛的浸润)。同时需要对 HE 染色切片进行仔细观察,必要时还需行深切片。在 HE 染色切片判断存在困难时,可凭借肌上皮标记物免疫组化染色协助诊断。

(梁茜子　于宝华　杨文涛)

主要参考文献

1. 龚西骗,丁华野. 乳腺病理学. 北京:人民卫生出版社,2009.
2. Al Nemer AM. Histologic factors predicting invasion in patients with ductal carcinoma in situ (DCIS) in the preoperative core biopsy. Pathol Res Pract,2017. pii:S0344 - 0338(16)30565 - 30569.〔Epub ahead of print〕
3. Canas-Marques R,Schnitt SJ. E-cadherin immunohistochemistry in breast pathology:uses and pitfalls. Histopathology,2016,68(1):57 - 69.
4. Dabbs DJ,Schnitt SJ,Geyer FC,et al. Lobular neoplasia of the breast revisited with emphasis on the role of E-cadherin immunohistochemistry. Am J Surg Pathol,2013,37(7):e1 - 11.
5. Eisenberg RE,Hoda SA. Lobular carcinoma in situ with collagenous spherulosis:clinicopathologic characteristics of 38 cases. Breast J,2014,20(4):440 - 441.
6. Hicks DG,Lester SC. Diagnostic pathology breast. Altona:Amirsys,2011.
7. Lakhani SR,Ellis IO,Schnitt SJ,et al. World Health Organization Classification of Tumours:World Health Organization Classification of Tumours of the Breast. Lyon:IARC Press,2012.
8. Lee AH. Use of immunohistochemistry in the diagnosis of problematic breast lesions. J Clin Pathol,2013,66(6):471 - 477.
9. Murray M,Brogi E. Lobular carcinoma in situ,classical type and unusual variants. Surg Pathol Clin,2009,2(2):273 - 299.

10. Ni YB, Tse GM. Pathological criteria and practical issues in papillary lesions of the breast-a review. Histopathology, 2016,68(1):22-32.

11. O'Malley FP, Bane AL. The spectrum of apocrine lesions of the breast. Adv Anat Pathol, 2004,11(1): 1-9.

12. O'Malley FP, Pinder SE, Mulligan AM. Breast Pathology. Philadelphia: Saunders, 2011.

13. O'Malley FP. Lobular neoplasia: morphology, biological potential and management in core biopsies. Mod Pathol, 2010,23(Suppl 2): S14-25.

14. Pervez S, Khan H. Infiltrating ductal carcinoma breast with central necrosis closely mimicking ductal carcinoma in situ (comedo type): a case series. Med Case Rep, 2007,1(1):83.

15. Rabban JT, Koerner FC, Lerwill MF. Solid papillary ductal carcinoma in situ versus usual ductal hyperplasia in the breast: a potentially difficult distinction resolved by cytokeratin 5/6. Hum Pathol, 2006,37(7):787-793.

16. Rosen PP. Rosen's Breast Pathology. Philadelphia: Lippincott Williams Wilkins, 2008.

17. Schnitt SJ, Collins LC. Biopsy interpretation of the breast. Philadelphia: Lippincott Williams Wilkins, 2009.

18. Sue GR, Lannin DR, Killelea B, et al. Predictors of microinvasion and its prognostic role in ductal carcinoma in situ. Am J Surg, 2013,206(4):478-481.

19. Tan PH, Schnitt SJ, van de Vijver MJ, et al. Papillary and neuroendocrine breast lesions: the WHO stance. Histopathology, 2015,66(6):761-770.

20. Torous VF, Schnitt SJ, Collins LC. Benign breast lesions that mimic malignancy. Pathology, 2017,49 (2):181-196.

21. Venkitaraman R. Lobular neoplasia of the breast. Breast J, 2010,16(5):519-528.

22. Wei S. Papillary Lesions of the Breast: An Update. Arch Pathol Lab Med, 2016,140(7):628-643.

第五章　乳腺原位癌的生物标记物

乳腺原位癌是非浸润性、异质性恶性肿瘤，部分病例可复发或进展为浸润性病变。乳腺原位癌生物标记物的主要功能是对乳腺原位癌进行危险程度分层，以确定不同风险程度的原位癌，对乳腺癌的精准诊治具有重要价值。乳腺原位癌分为导管原位癌(DCIS)和小叶原位癌(LCIS)，其中以 DCIS 为主，LCIS 相对少见。本章节主要介绍乳腺 DCIS 生物标记物及相关研究进展。

第一节　分子分型及相关蛋白标记物

浸润性乳腺癌至少可分为腔面 A、腔面 B、Her-2 阳性、基底样型、正常乳腺型，DCIS 同样有相似的分型。结合分子谱和传统的组织病理学检查的方法，研究认为大多数的 DCIS 或者浸润癌病例都可以被分配进入低危组或者高危组。在低危组中常常出现 16q 的缺失和 1q 的获得，并且表达雌激素受体(ER)及孕激素受体(PR)。根据分子表达谱型，低危组往往呈现为腔面亚型，根据是否表达 Her-2，又可将其分为腔面 A 或腔面 B 型。而高危组常常有 11q13 获得、13q 缺失、17q12 扩增，不常表达 ER 和 PR。根据是否表达 Her-2，将高危组分为基底细胞型或者 Her-2 过表达亚型。荟萃分析显示采用基因表达谱对三阴性乳腺癌进行进一步亚型解析，可以进一步分为以下亚型：基底细胞型 1 和基底细胞型 2、免疫调节型、间充质型、间质干细胞型和腔面雄激素亚型。这些亚型表现出对特定治疗不同的反应，从而确认这一分型的临床价值。如果将这些分子分型的分析方法用于 DCIS 的基因表达谱分型，将有助于更好地理解 DCIS 进展及研发阻断其进展的药物或者治疗策略。下面对基于免疫组化分子分型的常规标记物及其他相关蛋白标记物在 DCIS 中的研究和应用价值作一介绍。

一、Her-2

Allred DC 等系统研究了 708 例乳腺上皮源性恶性肿瘤中 Her-2 的表达，其中 DCIS 59例，浸润性癌 649 例；后者均为腋窝淋巴结阴性的病例，其中 237 例伴有 DCIS 成分，而 412 例不伴有 DCIS 成分。在对照的增生和不典型增生中 Her-2 均无表达，而在 56% 的单纯性 DCIS 及77% 的粉刺型 DCIS 中表达 Her-2。只有 15% 的浸润性癌表达 Her-2。但是在伴有 DCIS 成分的浸润性癌中，Her-2 的表达比例显著升高(为 22%)。这些信息支持 Her-2 是促进 DCIS

浸润的重要因素，并且在启动和维持 DCIS 中起至关重要的作用。同时也说明在肿瘤从 DCIS 向浸润性癌发展的过程中，Her‑2 的表达下调，其发挥的作用开始减弱，而在那些不伴有 DCIS 成分、发现之初就是浸润性癌的病例中，可能 Her‑2 的作用并不明显。此外，在伴有 DCIS 成分的浸润性癌中，Her‑2 与多项预后不良的因素有关（年轻患者，绝经前期，ER 阴性，PR 阴性，高核级）。

由于预测 DCIS 局部复发难度较大，而基因表达谱或基于免疫组化的 Her‑2、ER、PR 表达有助于在浸润性癌的复发风险评估。一项研究汇总了 1987~2000 年病理诊断明确的 DCIS，研究了 Her‑2 表达与临床病理参数和复发风险之间的关联，尤其是局部复发，共纳入了 180 例 DCIS，其中腔面 A 为 113 例，腔面 B 为 25 例，Her‑2 过表达型为 29 例，其余 13 例为三阴性。中位随访时间为 8.7 年。研究发现腔面 B 及 Her‑2 过表达型有着较高的局部复发率分别为 40% 和 38%。在多因素分析模型中 Her‑2 过表达与局部复发相关。因此，Her‑2 是一个局部复发相关的重要生物标记物。

二、雌激素受体和孕激素受体

关于雌激素受体（ER）、孕激素受体（PR）与 DCIS 的关系，上述汇总 1987~2000 年病理诊断明确的 DCIS 的研究同时分析了 ER、PR 与临床病理参数和复发风险之间的关联。研究发现腔面 B 及 Her‑2 过表达型有着较高的局部复发率，分别为 40% 和 38%，而腔面 A 即 ER、PR 双阳性的病例局部复发比例较低（22%）。在 DCIS 病例中 ER、PR 状态还有助于确定患者最合适的治疗方式。NSABP 研究证实 DCIS 患者在乳腺切除和放疗后接受他莫昔芬治疗中获益，但是由于这一研究在入组患者的时候尚未检测 ER 状态，所以随后的亚组分析研究着重分析了这一研究中 ER 与他莫昔芬疗效的关联。该研究评估了 732 名 DCIS 患者的 ER 状态，449 例有足够高质量组织的标本，283 例采用了不止一种的方法进行了检测，患者的临床中位随访时间为 14.5 年。在 76% 的入组 DCIS 患者中，ER 阳性。在 ER 阳性的患者中他莫昔芬可以显著降低 10 年复发率（$HR = 0.49$，$P < 0.001$）并且在多因素分析中 ER 阳性为从他莫昔芬获益的独立因素（$HR = 0.64$，$P = 0.003$）。另外，ER 与 DCIS 的分级呈负相关。

三、Ki‑67

高分化的 DCIS 中往往 Ki‑67 指数较低，而低分化高级别的 DCIS 中 Ki‑67 较高。采用自动化定量分析计数显示在 DCIS 伴随的浸润病灶中 Ki‑67 上升，而伴随着 ER、PR 和 Her‑2 的下降。

四、*TP53*

研究表明在正常乳腺上皮、导管普通型增生、导管不典型增生及小叶增生中 TP53 蛋白均无表达，而有 24% 的 DCIS 中 TP53 表达，并且与组织学级别有关，说明 TP53 突变所致的 TP53 表达也参与 DCIS 的演进。一项 DCIS 中 *TP53* 基因突变的研究发现，94 例 DCIS 中有 10 例发生了 TP53 错义突变,这 10 例中 1 例是实性 DCIS,1 例是粉刺癌含有高级别核型。随着组织学级别的升高,TP53 基因突变的比例也上升,约在大部分(40%)的高级别 DCIS 中存在 TP53 基因的失活突变。在低级别 DCIS 中几乎没有 TP53 突变,而在中级别 DCIS 中很低比例(5%)发生 TP53 突变。

五、细胞周期蛋白 D1

在 10%~18% 的 DCIS 病例中存在细胞周期蛋白 D1(CCND1)基因的扩增,发生 CCND1 基因扩增的 DCIS 病例均会出现 CCND1 蛋白过表达,而发生 CCND1 蛋白过表达的病例未必发生其基因扩增。9% 的高分化 DCIS 出现 CCND1 过表达,29% 的中分化 DCIS 出现周期蛋白 1 蛋白过表达,而这一比例在差分化 DCIS 中则下降到了 19%。Oh YL 等在一项有 49 名 DCIS 患者的队列中研究了 CDKN1A、CDKN1B 和 CCND1 与 ER 的相关性,研究发现 CCND1 与 ER 表达存在显著相关性,该研究结果也为其他研究所证实。

六、BCL2

研究表明在正常乳腺上皮、导管普通型增生、导管不典型增生及小叶增生中,BCL2 均有表达,在 DCIS 中有 76% BCL2 表达,并且与组织学级别有关。在 100% 的高级别 DCIS 中,BCL2 表达;而在 90% 中等级别 DCIS 中有 BCL2 表达,仅仅有 33% 低级别 DCIS 中表达 BCL2,这说明 BCL2 与肿瘤的侵袭性呈现负相关关系。而另一项研究则表明,在 DCIS 中 BCL2 是一独立的预后因素,而在浸润性癌中则非一独立的预后因素。

七、CDH1

2 项独立的研究均证实,CDH1 基因是 DCIS 进展的潜在性生物标记物。CDH1 是一种上皮表达,涉及细胞-细胞黏附的蛋白,在 DCIS 及 IDC 中均可以出现不同程度的 CDH1 缺失,但是在 DCIS 向 IDC 转化的过程中,CDH1 的缺失比例逐渐上升。这说明 CDH1 有助于维持正常的细胞之间的黏附,固定并且约束上皮细胞在原位发挥正常的功能,而其缺失则使得 DCIS 细胞脱落获得浸润和转移的潜能。在 IDC 中,CDH1 的缺失则赋予肿瘤细胞更高的恶性潜能,促使其向远处转移和扩散。相应地,肿瘤细胞在试图从原位失去束缚与黏附最终脱落,转移扩散的同时,也需要对间质进行破坏,并且需要更高的增殖能力以维持扩散。所以,在 DCIS 发展到浸润性导管癌阶段后,大量表达基质金属蛋白酶 2(MMP2),后者可以将基质的纤维融解,为转移和扩散创造合适的微环境。

八、其他

研究报道 DCIS 中 MET 的表达上调与 VEFGA 和 FGFR1 上调相关,这些均促进了血管生成,VEGF 高表达与 DCIS 侵袭性呈正相关。而 FGFR1 扩增则预示 DCIS 的浸润潜能上升和不良预后。尽管在浸润性导管癌中 MYC 表达预示不良预后,但是在 DCIS 中的临床意义尚不明确,而关于 DCIS 中 MYC 基因是否发生扩增报道不一。一些研究者发现 DCIS 中不存在 MYC 基因的扩增,而另外一些研究则发现浸润性癌附近的 DCIS 则发生了 MYC 基因扩增。

第二节　多基因 mRNA 表达谱

与 IDC 相比,DCIS 有着不同的转录组特征,尤其是在浸润性癌中上皮间质转化基因和肌上皮细胞特异性基因显著上调。临床研究表明:对于保乳手术的 DCIS 患者,基于多基因 mRNA 表达的 DCIS 分数可用于预测其同侧乳腺复发(再发 DCIS 或浸润性乳腺癌)的可能性。Genomic Health 研发基于实时聚合酶链反应(RT - PCR)平台的早期浸润性乳腺癌多基因 mRNA 表达模型(oncotype DX),主要评估乳腺癌的复发风险,以帮助判断是否可以从辅助化疗中获益,这一模型既可以预测浸润性癌,也可以预测 DCIS 的局部复发,但两者判断标准不同。该模型通过检测增殖相关基因[MKI67、STK15、存活蛋白(survivin)、CCNB1、MYBL2],浸润相关基因(MMP11、CTSL2),Her - 2 相关基因(Her - 2、GRB7),雌激素相关基因(ER、PGR、BCL2、SCUBE2),其他基因(GSTM1、CD68、BAG1)及内参基因(ACTB、GAPDH、GUS、RPLP0、TFRC)的 mRNA 表达水平,最后通过公式得出 DCIS 分数。DCIS 分数根据 21 个基因检测值的综合评分分为 3 组:低危 DICS 分数(综合评分<39 分)、中危 DCIS 分数(综合评分为 39~54 分)和高危 DCIS 分数(综合评分>54 分);复发率分别为 10.6%、26.7%和 29.5%;发生浸润性癌的概率为 3.7%、12.3%和 19.2%。这一模型有助于筛选不需要放疗的 DCIS 低危患者,同时低危 DCIS 分数提示同侧乳腺复发可能较小,高危 DCIS 分数提示同侧乳腺复发的可能性较大,而中危 DICS 分数介于两者之间。该检测目前尚未纳入临床诊治指南,患者治疗应由临床医生结合临床病史、手术方式、病理诊断和免疫组化等结果决定。

另外,这一模型有一定局限性。首先,它仅仅适用于一开始就是低危的这一人群,并且这一人群样本量也较小。这些患者必须有至少 3 mm 的切缘保证,并且是低至中级别 DCIS,其肿瘤直径<2.5 cm,如果是高级别 DCIS 则肿瘤直径需<1 cm。其次,最近一项大型的临床研究质疑这一模型能否区分中与高风险病例,因为两者具有相似的原位癌或浸润癌,复发风险分别为 33%和 27.8%。此外,检测费用昂贵。因此,需要进一步的研究优化这一模型的使用方法和使用病例,同时对这一类基于聚合酶链反应(PCR)的多基因预后模型有必要进一步优化升级以满足更好的筛选甄别价值。

第三节　基 因 组 改 变

研究报道 DCIS 和浸润性癌在基因组水平上都相似,提示 DCIS 进展成浸润性癌表型所需的分子异常可能存在于癌前阶段,但其解释及结论仍然存在争议。最近一项荟萃分析总结了 38 项研究,其中包括 5 067 例 DCIS,24 584 例浸润性导管癌(IDC)和 37 467 例对照,没有发现易感 DCIS 的独特遗传多态性,IDC 和 DCIS 可能具有相同遗传易感性。

识别 IDC 和 DCIS 之间关键遗传学差异,目的旨在研究以下 3 种特定类型的病变:①无任何 IDC 成分的单纯 DCIS;②IDC 和 DCIS 同时发生;③纯粹的 IDC。该策略有助于识别单纯 DCIS 和同时发生 DCIS/IDC 之间的差异。Hernandez 等使用类似的策略发现,同时发生的 IDC/DCIS 中的拷贝数变化比 IDC 更接近于单纯 DCIS;而 Kim 等发现与单纯 DCIS 相比,同步发生的 DCIS 和 IDC 中并无独特的遗传性改变。这些数据表明,不可能有一个单一的遗传改变来控制、驱使单纯 DCIS 到 IDC 的发展,而是 DCIS、IDC 共同的遗传性异常促使了 DCIS 发生,并且促使其向 IDC 的转化。

尽管目前并不认为获得新的遗传学异常促使 DCIS 的进展,但是有一些研究表明,表观遗传学调控可能促使了 DCIS 向 IDC 的转化,如 DNA 高甲基化状态,抑癌基因的异常高甲基化可以存在于单纯的 DCIS 和 DCIS 中的浸润性癌成分,促使癌变及浸润的发生。采用全基因组甲基化检测,Johnson 等发现 DCIS 的甲基化谱与 IDC 有明显的差别。而其他的研究则认为 DCIS 和 IDC 既有类似的遗传学改变,也具有共同的表观遗传异常即甲基化异常,因此,甲基化异常是否可促使 DCIS 进展尚待进一步研究。

第四节　microRNA

microRNA 是一类小分子非编码的 RNA,主要参与转录后的调控,如特异性沉默某基因的 mRNA 或者调控基因的表达。microRNA 可以直接靶向干预其下游基因,扮演沉默子或者启动子的角色。一系列研究表明 microRNA 在 DCIS 向 IDC 转化扮演重要角色。另有一些研究发现,相对于正常乳腺上皮来说,DCIS 中某些 mircoRNA 的水平发生了变化,如 miR - 132 在 DCIS 中的水平显著下调,在乳腺癌细胞系中 miR - 132 可以抑制细胞增殖,因此 DCIS 中 miR - 132 的作用缺失可能使得细胞增殖失控。另外,DCIS 中 miR - 182 和 miR - 183 表达上调,后两者又可以上调 CBX7,而 CBX7 又可以上调 CDH1。在 DCIS 向 IDC 转化的过程中,CDH1 下调,从而获取了转移的潜能,所以在此过程中 miR - 182 和 miR - 183 的启动子被高度甲基化而导致转录顿挫。这些研究证明了在 DCIS 的演进中,mircoRNA 具有独特的生物学价值,相关 microRNA 的功能尚需继续深入的研究,检测 DCIS 中 microRNA 将来可能可以预测 DCIS 的进展风险。

第五节　肿瘤微环境改变

由于目前尚无明确的肿瘤细胞生物标记物可以独立预测 DCIS 复发与进展,一些研究着眼于肿瘤微环境,主要研究微环境中促使肿瘤发生和发展的因素。DCIS 被基底膜和肌上皮细胞环绕包裹，而这一结构又处于一个含有多种细胞成分的复杂微环境中，既有免疫细胞的浸润，又含有各种纤维细胞，都可能成为影响 DCIS 发生发展的外部因素。DCIS 基质微环境主要有非可溶性细胞外基质及细胞外基质中围绕导管的脂肪细胞、纤维母细胞、基质干细胞、血管内皮细胞和免疫细胞等。细胞外基质由糖蛋白、蛋白质、葡聚糖、多聚糖等混合而成，基质外细胞可产生大量的生长因子和细胞趋化因子。已有研究通过定性或定量的方法揭示了肿瘤相关的细胞外基质发生的生物化学或者力学的变化，这些变化促进了肿瘤进展和治疗抵抗。这些异常的改变破坏了正常的细胞外基质的结构，从而影响其他基质细胞的成分，进而促进肿瘤的发生发展。

一、纤维和胶原

有研究采用先进的共振显微镜定量组织中非细胞成分的纤维和胶原。研究表明，在乳腺癌组织中，肿瘤细胞和肿瘤相关胶原纤维之间的排列更加有规则，通常说肿瘤相关的胶原纤维密度更低，夹杂了或者毗邻一群肿瘤细胞，并且呈现钝角排列，这些特征均可以预测乳腺癌患者的预后。另一项研究表明淋巴结阴性的乳腺癌中，ER 阳性的患者生存时间和复发率与基质中胶原纤维的折射特征显著相关。Acerbi 等采用共振显微镜联用解剖显微镜证明了肿瘤基质出现了"僵化"，间质中转化生长因子（TGF）表达、巨噬细胞的分布密度与肿瘤的浸润性密切相关。因此，乳腺癌的恶性程度可以通过细胞外间质中的胶原纤维的排列、密度、"僵化"程度、细胞浸润等参数进行定量分析。关于早期乳腺癌的进一步研究更是发现了细胞外基质在肿瘤发生的启动环节所发挥的重要作用。基于影像学所见，乳腺基质高密度是浸润性乳腺癌最有价值的一个预测因子，导管周围的黏液性基质与 DCIS 的后续浸润性癌复发密切相关，而与导管内癌的复发无关。所以，细胞外基质的重组可能使细胞/非细胞保护屏障功能丧失，从而促进 DCIS 的进展。

二、基质金属蛋白酶

尽管基底膜降解是 DCIS 进展为浸润性癌的一个重要的标志性事件，但其机制尚未明了。早期的研究采用辣根过氧化物酶（HRP）标记的组织化学方法进行基底膜染色，显示出正常乳腺中完整的基底膜，同时 DCIS 周围非肿瘤性的基底膜也呈完整状态，但是在 DCIS 的部分区域出现基底膜的不完整性。另有研究同时检测了临床标本和裸鼠移植瘤模型，证实基质金属蛋白酶（MMP）14、MMP15 和 MMP16 是最可能降解基底膜帮助 DCIS 进展的因子。相对于正常乳腺来说，DCIS 中肌上皮细胞和肌纤维母细胞表达尤其高水平的 MMP14。尽管已明确 DCIS 突破基底膜对于转移来说很重要，但是目前尚不清楚何种机制促使基质细胞释放 MMP 降解基底膜。因此，有必要深入研究 DCIS 进展过程中基底膜变化是由肿瘤细胞导致的直接结果，还是仅是伴随肿瘤进展的一个相关性事件。

三、肌上皮细胞

在乳腺的正常发育过程中，肌上皮细胞参与了管腔上皮细胞极性的调控，并且调节了腔面上皮的分支形成与分化，促使其成为泌乳过程中的外分泌细胞。肌上皮另一重要的参与稳态调控的功能是参与合成和维持基底膜结构，因为肌上皮自身可以合成基底膜所需要的板层蛋白。在乳腺上皮源性肿瘤形成和生长过程中，肌上皮细胞是一种物理性的屏障，阻止肿瘤成分的进一步浸润，从而延缓了肿瘤生物学行为的演进。肌上皮细胞表达多种肿瘤抑制蛋白、细胞外基质结构蛋白和蛋白酶抑制剂及血管生成抑制因子。肌上皮合成表达的众多肿瘤抑制蛋白中研究最为充分的是乳腺苏氨酸蛋白酶抑制蛋白，这是一种由 *SERPINB5* 基因编码参与苏氨酸蛋白酶抑制过程的蛋白。尽管在前列腺癌、膀胱癌、胃癌、结直肠癌、头颈及甲状腺癌、恶性黑色素瘤中，乳腺苏氨酸蛋白酶抑制蛋白预示着患者有良好的预后，但是乳腺癌中，它则预示着预后不良和生物学行为的侵袭性。目前认为在不同的细胞起源的不同肿瘤中，乳腺苏氨酸蛋白酶抑制蛋白起不同的生物学作用，但具体乳腺苏氨酸蛋白酶抑制蛋白通过何种机制参与抑制和促进肿瘤进展，目前尚不清楚。

一些研究观察到 DCIS 进展过程中基底膜的降解和消失似乎与肌上皮细胞的消失相关，这促使人们去研究在 DCIS 进展过程中肌上皮细胞生物学功能的变化。与正常乳腺中肌上皮细胞相比，DCIS 中的肌上皮功能基因表达下调，如血小板反应蛋白、板层蛋白和鸟氨酸受体，而一些增殖、细胞迁移、浸润和血管生成因子高表达。上述变化可能促进了 DCIS 的演进，也有可能是 DCIS 演进所造成的结果，或者两者均是。

四、免疫细胞

在肿瘤进展的早期过程中，肿瘤和基质内就发生淋巴细胞浸润。巨噬细胞、粒细胞和淋巴细胞均有促进肿瘤生长、进展的功能，同时也有抑制肿瘤生长和调节肿瘤对放、化疗敏感性的作用。但是在 DCIS 进展为浸润性癌的过程中，免疫细胞具体作用的环节和具体的机制尚不清楚。对 DCIS 和浸润性癌的切片观察发现 DCIS 中白细胞浸润更加明显，并且发现炎细胞浸润尤其是巨噬细胞和 TGF 的分泌与 DCIS 进展密切相关。在动物模型中，DCIS 增生的病灶周边可见大量 CD8 阳性的 T 细胞浸润。在人体标本中，原发病灶和转移灶中肿瘤浸润淋巴细胞的浸润模式也有所不同。最近的一项研究发现，DCIS 中浸润的 T 细胞调节受体的配体 PD－L1 的表达具有很高的异质性，并且与 DCIS 中 ER 状态相关。在三阴性 DCIS 或者高级别 DCIS 中，更常见高表达 PD－L1 的肿瘤浸润淋巴细胞，这说明肿瘤的生物学特征与肿瘤浸润淋巴细胞的特征有着某种联系。最近的一项研究在表达谱预测工具 oncotype DX 基础上引入了免疫学的因素，研究发现 DCIS 中高密度的炎性浸润(环状或近似与环状浸润，由淋巴细胞或浆细胞构成，多于 3 层细胞结构)预示着 oncotype DX 高评分和不良预后。由于 oncotype DX 反映了肿瘤本身的基因表达谱，结果说明肿瘤微环境中的免疫细胞可能可以影响肿瘤的基因表达，但是尚需进一步研究以明确免疫因素如何参与 DCIS 的发生与发展。

五、纤维母细胞

肿瘤相关的纤维母细胞是肿瘤微环境中重要的组成部分，它们释放促进肿瘤生长的生长因子或者趋化因子，并且参与调控细胞外基质的形成，诱导免疫细胞的迁移。在转录组水平上，肿瘤相关的纤维母细胞与正常纤维母细胞不同,其往往高表达纤维母细胞标记物,如波形蛋白(vimentin)、纤维母细胞相关蛋白 1 和纤维母细胞激活蛋白。此外,SMA、CD90、血小板反应蛋白 1、血小板源性生长因子、血管紧张素、MMP－3、血管内皮生长因子、转化生长因子、上皮及纤维母细胞生长因子等可以特征性标记肿瘤相关纤维母细胞。但是肿瘤相关的纤维母细胞往往下调分裂蛋白素 1。这一蛋白可以作为治疗的靶点,且可以预测预后和作为诊断的参考标记物。

在肿瘤微环境中由于存在不同的细胞种类,不同的细胞可以与肿瘤相关的纤维母细胞相互作用,赋予 DCIS 中的肿瘤细胞不同的浸润能力。通常纤维母细胞促进 DCIS 的侵袭能力,而肌上皮细胞则抑制 DCIS 的侵袭转移。同时,细胞间的相互作用影响细胞彼此之间的表达谱。特别需要注意的是,DCIS 与肿瘤相关纤维母细胞之间释放的白细胞介素 6,被认为是促进 DCIS 向浸润性癌进展的重要因素。此外,肿瘤纤维母细胞分泌的 CXCL12 趋化因子可以促进血管生成,也可以促进 DCIS 细胞增殖,其机制可能与 DCIS 细胞表达 CXCR4 作为受体,接受 CXCL12 的刺激有关。采用 3D 细胞培养技术、临床标本研究及移植瘤模型发现 T 细胞淋巴瘤浸润及转移骨蛋白信号通路可以调控 DCIS 的侵袭迁移,如果阻断这一信号通路,则可以阻断 DCIS 转移。尤其是在体外,在 DCIS 细胞和肿瘤相关免疫母细胞共培养的体系中,撤出肿瘤相关纤维母细胞后,肿瘤细胞的生长受到抑制,这再次证明细胞间相互作用对于肿瘤的行为有着重要的影响。其机制可能是在共培养的体系中,肿瘤相关纤维母细胞可以表达肿瘤中的环氧酶－2(COX－2),后者可以促进肿瘤血管生成。另一项研究证明,基质中的纤维母细胞可以使肿瘤中的赖氨酸氧化酶上升,后者是细胞外基质再构建系统中重要成员,可以促进肿瘤迁移。赖氨酸氧化酶可以转录后调控细胞外基质中的胶原和弹力纤维,进而破坏纤维成分中的共价键,这将抑制组织纤维的形成,从而使肿瘤突破基质的屏障。这些研究均表明肿瘤相关纤维母细胞在 DCIS 进展模型中具有不可或缺的作用。

第六节 肿瘤内异质性

在 DCIS 与浸润性导管癌中,均发现有肿瘤内的异质性,尤其是 DNA、RNA 及蛋白质谱的研究。肿瘤内的异质性给诊断及治疗造成困难,但是肿瘤内异质性为研究肿瘤的演化提供了一种新的视角,在某种程度上为肿瘤演化留下了永久性的记录,可以追溯演化过程中突变的变化。如果假定克隆中突变的复杂性随着时间的推移而增高,一些研究提出了线性克隆进化和多分支进化模型对于研究克隆进化极为重要。

在早期的 DCIS 肿瘤异质性研究中,主要采用细胞学和组织病理学的方法,包括检测 DNA 拷贝数量变化的原位荧光杂交和检测蛋白质水平的免疫组化染色。一些采用原位荧光杂交的研究发现在 DCIS 的导管内,单个肿瘤细胞的 DNA 拷贝数量存在异质性。多项研究表明,DCIS 中 Her－2 基因的拷贝数量异质性较为明显,这种异质性不仅表现为 DNA 水平上的拷贝数量变化,而且在组织学和细胞学标本中采用免疫组化染色也能观察到 Her－2 蛋白质表达的异质性。此外,除了 Her－2 的基因水平和蛋白水平的异质性,*TTP53* 基因的蛋白水平在 DCIS 中也存在显

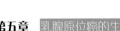
著的异质性。下一代测序的发展使得高通量研究成千上万的突变和拷贝数量变化成为可能。目前主要有3类利用下一代测序研究DCIS异质性的方法：①深度测序；②多位点测序；③单细胞测序。深度测序通过检测一团肿瘤中的DNA，并且通过广覆盖和高深度以发现突变谱，并且发现不同的突变形式及突变亚克隆。这种方法主要研究DICS的肿瘤内异质性和研究DCIS如何发生进展。而多位点测序则切割不同DCIS区域的组织标本进行测序和比对，从而发现突变的空间拓扑分布。这种方法可以帮助理解克隆演化过程中的重新构建与多系演化谱。单细胞测序主要研究来自一个细胞的全基因组拷贝数量变化，进行全外显子、全基因组和靶向测序。单细胞测序可以全面解释DCIS内异质性，因为它可以详细地揭示每个细胞的遗传学特征，并且规避了取样偏倚。通过测序和多细胞多参数的算法，一些研究揭示了DCIS进展中的克隆演化特征，但目前下一代测序的方法尚未能完全解读DCIS的遗传学特征。

第七节　导管原位癌进展模型

导管原位癌(DCIS)进展为浸润性癌主要有3种假设的模型：①非依赖性演进模型；②演进瓶颈模型；③多克隆浸润模型。非依赖性演进模型假设在正常乳腺中有2种不同的肿瘤干细胞，分别转变为DCIS和浸润性癌。与后两者线性的模型相反，非依赖性演进模型认为是2群不相关的干细胞促进DCIS演化。而演进瓶颈和多克隆浸润均认为是一群肿瘤干细胞演变为DCIS，进而演变为浸润性癌。所以这两种模型又称为线性模型。这两种线性模型的最大区别在于，演进瓶颈模型假定在浸润和迁移到周围正常组织并且形成浸润性癌的过程中，是由DCIS中一个导管中的克隆所负载的；而多克隆浸润模型中则假定：DCIS中癌变导管中多个克隆同时发生浸润，同步协调突破基底膜的发生演进。

一、非依赖性演进模型

在非依赖性演进模型中，在正常乳腺中存在2种肿瘤干细胞，并且这2种细胞彼此独立，无相关性，而肿瘤同时起源于这2群肿瘤干细胞。在这一模型假说基础上，DCIS进展为浸润性癌是彼此独立的事件，并且这2群细胞没有共同的突变和拷贝数量变异。组织病理学的观察支持这一假说，因为在20%病例中DCIS与浸润性癌存在于不同的解剖学部位，并且单标记的研究表明原位癌与浸润性癌部分生物学标记物的表达存在区别，尤其是远隔部位发生的同时性DCIS与浸润性癌往往有着不同的形态学、遗传学特征，甚至肿瘤的分级也有所不同。

多种肿瘤细胞克隆的出现可以用不同微环境诱导不同的肿瘤干细胞癌变加以解释。已经有多种研究环境外源性致癌物诱导的肿瘤模型解释这一现象，如紫外线诱导眼睑恶性肿瘤，吸烟诱导肺部的腺瘤。肿瘤微环境诱导肿瘤发生还可以叠加在胚系突变上，如BRAC1/2及TP53突变。这些因素通常可以导致多灶性肿瘤。

支持非依赖性演进学说的重要证据来源于在同时发生DCIS和浸润性癌的病例中靶向基因

和蛋白的深入研究。一项研究对 DCIS 和浸润性癌成分中的 *PIK3CA* 基因测序,仅仅在 30% 的病例中发现 DCIS 和浸润性癌成分拥有共同的突变形式。对 DCIS 患者线粒体 D-环深度测序发现,61% 患者肿瘤是非克隆性的而且有着不同的非相关性原发灶。数学模型研究证明了在同一肿瘤病灶中 DCIS 与浸润性癌成分在遗传学上是平行关系。但这一模型的支持性依据都是对单一标记物进行的研究,而没有比较 DCIS 与浸润性癌基因组或转录组的差异。

二、演进瓶颈模型

演进瓶颈模型作为另一种 DCIS 进展的假说,它假定正常乳腺中一群正常细胞恶变为 DCIS,再进而进展为浸润性癌。很多研究也支持 DCIS 线性演进模型学说,如比较基因组杂交及下一代测序比较 DCIS 与浸润性癌遗传谱,发现同时发生的 DCIS 及浸润性癌中有着共同的基因突变谱或者拷贝数数量变异,尤其是有着很多相同的点突变。最近的一项荟萃分析,汇总了 38 项研究数据,研究了浸润性癌和原位癌之间的关系,发现 67% 的研究支持浸润性癌是由 DCIS 线性进化而来,DCIS 与浸润性癌之间共同的点突变被称为树干突变,通过这些突变,可以追溯 DCIS 与浸润性癌共同的祖突变。但是,基因组研究发现在浸润性癌进展的终末期,它获得了与 DCIS 不同的特异性突变,这些突变被比喻为树枝突变。研究数据表明,DCIS 在演讲的过程中遭遇了演进的瓶颈,并且选择了具有浸润性的亚克隆,进而这一亚克隆迁移浸润生长为优势主流克隆。

另有下一代测序研究证实,同时发生的 DCIS 和浸润性癌在演进的过程中既享有共同的突变,又有着自身特征性的突变。采用全外显子测序研究了乳腺癌患者彼此配对的序贯性标本,包括导管上皮不典型增生、DCIS 及浸润性癌,采用点突变、拷贝数量变异和杂合性缺失技术去追溯树干性突变。研究发现,导管上皮不典型增生、DCIS 及浸润性癌有着类似的点突变、拷贝数量变异和杂合性缺失,这一发现与演进瓶颈模型不谋而合。在另一项研究中,研究者采用多区域测序技术追溯 ER+ /Her-2 的 DCIS 如何进展到浸润性癌。研究发现,在浸润性癌中出现新的 *PTEN* 基因突变,而这一突变未在 DCIS 病灶中发现,这说明 *PTEN* 作为分支性的突变使得 DCIS 获得更强的侵袭能力。此外,在浸润病灶中还发现有 *TP53* 更高的突变负荷及 *FANCE*、*ATM*、*BCOR*、*PDGFRA* 和 *PMS1* 等基因新的突变。另有研究发现,DCIS 与浸润灶有着类似的拷贝数量变异,但是浸润病变获得新的异常形式,如 1q41、2q24.2、6q22.31、7q11.21、8q21.2 和 9p13.3。

上述发现均支持线性演化瓶颈模型学说,认为正常导管上皮发生遗传不稳定形态学的不典型性,进而演变为导管内原位癌,再获取新的遗传性打击,脱离突变的线性主干,沿着分支进而变为侵袭性更强的浸润性癌。

三、多克隆浸润模型

另一个线性进展模型是多克隆浸润模型,在导管中多个亚克隆同时发生迁移,进而浸润破坏基底膜,并且共同构成浸润性癌。这一模型假定浸润病灶中存在多个亚克隆,多克隆演进模型可以用2种情景来解释。在第1种情景中,原位癌的克隆通过细胞与细胞直接相互作用、旁连接或者旁分泌作用协同促进浸润,这意味着在多克隆中存在着克隆选择和克隆间的相互作用,创造适合肿瘤浸润的微环境。而在浸润性导管癌的功能性实验中,已经证明细胞与细胞之间相互作用和旁分泌作用可以促进肿瘤增殖,主要是通过Wnt信号通路而促进肿瘤进展。第2种情形则认为,在肿瘤克隆群里含有一个单一的领导性克隆,这一克隆率先突破基底膜,因为这一克隆含有特别的遗传学打击,使其侵袭潜能最强。在领导型克隆的引导下,跟随性克隆也突破基底膜并且浸润到周围组织中。这一情景中,肿瘤克隆之间并无相关作用,证明这一假说的依据是,发现在一些DCIS病例中,一些导管的基底膜完全缺失被破坏。支持多克隆演进学说的基因组依据主要来自于比较基因组杂交的研究,通过比较分析DCIS区域和浸润性癌区域的遗传学发现两者之间有着惊人的吻合度。下一代测序的研究也证明了浸润性癌源于DCIS区域的进展,但是在浸润性癌及DCIS中发现了多种突变的亚克隆,这说明DCIS向浸润性癌的演进是沿着多个克隆方向进行的。无论哪一种机制,这两种情景中均是某一克隆获得了特殊的遗传学打击和遗传学不稳定性。这些研究结果与上述的演进瓶颈模型的理论相反,后者认为是在生存压力下,筛选出了一群具有侵袭性的克隆。

第八节　总结与展望

尽管有很多研究从不同方面研究了DCIS生物标记物,目前公认具有临床价值的DCIS生物学标记物仅有ER和Her‑2,其他生物学标记物的敏感性、特异性及其临床应用价值尚不高,因此,DCIS生物标记物研究尚处于初级阶段,仍然需要对DCIS进展、复发的生物标记物进行深入研究。随着新的方法学和技术平台的发展,将产生海量的数据,也带来了很多挑战。未来这一领域的发展方向可能是通过单细胞的测序或者亚克隆的解析等途径,研究探索克隆内异质性。同时,需要整合各种方法,在各个层次上互相比对与分析。下一代测序技术和生物信息学分析的快速发展,加之测序成本的不断降低,将极大地促进DCIS生物标记物的研究,以阐明DCIS的发生与进展机制,从而在临床上将DCIS患者危险度分层、优化DCIS的个体化治疗,最终达到精准治疗的目的。

（王维格　周晓燕）

主要参考文献 ≫

1. Allred DC, Anderson SJ, Paik S, et al. Adjuvant tamoxifen reduces subsequent breast cancer in women with estrogen receptor-positive ductal carcinoma in situ: a study based on NSABP protocol B-24. J clin oncol, 2012,30(12):1268‑1273.
2. Allred DC, Ductal carcinoma in situ: terminology, classification, and natural history. J Natl Cancer InstMonogr, 2010,41:134‑138.

3. Altintas S, Lambein K, Huizing MT, et al. Prognostic significance of oncogenic markers in ductal carcinoma in situ of the breast: a clinicopathologic study. Breast J, 2009,15(2):120 - 132.

4. Barnes NL, Boland GP, Davenport A, et al. Relationship between hormone receptor status and tumour size, grade and comedo necrosis in ductal carcinoma in situ. Br J Surg, 2005,92(4):429 - 434.

5. Benson JR, Jatoi I, Toi M. Treatment of low-risk ductal carcinoma in situ: is nothing better than something? Lancet Oncol, 2016,17(10): e442 - e451.

6. Benson JR, Wishart GC. Predictors of recurrence for ductal carcinoma in situ after breast-conserving surgery. Lancet Oncol, 2013,14(9): e348 - e357.

7. Chivukula M. et al. Characterization of high-grade ductal carcinoma in situ with and without regressive changes: diagnostic and biologic implications. Appl Immunohistochem Mol Morphol, 2009,17(6):495 - 499.

8. Claus EB, Chu P, Howe CL, et al. Pathobiologic findings in DCIS of the breast: morphologic features, angiogenesis, Her - 2/neu and hormone receptors. Exp mol pathol, 2001,70(3):303 - 316.

9. DeCensi A, Pruneri G, Guerrieri-Gonzaga A. Estrogen receptor in breast ductal carcinoma in situ: good cop, bad cop? J ClinOncol, 2012,30(12):1384 - 1386.

10. Done SJ, Eskandarian S, Bull S, et al. p53 missense mutations in microdissected high-grade ductal carcinoma in situ of the breast. J Nat Cancer Inst, 2001,93(9):700 - 704.

11. Espina V, Liotta LA. What is the malignant nature of human ductal carcinoma in situ? Nat Rev Cancer, 2011,11(1):68 - 75.

12. Glover JA, et al. A systematic review to establish the frequency of cyclooxygenase-2 expression in normal breast epithelium, ductal carcinoma in situ, microinvasive carcinoma of the breast and invasive breast cancer. Br J Cancer, 2011,105(1):13 - 17.

13. Götte M, Kersting C, Radke I, et al. An expression signature of syndecan-1 (CD138), E-cadherin and c-met is associated with factors of angiogenesis and lymphangiogenesis in ductal breast carcinoma in situ. Breast cancer res, 2007,9(1): R8.

14. Han K, Nofech-Mozes S, Narod S, et al. Expression of Her - 2/neu in ductal carcinoma in situ is associated with local recurrence. ClinOncol (R CollRadiol), 2012,24(3):183 - 189.

15. Kuerer HM, et al. Ductal carcinoma in situ: state of the science and roadmap to advance the field. J ClinOncol, 2009,27(2):279 - 288.

16. Martinez-Perez C, et al. Current treatment trends and the need for better predictive tools in the management of ductal carcinoma in situ of the breast. Cancer Treat Rev, 2017,55,163 - 172.

17. Millar EK, Tran K, Marr P, et al. p27KIP-1, cyclin A and cyclin D1 protein expression in ductal carcinoma in situ of the breast: p27KIP-1 correlates with hormone receptor status but not with local recurrence. Pathol int, 2007,57(4):183 - 189.

18. Mokbel. K, Cutuli B. Heterogeneity of ductal carcinoma in situ and its effects on management. Lancet Oncol, 2006,7(9):756 - 765.

19. Mustonen M, Raunio H, Paakko P, et al. The extent of apoptosis is inversely associated with bcl-2 expression in premalignant and malignant breast lesions. Histopathology, 1997,31(4):347 - 354.

20. Oh YL, Choi JS, Song SY, et al. Expression of p21Waf1, p27Kip1 and cyclin D1 proteins in breast ductal carcinoma in situ: Relation with clinicopathologic characteristics and with p53 expression and estrogen receptor status. Pathol int, 2001,51(2):94 - 99.

21. Polyak K. Molecular markers for the diagnosis and management of ductal carcinoma in situ. J Natl Cancer InstMonogr, 2010,2010(41):210 - 213.

22. Robanus-Maandag EC, Bosch CA, Kristel PM, et al. Association of C-MYC amplification with progression from the in situ to the invasive stage in C-MYC-amplified breast carcinomas. J pathol, 2003,201(1):75 - 82.

23. Ross DS, Wen YH, Brogi E. Ductal carcinoma in situ: morphology-based knowledge and molecular advances. AdvAnatPathol, 2013,20(4):205 - 216.

24. Sarode VR，Han JS，Morris DH，et al. A comparative analysis of biomarker expression and molecular subtypes of pure ductal carcinoma in situ and invasive breast carcinoma by image analysis：relationship of the subtypes with histologic grade，Ki－67，p53 overexpression，and DNA ploidy. Int J Breast Cancer，2011，2011：217060.

25. Shah C，et al. Management of ductal carcinoma in situ of the breast：A review. JAMA Oncol，2016，2 (8)：1083－1088.

26. Shamliyan T，et al. Association between patient and tumor characteristics with clinical outcomes in women with ductal carcinoma in situ. J Natl Cancer InstMonogr，2010，41：121－129.

27. Wang SY，et al. Tumor characteristics as predictors of local recurrence after treatment of ductal carcinoma in situ：a meta-analysis. Breast Cancer Res Treat，2011，127(1)：1－14.

第六章 乳腺原位癌病理检查方法

乳腺原位癌的诊断是一个多学科的综合性分析过程，临床医师通过病史、体格检查和多种诊断技术，对全部资料进行综合分析，才能确定诊断。原位癌的诊断方法主要包括临床诊断、影像学诊断及病理诊断。组织病理学诊断是原位癌诊断的"金标准"。精准的病理诊断为原位癌的治疗策略和预后评估提供了重要依据。

第一节 乳腺原位癌标本的病理取材

乳腺标本的巨检和取材是原位癌病理诊断的前提和基础。取材前需全面了解患者的临床病史，通过大体的描述简明扼要地记录检查所见，充分取材。

一、标本的固定

穿刺或切除后的乳腺组织应立即固定（离体时间不得超过 1 h）。应选择足够的磷酸缓冲液配制的 4% 中性甲醛固定液。对于切除标本，当标本体积较大时（如乳腺单纯切除标本）应将其每隔 5 mm 切开，宜用纱布或滤纸将相邻的组织片分隔开，以保障固定液的充分渗透和固定。固定时间 6~72 h。

标本是否能得到及时和充分的固定，会影响后续组织病理学形态的观察，并影响免疫组化及分子生物学检测结果的准确性。标本如离体时间太长（> 1 h）未及时固定，或固定不够充分（< 6 h），均会导致组织的自溶，影响形态观察，导致抗原丢失，影响免疫组化和分子检测。如标本固定时间过长（> 72 h），也会影响到后续相关标记分子生物学检测的结果。因此，严格地掌握正确的标本固定原则是病理诊断的前提。推荐由经过专业培训的病理医生或外科医生负责标本的固定工作，需按照标准的固定流程操作。

二、标本的类型和取材

日常工作中常见的原位癌乳腺标本类型包括粗针穿刺活检标本、真空辅助微创活检标本和各种手术切除标本（保乳切除术和乳腺单纯切除术）。

（一）粗针穿刺活检标本

粗针穿刺活检已逐渐取代开放手术活检,成为乳腺癌术前确诊定性的主要方法和手段。与细针穿刺活检相比,粗针穿刺活检有许多优势。粗针穿刺活检组织中可以观察到肿瘤的组织学结构和细胞形态,病理医生对大部分病例能做出良恶性的判断,并初步明确恶性肿瘤的组织学类型和级别。拟行新辅助治疗的患者可在粗针穿刺活检组织中行 ER、PR、Her‑2、Ki‑67 等指标的免疫组化和分子生物学检测,以利于制订新辅助治疗方案。

然而,并不是所有的病例都可以在粗针穿刺活检中得到病理确诊。由于粗针穿刺活检组织较少,对于某些需要根据病变整体累及范围来评估良恶性的肿瘤,很难在粗针穿刺活检中得到确诊。例如,原位癌和不典型增生的鉴别、乳头状病变、纤维上皮性病变等。低级别导管原位癌和导管上皮不典型增生的主要病理鉴别点在于肿瘤细胞连续累犯导管的范围。粗针穿刺活检组织少且破碎,难以对病变累及范围进行精确的测量,有时区分不典型增生和低级别导管原位癌存在困难。由于取材局限,粗针穿刺活检标本中导管原位癌相关的病理诊断可能出现低估情况。粗针穿刺活检中如出现导管上皮不典型增生,需将肿块完整切除后明确有无低级别导管原位癌的成分。高级别导管原位癌多数能在粗针穿刺活检中确诊,但由于活检组织数量的局限性,在后续肿块切除标本中存在出现微浸润或浸润性癌的可能性。粗针活检中小叶原位癌的诊断往往需要结合病理形态和免疫组化检测,并与导管原位癌鉴别。

粗针穿刺活检由于送检组织较少,病理诊断存在误诊和风险。因此,临床医生需在病理申请单上提供详尽病史,包括患者基本信息、取材部位、既往肿瘤史、影像学检查结果等。粗针穿刺活检的标本取材时,病理医生需标明穿刺组织的数目、每条组织的大小(包括直径和长度)。送检组织全部取材。粗针穿刺活检标本不宜行术中病理诊断。原因是送检组织较少,术中冷冻病理诊断难度大,且易导致组织的损耗,影响后续的石蜡病理诊断和免疫组化及分子检测的准确性。

（二）真空辅助微创活检标本

部分导管原位癌临床和影像学以钙化为主要症状,患者行真空辅助微创活检。真空辅助微创活检标本取材时,病理医生需标明活检组织的总大小,将送检组织全部取材。如临床送检组织标记"钙化"及"钙化旁",需分别记录注明,将其分别取材,分别报告,并尽量测量病变范围。真空辅助微创活检标本组织破碎,术中冷冻病理诊断难度大,且易导致组织的损耗,影响后续的石蜡病理诊断和免疫组化及分子检测的准确性,不宜行术中病理诊断。

（三）保乳切除标本

原位癌保乳标本的病理评估主要包括两个方面:病变性质的诊断和切缘的评价,其中切缘状态是影响乳腺原位癌患者局部复发的重要因素。导管原位癌在保乳标本上可表现为明确的肿块,也可表现为散在的颗粒样区域,以钙化灶为临床表现的原位癌,宜对照 X 线摄片对可疑病变处取材。粗针穿刺活检已诊断为原位癌的标本,需将保乳标本中的肿块或可疑病灶全部取材,以排除存在浸润性癌的可能。

保乳手术需要报告6个手术切面(前、后、上、下、内侧、外侧)的切缘状态。手术医生应对标本做出方位标记(如不同长度的系线)。保乳标本切缘取材主要有两种方法:垂直切缘放射状取材(radial sections perpendicular to the margin)和切缘离断取材(shave sections of the margin)。垂直切缘放射状取材(图6-1):根据手术医师对保乳标本做出的方位标记,垂直于基底将标本平行切成多个薄片(建议间隔5 mm),观察每个切面的情况。描述肿瘤大小、所在位置及肿瘤距各切缘的距离,取材时将大体离肿瘤较近处的切缘与肿瘤一起全部取材,大体离肿瘤较远处的切缘抽样取材,镜下观察时准确测量切缘与肿瘤的距离。切缘离断取材(图6-2):将6处切缘组织离断,离断的切缘组织充分取材,镜下观察切缘的累犯情况。两种方法各有优缺点。"垂直切缘放射状取材"的优点是能正确测量病变与切缘的距离,缺点是工作量较大,且对大体离肿瘤较远的切缘只抽样取材。"切缘离断取材"的优点是取材量相对较少,能通过较少的切片对所有的切缘情况进行镜下观察,缺点是不能准确测量病变与切缘的距离。无论采取何种取材方法,建议在取材前将6处标本切缘涂上不同颜色的墨水,以便在镜下观察时能根据不同颜色对切缘做出准确的定位,并正确测量肿瘤和切缘的距离。研究表明,不同的取材方法会导致切缘阳性率的差别,与"垂直切缘放射状取材"相比,"切缘离断取材"的标本切缘阳性率相对较高。研究显示,联合采用"垂直切缘放射状取材"和"切缘离断取材"2种切缘评价方法能够有效地将患者划分为残留肿瘤高风险组和低风险组。

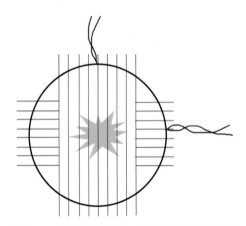

图6-1　保乳手术标本垂直切缘放射状取材

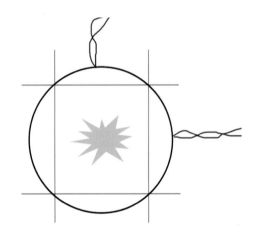

图6-2　保乳手术标本切缘离断取材

若首次切除时为阳性切缘,需再次送检切缘。补充切缘也可作为单独的标本同切除组织一同送检。若外科医生已对补充切缘中真正的切缘做了标记,可用染料对真正切缘处进行涂色,并垂直于标记处切缘将标本连续切开并送检。如果标本较小,所有组织应全部送检。

保乳标本切缘的术中评估能在短时间内明确切缘情况,以便及时采取进一步的手术方案,避免二次手术的不便和风险,因此被部分外科医生所推崇。但保乳标本的术中冷冻切片检查在实际操作中存在很多问题。首先,是切缘取材的局限性,术中由于时间所限,只能在6处手术切面抽样取材做冷冻切片检查,并不能代表所有切缘的情况。其次,由于切缘组织常含有较多脂肪,冷冻制片有一定难度,可能会影响诊断的准确性,存在一定的假阴性和假阳性率。再次,多块组织的取材、制片和报告耗时较长,从而影响手术进度。术中细胞印片是另一种保乳标本的术中评估方法,其原理为癌细胞比良性细胞更容易黏附于载玻片表面,因此可以对标本切缘表面做细胞印片来评价切缘情况。术中细胞印片具有快速和经济等优点。但是术中细胞印片也有明显的缺点:容易造成人工假象;对小叶性肿瘤评估效果差;只能评价切缘表面情况,无法提示病变与切缘的距离等。上述缺点限制了术中细胞印片在实际工作中的应用。

复旦大学附属肿瘤医院病理科与乳腺外科通过沟通和交流,形成了一套行之有效的保乳标本术中处理流程,具体方法如下:①首先根据手术医生的定位正确摆放好标本;②将标本的前、后、上、下、内侧、外侧6处切缘涂上6种不同颜色的染料(图6-3);③垂直基底由内到外将标本切成间隔5 mm的薄片;④观察每个切面的情况,描述肿瘤大小、所在位置及肿瘤距各切缘的距离,尤其要观察肿瘤与最近处切缘的距离(图6-4);⑤若大体上切缘均在安全范围,则不需要做术中冷冻切片。但若肿瘤距切缘较近,则需与手术医生沟通是否需要在最近切缘处行术中冷冻切片或补送切缘。上述保乳标本的术中处理流程,能全面观察到切缘的情况,对可疑切缘选择性进行术中冷冻切片检查,保证了切缘术中评价的可靠性,同时也大大缩短了手术等待时间。常规取材时包含有多块带有各个切缘的肿瘤组织,保证了切缘的充分取材。镜下观察时也能根据不同颜色对切缘做出准确的定位,并通过目镜中的标尺,准确测量切缘与肿瘤的距离。

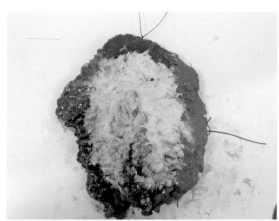

图6-3 保乳手术标本切缘染色

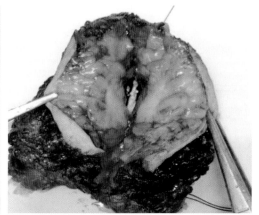

图6-4 肿瘤垂直基底面

将保乳手术标本以5 mm间隔切开,描述肿瘤大小及肿瘤距各切缘的距离

(四) 乳腺单纯切除标本

原位癌的乳腺单纯切除标本强调取材的充分性。垂直于乳腺表面沿乳头矢状面每隔3~5 mm将乳腺标本多切面切开,将标本切成连续的薄片,观察各切面有无异常。仔细查找病灶,导管原位癌可表现为明确的肿块,也可表现为散在的颗粒样区域,部分导管原位癌可出现粉刺样坏死。若有明确肿块,则测量肿瘤3个径线的大小;若肿块不明显,表现为颗粒样区域,则需要测量病变的大致范围。

对原位癌必须强调取材的充分性,因为原位癌和浸润癌的治疗有差别。乳腺微浸润癌的定义是指癌细胞突破基底膜浸润至邻近乳腺间质,表现为镜下单个或多个独立的浸润灶,每个浸润灶的最大径≤1 mm。微浸润性癌(尤其是多灶性微浸润性癌)及浸润性癌和导管原位癌临床处理原则有所不同。因此必须通过广泛充分的取材来明确是否存在微小的浸润灶。对于范围较广或肿块较大(直径>2 cm)、多灶性(>3灶)或高级别(粉刺型)的导管原位癌,尤其要充分取材以防止遗漏少量的浸润性癌成分。如术前粗针穿刺活检已诊断为导管原位癌,应尽量将病灶全部取材。部分导管原位癌(尤其是高级别导管原位癌)肿瘤可沿着乳腺导管系统累犯至乳头乳晕部形成 Paget 病,因此取材时需仔细观察乳头、乳晕的外观,如有无凹陷、破溃及湿疹样改变等。如无明显异常,乳头最大矢状面选择性取材 1~2 块;如有异常,乳头乳晕需全部取材。

(五)前哨淋巴结活检

原位癌未突破导管周围的基底膜,理论上不会出现淋巴结的转移。但临床实践中仍有少数原位癌出现腋窝淋巴结的转移,发生率大致在 3.5%~8%。与导管原位癌淋巴结转移相关的主要因素有术前粗针穿刺活检低估、原发灶大小及导管原位癌的组织学级别等。如导管原位癌肿块较大(直径>2 cm),临床和影像学检查怀疑合并浸润性癌的可能,拟行全乳切除及即刻重建术式的患者,需行前哨淋巴结活检。

乳腺前哨淋巴结是指首先收纳乳腺区域淋巴液的 1 个或数个淋巴结。AJCC 乳腺癌分期将前哨淋巴结中的肿瘤细胞分为孤立肿瘤细胞(isolated tumor cell,ITC)、微转移(micrometastasis)和宏转移(macrometastasis)3 种,定义如下。①孤立肿瘤细胞(ITC):淋巴结中的肿瘤病灶直径≤0.2 mm,或单张切片上的肿瘤细胞<200 个。AJCC 定义其为pN0(i+)。目前大部分《临床乳腺癌诊疗指南》认为 ITC 无临床意义,推荐按照腋窝淋巴结阴性处理。少数原位癌病例可能出现前哨淋巴结的 ITC。②微转移:肿瘤转移灶最大径>0.2 mm,但不超过2 mm。AJCC 定义其为 pN1mi。ITC 与微转移有着本质的不同,前者为 pN0,后者为 pN1。③宏转移:肿瘤转移灶最大径>2 mm。原位癌病例如果出现前哨淋巴结的宏转移,高度提示原发灶存在浸润性癌的可能,需再次检查乳腺切除标本,如乳腺切除标本中肿块未全部取材,则应将剩余肿瘤组织和可疑病变区域全部取材,以明确是否存在浸润性癌。

第二节 乳腺原位癌的病理报告

乳腺原位癌的病理报告应包括与患者治疗和预后相关的所有内容,如肿瘤大小、组织学类型、细胞核分级、有无坏死、标本切缘情况和 ER、PR 等标记的检测情况等。

一、原位癌的大小

导管原位癌大小与临床手术方案的选择、后续治疗策略和预后评估相关。病变累犯的范围

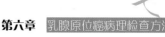

与乳腺中残留病灶的可能性、切缘阳性的概率、局部肿瘤复发率及切除标本中浸润性癌的漏检可能性都存在相关性。因此导管原位癌的大小或范围的测量具有重要的临床意义。导管原位癌大小的测量有多种方法,包括临床体检、影像学评估、病理大体测量和显微镜下测量,显微镜下测量是最准确的测量方式。如果肿瘤范围较大,无法用 1 个蜡块全部包埋,则以巨检时的肿瘤大小为准。若肿瘤病灶局限,可以用 1 个蜡块全部包埋,则肿瘤大小以显微镜下测量的大小为准。导管原位癌如形成比较明确的肿块,则可以较为精确地测量其大小。但很多情况下经常难以精确测量导管原位癌的大小,原因主要有:①导管原位癌沿着乳腺三维立体的导管系统蔓延生长,肉眼看到的病变范围经常与显微镜下累犯的区域不一致;②手术或标本处理过程中导致的导管系统压缩变形;③导管原位癌(尤其是低级别导管原位癌)经常沿着导管系统呈跳跃式播散;④导管原位癌(尤其是累及范围较广的导管原位癌)经常存在于多次送检的手术标本中。导管原位癌的平均大小为 14~27 mm,但也可以小至 1 mm 或大至累犯乳腺 4 个象限。无法精确测量大小的导管原位癌往往不形成明确的肿块,而表现为散在的颗粒样区或钙化灶,此时应尽量评估病变累及的范围。

导管原位癌出现微浸润(癌细胞突破基底膜浸润至邻近乳腺间质,表现为镜下单个或多个独立的浸润灶,每个浸润灶的最大径≤1 mm)时,应在报告中注明,并测量微浸润灶最大径;如为多灶微浸润,浸润灶大小不能累加,需在报告中注明多灶微浸润,并测量最大浸润灶的最大径。对于肉眼能确定的发生于同一象限的 2 个以上多个肿瘤病灶,应在病理报告中注明为多灶性肿瘤,并分别测量大小。对于肉眼能确定的发生于不同象限的 2 个以上多个肿瘤病灶,应在病理报告中注明为多中心性肿瘤,并分别测量大小。

二、原位癌的组织学类型

组织学类型上,原位癌可分为导管原位癌(ductal carcinoma in situ,DCIS)和小叶原位癌(lobular carcinoma in situ,LCIS)两大类。两者无论从形态还是免疫表型上均有所差别。在《AJCC 乳腺癌 TNM 分期(第 7 版)》的 T 分期中,原位癌属于 Tis,包括导管原位癌(Tis DCIS)、小叶原位癌(Tis LCIS)和 Paget 病(Tis Paget)三大类。而在《AJCC 乳腺癌 TNM 分期(第 8 版)》的 T 分期中,原位癌仅包括导管原位癌(Tis DCIS)和 Paget 病(Tis Paget)两大类,小叶原位癌被移出了 Tis 的范畴。原因主要为经典型小叶原位癌(图 6-5)目前被认为是一类癌前病变,因此不在分期中直接列为原位癌的范畴。小叶原位癌除常见的经典型形态外,还有一种形态学变型,称为多形性小叶原位癌(图 6-6)。与经典型小叶原位癌相比,多形性小叶原位癌形态上与导管原位癌有相似之处,肿瘤细胞多形,有明显的异型性,并可出现中央坏死。有观点认为多形性小叶原位癌的生物学行为更接近于高级别导管原位癌,应参照导管原位癌对多形性小叶原位癌进行临床处理。鉴于多形性小叶原位癌较为少见,目前尚缺乏充足的循证医学依据,这类特殊变型的小叶原位癌的生物学行为及临床处理策略仍有待进一步研究。

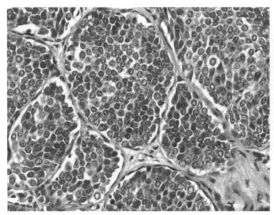

图 6-5　经典型小叶原位癌

肿瘤细胞小而一致,形态温和,黏附性差

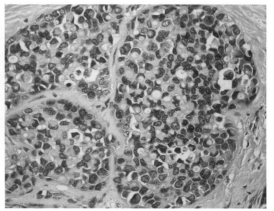

图 6-6　多形性小叶原位癌

肿瘤细胞具多形性,细胞质丰富,细胞核大小、形状不一,黏附性差,部分细胞呈印戒细胞形态

三、原位癌的组织学分级和坏死

导管原位癌的组织学分级和坏死与患者的预后密切相关。导管原位癌的病理诊断报告应报告核级别(低、中或高级别)和是否存在坏死(粉刺或点状坏死),并建议报告组织学结构(筛状型、微乳头型、实体型等)。

乳腺原位癌的分级主要是细胞核分级,诊断标准如下:①低级别导管原位癌:由小而一致的癌细胞组成,呈僵直搭桥状、微乳头状、筛状或实体状结构。细胞核大小一致,染色质均匀,核仁不明显,核分裂象少见(图 6-7)。②中级别导管原位癌:形态介于低级别和高级别导管原位癌之间,细胞的大小、形状、极性有轻至中等差异。染色质粗细不等,可见核仁,核分裂象可见,可出现点状坏死或粉刺样坏死(图 6-8)。③高级别导管原位癌:由高度不典型的细胞组成,形成微乳头状、筛状或实体状。细胞核多形性明显,缺乏极性排列,染色质粗凝块状,核仁明显,核分裂

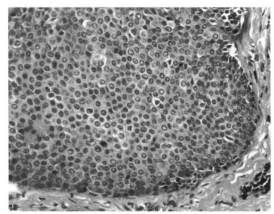

图 6-7　低级别导管原位癌

肿瘤细胞小而一致,细胞核呈低级别,核仁不明显,核分裂象少见

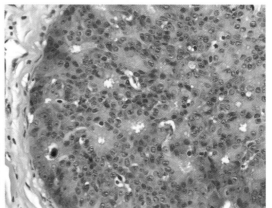

图 6-8　中级别导管原位癌

肿瘤细胞核呈中间级别,细胞形态有轻至中等差异,可见核仁

象较多(图6-9)。管腔内常出现伴有大量坏死碎屑的粉刺样坏死。但腔内坏死不是诊断高级别导管原位癌的必要条件,有时导管壁衬覆单层细胞,但细胞高度异型,也可以诊断为高级别导管原位癌。

　　导管原位癌管腔内出现坏死主要有两种表现。①粉刺样坏死:也称为中央型坏死,低倍镜下就可以观察到导管腔内出现大片坏死,坏死组织中多伴有细胞核碎屑(图6-10)。粉刺样坏死主要出现在高级别导管原位癌,但部分中级别和低级别导管原位癌中也可出现粉刺样坏死。钼钯上往往表现为线性或分支样钙化。②点状坏死:也称为局灶坏死,低倍镜下往往看不到明显的管腔内坏死,高倍镜下可以观察到导管腔内小灶坏死或单个细胞的坏死。导管原位癌的坏死需与导管腔内的分泌物相鉴别。导管腔内的分泌物往往伴有钙化和组织细胞反应,但不会出现细胞核的碎屑。

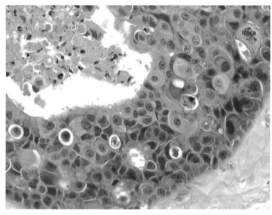

图6-9　**高级别导管原位癌**

肿瘤细胞核呈高级别,多形性明显,核仁明显,见病理性核分裂象

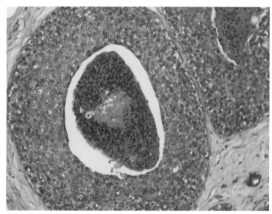

图6-10　**粉刺样坏死**

导管腔内出现大片坏死,坏死组织中见大量细胞核碎屑

四、原位癌的切缘评估

　　乳腺保乳标本切缘的评价应包括以下内容:手术标本的定位、大体检查时各切缘距肿瘤的肉眼距离、显微镜下各切缘距肿瘤的距离,以及距切缘最近处肿瘤的类型(原位癌或浸润性癌)。保乳标本切缘阳性的定义是指显微镜下标本切缘墨水染色处见肿瘤累及。多数指南和共识将浸润性癌保乳标本的阴性切缘定义为"墨染切缘处无肿瘤"。由于导管原位癌(尤其是非高级别的导管原位癌),导管常被间断性累及,之间经常存在组织学上正常的区域,因此任何阴性切缘都不能完全保证没有残余病灶。原位癌保乳手术的目标并非完全切除病灶,而是去除显著病灶,达到一定的审美外观,少量残留病灶可以通过后续放疗控制。

　　对导管原位癌保乳标本而言,显微镜下墨染切缘处见肿瘤为切缘阳性(图6-11)。切缘阳性的患者同侧乳腺肿瘤复发风险明显增加,即使后续全乳放疗也无法降低复发风险。切缘上导管原位癌累及的程度和范围与标本中病灶残留的概率呈相关性。保乳标本切缘导管原位癌累及的范围可分为3类。①局灶累犯:切缘上导管原位癌累及范围最大径<1mm,局限于1个蜡块;

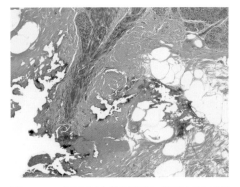

图6-11 保乳标本切缘阳性，墨染切缘见导管原位癌累及

②轻至中度累犯：切缘上导管原位癌累及范围介于局灶和广泛累及之间；③广泛累及：切缘上导管原位癌累及范围≥15 mm，或在 5 个及以上高倍视野中切缘观察到导管原位癌，或在 8 个及以上蜡块的切缘中观察到导管原位癌。

由于导管原位癌的异质性，缺乏足够的疾病预后相关的前瞻性研究，导管原位癌保乳标本"阴性切缘"的定义并不一致，安全手术切缘的界定目前尚未达到共识。在《2016 版 NCCN 乳腺癌临床实践指南》中，墨染切缘距肿瘤＞10 mm 为阴性（但切缘宽度过大，有可能影响美观）；墨染切缘距肿瘤＜1 mm 为"距切缘近（close margin）"，需考虑再进行补充扩大切除手术；切缘在 1~10 mm 时，肿瘤距切缘的距离越远，则局部复发率越低。2016 年美国肿瘤外科、放疗和肿瘤内科学会联合颁布的《接受全乳放疗的导管原位癌保乳切缘指南》中，认为墨染切缘距肿瘤 2 mm 为安全距离，如果保乳标本切缘离导管原位癌＜2 mm，外科医生需考虑是否进行补充扩大切除手术。在保乳后接受全乳放疗的导管原位癌患者中，只要保乳标本切缘与肿瘤的距离达到 2 mm，同侧乳房肿瘤复发率显著降低，更宽的切缘并不能使复发风险进一步显著降低。切缘与肿瘤的距离达到 2 mm 的导管原位癌患者无须行再次扩大切除手术，即使有少量肿瘤的残留，也可通过后续全乳放疗得到控制。因此对于保乳后拟行全乳放疗的导管原位癌患者，常规工作中并不推荐 2 mm 以上的更宽手术切缘。如导管原位癌患者在保乳切除术后不进行全乳放疗，则具有潜在的同侧乳腺肿瘤复发的风险，对这部分患者是否需要更宽的手术切缘目前尚无定论，有研究提出对这部分患者可能需要 2 mm 以上的更宽的手术切缘来降低同侧乳腺肿瘤的复发风险。导管原位癌患者的预后不利因素主要包括粉刺样坏死、高级别、肿瘤较大、年轻患者、ER 阴性或多基因预测系统提示高风险等，这些高风险导管原位癌患者是否需要更宽的保乳手术切缘仍有待进一步研究。

临床上，介于导管原位癌和浸润性癌之间有两类病变：导管原位癌伴微浸润和浸润性癌伴广泛性导管原位癌成分（extensive intraductal component，EIC）。部分研究显示，导管原位癌伴微浸润（尤其是单灶微浸润）患者的同侧乳腺肿瘤复发风险与单纯的导管原位癌相似，因此对于导管原位癌伴微浸润保乳标本的手术切缘评估更倾向于采用导管原位癌的标准。对浸润性癌伴 EIC 的保乳标本切缘评估标准目前尚有争议。EIC 的定义为原发灶浸润性癌及邻近乳腺组织中存在导管原位癌，且导管原位癌所占病灶的比例＞25%。有研究表明，EIC 是局部复发的高危因素。当发现或怀疑存在 EIC 时，提示可能乳腺中还会有较多导管原位癌残留。然而也有研究证据显示，浸润性癌伴 EIC 的生物学行为主要取决于浸润性癌成分，当保乳墨染切缘阴性时，具有广泛 EIC 的浸润性癌患者同侧乳腺癌复发风险并未显著增高。目前，浸润性癌伴 EIC 的患者其保乳切缘的评估标准更倾向参照浸润性癌，即阴性切缘定义为"墨染切缘处无肿瘤"，但如患者有其他预后不良因素（如多处切缘离肿瘤较近、年轻患者等），外科医生可考虑对部分此类患者行再次扩大切除手术。

经典型小叶原位癌目前被认为是一类癌前病变,保乳手术切缘上出现经典型小叶原位癌不会影响同侧乳腺肿瘤局部复发风险,因此手术切缘存在经典型小叶原位癌并非二次手术的指征。保乳手术切缘上出现多形性小叶原位癌的意义目前尚不明确,有研究显示多形性小叶原位癌的临床生物学行为更接近于高级别导管原位癌,手术切缘上存在多形性小叶原位癌可能导致局部复发风险的增加。但由于多形性小叶原位癌的发病率较低,对于此类少见病变的保乳切缘如何进行评估仍有待进一步研究。

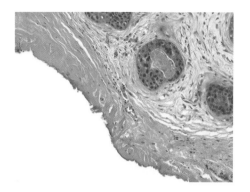

图 6 - 12　肿瘤距切缘较近时,以镜下墨染切缘距肿瘤的距离为准

本例导管原位癌距墨染切缘距离＜1 mm（20×10 倍）

如原位癌墨染切缘上未见肿瘤细胞累及,则需测量切缘与肿瘤的距离。由于肿瘤与切缘的距离会影响原位癌后续治疗方法的制订和预后评估,因此需采用客观的定量描述,而不建议用主观描述,如距切缘近(close margin)等。如肿瘤离切缘较远,镜下无法测量,则以大体检查时切缘距肿瘤的肉眼距离为准;如肿瘤距切缘较近,则以镜下切缘距肿瘤的距离为准(图 6-12)。

五、导管原位癌 ER、PR 和 Her - 2 的检测

所有浸润性癌都需行 ER、PR 和 Her - 2 等生物学标记的检测,以指导治疗方法的选择和预后评估。研究表明,导管原位癌中 ER、PR、Her - 2 的表达同样具有临床价值。低级别导管原位癌多为 ER 阳性、Her - 2 阴性,而高级别导管原位癌可过表达 Her - 2 蛋白或表现为三阴性表型。对于 ER 阳性的导管原位癌,内分泌治疗可以降低保乳切除后的同侧和对侧乳腺肿瘤复发风险。《2016 版 NCCN 乳腺癌临床实践指南》推荐对 ER 阳性的导管原位癌患者,保乳手术和放疗后采用内分泌治疗来降低复发风险。《中国乳腺癌 ER、PR 免疫组织化学检测指南》中建议对新诊断的原位癌病例进行 ER、PR 检测,并报告原位癌的 ER、PR 状态。Her - 2 阳性的导管原位癌目前尚无充足依据可以从抗 Her - 2 的靶向治疗中获益,但部分研究显示,在接受保乳手术的导管原位癌患者中,Her - 2 阳性的导管原位癌患者同侧乳腺肿瘤复发风险高于 Her - 2 阴性的导管原位癌患者。因此建议在日常工作中对导管原位癌进行常规 ER、PR 和 Her - 2 的检测,以利于导管原位癌患者后续治疗方法的选择和预后的评估。

（阮　淼　水若鸿）

主要参考文献 》

1. 《乳腺癌雌、孕激素受体检测指南》编写组. 乳腺癌雌、孕激素受体检测指南. 中华病理学杂志,2015,44 (4):237 - 240.
2. Allred DC, Anderson SJ, Paik S, et al. Adjuvant tamoxifen reduces subsequent breast cancer in women

with estrogen receptor-positive ductal carcinoma in situ: a study based on NSABP protocol B-24. J Clin Oncol, 2012,30(2):1268-1273.

3. Alrahbi S, Chan PM, Ho BC, et al. Extent of margin involvement, lymphovascular invasion, and extensive intraductal component predict for residual disease after wide local excision for breast cancer. Clin Breast Cancer, 2015,15(3):219-226.

4. Amin MB, Edge SB, Greene FL, et al. American Joint Committee on Cancer (AJCC) Cancer Staging Manual. 8th ed. New York: Springer, 2016.

5. Azu M, Abrahamse P, Katz SJ, et al. What is an adequate margin for breast-conserving surgery? Surgeon attitudes and correlates. Ann Surg Oncol, 2010,17(2):558-563.

6. Bakhshandeh M, Tutuncuoglu SO, Fischer G, et al. Use of imprint cytology for assessment of surgical margins in lumpectomy specimens of breast cancer patients. Diagn Cytopathol, 2007,35(10):656-659.

7. Bartelink H, Maingon P, Poortmans P, et al. Whole-breast irradiation with or without a boost for patients treated with breast-conserving surgery for early breast cancer: 20-year follow-up of a randomized phase 3 trial. Lancet Oncol, 2015,16(1):47-56.

8. Bijker N, Meijnen P, Peterse JL, et al. Breast conserving treatment with or without radiotherapy in ductal carcinoma-in-situ: Ten-year results of European Organisation for Research and Treatment of Cancer randomized phase Ⅲ trial 10853 - a study by the EORTC Breast Cancer Cooperative Group and EORTC Radiotherapy Group. J Clin Oncol, 2006,24(21):3381-3387.

9. Broekhuizen LN, Wijsman JH, Peterse JL, et al. The incidence and significance of micrometastases in lymph nodes of patients with ductal carcinoma in situ and T1a carcinoma of the breast. Eur J Surg Oncol, 2006,32(5):502-506.

10. Camp ER, McAuliffe PF, Gilroy JS, et al. Minimizing local recurrence after breast conserving therapy using intraoperative shaved margins to determine pathologic tumor clearance. J Am Coll Surg, 2005,201(6):855-861.

11. Ciocca RM, Li T, Freedman GM, et al. Presence of lobular carcinoma in situ does not increase local recurrence in patients treated with breast-conserving therapy. Ann Surg Oncol, 2008, 15 (8): 2263-2271.

12. Correa C, McGale P, Taylor C, et al. Overview of the randomized trials of radiotherapy in ductal carcinoma in situ of the breast. J Natl Cancer Inst Monogr, 2010,2010(41):162-177.

13. Cuzick J, Sestak I, Pinder SE, et al. Effect of tamoxifen and radiotherapy in women with locally excised ductal carcinoma in situ: Long-term results from the UK/ANZ DCIS trial. Lancet Oncol, 2011,12(1): 21-29.

14. Dillon MF, Hill ADK, Quinn CM, et al. A pathologic assessment of adequate margin status in breast-conserving therapy. Ann Surg Oncol, 2006,13(3):333-339.

15. Donker M, Litière S, Werutsky G, et al. Breast-conserving treatment with or without radiotherapy in ductal carcinoma in situ: 15-year recurrence rates and outcome after a recurrence, from the EORTC 10853 randomized phase Ⅲ trial. J Clin Oncol, 2013,31(32):4054-4059.

16. Downs-Kelly E, Bell D, Perkins GH, et al. Clinical implications of margin involvement by pleomorphic lobular carcinoma in situ. Arch Pathol Lab Med, 2011,135(6):737-743.

17. Edge SB, Byrd DR, Carducci MA, et al. AJCC Cancer Staging Manual. 7th ed. New York: Springer, 2009.

18. Emdin SO, Granstrand B, Ringberg A, et al. SweDCIS: Radiotherapy after sector resection for ductal carcinoma in situ of the breast. Results of a randomised trial in a population offered mammography screening. Acta Oncol, 2006,45(5):536-543.

19. Galimberti V, Maisonneuve P, Rotmensz N, et al. Influence of margin status on outcomes in lobular carcinoma: Experience of the European Institute of Oncology. Ann Surg, 2011,253(3):580-584.

20. Gradishar WJ, Anderson BO, Balassanian R, et al. Invasive Breast Cancer Version 1. 2016, NCCN Clinical Practice Guidelines in Oncology. J Natl Compr Canc Netw, 2016,14(3):324-354.

21. Grin A, Horne G, Ennis M, et al. Measuring extent of DCIS in breast excision specimens: a comparison of four methods. Arch Pathol Lab Med, 2009,133(1):31 - 37.

22. Han K, Nofech-Mozes S, Narod S, et al. Expression of Her - 2/neu in Ductal Carcinoma in situ is Associated with Local Recurrence. Clin Oncol, 2012,24(3):183 - 189.

23. Hodi Z, Ellis IO, Elston CW, et al. Comparison of margin assessment by radial and shave sections in wide local excision specimens for invasive carcinoma of the breast. Histopathology, 2010, 56(5): 573 - 580.

24. Holland R, Connolly JL, Gelman R, et al. The presence of an extensive intraductal component following a limited excision correlates with prominent residual disease in the remainder of the breast. J Clin Oncol, 1990,8(1):113 - 118.

25. Houghton J, George WD, Cuzick J, et al. Radiotherapy and tamoxifen in women with completely excised ductal carcinoma in situ of the breast in the UK, Australia, and New Zealand: Randomised controlled trial. Lancet, 2003,362(9378):95 - 102.

26. Julien JP, Bijker N, Fentiman IS, et al. Radiotherapy in breast-conserving treatment for ductal carcinoma in situ: First results of the EORTC randomized phase Ⅲ trial 10853. Lancet, 2000, 355 (9203):528 - 533.

27. King TA, Sakr R, Patil S, et al. Clinical management factors contribute to the decision for contralateral prophylactic mastectomy. J Clin Oncol, 2011,29(16):2158 - 2164.

28. Kreike B, Hart AAM, van de Velde T, et al. Continuing risk of ipsilateral breast relapse after breast-conserving therapy at long term follow-up. Int J Radiat Oncol Biol Phys, 2008,71(4):1014 - 1021.

29. Kunos C, Latson L, Overmoyer B, et al. Breast conservation surgery achieving ≥2 mm tumor-free margins results in decreased local-regional recurrence rates. Breast J, 2006,12(1):28 - 36.

30. Li Y, Zhang S, Wei X, et al. The clinical features and management of women with ductal carcinoma in situ with microinvasion: A retrospective cohort study. Int J Surg, 2015,19:91 - 94.

31. Marinovich ML, Azizi L, Macaskill P, et al. The association of surgical margins and local recurrence in women with ductal carcinoma in situ treated with breast-conserving therapy: A meta-analysis. Ann Surg Oncol, 2016,23(12):3811 - 3821.

32. McCormick B, Winter K, Hudis C, et al. RTOG 9804: A prospective randomized trial for good-risk ductal carcinoma in situ comparing radiotherapy with observation. J Clin Oncol, 2015,33(7):709 - 715.

33. Méndez JE, Lamorte WW, de Las Morenas A, et al. Influence of breast cancer margin assessment method on the rates of positive margins and residual carcinoma. Am J Surg, 2006,192(4):538 - 540.

34. Moran M, Haffty BG. Lobular carcinoma in situ as a component of breast cancer: The long-term outcome in patients treated with breast-conservation therapy. Int J Radiat Oncol Biol Phys, 1998,40 (2):353 - 358.

35. Moran MS, Schnitt SJ, Giuliano AE, et al. Society of Surgical Oncology-American Society for Radiation Oncology consensus guideline on margins for breast-conserving surgery with whole-breast irradiation in stages I and Ⅱ invasive breast cancer. J Clin Oncol, 2014,32(14):1507 - 1515.

36. Morrow M, Jagsi R, Alderman AK, et al. Surgeon recommendations and receipt of mastectomy for treatment of breast cancer. JAMA, 2009,302(14):1551 - 1556.

37. Morrow M, Van Zee KJ, Solin LJ, et al. Society of Surgical Oncology-American Society for Radiation Oncology-American Society of Clinical Oncology Consensus Guideline on margins for breast-conserving surgery with whole-breast irradiation in ductal carcinoma in situ. J Clin Oncol, 2016, 34(33): 4040 - 4046.

38. Narod SA, Iqbal J, Giannakeas V, et al. Breast cancer mortality after a diagnosis of ductal carcinoma in situ. JAMA Oncol, 2015,1(7):888 - 896.

39. Parikh RR, Haffty BG, Lannin D, et al. Ductal carcinoma in situ with microinvasion: prognostic implications, long-term outcomes, and role of axillary evaluation. Int J Radiat Oncol Biol Phys, 2012, 82(1):7 - 13.

40. Pinder SE, Duggan C, Ellis IO, et al. A new pathological system for grading DCIS with improved prediction of local recurrence: Results from the UKCCCR/ANZ DCIS trial. Br J Cancer, 2010,103(1): 94－100.

41. Rakovitch E, Nofech-Mozes S, Hanna W, et al. A population-based validation study of the DCIS Score predicting recurrence risk in individuals treated by breast-conserving surgery alone. Breast Cancer Res Treat, 2015,152(2):389－398.

42. Rakovitch E, Nofech-Mozes S, Hanna W, et al. Her－2/neu and Ki-67 expression predict non-invasive recurrence following breast-conserving therapy for ductal carcinoma in situ. Br J Cancer, 2012,106(6): 1160－1165.

43. Sasson AR, Fowble B, Hanlon AL, et al. Lobular carcinoma in situ increases the risk of local recurrence in selected patients with stages I and II breast carcinoma treated with conservative surgery and radiation. Cancer, 2001,91(10):1862－1869.

44. Schwartz GF, Lagios MD, Carter D, et al. Consensus conference on the classification of ductal carcinoma in situ. Cancer, 1997,80(9):1798－1802.

45. Silverstein MJ, Lagios MD, Groshen S, et al. The influence of margin width on local control of ductal carcinoma in situ of the breast. N Engl J Med, 1999,340(19):1455－1461.

46. Singletary SE. Surgical margins in patients with early-stage breast cancer treated with breast conservation therapy. Am J Surg, 2002,184(5):383－393.

47. Smith BD, Arthur DW, Buchholz TA, et al. Accelerated partial breast irradiation consensus statement from the American Society for Radiation Oncology (ASTRO). Int J Radiat Oncol Biol Phys, 2009,74 (4):987－1001.

48. Smith BD, Bentzen SM, Correa CR, et al. Fractionation for whole breast irradiation: an American Society for Radiation Oncology (ASTRO) evidence-based guideline. Int J Radiat Oncol Biol Phys, 2011, 81(1):59－68.

49. Solin LJ, Gray R, Baehner FL, et al. A multigene expression assay to predict local recurrence risk for ductal carcinoma in situ of the breast. J Natl Cancer Inst, 2013,105(10):701－710.

50. Solin LJ, Gray R, Hughes LL, et al. Surgical excision without radiation for ductal carcinoma in situ of the breast: 12-year results from the ECOG-ACRIN E5194 study. J Clin Oncol, 2015, 33 (33): 3938－3944.

51. Subhedar P, Olcese C, Patil S, et al. Decreasing recurrence rates for ductal carcinoma in situ: Analysis of 2996 women treated with breast-conserving surgery over 30 years. Ann Surg Oncol, 2015,222(10): 3273－3281.

52. Valdes EK, Boolbol SK, Ali I, et al. Intraoperative touch preparation cytology for margin assessment in breast-conservation surgery: does it work for lobular carcinoma? Ann Surg Oncol, 2007,14(10):2940－ 2945.

53. Van Zee KJ, Subhedar P, Olcese C, et al. Relationship between margin width and recurrence of ductal carcinoma in situ: Analysis of 2996 women treated with breast-conserving surgery for 30 years. Ann Surg, 2015,262(4):623－631.

54. Veronesi U, Cascinelli N, Mariani L, et al. Twenty-year follow-up of a randomized study comparing breast-conserving surgery with radical mastectomy for early breast cancer. N Engl J Med, 2002,347 (16):1227－1232.

55. Vicini FA, Kestin LL, Goldstein NS, et al. Relationship between excision volume, margin status, and tumor size with the development of local recurrence in patients with ductal carcinoma-in-situ treated with breast-conserving therapy. J Surg Oncol, 2001,76(4):245－254.

56. Wapnir IL, Dignam JJ, Fisher B, et al. Long-term outcomes of invasive ipsilateral breast tumor recurrences after lumpectomy in NSABP B-17 and B-24 randomized clinical trials for DCIS. J Natl Cancer Inst, 2011,103(6):478－488.

57. Wazer DE, Schmidt-Ullrich RK, Ruthazer R, et al. The influence of age and extensive intraductal

component histology upon breast lumpectomy margin assessment as a predictor of residual disease. Int J Radiat Oncol Biol Phys，1999,45(4):885-891.

58. Weinberg E，Cox C，Dupont E，et al. Local recurrence in lumpectomy patients after imprint cytology margin evaluation. Am J Surg，2004,188(4):349-354.

59. Wong JS，Chen YH，Gadd MA，et al. Eight-year update of a prospective study of wide excision alone for small low- or intermediate-grade ductal carcinoma in situ (DCIS). Breast Cancer Res Treat，2014,143(2):343-350.

60. Worni M，Akushevich I，Greenup R，et al. Trends in treatment patterns and outcomes for ductal carcinoma in situ. J Natl Cancer Inst，2015,107(12): jdv263.

61. Wright MJ，Park J，Fey JV et al. Perpendicular inked versus tangential shaved margins in breast-conserving surgery：Does the method matter? J Am Coll Surg，2007,204(4):541-549.

第七章 导管原位癌的影像学表现

大多数导管原位癌（ductal carcinoma *in situ*，DCIS）的患者临床无症状，依赖乳腺 X 线摄片筛查而得以检出。由于乳腺癌筛查的广泛开展，检出率逐步提高。

DCIS 最特征性的 X 线征象为单纯钙化，而最具特征性的 MRI 征象则是非肿块强化。下面逐一进行阐述。

一、X 线征象

1. **钙化** 单纯钙化是 DCIS 特征性的 X 线表现，是由于 DCIS 中央发生不规则坏死引起钙盐在导管内沉积，或者由肿瘤细胞分泌而形成。由于病变可位于近乳头的大导管或远离乳头的小导管，因此在 X 线影像上钙化分布范围可以相差较大。尽管各种钙化形态都可以出现，但以多形性钙化最为常见且典型，所谓多形性钙化就是聚拢在一起的钙化，每个钙化颗粒间的形态、大小和密度都是不一致的，此时的钙化分布不管呈现任何形态，都足以高度怀疑其是恶性的。钙化形态也可以呈非最典型的不定形改变，就是既不是诊断明确的典型多形性恶性钙化也不是较粗大的良性钙化，此时钙化的分布形态对做出判断就非常重要了。典型的 DCIS 钙化分布形态为段样分布，在一张头足位（CC 位）或内外斜位（MLO 位）上表现为从乳头向深部伸展的 V 形（图 7-1），此种表现提示肿瘤是沿着一个导管束蔓延的。如果肿瘤位于远离乳头的小导管，因导管分布如同分叉的树枝，因此钙化分布范围可以呈现不同的改变，呈圆形或不规则形，甚至分散分布呈多个小簇状，但不管其成何形状，大部分钙化总分布在一个象限范围内。因此如果钙化灶分布呈 V 形，对 DCIS 的诊断是很具特征性的；对位于某一象限内的无肿块的圆形、不规则形、甚至分散分布呈多个小簇状的钙化也提示为 DCIS。通过标本及标本切片摄片与病理对照显示：就 DCIS 而言，有钙化聚集分布处就有肿瘤，周围无钙化处未见肿瘤，而逐步由乳腺病过渡到正常乳腺组织。而且 DCIS 在组织学切片上的钙化多位于病变的导管内，很少出现常显示在良性病变中的间质钙化。这些对照研究提示对呈钙化改变的 DCIS 行保乳手术时须仔细核对切下的标本与原 X 线片上的钙化范围，力求切除全

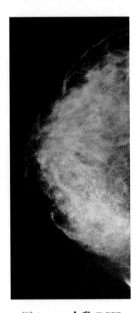

图 7-1 **右乳 DCIS**

右乳内侧段样走形的多形性颗粒点状钙化从乳头向深部呈 V 形分布

部钙化是保证切缘阴性的最低要求。

多形性钙化中根据钙化的形态又可以分成颗粒点状钙化和线样分支状钙化(图 7-2、图 7-3),研究发现线样分支状钙化较易出现在高核级粉刺型的 DCIS 中,而颗粒点状钙化更容易出现在非粉刺型、低核级的 DCIS 中,两者有非常显著性的差异。由于粉刺型或高核级 DCIS 的预后较差已有定论,因此可以提示:线样分支状钙化表现的 DCIS,预后相对较差;颗粒点状钙化者则预后较好;而同时包含有 2 种钙化表现的,其预后则介于两者之间。

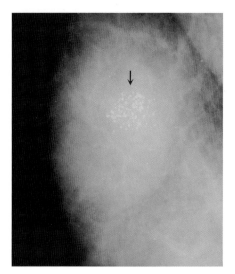

图 7-2　**右乳 DCIS**

右乳多形性颗粒点状钙化成群分布

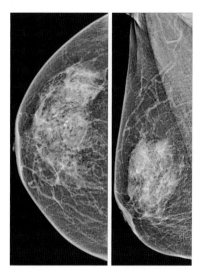

图 7-3　**右乳 DCIS**

右乳上方区域状较大范围分布的线样
分支状钙化。A 为 CC 位,B 为 MLO 位

2. **非钙化改变**　非钙化表现不是 DCIS 的典型征象,仅是 DCIS 也可以有的表现。非钙化改变中,以肿块最为常见,肿块可以表现为圆形和不规则形,边缘较多表现为浸润、小分叶,甚至呈现出如良性改变的边缘光整。肿块的密度改变不具有特征,常常表现与其他恶性肿瘤类似的高密度或等密度。

结构扭曲、局灶性不对称、大团状不对称均可出现在 DCIS 中(图 7-4),但大多数情况下与其他征象伴发,更多的是与钙化伴发。

不对称的乳晕后大导管增粗是一个比较不太容易发现的征象(图 7-5),此时患者常伴有该侧的乳头溢血症状,这个征象必须引起影像医生的足够重视。偶尔有些 DCIS 病例临床可以扪及肿块但 X 线片却为阴性,对扪及的肿块行穿刺活检是非常必要的。

这些非钙化的 DCIS 在病理上以非粉刺型低核级为多见,预后往往较好。

3. **乳腺断层融合成像和能谱对比增强成像**　这 2 项是近几年推出来的数字乳腺摄影新技术,前者可以在每个投照体位上产生层厚为 1 mm 的断层图像,后者则是在注入碘造影剂后通过高低能量的连续 2 次曝光,在每个投照体位上产生如常规 X 线摄影的低能图和高低能曝光后的减影图。

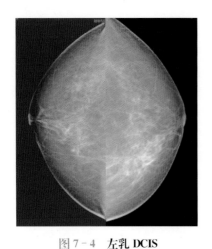

图 7-4　左乳 DCIS

左乳内侧段样走行的不对称从乳头向深部呈 V 形分布

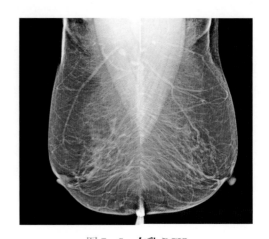

图 7-5　右乳 DCIS

右乳头后方大导管增粗,该患者右乳头溢血性液体

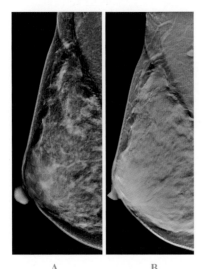

A　　　　**B**

图7-6　右乳上方深部高级别 DCIS 伴微浸润

在 2D 图像(A)上仅显示多形性钙化,在断层图像上(B)清晰显示钙化后方的肿块影,边缘呈小分叶和毛刺样改变

目前,关于这 2 种新技术在 DCIS 影像表现上的相关报道并不多,就本院为数不多的病例中并未显示出特征性征象。断层融合成像对以纯钙化改变为主的 DCIS 检出并无特别大的优势,但是对以非钙化改变为主的 DCIS 则检出率会增加,在断层图像上的影像表现与常规图像上的表现一致,如肿块、结构扭曲、导管增粗等,但是由于去除了病灶周围叠加纤维腺体的干扰,断层图像对判断性质为主要依据的边界显示会清晰很多,这在一定程度上提高了病灶性质判断的特异性(图 7-6)。

DCIS 在能谱对比增强的减影图像上多表现为非肿块强化,与 DCIS 在 MRI 上的表现类似。典型恶性钙化表现的 DCIS 单纯依据低能图像就能明确诊断,但由于某些 DCIS 的钙化与乳腺病的钙化表现有一定的重叠,或者一些非钙化的 DCIS 往往在乳腺 X 线表现上不是特别明显,而综合低能图和减影图的强化则可以在一定程度上弥补常规乳腺 X 线摄影存在加阴性的不足(图 7-7)。

二、MRI 征象

DCIS 在不增强的 MRI 上不一定有表现。增强后肿块和非肿块强化各占一半,但某些低级别 DCIS 可以不强化。非肿块强化中以非对称性的段样强化(图 7-8)和伴有分支的导管样强化(图 7-9)多见,内部信号往往不均匀,呈现出大小不一的卵石样小结节状改变。段样强化和分支导管样强化提示病变源于某一导管束,是 DCIS 较典型的 MRI 征象。范围较小的局灶性强化

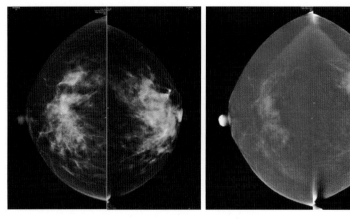

图 7-7 双乳 DCIS

左乳病灶仅在能谱减影图上发现。能谱减影低能图(A)显示右乳中央区略偏外侧局部结构扭曲,而左乳未显示有异常;减影图(B)右乳相应中央区出现非肿块强化,而左乳乳头后方较大范围出现非肿块强化,也提示局部为病变可能。

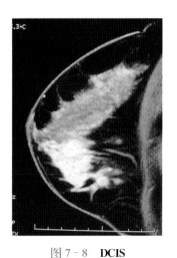

图 7-8 DCIS

乳腺下方段样走形非肿块均匀强化

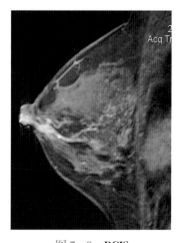

图 7-9 DCIS

左乳头后方大导管扩张强化,并呈分支样改变,是 DCIS 典型的 MRI 表现

作为非肿块强化的一种,也可出现在 DCIS 中,内部信号强度不均匀,以簇状小环样改变(图7-10)和不均匀的卵石样改变为典型。相比较肿块样的强化,这些非肿块强化征象常常不明显,因此在高信噪比的图像上观察,在增强的各期观察,并注意比较两侧乳房内分布对称与否对确定是否有病变至关重要。当然当 DCIS 在 MRI 上显示为肿块时,由于表现明显而典型,常不至于漏诊,这些肿块可表现为信号均匀或不均匀、形态不规则、边缘或光整或呈星芒状。高级别 DCIS 多为肿块表现,中级别或低级别 DCIS 多为非肿块强化;而不强化病灶可出现在任何级别 DCIS 中,但以低级别更为多见。所幸这些因为不强化而在 MRI 上漏诊的病例往往在常规影像乳腺 X 线和超声上会有异常发现。另外,对混合有肿块和非肿块强化的病灶更要引起重视(图 7-11),

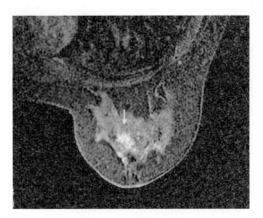

图 7-10　右乳 DCIS
表现为局灶性非肿块强化成簇状小环样改变

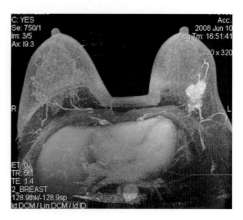

图 7-11　DCIS
增强 MRI 的 MIP 图像显示左乳外侧后带肿块(浸润性癌成分),以及肿块后方的非肿块改变(非浸润癌多见),使得病灶的范围要较肿块本身大很多,明确写明肿块与非肿块的范围和关系是确定手术切缘阴性的保证

因为常会局限在对肿块的检出和判断,而忽视了对肿块周围非肿块强化范围的认识,造成对病灶范围的低估。这些肿块周围的非肿块强化往往是伴发的 DCIS 成分,做保乳手术时将周围的非肿块强化区域一并切除才能真正做到切缘阴性,从而避免因为切缘不够而造成的再切手术。

MRI 对 DCIS 的检出、定性、判断病灶范围都较常规乳腺 X 线摄影要清晰和精准,目前已经有学者提出用快速 MRI 检查来进行乳腺癌筛查,即基于 MRI 具有以上优势。

三、鉴别诊断

首先要与 DCIS 鉴别的是乳腺病,无论是 X 线上的钙化还是增强 MRI 上的非肿块强化方式,两者表现都有部分重叠。一般而言,乳腺病的钙化相对均质,在 MRI 上也可表现为非肿块强化,但是段样强化在乳腺病中并不常见,如果表现为导管样强化,则多表现为无分支的导管样强化。

一旦 DCIS 表现不典型,如在 X 线影像上表现为肿块、结构扭曲、不对称,MRI 上表现为肿块,则与其他良、恶性乳腺病变较难鉴别。恶性病变,包括常见的浸润性导管癌和浸润性小叶癌,都可以在 X 线片上显示为不规则边缘的肿块;良性的硬化性腺病、放射状瘢痕则可以在 X 线片上表现为结构扭曲和不对称,在 MRI 上则多呈非肿块强化,但多为信号均匀,或者大小相对一致的点簇状强化,较少表现如 DCIS 典型表现的卵石样和分支导管状非肿块强化。当然对可疑表现的病灶还是需要活检予以鉴别证实。

(顾雅佳)

主要参考文献 》

1. 顾雅佳,李瑞敏,谭红娜,等.肿块样乳腺病变的 MRI 诊断步骤分析.中国肿瘤影像学,2008,1(1):35-38.
2. 顾雅佳,汪晓红,肖勤,等.乳腺导管原位癌及其微浸润的磁共振成像评价.中华放射学杂志,2007,41(3):248-253.
3. 顾雅佳,肖勤,邱龙华,等.非肿块样乳腺病变的 MRI 诊断步骤分析.中国肿瘤影像学,2008,1(1):39-42.
4. 顾雅佳,肖勤,杨文涛,等.早期乳腺导管原位癌 X 线表现与预后生物学标记关系的研究.中华放射学杂志,2007,41(6):623-628.
5. 顾雅佳,周康荣,陈彤箴,等.乳腺癌的 X 线表现及病理基础.中华放射学杂志,2003,37(5):439-444.
6. 许玲辉,彭卫军,顾雅佳,等.乳腺导管原位癌的 MRI 表现.中华放射杂志,2011,45(2):159-163.
7. 尤超,顾雅佳,彭卫军,等.乳腺断层合成结合全屏数字化乳腺摄影对乳腺疾病的诊断价值.中华放射学杂志,2015,49:94-98.

第八章　乳腺原位癌的超声诊断

第一节　超声对乳腺原位癌的诊断价值

超声检查广泛应用于乳腺疾病的早期诊断及对乳腺肿块的良恶性鉴别诊断。它无放射性损害，可以反复进行，适用于任何年龄和女性任何生理期，尤其是对不宜进行钼靶检查的孕期或哺乳期妇女具有特殊的价值。超声操作较为简便，不存在检查盲区，对于 X 线摄影的盲区如乳房边缘、小乳房或胸壁肿块，超声都可以显示。超声对软组织具有良好的分辨力，能够显示乳房及胸壁的各层结构，可以确定病变的解剖部位和层次，鉴别乳腺肿块和胸壁肿块等。对于 X 线显影困难的致密型乳腺，超声有助于发现肿块；另外，对乳腺肿块的良恶性鉴别可以进行初步筛选，为乳腺癌的普查提供了一种简便、安全、有效的检查方法。超声与 X 线摄影检查互补，为乳腺癌筛查和早期诊断的"黄金组合检查方法"，可以降低假阳性率和假阴性率，提高对乳腺癌的早期诊断水平。

乳腺原位癌是指发生于乳腺的导管或小叶的早期癌，分别称为导管原位癌（DCIS）与小叶原位癌（LCIS）。DCIS组织学特征为导管上皮的恶性增生，多数发生于终末小叶单位，也可发生于大导管，但未浸及周围的正常基质，是局限于乳腺导管内的原位癌。DCIS常单发，个别也可有多中心的发生。LCIS的病理学特征为正常的腺泡被增生的细胞填满，增生的细胞界限不清，增生的细胞局限于腺泡内不超过基底膜。LCIS发展为浸润性癌的风险相对较小，具有癌变间期长、双侧乳房和多个象限发病的特点。DCIS 和 LCIS 的主要区别在于前者为浸润性乳腺癌的癌前病变，而后者一般认为是乳腺癌的危险因素。乳腺原位癌在临床上常无明显的阳性体征，多无明显的乳房肿块。但临床上往往出现某些与原位癌相关的征象：①乳腺局部腺体增厚，且发展较快；②乳头溢液，常为持续地固定于单一乳管的新鲜或陈旧血性溢液；③乳头湿疹样改变，常反复发作，病史较长；④乳腺腺体局限性、结节性增生，且有团块形成的趋势等。

据文献报道，62%~98%DCIS 检查依赖于钼靶对钙化灶的显示，钼靶检查被公认为乳腺原位癌的主要诊断方法。而超声检查对微小钙化不敏感，这是因为超声对钙化的分辨率为 200~500 μm，低于钼靶对钙化的分辨率 50~100 μm。另外，目前超声对乳腺钙化灶的显示通常利用的是容积均值技术，钙化灶在乳腺组织不均质的背景上很难显示，因此超声对乳腺原位癌的诊断颇有争议。但是近年来超声成像技术的发展包括空间分辨率及对比度等提高了对乳腺中钙化灶的检出。另外，空间复合成像、斑点抑制算法及声速校正算法可以加强超声对钙化的显示。冠状位重建可以用来显示钙化沿导管呈树枝状分布。超声检查可辅助检出 23%~45% 的钼靶中发现的钙化。超声检出钙化灶可用于引导穿刺，避免钼靶的放射性损害，对于小乳房及靠近胸壁的钙化等不适合钼靶引导穿刺的病例，超声具有较大的优势。实时超声引导穿刺可以避开周围的血管，以减少血肿的发生率。

　　超声检查对乳腺原位癌的优势在于对肿块或结节及导管扩张具有很高的敏感性，尤其对乳腺腺体较致密的病例具有较大价值，弥补了钼靶的不足。谐波成像可以通过降低肿块的回声来检出与脂肪组织类似的等回声肿块。彩色与能量多普勒可以检测肿块中的血流信号以辅助诊断。某些高级别的 DCIS 可能会侵犯淋巴结，超声检查对腋窝淋巴结的检出具有较高的敏感性。近年来造影增强检查、弹性成像及三维成像等超声新技术越来越广泛地被应用于对乳腺疾病的鉴别诊断及早期诊断。

第二节　乳腺超声检查概述

　　乳腺超声检查过程中，合理的体位、正确的扫查方法及选择合适的仪器设备等对发现及诊断乳腺疾病至关重要，需要注意以下几方面。

一、患者体位及扫查方法

　　检查时一般采取仰卧位，双臂上举外展，充分暴露乳房及腋窝。乳房松弛、乳房较大或者病变位于外侧者可取左/右前斜位或侧卧位进行检查。

　　检查者持探头对两侧乳房依次进行检查，检查者以探头做扇面（以乳头为中心，进行 360°角钟表指针样旋转）或者矩形（探头自上而下，自左而右在乳腺表面的矩形范围内移动）扫查全部乳腺。对可疑病变需要观察其灰阶超声改变，如位置、大小、方位、形态、边缘、内部回声、后方回声改变等。明确病灶后，探头轻置于其表面，使用彩色多普勒及频谱多普勒观察病变部位的彩色血流信号并测定其血流参数。

　　乳头乳晕处为导管内病变好发部位，由于此处组织较致密，扫查时需采用多方位斜切扫查，对乳头溢液特别是溢血的患者，应特别注意乳头回声是否均匀、乳头内和乳晕深面导管有无扩张、管壁是否光滑、管腔内有无异常回声、导管内及周围有无肿块等。

二、仪器设备

　　获取一幅理想分辨率的乳腺超声图像是进行超声诊断的最根本条件。需要从以下几个方面来调节超声仪器以获得最佳成像条件。

　　1. 预设参数　推荐使用超声仪器中针对乳腺检查的预设参数，在此基础上针对不同患者的实际情况调节仪器参数。

　　2. 频率选择　推荐使用中心频率 10 MHz 或以上的线阵探头，同时穿透深度达到 5 cm；在穿透力能满足的情况下,应尽量选择较高的成像频率,这有利于观察细节结构。

3. **焦点设置** 焦点置于病灶中部或后界水平均可取得良好成像效果;焦点数目的选择需均衡空间分辨率和时间分辨率的关系,在寻找病灶时可减少焦点数目以保证实时性,而在探及病灶后需观察细节时,可适当增加焦点数目以提高空间分辨力。

4. **图像增益** 灰阶增益调节是超声检查中非常重要的步骤,分为总增益调节和时间增益补偿调节,需根据实际情况灵活调节图像的增益。

5. **空间复合成像** 利用电子声束偏转技术,快速获取不同角度针对目标的多个相互重叠的扫描信息,将多个单角度扫描获得的信息进行平均,形成一幅多角度复合的图像,且这些图像可以实时更新。应用于乳腺时,乳腺空间复合成像可改善组织对比,显著提高病灶的对比度,改善病变包膜、边缘和导管的显示,改善实质病灶内部结构的显示,较清晰地显示囊肿内容物。

6. **组织谐波成像** 利用声波在组织传播时的非线性效应,产生更高频率超声信号的原理进行成像,可以改善边缘识别,提升囊性和实质性的显示。

7. **成像视野** 对于小病灶视野不能设置太深;对于大病灶可以使用梯形成像、图像拼接、宽景成像、大接触面探头以较好地显示肿块。

三、乳腺超声检查的观察内容

操作者在进行乳腺扫查时应观察以下内容:①乳腺腺体分布是否均匀,Cooper 韧带走行及结构是否有改变,是否有局限性病变,单发还是多发,尤其是临床触诊或者乳腺钼靶检查发现有肿块及钙化时;②检出肿块的位置、大小、方位、形态、边缘、内部回声、后方回声改变、是否有钙化等;③肿块内部及周边是否有血流信号,血流的分布情况及血流的阻力指数;④乳腺导管系统的形态结构,是否有导管扩张,导管内是否有异常回声等;⑤乳腺淋巴引流区是否有肿大淋巴结及淋巴结的形态特征。

第三节 正常乳腺超声声像图

在超声声像图上,正常乳腺结构分为 5 层,分别为皮肤、皮下组织、腺体层、乳房后间隙及胸壁(图 8-1)。生理期乳腺声像图有所不同,主要表现为皮下脂肪组织厚度及腺体层回声的差异。另外由于乳腺肿瘤可能浸润胸壁,或者胸壁肿瘤可能误诊为乳腺肿瘤,扫描过程中应注意观察胸壁结构。

1. **皮肤层** 声像图上表现为一条平直的高回声,厚度约 2 mm,边缘光滑整齐。乳头大小受年龄、发育及生育情况影响。

2. **皮下脂肪层** 声像图上表现为低回声,厚度因年龄、发育、肥胖程度差异较大,介于皮肤层与腺体层之间。Cooper 韧带走行于皮下脂肪层,为连接皮肤及腺体层的条状高回声,可伴有后方声影,将皮下脂肪层分隔为团状等回声,容易误诊为肿瘤;另外,皮下脂肪层深入腺体内容易误诊为肿瘤,检查时需注意鉴别(图 8-2)。

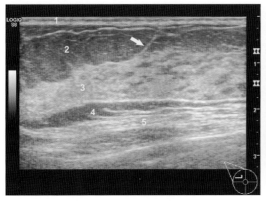

图 8-1　正常乳腺声像

由浅入深,由皮肤(1)、皮下脂肪层(2)、腺体层(3)乳房后间隙(4)及胸壁(5)组成。皮下脂肪层内线状稍强回声为 Cooper 韧带(▲)

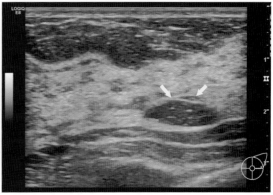

图 8-2　局限性脂肪团块

腺体内局限性脂肪团块(▲),表现为边界清楚,形态规则的低回声团,与皮下脂肪回声一致

3. 腺体层　与脂肪层相比,腺体层在声像图上表现为高、低回声交织,强弱相间,为腺体小叶、导管及小叶间质回声。腺体层回声随着年龄及生育情况不断发生变化。年轻未生育女性腺体表现为均匀高回声,中央区回声比外带腺体回声相对较低,导管通常不显示;已生育妇女大部分表现为腺体回声逐渐增强,回声不均匀;绝经后腺体组织高回声变薄,被脂肪组织的低回声所取代。妊娠期及哺乳期的乳腺表为腺泡及导管的显著增生,腺体层明显增厚,回声增强。

乳腺导管在乳头周围呈辐射状排列,正常导管在非哺乳期处于闭合状态,声像图上偶可见导管呈现线状高回声(图 8-3)。妊娠晚期和哺乳期可见扩张的乳腺导管呈管状无回声,管壁呈细的双线状高回声。乳腺导管扩张程度随着年龄的增长变得越来越明显,特别是在乳晕区输乳窦部(图 8-4,图 8-5)。但目前对导管内径的正常测值尚无公认标准。导管扩张症在 50 岁以上的女性中发生率高达 50%以上,通常是无症状的。然而,在某些患者,导管扩张可同时伴有乳头

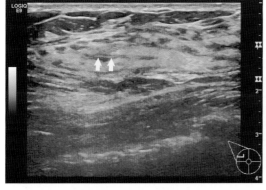

图 8-3　乳腺导管

女性,29 岁,乳腺内正常导管,呈线状高回声(▲),代表闭合的导管壁,其周边的低回声区代表导管周围的基质

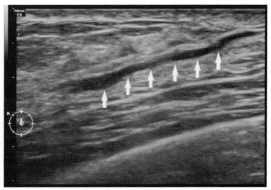

图 8-4　乳腺导管扩张

女性,50 岁,无临床症状,乳腺腺体内扩张的导管,内部呈弱回声(▲)

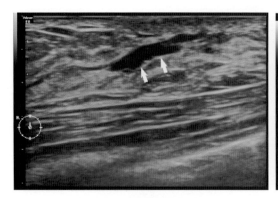

图 8－5　乳腺导管扩张

女性，50 岁，乳腺乳晕旁导管扩张（▲），无明显症状

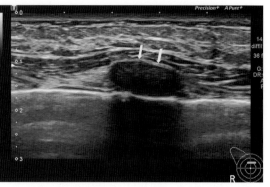

图 8－6　肋软骨

肋软骨（▲），短轴断面为椭圆形弱回声，边界清楚，形态规则，边缘光整

溢液或可能导致导管周围乳腺炎症。

4. **乳房后间隙**　为腺体层与胸肌间的带状低回声，大部分年轻女性乳房后间隙较薄，两层筋膜相距较近，老年女性尤其是脂肪较厚时乳房后间隙显示清楚，为薄层低回声。

5. **胸壁**　胸壁肌层呈低回声，肌纤维纹理排列整齐，肌筋膜为线状高回声，连续光滑。肋软骨为弱回声，短轴呈椭圆形，边界清楚，形态规则，与纤维腺瘤声像图相似，扫查时应注意观察和认清解剖层次，是鉴别肋软骨和纤维腺瘤的关键（图 8－6）。

6. **区域淋巴结**　正常腋窝淋巴结多数不显示，高频超声探头通常可发现直径 5 mm 以上的淋巴结。正常腋窝淋巴结形态类似椭圆形，纵横比＜ 1∶2；淋巴结皮质表现为位于包膜下的低回声，髓质表现为中央高回声，两者分界清楚；正常淋巴结血流信号稀少。胸骨旁及胸肌间淋巴结通常不显示。

第四节　乳腺病变超声描述术语及 BI－RADS 分类

一、乳腺病变超声描述术语

（一）乳腺组织构成

1. **均匀背景回声—脂肪**　脂肪小叶和支持结构的较均匀高回声组成腺体层的大部分。

2. **均匀背景回声—纤维腺体**　腺体实质部分较厚，分布较均匀，脂肪组织薄。

3. **不均匀背景回声**　局部或者弥漫性高低回声交错。

在不均匀背景回声时，探测小病灶和难以发现的病灶比较困难，因而这种影像是否及如何影响乳腺超声的灵敏度值得研究。

（二）肿块

1. 形态

（1）椭圆形：病灶呈椭圆形或卵形（可能包括 2 个或 3 个波状起伏，即平缓分叶或者大分叶）需特别注意。大分叶肿块也属于椭圆形的范畴，临床上容易将大分叶肿块判定为不规则形肿块。

（2）圆形：肿块呈球形、球状或环形，其前后径及横径相同。实际工作中，圆形的肿块非常罕见，如果为圆形说明肿块不是平行位生长的。

（3）不规则形：肿块既非圆形，也非椭圆形。

2. 方位　根据病灶长轴与皮肤线的关系，分为平行和不平行。

（1）平行：病灶长轴与皮肤线平行（纵横比＜1）。

（2）不平行：病灶长轴与皮肤线不平行，甚至垂直（纵横比＞1）。

3. 边缘　指病灶的边界。

（1）光整（circumscribed）：全部的边缘均界限清晰。

（2）不光整（not circumscribed）：边缘任意部分不光整。可进一步分为模糊（indistinct）、成角（angular）、微小分叶（microlobular）、毛刺（spiculated）或是这些特征的组合。

4. 回声模式　通过与乳腺脂肪组织相比较来确定乳腺肿块的回声水平，包括高回声、等回声、低回声、无回声和囊实性混合回声。

5. 后方回声　反映了肿块相对于声传播的声衰减特性，可表现为后方回声增强、无改变、衰减及混合性改变。

（三）钙化

《2013 版超声 BI-RADS》对钙化的定义发生了重大变化，取消了粗钙化和微钙化的划分，仅仅根据位置将钙化分为肿块内钙化、肿块外钙化和导管内钙化。

1. 肿块内钙化　由于乳腺肿块多呈低回声，因而肿块内发生钙化灶超声容易识别（图 8-7）。

2. 肿块外钙化　肿块外的粗大钙化超声可以识别，但对于位于腺体层的微钙化，超声显示的难度高，往往不能显示或不容易发现（图 8-8，图 8-9）。

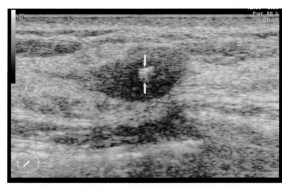

图 8-7　肿块内钙化灶

女性，59 岁，左乳内下肿块内钙化灶（▲），为颗粒样强回声

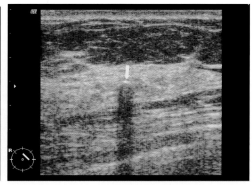

图 8-8　腺体层内微钙化

女性，55 岁，右乳内未见明显肿声回声，于腺体层内见一粗大弧形强回声伴后方声影（▲）

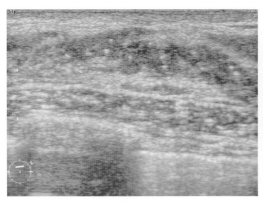
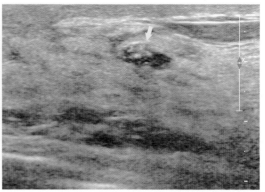

图 8-9　弥漫分布的微钙化

女性,32 岁,哺乳后 2 年,无临床症状,双乳上方及外侧见弥漫分布的颗粒样微钙化

图 8-10　散在分布的钙化灶

女性,40 岁,无明显症状,左乳头外侧局部扩张导管内见散在分布的颗粒样高回声

3. **导管内钙化**　分布于扩张导管内的钙化,为可疑恶性征象(图 8-10)。

与 X 线相比,超声对钙化的检出效果稍差,特别是当微钙化位于肿块外时。但研究发现超声对于肿块内的微钙化具有良好的灵敏度,是诊断乳腺癌的可靠征象。另外随着超声技术的发展,超声对钙化的检测灵敏度正在逐步提高。

(四) 相关特征

肿块对周围组织的效应包括以下几种。

1. **结构扭曲**　肿块周围正常组织层次消失,周围组织受压,Cooper 韧带增厚、僵硬、变直等。

2. **导管改变**　导管扭曲或扩张,包括管径不规则或呈树枝状,导管与肿块相连或导管内出现肿块等。

3. **皮肤改变**　皮肤增厚(> 2 mm)、皮肤回缩。

4. **水肿**　周围组织回声增强和呈网格状。

5. **血管供应**　根据其血管分布模式,分为无血供、内部血供、边缘血供。

6. **弹性评估**　将肿块的硬度分为质软、质中、质硬。

(五) 特殊征象

特殊征象是指具有特别诊断意义或特别表现的超声征象,包括单纯囊肿、簇状小囊肿、复杂囊肿、皮肤内部或表面肿块、异物(包括植入物、淋巴结、血管异常、术后积液、脂肪坏死)等。

二、BI-RADS 分类

乳腺影像报告和数据系统(breast imaging and data system,BI-RADS)分类为美国放射学会制订并推荐的报告乳腺病变的标准。具体的报告标准如下及表 8-1。

表 8 - 1　超声 BI‐RADS 分类及处理建议

评估	处理方法	恶性可能
0 类:评估未完成,需要进一步影像学检查	进一步影像学检查	N/A
1 类:阴性	常规筛查	基本上为 0%
2 类:良性	常规筛查	基本上为 0%
3 类:可能良性	短期随访(6 个月)或继续监控	0%~2%
4 类:可疑恶性		2%~95%
4A:低度可疑恶性	组织病理学诊断	2%~10%
4B:中度可疑恶性		11%~50%
4C:高度可疑恶性		51%~95%
5 类:高度提示恶性	组织病理学诊断	>95%
6 类:活检证实的恶性	当临床上合适时,手术切除	N/A

0 级:评估未完成

怀疑一个区域可能恶性,又无法获得足够的超声证据支持时,归为 0 级,需要进一步的影像学评估。在多数情况下,超声检查可对乳腺进行全面评估。当超声作为初次检查时,有下列情况则需要进一步做其他检查:①超声检查乳腺内有明显的病灶而其超声特征又不足以做出评价,此时必须借助乳腺 X 线或 MRI 检查;②临床有阳性体征,如触及肿块、浆液性溢液或乳头溢血、乳腺癌术后及放疗后瘢痕需要明确是否复发等,超声检查无异常发现,也必须凭借乳腺 X 线或 MRI 检查对乳腺进行评估。

1 级:阴性

超声检查无任何异常归为 1 级,无须任何处理,只需要进行常规筛查。

2 级:良性病变,建议长期间隔随访

基本上可以排除恶性病变,无须任何处理,根据年龄及临床表现可行 6~12 个月随诊。例如,单纯囊肿、乳腺内淋巴结、乳腺假体、术后积液、稳定的复杂囊肿及长期随访记录的纤维腺瘤等,该级别完全否定恶性病变。

3 级:可能良性病变,恶性率可能为 0%～2%

建议短期(3~6 个月)复查及其他进一步检查。有以下 6 种超声改变可以评估为 3 类:①边缘光整的椭圆形平行位生长肿块;②单发的复杂囊肿;③簇状小囊肿;④脂肪坏死;⑤脂肪小叶边缘产生的折射声影;⑥术后瘢痕所致的结构扭曲。

4 级:可疑的异常,考虑恶性可能,建议活检

证明一个良性评估结果的描述词是"边缘光整""椭圆形"(包括"大分叶")及"平行位生长",如果出现相反的特征,例如"边缘模糊""不光整""形态不规则"或"非平行位",则肿块至少应被评估为 4 类。但是由于缺乏循证医学的证据,超声 BI‐RADS 分类未提出亚分类的划分原则。

(1) 4A 为恶性符合率 2%~10%,一般倾向于良性可能。

(2) 4B 为恶性合率 11%~50%,一般提示恶性可能。

（3）4C 为恶性符合率 51%~95%，一般提示恶性可能性极高。

5 级：高度提示恶性可能

高度提示恶性（几乎确定为恶性），需采取适当的措施，包括化疗、手术治疗等，该级别病灶恶性符合率＞95%。

6 级：活检证实的恶性

主要用于活检已证实为恶性但还未进行治疗的影像评价上。经过新辅助化疗，或者已经有活检报告确认为恶性的病灶归入该级。化疗后肿块消失，不建议归入此类。

第五节　乳腺原位癌的超声特征

一、导管原位癌的超声特征

乳腺导管原位癌（DCIS）最常见的超声特征为微钙化、导管扩张或分支状改变及肿块边缘出现微小分叶。

虽然超声检查对乳腺中钙化的敏感性明显低于钼靶，但是超声可以提高钼靶对钙化检测的特异性。钙化为乳腺腺体或病灶内显示的强回声。BI－RADS 词典中认为直径＞0.5 mm 的钙化属于粗大钙化，大钙化可能会伴有声影；直径＜0.5 mm 的钙化属于微小钙化。钙化可出现在肿块内、肿块外、导管内或者散布于乳腺组织中。钙化的形态可呈泥沙状、颗粒状、短段状或弧形等，钙化的分布可为单一、成堆、成簇、散在或弥漫等。大部分良性钙化分布于乳腺组织背景中，有时难以鉴别；恶性钙化分布于肿块中或者成堆分布于腺体中，较容易识别。因此，超声检查对乳腺中恶性钙化的检出率更高，超声检出钙化提高了对 DCIS 诊断的特异性。乳腺 DCIS 中的钙化与其细胞增殖程度密切相关。微钙化在高级别 DCIS 中的发生率比非高级别 DCIS 高。

导管扩张为乳腺 DCIS 的常见特征之一，扫描切面与乳腺导管长轴平行时显示最清楚。正常导管呈树枝状，光滑、规则、分段。从近端乳头至远端实质，其内径逐渐缩小。DCIS 的异常导管表现为 1 支或多支导管囊状扩张，包括管径不规则或树枝状，导管从恶性肿块向外延伸或者导管延伸至恶性肿块，或出现导管内肿块、血栓或坏死物、分泌物等。虽然超声检查中导管改变对 DCIS 诊断意义较大，但是特异性不高。据报道，当超声只发现导管改变时，87% 病例为良性病变，6% 为 DCIS，7% 为局限于导管上皮的非典型乳头状瘤。导管扩张及树枝状改变通常意味着 DCIS 有较广泛的导管内累及，此类 DCIS 有较高的局部复发风险。

单个或者多发肿块为 DCIS 最常见的超声表现，一般表现为边界清楚，边缘带有微小分叶的低回声肿块，伴或不伴导管扩张，通常肿块后方回声无改变。如果出现边缘毛刺、成角、高回声晕或者后方回声衰减，一般提示为出现微浸润或发展为浸润性乳腺癌。边缘微小分叶为 DCIS 的特征性改变。微小分叶指的是病灶边缘或者部分边缘有 1~2 mm 微小波动。研究发现，DCIS 导致肿块出现微小分叶的组织学基础为扩张的导管或者癌化的小叶组织（图 8-11、图 8-12）。通常来说，微小分叶的大小与肿块的组织学分级呈正相关，高级别肿块分叶较低级别肿块分叶大。某些 DCIS 也可出现较丰富血流信号，多为高阻血流，即 $RI > 0.70$（图 8-13）。

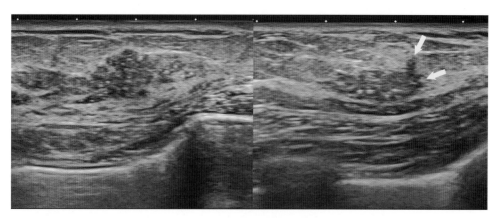

图 8 - 11　肿块边缘微小分叶

女性,32 岁,左乳外上结节状低回声,部分边缘见微小分叶(▲)内见点状高回声。术后病理:高级别 DCIS,伴多灶微浸润

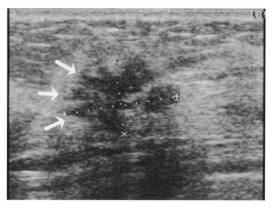

图 8 - 12　肿块边缘微小分叶

女性,43 岁,右乳头外上低回声结节,边缘不光整,部分边缘见微小分叶(▲)。术后病理:肉眼见以肿声周围组织向心性收缩,呈花瓣样改变。显微镜下示:低级别 DCIS,合并管内乳头状瘤病,伴导管上皮高度增生及乳腺病

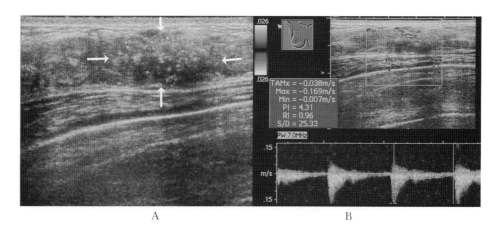

A　　　　　　　　　　　　　　B

图 8 - 13　弥漫分布的钙化灶

女性,50 岁,右乳外下见局部弥漫性高回声钙化灶(A),无明显边界(▲),近边缘见粗大条状血流信号,RI:0.96(B)。术后病理:高级别 DCIS

钙化、导管扩张及微小分叶肿块可单独出现，也可以同时存在。根据乳腺 DCIS 的超声声像图表现可将其归纳为以下 3 型。①肿块型(伴或不伴微小钙化)：声像图上有明显均匀或不均匀回声肿块，边缘可出现或无微小分叶，可伴或不伴导管扩张，可伴或不伴肿块内钙化(图 8-14~8-20)；②导管型(伴或不伴微小钙化)：声像图上可见局部导管扩张，导管上皮增生形成的低回声结节，可伴或不伴微小钙化(图 8-21、图 8-22)；③单纯微钙化型：局部腺体组织未见明显异常改变，仅见弥漫细小钙化(图 8-23、图 8-24)。

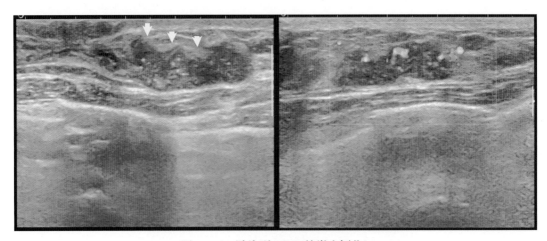

图 8-14　肿块型 DCIS(伴微小钙化)

女性,42 岁,左乳外侧实性低回声肿块,平行位,形态不规则,边缘微小分叶,内部回声不均匀,内见点状强回声,后方回声无改变,内部及周边见稀疏血流信号。术后病理:中-高级别 DCIS,伴微浸润;免疫组化结果:中-高级别 DCIS 为主的浸润性导管癌,Ⅱ级

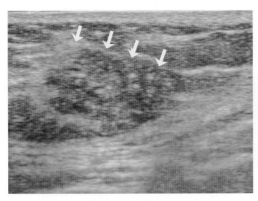

图 8-15　肿块型 DCIS(伴微小钙化)

女性,42 岁,左乳外侧低回声肿块,内见弥漫颗粒样强回声。术后病理:中级别 DCIS

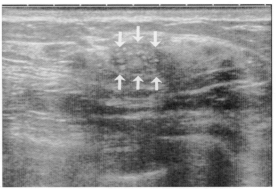

图 8-16　肿块型 DCIS(伴微小钙化)

女性,50 岁,左乳下方低回声肿块,内见弥漫颗粒样强回声。术后病理:导管内原位癌,腔内伴坏死及钙化(粉刺癌)

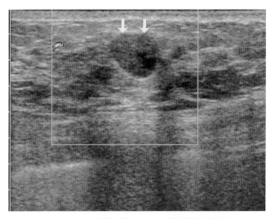

图8-17 肿块型DCIS(不伴微小钙化)

女性,49岁,右乳外下低回声结节,平行位,椭圆形,边缘光整,内部回声不均匀,后方回声无改变,超声诊断为纤维腺瘤。病理:中级别DCIS

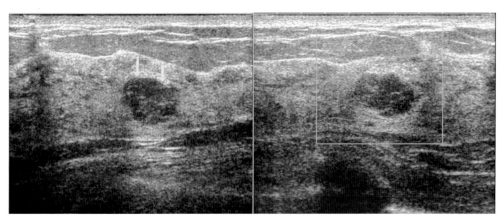

图8-18 肿块型DCIS(不伴微小钙化)

女性,69岁,左乳外下低回声结节,平行位,边缘微小分叶。病理:DCIS,Ⅱ级

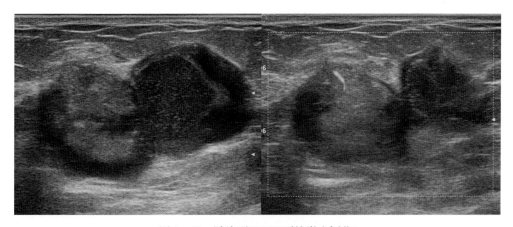

图8-19 肿块型DCIS(不伴微小钙化)

女性,60岁,左乳头外下囊实性肿块,平行位,形态不规则,内部回声不均匀,后方回声无改变,近边缘见稀疏条状血流信号。病理:导管内乳头状瘤伴导管上皮增生及不典型增生,周围见低级别DCIS伴多灶间质浸润

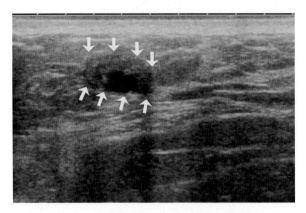

图 8‐20　肿块型 DCIS(不伴微小钙化)

女性,65 岁,左乳内下囊实性肿块。病理:导管内癌伴小区浸润,Ⅱ级

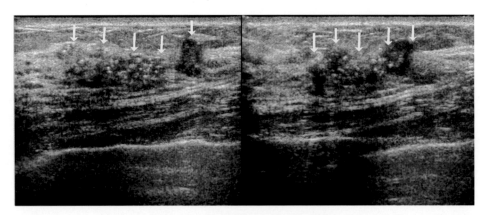

图 8‐21　导管型 DCIS(伴微小钙化)

女性,56 岁,左乳外上探及局限性导管扩张,内部见弥漫分布细点状强回声,部分呈结节状改变。病理:DCIS,中分化,伴微浸润

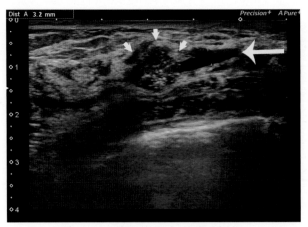

图 8‐22　导管型 DCIS(伴微小钙化)

女性,39 岁,右乳外侧探及导管扩张,内径 3.2 mm,末端探及低回声,边缘见微小分叶,内部见弥漫散在分布细点状强回声。病理:高级别 DCIS 伴局灶间质微浸润

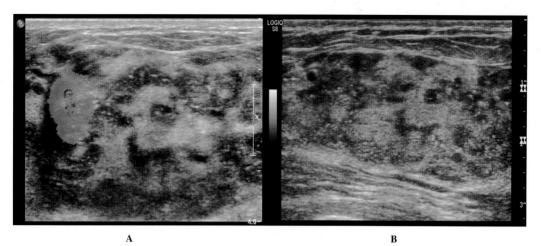

A	B

图 8-23　单纯钙化型 DCIS

女性,51 岁。A.右乳外上及外测见片状弥漫细小点状钙化点,局部腺体组织增厚,回声不均匀,未见其他异常占位;穿刺细胞学病理:DCIS。B.化疗 2 个疗程后,腺体变薄,内部仍见弥漫细小点状钙化点;穿刺细胞学病理:乳腺组织,间质炎细胞浸润,纤维组织增生,含铁血黄素沉积,符合治疗后改变

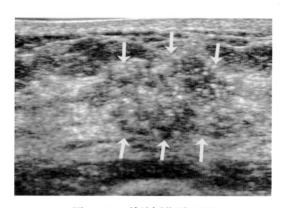

图 8-24　单纯钙化型 DCIS

女性,51 岁,左乳头偏外侧探及成堆强回声钙化,无明显边界。术后病理:DCIS,Ⅱ级

二、小叶原位癌的超声特征

乳腺小叶原位癌(LCIS)与乳腺小叶上皮不典型增生(ALH)为 2 种小叶肿瘤,均起源于终末导管小叶单位,区别在于对独立小叶单位的侵犯范围不同,LCIS 侵犯范围更广。小叶肿瘤可见于任何年龄的女性,以绝经前且平均年龄在 49 岁的妇女多见,该肿瘤临床表现无特征性,以多中心及双侧发病多见。对于 LCIS 是否为癌前病变,国内外学者仍存在一定争议。

LCIS 的乳腺 X 线摄影阳性率高于超声检查,对 93 例小叶肿瘤的回顾性研究发现,X 线、超声及 MRI 对其检出率分别为 74%、24%和 2%。最常见的 X 线表现为成簇多形性钙化,最常见的超声表现为不规则形的低回声肿块(图 8-25),最常见的 MRI 表现为非肿块样强化、流出型曲线。这些表现与 DCIS 存在一定重叠,LCIS 确诊仍需病理及免疫组化检查。

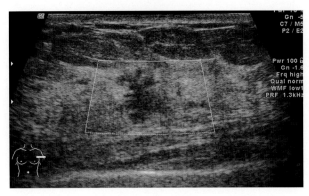

图 8 - 25　LCIS

女性,46 岁,左乳外上不规则低回声区,边缘见微小分叶,彩色多普勒未见明显血流信号。术后病理:起源于硬化性腺病基础上的 LCIS(经典型)

第六节　乳腺原位癌的超声特征及与免疫组化的关系

　　DCIS 的超声表现各异,与肿瘤细胞的大小、增殖程度、组织学级别及免疫组化表达密切相关。一般来说,单纯被超声检测到的 DCIS 大部分为不伴钙化的肿块型,此类一般肿块较小,病理上为低级别,预后较好。有临床症状的 DCIS 并且可被超声检出的多数伴有微钙化及后方回声衰减。DCIS 一般不伴肿块后方回声改变,某些高级别粉刺型 DCIS 可出现肿块后方回声衰减。

　　高级别 DCIS 中微钙化的发生率更高,伴有微浸润的 DCIS 钙化发生率高于单纯 DCIS。可能原因为高级别及伴有微浸润的 DCIS 肿瘤细胞生长快、代谢旺盛,氧供和营养不足,导致局部缺血坏死和钙盐沉积。Park 等发现伴有微钙化及导管扩张的肿块型 DCIS 是高级别 DCIS 最常见的超声影像学表现。

　　ER 阴性的 DCIS 肿块大,容易表现为多灶性,出现肿块后方回声衰减,更容易被超声检测到;而 ER 阳性的 DCIS 更容易只被 X 线检出。超声上 Her - 2 阳性较阴性的 DCIS 组织学分级高,出现微浸润及微钙化的概率更大,这与浸润性乳腺癌表现一致。

　　微浸润是指乳腺癌细胞突破基底膜进入邻近组织,其浸润最大直径不超过 1 mm。伴微浸润的 DCIS 较单纯 DCIS 组织学级别高,易发生前哨淋巴结转移,容易出现 Ki - 67 高表达及Her - 2阳性。超声图像上伴有微钙化的 DCIS 肿块容易发生微浸润,有微浸润的 DCIS 在超声图像上更容易出现微钙化和血流丰富的特征。

　　由于超声图像的解读主观性较强,不同组织学类型的肿块在超声表现上有很多类似的表现,因此超声图像不能作为组织学分级及分子亚型分类的唯一标准。

第七节　超声新技术在乳腺原位癌检查中的应用

在乳腺超声检查过程中,如果常规的灰阶成像及多普勒成像不能完成诊断时,可根据需要利用其他相关技术来辅助诊断。例如,弹性成像、造影增强对比成像及三维成像等。

一、弹性成像

弹性成像是基于不同组织的弹性差别进行成像,通过图像对比度的方式实时显示出来。一般认为大部分乳腺恶性肿瘤的组织硬度高于周围正常乳腺组织及良性肿瘤。由于目前各厂家仪器的不同设定,弹性成像未能形成统一的诊断标准。目前比较常用的是压迫式弹性成像方法及剪切波弹性成像。两者均为在原有超声仪器及探头的基础上加有弹性成像的模块,采集感兴趣区的弹性信息,以灰阶或彩色编码形成弹性图像。不同之处在于前者从外部对病灶施加垂直方向的压力,观察组织的纵向变形;而后者通过对病灶局部发射声辐射脉冲,观察组织的横向变形。

超声弹性成像为良恶性乳腺肿块的鉴别诊断提供了重要信息,有效地减少了不必要的侵入性检查,降低检查费用,尤其是对于 4A 类乳腺肿块,弹性成像可以提高二维超声的诊断特异度。

超声弹性成像可以用来评估肿块型 DCIS 的硬度,以辅助鉴别诊断。临床研究已发现 DCIS 的肿块硬度低于浸润性乳腺癌。DCIS 发展为浸润性导管癌的过程中组织纤维化程度加重,肿块的硬度相应增加。据报道,对于某些已经穿刺确认的 DCIS,剪切波弹性成像的硬度测量可以辅助预测 DCIS 中浸润性癌的成分,以指导手术方式的选择。剪切波弹性成像还可辅助检出纤维腺瘤中的 DCIS 成分,通常认为 DCIS 硬度高于纤维腺瘤。这些个案报道有一定的临床意义,但仍不明确,需要进一步的临床研究来证实。

二、造影增强对比成像

超声造影是利用造影剂来增强血液的回声强度,显示肿块中的低速及低流量的血管的技术。研究表明,在乳腺恶性肿瘤的早期,肿瘤即诱发大量的新生血管,新生血管的形成往往早于肿瘤形态学上的变化,这为早期乳腺癌的超声造影诊断提供了重要的理论依据。近年来,超声造影技术在乳腺疾病的应用中有了一定的发展。目前,大多数乳腺超声造影的研究主要集中于对良恶性肿块的鉴别诊断上,其诊断价值存在一定的争议。很重要的原因可能与乳腺肿瘤的组织病理学特性相关,乳腺癌的组织形态较为复杂、类型众多,故其超声造影表现可能存在一定的差异。

临床研究发现乳腺 DCIS 病灶多表现出典型的恶性增强特征,如病灶周围见扭曲或穿入血管、造影剂不均匀分布、病灶形态不规则等,且病灶多呈快速高增强。此外,某些 DCIS 造影后,病灶较造影前显著增大。可能的原因是在恶性肿瘤的早期即已产生大量的新生血管,因此在乳腺癌早期,虽然形态学上可能还没有改变,即灰阶超声上尚无浸润性表现,但运用超声造影已经可以显示其丰富的微血管灌注特征。随着病变的进一步发展,当血管生成满足不了肿瘤的快速浸润性发展,肿瘤即会发生硬化、坏死、液化等改变,造成肿瘤内部血供极差甚至无血供,局灶性造影剂充盈缺损征象也会在恶性肿瘤中出现。由于受乳腺癌病理特性等多种因素的影响，目前超声造影诊断价值尚未达成共识，但就 DCIS 这一病理类型来说，超声造影的诊断价值还是比较大的。

三、三维成像

三维成像是基于一系列的二维超声断面，采用叠加的方式获得扫描器官的冠状面图像，并重建其三维立体图像。成像方法包括表面成像、透明成像及多平面成像等。除了三维重建，还可以对组织结构进行三维容积定量，进行血管三维显像、三维弹性成像及三维超声造影等检查，获取比二维超声更多的影像信息。主要应用于心脏、血管、肝脏、小器官、泌尿系统及妇产科等。

用于乳腺检查的三维容积成像系统为全自动乳腺容积成像（automated breast volume scanner，ABVS）。该系统可以自动获得全乳横断面扫查数据，系统自动进行三维重建，获得矢状面及冠状面的数据。乳腺病灶的三维超声最大的作用不是对病灶的三维重建，而是对病灶冠状面的观察，此切面二维超声无法观测到。在冠状面上的最大发现是某些恶性乳腺肿瘤出现有别于二维图像边缘"毛刺征"的"汇聚征"或者"太阳征"，表现类似于星星或者太阳及周边的光芒。理论基础为乳腺的小叶及导管呈放射状排列，当来源于导管或小叶的恶性肿瘤呈浸润性生长时，肿瘤组织与正常乳腺组织相互交错，在冠状面可以较好地观察肿块与周围组织及间质的相互关系，而这种现象在二维断面上较难观察到。另外三维超声成像可以更好地显示乳腺肿瘤内、外的血管分布，可以更精确地引导乳腺肿块穿刺及微创手术。

《2013 版 BI-RADS》对肿块的定义中增加了超声容积成像的内容，在美国，自动容积成像正日益受到重视。美国食品药品监督管理局（FDA）已批准将乳腺超声自动扫描应用于乳腺癌的筛查，其对 DCIS 的检出率高于传统二维超声检查。另外，ABVS 对 DCIS 累及范围的测量较二维超声准确，可用于术前肿块大小的评估，尤其是对于边界不清的 DCIS，冠状面图像类似于手术视野，可用于指导保乳手术的切除范围，其广泛的临床应用有待于进一步的大规模临床研究来证实。

（李佳伟　齐修竹　曾　炜　常　才）

主要参考文献 》

1. 沈镇宙，邵志敏. 现代乳腺肿瘤学进展. 上海：上海科学技术文献出版社，2002，102-121.
2. 孙琨，严福华，陈克敏，等. 乳腺小叶原位癌的 X 线和超声及 MRI 表现. 放射学实践，2014（10）：1120-1122.
3. 许萍，王怡，胡蓉菲，等. 实时灰阶超声造影在乳腺导管原位癌诊断中的初步评价. 中国超声医学杂志，2011，27（2）：119-122.
4. 严松莉. 乳腺超声与病理. 北京：人民卫生出版社，2009，102-123.
5. 张建兴. 乳腺超声诊断学. 北京：人民卫生出版社，2012.
6. 张缙熙，姜育新. 浅表器官及组织超声诊断学. 北京：科学技术文献出版社，2010，125-161.

7. 中国医师协会超声医师分会. 血管和浅表器官超声检查指南. 北京：人民军医出版社，2011，103 - 117.

8. 周建桥，詹维伟. 乳腺超声影像报告与数据系统解读. 北京：人民卫生出版社，2015.

9. Apple SK，Overstreet JMJ，Bassett LW. Ductal carcinoma in situ and paget's disease. Bassett LW，Mahoney M，Apple SK，eds. Breast imaging：expert radiology series expert consult. Philadephia，PA：Saunders ELsevier，2010，391 - 422.

10. Bae JS，Chang JM，Lee SH，et al. Prediction of invasive breast cancer using shear-wave elastography in patients with biopsy-confirmed ductal carcinoma in situ. Eur Radiol，2017，27(1)：7 - 15.

11. Berg WA，Cosgrove DO，Dore CJ，et al. Shear-wave elastography improves the specificity of breast US：the BE1 multinational study of 939 masses. Radiology，2012，262(2)：435 - 449.

12. Chamming's F，Latorre-Ossa H，Le Frere-Belda MA，et al. Shear wave elastography of tumour growth in a human breast cancer model with pathological correlation. Eur Radiol，2013，23(8)：2079 - 2086.

13. de Mascarel I，MacGrogan G，Mathoulin-Pelissier S，et al. Breast ductal carcinoma in situ with microinvasion：a definition supported by a long-term study of 1248 serially sectioned ductal carcinomas. Cancer，2002，94(8)：2134 - 2142.

14. Dershaw DD，Abramson A，Kinne DW. Ductal carcinoma in situ：mammographic findings and clinical implications. Radiology，1989，170(2)：411 - 415.

15. Evans A，Whelehan P，Thomson K，et al. Quantitative shear wave ultrasound elastography：initial experience in solid breast masses. Breast Cancer Res，2010，12(6)：R104.

16. Fischer T，Grigoryev M，Bossenz S，et al. Sonographic detection of microcalcifications-potential of new method. Ultraschall in der Medizin (Stuttgart，Germany：1980)，2012，33(4)：357 - 365.

17. Goddi A，Bonardi M，Alessi S. Breast elastography：a literature review. J Ultrasound，2012，15(3)：192 - 198.

18. Huang A，Zhu L，Tan Y，et al. Evaluation of automated breast volume scanner for breast conservation surgery in ductal carcinoma in situ. Oncol Lett，2016，12(4)：2481 - 2484.

19. Huber S，Wagner M，Medl M，et al. Real-time spatial compound imaging in breast ultrasound. Ultrasound Med biol，2002，28(2)：155 - 163.

20. Izumori A，Takebe K，Sato A. Ultrasound findings and histological features of ductal carcinoma in situ detected by ultrasound examination alone. Breast cancer (Tokyo，Japan)，2010，17(2)：136 - 141.

21. Kettenbach J，Helbich TH，Huber S，et al. Computer-assisted quantitative assessment of power Doppler US：effects of microbubble contrast agent in the differentiation of breast tumors. Eur J Radiol，2005，53(2)：238 - 244.

22. Kilic F，Ustabasioglu FE，Samanci C，et al. Ductal carcinoma in situ detected by shear wave elastography within a fibroadenoma. J Breast Cancer，2014，17(2)：180 - 183.

23. Kim SH，Seo BK，Lee J，et al. Correlation of ultrasound findings with histology，tumor grade，and biological markers in breast cancer. Acta oncol (Stockholm，Sweden)，2008，47(8)：1531 - 1538.

24. Krouskop TA，Wheeler TM，Kallel F，et al. Elastic moduli of breast and prostate tissues under compression. Ultrasonic Imaging，1998，20(4)：260 - 274.

25. Liao N，Zhang GC，Liu YH，et al. Her - 2-positive status is an independent predictor for coexisting invasion of ductal carcinoma in situ of the breast presenting extensive DCIS component. Pathol，Res Pract，2011，207(1)：1 - 7.

26. Li N，Jiang YX，Zhu QL，et al. Accuracy of an automated breast volume ultrasound system for assessment of the pre-operative extent of pure ductal carcinoma in situ：comparison with a conventional handheld ultrasound examination. Ultrasound Med Biol，2013，39(12)：2255 - 2263.

27. Mendelson EB，Böhm-Vélez M，Berg WA. ACR BI-RADS® Ultrasound. ACR BI-RADS® Atlas，Breast Imaging Reporting and Data System. Reston：American College of Radiology，2013.

28. Mesurolle B，El-Khoury M，Khetani K，et al. Mammographically non-calcified ductal carcinoma in situ：sonographic features with pathological correlation in 35 patients. Clin Radiol，2009，64(6)：628 - 636.

29. Moon WK，Im JG，Koh YH，et al. US of mammographically detected clustered microcalcifications.

Radiology，2000，217(3)：849 – 854.

30. Moon WK，Myung JS，Lee YJ，et al. US of ductal carcinoma in situ. Radiographics，2002，22(2)：269 – 280.

31. Nagashima T，Hashimoto H，Oshida K，et al. Ultrasound demonstration of mammographically detected microcalcifications in patients with ductal carcinoma in situ of the breast. Breast cancer (Tokyo，Japan)，2005，12(3)：216 – 220.

32. Park JS，Park YM，Kim EK，et al. Sonographic findings of high-grade and non-high-grade ductal carcinoma in situ of the breast. J Ultrasound Med，2010，29(12)：1687 – 1697.

33. Rauch GM，Kuerer HM，Scoggins ME，et al. Clinicopathologic，mammographic，and sonographic features in 1,187 patients with pure ductal carcinoma in situ of the breast by estrogen receptor status. Breast cancer Res Treat，2013，139(3)：639 – 647.

34. Rendi MH，Dintzis SM，Lehman CD，et al. Lobular in situ neoplasia on breast core needle biopsy：imaging indication and pathologic extent can identify which patients require excisional biopsy. Ann Surg Oncol，2012，19(3)：914 – 921.

35. Ricci P，Maggini E，Mancuso E，et al. Clinical application of breast elastography：state of the art. Eur J Radiol，2014，83(3)：429 – 437.

36. Rumack CM，Wilson SR，Charboneau JW，et al. Diagnostic ultrasound. Philadelphia，PA：Elsevier Mosby，2011.

37. Schneider BP，Miller KD. Angiogenesis of breast cancer. J Clin Oncol，2005，23(8)：1782 – 1790.

38. Schoonjans JM，Brem RF. Sonographic appearance of ductal carcinoma in situ diagnosed with ultrasonographically guided large core needle biopsy：correlation with mammographic and pathologic findings. J Ultrasound Med，2000，19(7)：449 – 457.

39. Shin HJ，Kim HH，Kim SM，et al. Screening-detected and symptomatic ductal carcinoma in situ：differences in the sonographic and pathologic features. AJR，2008，190(2)：516 – 525.

40. Soo MS，Baker JA，Rosen EL. Sonographic detection and sonographically guided biopsy of breast microcalcifications. AJR，2003，180(4)：941 – 948.

41. Stavros AT. US of ductal carcinoma in situ. Silverstein MJ，ed. Ductal carcinoma in situ of the breast. Philadelphia：Lippincott，Williams & Wilkins，2002，128 – 169.

42. Stoblen F，Landt S，Ishaq R，et al. High-frequency breast ultrasound for the detection of microcalcifications and associated masses in BI-RADS 4a patients. Anticancer Res，2011，31(8)：2575 – 2581.

43. Stomper PC，Connolly JL，Meyer JE，et al. Clinically occult ductal carcinoma in situ detected with mammography：analysis of 100 cases with radiologic-pathologic correlation. Radiology，1989，172(1)：235 – 241.

44. Wang XL，Tao L，Zhou XL，et al. Initial experience of automated breast volume scanning (ABVS) and ultrasound elastography in predicting breast cancer subtypes and staging. Breast (Edinburgh，Scotland)，2016，30：130 – 135.

45. Yang WT，Tse GM. Sonographic，mammographic，and histopathologic correlation of symptomatic ductal carcinoma in situ. AJR，2004，182(1)：101 – 110.

46. Yao JJ，Zhan WW，Chen M，et al. Sonographic features of ductal carcinoma in situ of the breast with microinvasion：correlation with clinicopathologic findings and biomarkers. J Ultrasound Med，2015，34(10)：1761 – 1768.

47. Yu PC，Lee YW，Chou FF，et al. Clustered microcalcifications of intermediate concern detected on digital mammography：ultrasound assessment. Breast (Edinburgh，Scotland)，2011，20(6)：495 – 500.

48. Zheng FY，Lu Q，Huang BJ，et al. Imaging features of automated breast volume scanner：Correlation with molecular subtypes of breast cancer. Eur J Radiol，2017，86：267 – 275.

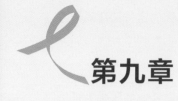

第九章　乳腺原位癌的微创活检及细胞学检查

第一节　概　　述

微创活检是指通过对患者造成微小创伤、治疗后只留下微小创口的手术治疗技术,从而进行的活组织病理学检查。乳腺微创活检需在影像学引导下对乳腺内病灶准确定位后进行活组织病理学检查,所应用的影像学引导方法包括 X 线立体定位、超声和磁共振成像(MRI)。

乳腺微创活检经无缝线切口行单次穿刺多次取样,部分或者全部切除影像学上发现的异常,对未扪及的乳腺病灶(如肿块、钙化灶、结构扭曲等)更具优势。

影像学引导下定位活检的组织获取装置包括弹簧枪和自动化粗针(通常为 14G),定向真空辅助活检探针(14、11、9 或 8G)及完整的取样装置。影像引导下微创活检方法包括影像引导下空心针穿刺活检和真空辅助旋切活检。真空辅助旋切活检在 1995 年 4 月通过美国 FDA 认证,影像学引导下的定位活检自此成为医生进行乳腺癌精确诊断的选择与工具。1999 年,我国国家食品药品监督管理总局批准该项技术在国内用于临床。由于微创活检对患者造成的创伤小,比开放外科活检手术的并发症低,并且术后对于乳房外观影响甚微,是目前开放外科活检手术的一种可靠的诊断替代方法。

乳腺原位癌很常见,占新诊断乳腺癌的 20%~30%,其中大部分导管原位癌(DCIS)在钼靶普查中被发现,通常表现为簇状微钙化。尽管钼靶检查提高了对 DCIS 的检出率,但是对于致密型腺体的病灶检出能力会下降,并且可能低估病灶的范围。乳腺 MRI 检查的敏感性远高于钼靶检查,国内研究者发现乳腺 MRI 检查联合钼靶检查可以提高 DCIS 的检出率及正确诊断率。因此,在乳腺原位癌的微创活检中,X 线立体定位及 MRI 引导下的活检有其特殊意义。

第二节　乳腺原位癌立体定位粗针活检方法

一、超声引导下粗针活检

超声引导下粗针活检主要用于乳腺超声影像提示的可疑实性病灶活检,它与 X 线立体定位引导下粗针活检相比优势在于：①无电离辐射；②实时定位；③操作简单；④活检速度快，能获得较多的组织。在超声引导下的麦默通肿瘤切除时，对定位技术要求较高，因为定位的准确与否是手术成功和失败的关键。超声引导非常重要，默契的配合可缩短操作时间。

（一）空心针穿刺活检

超声确定肿块的部位、大小、形状、数量，并可用记号笔在体表标记，确定预定的穿刺进针位置周围消毒后，在超声引导下将 0.5%～1% 利多卡因分别注入预定的穿刺进针位置、穿刺针道至肿块边缘，在预定的穿刺进针处用尖刀切开皮肤 2mm，在超声引导下插入穿刺针至肿块边缘，完成弹射，退出穿刺针，取出标本（图 9-1）。一般需要重复 3～5 次，取出 3～5 条组织送病理学检查。后局部穿刺区域压迫止血。

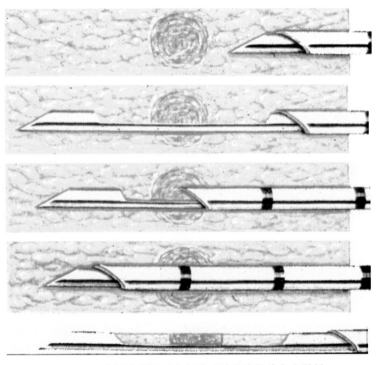

图 9-1　在超声引导下穿刺针至肿块边缘并完成弹射

（二）真空辅助旋切活检

先探测乳腺病灶，对可扪及的病灶也用超声辅助定位，以确定肿物的部位、大小、形状、数量，并用标记笔标明。确定切口位置，在超声引导下，将 0.5%～1% 利多卡因按顺序分别在预计切口位置、穿刺针道以及病灶周围注射。在预定切口位置，用尖刀切开皮肤 5～6mm，刺入穿刺针头，经"皮下隧道"将穿刺针"延伸"到肿块底部，紧贴肿物底部。超声探测病灶的最大径，决定切口的位置和方向，采用"最短距离"原则。穿刺针的插入始终需要与超声探头长轴方向平行；或选择十字定位法。在超声动态监测下将穿刺针插入病灶后方，使旋切刀刀槽紧对病灶，使目标病灶落在刀槽内，开始旋切；如位置不佳，应重新调整。对乳房深部肿块，应避免刺入胸壁，在病灶前下缘挑起,尽量水平刺入。在 B 超引导下,调整刀槽与目标病灶位置,最终使目标病灶落在刀槽内,开始旋切(图 9-2)。根据超声显像,旋转刀槽多方位切割,直至超声显像无残存病灶,取出的标本能看到病灶和正常乳腺组织的分界,确认已完全切除病灶,退出旋切刀。挤压残腔排尽积血,切口可缝合或黏合,加压包扎。

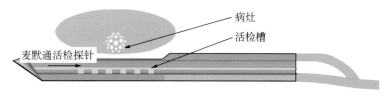

A. 在超声引导下,穿刺针插入乳房,活检槽中心对准病灶中心

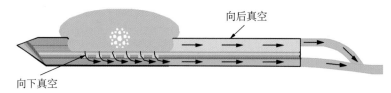

B. 组织被向下及向后的真空吸引入活检槽

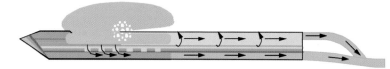

C. 穿刺针前进,切取组织标本

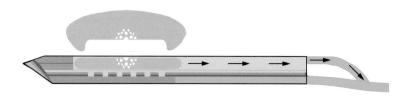

D. 穿刺针前进到顶端,旋转停止

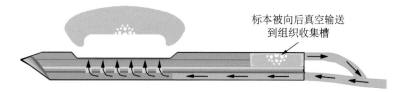

E. 标本被向后真空输送到组织收集槽

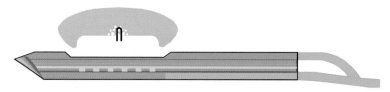

F. 活检结束后,组织标记夹可以永久置入,以便日后手术治疗或随访

图 9-2 真空辅助旋切活检

二、X线引导下粗针活检

乳腺X线普查的广泛应用使得导管原位癌的检测率明显增加。典型的DCIS在钼靶上表现为不伴肿块的簇状微小钙化灶,它是DCIS最常见的钼靶表现,微钙化的形成可能是由于DCIS中央发生不规则坏死引起钙盐在导管内沉积,或者可能是由肿瘤细胞分泌形成。细小点样、线状、分枝状钙化常提示恶性钙化。据报道,约73%DCIS会出现钙化灶影像,因此钼靶检查对于DCIS的检出非常重要。X线立体定位活检在DCIS的诊断中具有重要意义,常用于乳腺X线检查下发现的以微小钙化灶为特征的不可触及病灶,或乳腺X线发现超声下显像不明显无法准确定位的其他类型的病灶(如肿块、结构扭曲等)。

(一)X线立体定位成像原理

立体定位成像是使用放射(乳腺X线)成像技术对乳腺内的病变位置进行三角测量。设备的设计是为了获得可疑病变的等角放射影像。在立体定位的3次投照图像中(+/- 15°角,0°角),乳腺内病灶被投照在不同位置,例如定位相和立体定位相。病灶被从+15°角至-15°角成角投照后沿X轴的影像偏离长度,即图9-3所示的C,与Z值成函数关系$C = fx(Z)$,其中Z是深度。当病变位于影像中,它距离皮肤表面的深度可以根据下列公式计算:

$$\Delta z = \Delta z/2\tan(15°) = 1.866\Delta x$$

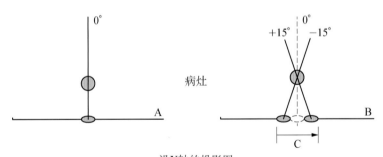

沿X轴的投影图

图9-3 **X线立体定位成像原理图**

当x线沿x轴(或横轴)偏转时,病变的部位越深,位置的改变越大。15°角是x线的标准偏转度,有些制造商也会调整这个角度。x线管的角度偏转越大,公式中的分母也要相应改变。根据该公式可以计算出病变的深度(即z轴)。病变位置的垂直位置(或y轴)以及横轴位置(x轴)可以在非偏转(0°角)视野中定位。这种方法也可以确定病变是否在立体定位视野内。根据计算所得的x、y、z轴位置,活检穿刺针可以根据相同的偏转角度或立体定位影像进入计算机合成的活检部位。

(二)立位与俯卧位专用立体定位设备

目前主要有2种立体定位活检设备。其中一种是附加型或直立型。立体定位装置附加在乳腺成像设备上,活检过程中患者处于坐立位。在某些情况下,也可用于卧位活检。另一种设备是专用的立体定位活检台,患者俯卧在台上,台下是乳腺成像设备,这种设备专用于实施乳腺活检。直立型立体定位设备的主要缺点是活检操作的空间有限,因为有些粗针活检设备比较庞大,在技术上受到限制。要求患者静坐不动,容易造成定位不准确。此外,由于患者可以看到活检过程,1%～5%患者会发生血管迷走神经反应。专用的立体定位活检台可以让医生有较大的工作空间,由于患者处于

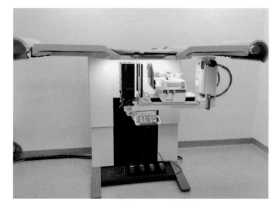

图9-4　俯卧位专用立体定位设备

俯卧位,基本不发生血管迷走神经反应。由于看不到活检过程,也减少了患者的紧张程度。然而,由于患者要俯卧在台面上20多分钟,会产生颈、肩、背部不适,尤其是该部位有关节炎的妇女。这样会造成患者不能耐受,引起移位和定位不准确。

(三) X线影像引导下真空辅助旋切活检方法(以俯卧式为例)

核对和确认影像资料,并在钼靶片和体表做好标记,术前检查和调试乳腺X线立体定位机,确保精度和准度。患者取俯卧位,全身放松并紧贴定位床,将患侧乳房置入X线定位床下。根据钼靶片,大致判断病灶所在及对应的体表位置,将该位置及对应的病灶置入摄片框内,使病灶显像在所摄片区域中央位置,再将X线沿X轴偏转±15°角摄片,直接获得靶病灶的X轴、Y轴坐标值,经过钼靶定位系统定位并经公示计算得出Z值,确定穿刺切口位置、穿刺方向和深度。摄片框内皮肤全部消毒,将0.5%～1%利多卡由预定切口处注入,并放射状注入腺体内,在预定的切口位置处用尖刀切开皮肤5mm左右。根据定位机所给数值,将定位套管及内芯置入乳腺内近靶病灶的位置,拔出内芯,置入旋切刀,再将X线沿X轴偏转±15°角摄片,根据钼靶片上旋切刀刀槽与靶病灶的位置来调整旋切方向,直至全部切除,但对散在的钙化,无法切除干净,尽量能取到较多钙化灶,提高病理检查的精确性。退出旋切刀及定位套管后摄片留档,患者改仰卧位,残

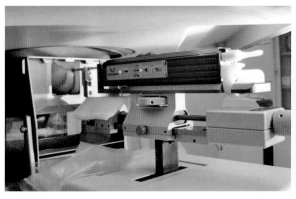
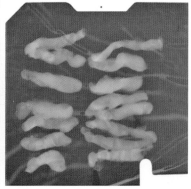

图9-5　X线影像引导下真空辅助旋切活检

腔挤压后,切口缝合或黏合,加压绑扎。将切除病灶置于钼靶下摄片,以明确钙化灶被充分切取。

三、MRI 引导下真空辅助旋切活检

钼靶检查大幅提高了对 DCIS 的检出率,但是对于致密型腺体的病灶检出能力会下降,并且可能低估病灶的范围。乳腺 MRI 检查的敏感性远高于钼靶检查,国内研究者发现乳腺 MRI 检查联合钼靶检查可以提高 DCIS 的检出率及正确诊断率,而 MRI 引导下的微创活检一般只应用在仅有 MRI 显像的病灶。

(一) MRI 引导下真空辅助旋切活检设备

采用高场 1.5T 及以上的扫描机进行乳腺 MRI 扫描,备有专用的乳腺开放式线圈(平均 2.2圈,范围 1~4 圈);真空辅助乳腺定向旋切活检系统(推荐规格采用 14.5 cm、8G 及 11G 真空辅助活检针);MRI 引导下穿刺活检装置。

(二) MRI 引导下真空辅助旋切活检方法

由影像诊断科医师与乳腺外科医师共同完成该穿刺活检。核对和确认影像资料,并在 MRI片和体表做好标记,术前检查和调试 MRI,确保精度和准度。患者取俯卧位,将患侧乳房置入磁共振乳腺开放式线圈内,根据 MRI 片,大致判断病灶所在及对应的体表位置,将该位置及对应的病灶置入穿刺定位架内固定,MRI 增强扫描,确定参考点与病变点空间位置,确定切口位置及进刀深度。在确定的切口周围消毒皮肤,将 0.5%~1% 利多卡由预定切口处注入,并放射状注入腺体内。在预定的切口位置处用尖刀切开皮肤 5 mm 左右,根据定位时所给数值,将 MRI 兼容的引导针置入乳腺内靶病灶处,MRI 扫描确定针尖位置,拔出引导针内芯,置入旋切刀,根据此前 MRI所示定位针与靶病灶的位置来调整旋切方向,尽量能取到较多组织,提高病理的精确性。退出旋切刀及定位套管后再次 MRI 摄片留档。患者改仰卧位,残腔挤压后,切口缝合或黏合,加压包扎。术中应注意:①切口选择遵循就近原则;②摄片留存 MRI 显像下的原始病灶,旋切刀的进刀位置、病灶切除后的残腔形态,留档保存;③术中患者需要保持放松状态,选取一个特定姿势后,身体不可再动,也不可抖动,严禁深呼吸、咳嗽、抬头、转头等。术后注意事项:①术后加压包扎 24~48 h;②术后患侧上肢禁提重物;③术后 1 周内避免剧烈运动。对于乳腺发育不良者或病灶表浅或病灶近腋下者更适合传统开放手术活检。

第三节　乳腺原位癌的细胞学检查

细针穿刺活检是经典的乳腺癌诊断活检技术,又称为细针吸取细胞学检查。它利用肿瘤细胞的低黏着力、易被吸出等特征,从病灶直接吸取细胞,制作涂片,在显微镜下观察病变细胞的形态和结构来诊断疾病。细针穿刺有操作快速便捷、对患者损伤轻微、具有较高的准确性、无须麻醉等优点,同时价格低廉,是乳腺癌早期诊断的常用方法,应用于乳腺疾病的诊断已有近百年的历史。

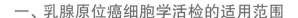

一、乳腺原位癌细胞学活检的适用范围

1. **原发病灶的细胞学检查**　包括：①对于可进行手术治疗的乳腺癌或可疑者,细针穿刺可以术前确诊,以代替术中冰冻活检；②在细针穿刺活检发现可疑癌细胞或较明显的异型细胞时,可行进一步手术切除活检；③X 线检查疑为乳腺癌而临床无肿块者,可在 X 线引导下进行细针穿刺,以发现早期乳腺癌。

细针穿刺可以使部分病例明确良恶性病变,但存在一些诊断上的不足,并不能很好地区分原位癌与浸润癌。

2. **腋窝淋巴结的术前诊断**　包括：如果术前能对临床高度怀疑的腋下淋巴结转移明确诊断,一方面可以省去术中前哨淋巴结活检,另一方面对于乳腺原位癌的诊断有辅助效应。Sander 等研究显示,对于超声探及的可疑淋巴结进行超声引导下细针穿刺活检,可使 77% 腋窝淋巴结转移得到确诊,从而免去术中前哨淋巴结活检。单纯的乳腺原位癌一般没有淋巴结转移或者脉管侵犯,既往研究显示 DCIS 腋淋巴结转移率仅为 1%~2%,主要可能归因于未检出的浸润性病灶。由于通过术前微创活检出的乳腺原位癌有 10%~33% 术后最终病理为导管原位癌伴微浸润,所以如若术前腋窝淋巴结细针穿刺阳性的患者,可能提示乳腺原发病灶含有浸润性癌成分,对于明确诊断起重要作用。

二、乳腺原位癌细胞学活检的操作方法

患者通常采用坐位或仰卧位,肿块皮肤表面常规消毒后,医生左手按压固定肿块,右手持注射器接针头锐角斜行进针刺入皮肤,可上下左右小幅度摆动注射器。针头穿入肿块后注射器回抽保持负压,将针头在肿块内快速反复抽吸 3~4 次,可适当改变穿刺角度并做一定程度旋转以利用针尖利刃对病灶进行有效切割,使部分病灶被切割成微小组织或颗粒状被有效吸入针芯。当看见针管有吸出物时,表示抽吸完成。拔出针头前,将针管自针头取下,推出其中的空气,再将针头拔出。退出针后用消毒棉签按压穿刺点 5~10 min 止血。推针将吸出物至载玻片上,用针头在玻片上图片,动作轻柔,涂抹均匀后,自然风干,送病理科进行细胞学检查。

第四节　乳腺原位癌微创活检的临床应用

一、乳腺原位癌微创活检的适应证

乳腺原位癌立体定位粗针活检同常规粗针活检,最常用于乳腺影像学有阳性发现而触诊阴性的病变评估。对于可触及病变的评估也有帮助,尤其是位置深、可活动或触诊不明确者。影像学引导下活检有助于保证病变采集的准确性。美国放射学会制订的乳腺影像报告和数据系统（breast imaging reporting and data system, BI‐RADS）评分系统,用来描述乳腺病变的影像

学分类。BI‐RADS 分类为 0 的病变,需要第 2 种影像学方法来完成评估。对于 BI‐RADS 1（阴性）或 BI‐RADS 2（良性）的病例,可以进行常规（间隔 1 年）乳腺影像随访；BI‐RADS 3（恶性风险低于 2%）的病例要密切随访（间隔 6 个月后进行同侧乳腺影像学随访并且进行连续 3 年的常规双侧乳腺影像学随访）；BI‐RADS 4（可疑）或 5（高度提示恶性）的病例要进行活检。如果立体定位粗针活检诊断乳腺原位癌且无浸润性癌成分者,不能除外存在微浸润或可疑浸润癌,需进一步手术行肿块切取活检确诊。对于粗针活检术前诊断为乳腺原位癌伴微浸润或浸润性癌成分者,需对乳腺恶性肿瘤进行组织学诊断及免疫组化诊断,确定乳腺恶性肿瘤分子亚型,为乳腺恶性肿瘤患者是否进行保留乳房手术提供重要肿瘤信息,对拟新辅助化疗或内分泌治疗前（局部晚期乳腺癌）提供诊断和治疗后的疗效判定。

二、乳腺原位癌微创活检的禁忌证

（1）有全身重大疾病,如心脑血管、肝脏、肾脏等脏器严重原发性疾病者。

（2）有出血倾向、凝血机制障碍等造血系统疾病者。

（3）妊娠期、哺乳期妇女。

（4）有感染性疾病者。

（5）患精神病无法配合者。

（6）疑为乳腺血管瘤者。

（7）乳房太小,且病灶太靠近乳头、腋窝或胸壁者不易完全切除,同时可能发生损伤者。

（8）乳腺内有假体者。

（9）体内装置有起搏器、外科金属夹子等铁磁性物质及其他不得接近强磁场者。

（10）患幽闭恐惧症者。

（11）有钆螯合物造影剂过敏史者。

三、微创活检的并发症及其防治

乳腺原位癌在不同的影像技术,如彩超、钼靶和 MRI 的成像机制和图像迥异,但在上述影像技术引导下的立体定位活检穿刺活检术后发生并发症的概率基本相同,且诊断和处理原则也基本相同,但也有其各自的特点。

1. 术后出血、血肿及皮下淤斑形成　出血是立体定位活检手术最常见并发症,约占 3%。患者术后可出现切除区域出血,局部形成血肿及皮下淤斑。形成原因：①活检损伤病灶周围大的滋养血管；②术后加压包扎移位或不紧,一般出血部位加压 10~15 min,出血就能够控制；③较大病灶切除后,残腔内有渗血残留。

2. 感染　立体定位活检手术切口较常规手术切口小,发生感染的概率极低。在操作过程中仍需严格遵守无菌操作,避免医源性感染发生。根据患者的状况（如高龄、患糖尿病等）、手术创面的大小等,可酌情术前 30 min 常规静脉应用抗生素预防感染。

3. 气胸　气胸的发生多因为肿瘤位于乳腺深部贴近胸大肌的位置,抑或因操作不当。预防措施及处理包括：①穿刺枪与胸壁夹角必须小于 30°角，尽量平行于胸壁；②避免盲目的粗暴操作；③此时应放弃立体定位活检手术，改为开放手术。

4. **乳腺原位癌针道种植的风险**　目前无任何高级别循证医学证据的文献指出真空辅助活检手术会造成针道种植。对可疑恶性肿瘤进行穿刺活检前，必须设计好穿刺点。确保穿刺点和针道包括在未来手术的切除范围内。对有保乳要求者，穿刺点应尽量选在模拟的保乳手术切口上。

第五节　乳腺原位癌微创活检可能存在的问题

一、准确性与组织学低估

立体定位粗针活检可能会低估导管上皮不典型增生（atypical ductal hyperplasia，ADH）和癌细胞的病理学分级。病理医生对 ADH 的定义有不同看法，有人认为该病变具有导管原位癌（DCIS）的某些特征但不是全部特征，或者具有仅累及 1 个导管 DCIS 特征的病变，或者具有 DCIS 特征的病变直径＜2 mm。这些标准说明 ADH 与 DCIS 的鉴别在小块组织中可能很困难。此外，某些病例包含 ADH 与 DCIS，或者兼有 ADH、DCIS 和浸润癌。如果仅仅穿取少部分病变，可能只取到 ADH 或 DCIS 区域而没有取到癌变区域。对于手术活检发现癌而穿刺活检诊断为 ADH 的病例被称为"ADH 低估"；同样，穿刺活检诊断 DCIS 而手术活检发现浸润癌的病例被称为"DCIS 低估"。DCIS 低估主要发生在直径＞ 3 cm 的病灶上。

真空辅助活检与自动粗针活检相比较少发生组织学低估。对于 14G 自动粗针活检诊断 ADH 的病变，约 50% 在手术活检时发现癌，其中多数手术活检最终诊断是 DCIS；粗针活检诊断 DCIS 的病变，约 20% 在手术活检时发现浸润癌。对于 11G 真空辅助活检诊断 ADH 的病变，10%~20% 在手术活检时发现癌；诊断 DCIS 的病变，约 10% 在手术时发现浸润癌。有研究报道，152 例病灶中初次活检病理为 DCIS，后续手术病理为浸润性病变有 54 例，总误诊率为 35.5%，其中空芯针活检的误诊率为 45.9%，而真空辅助旋切活检的误诊率为 16.6%。两种活检方式误诊率有统计学差异。

Lee 等报道了 34 例 MRI 引导真空负压旋切系统活检，其中 29 例诊断为 DCIS，5 例诊断为 DCIS 伴微浸润。在这个研究中，仅有 17% 病灶最终被诊断为 DCIS，而 80% 诊断为 DCIS 伴微浸润的患者后续开放性手术证实是浸润性癌。

复旦大学附属肿瘤医院乳腺外科的研究报道了 2005~2012 年行乳腺空心针穿刺活检的 11 947 例患者，在发生 ADH 低估的 162 例中有 31.3% 的 ADH 低估最终诊断为 DCIS；而 DCIS 低估共 435 例，占所有空心针活检组织学低估的 61.4%。

为了降低组织学低估率，减少标本诊断的差错，需要做到：①穿刺医生操作规范，穿刺前认真阅读影像资料，结合触诊，调节对肿块的穿刺深度及角度，以确保活检标本穿刺部位的准确性及代表性；②取材数量充分，足够；③保证制片优良；④建立良好的病理会诊和临床病理讨论制度，必要时对穿刺标本进行免疫组化标记。

二、病灶能否完全切除

定向真空辅助活检装置比 14G 自动粗针能取出更多组织。14G 自动粗针活检针的标本重量约为 20 mg,而 14G 真空辅助活检针标本重量约 35 mg,11G 真空辅助活检针标本重量约为 100 mg,9G 真空辅助活检针标本重量约为 200 mg。真空辅助活检装置能切除更多的组织,其优势是穿刺一次可以取出多块组织标本。

随着获取较大组织设备的使用,完全切除影像学目标病灶的可能性升高。在 14G 立体活检后立即进行的乳腺影像学研究中,Liberman 等报告乳腺影像学病变被完全取出的比例在真空活检是 13%,而在自动粗针活检是 4%(P= 0.02)。使用 11G 真空辅助活检,影像学目标的完全切出率占所有病变的 46%~89%,在直径≤1 cm 病变组是 64%~97%。

Liberman 研究了 800 例立体定位 11G 真空辅助活检病例,影像学目标完全切除者 466 例(58%),部分切除者 322 例(40%),未取到病变者 12 例(<2%)。完全切除者的诊断不一致性明显低于部分切除者(0.2%∶3%, P= 0.004),且较少出现 DCIS 低估(7%∶20%, P= 0.07)。数据表明,完全切除影像学目标能够降低诊断不符率和 DCIS 低诊断率,但并不能减少手术次数、ADH 低诊断率、再次活检率和并发症。

三、立体定位活检后的再次活检

相对目前其他术前常用检查方法,乳腺穿刺活检有较高的敏感性,且无假阳性诊断,但由于其取材相对不充分,只能根据穿刺样本做出诊断,并不能反映整个病变特征,因此对穿刺活检诊断乳腺 DCIS 病例应当进一步手术或切除活检以便确诊。

(郝　爽　沈菊平)

主要参考文献

1. 顾雅佳,汪晓红,肖勤,等.乳腺导管原位癌及其微浸润的磁共振成像评价.中华放射学杂志,2007,41(3):248 – 253.
2. 顾雅佳.乳腺常见病变的 X 线和 MRI 诊断及其病理基础.放射学实践,2007,22(12):1246 – 1248.
3. 梅昂,华佳.乳腺 MRI 对导管原位癌及其微浸润的诊断.实用放射学杂志,2011,27(5):706 – 709.
4. 叶蕾,王立平,黄源.超声引导下两种乳腺肿物活检方式对导管内原位癌误诊率的比较:空芯针穿刺与微创旋切系统对比研究.求医问药(学术版),2013,11(2):9 – 10.
5. Berg WA, et al. Evaluation of 14- and 11- gauge directional, vacuum-assisted biopsy probes and 14-gauge biopsy guns in a breast parenchymal model. Radiology,1997,205(1):203 – 208.
6. Bethwaite P, et al. Reproducibility of new classification schemes for the pathology of ductal carcinoma in situ of the breast. J Clin Pathol,1998,51(6):450 – 454.
7. Burbank F, Parker SH, Fogarty TJ. Stereotactic breast biopsy: improved tissue harvesting with the Mammotome. Am Surg,1996,62(9):738 – 744.
8. Burbank F. Methods for evaluating the quality of an image-guided breast biopsy program. In: Parker

SH, Feig SA, eds. Seminars in breast diseases: interventional breast procedures. Philadelphia: WB Saunders, 1998,1 – 83.

9. Burbank F. Stereotactic breast biopsy: comparison of 14-and 11-gauge Mammotome probe performance and complication rates. Am Surg, 1997,63(11):988 – 995.

10. Dillon MF, et al. Predictors of invasive disease in breast cancer when core biopsy demonstrates DCIS only. J Surg Oncol, 2006,93(7):559 – 563.

11. Dowlatshahi K, et al. Nonpalpable breast lesions: findings of stereotaxic needle-core biopsy and fine-needle aspiration cytology. Radiology, 1991,181(3):745 – 750.

12. Elvecrog EL, Lechner MC, Nelson MT. Nonpalpable breast lesions: correlation of stereotaxic large-core needle biopsy and surgical biopsy results. Radiology, 1993,188(2):453 – 455.

13. Hao S, et al. Changing attitudes toward needle biopsies of breast cancer in Shanghai: experience and current status over the past 8 years. Onco Targets Ther, 2015,8:2865 – 2871.

14. Jackman RJ, Marzoni FA, Nowels KW. Percutaneous removal of benign mammographic lesions: comparison of automated large-core and directional vacuum-assisted stereotactic biopsy techniques. AJR Am J Roentgenol, 1998,171(5):1325 – 1330.

15. Kuhl CK, et al. MR imaging-guided large-core (14-gauge) needle biopsy of small lesions visible at breast MR imaging alone. Radiology, 2001,220(1):31 – 39.

16. Leonard GD, Swain SM. Ductal carcinoma in situ, complexities and challenges. J Natl Cancer Inst, 2004,96(12):906 – 920.

17. Liberman L, et al. Analysis of cancers not diagnosed at stereotactic core breast biopsy. Radiology, 1997,203(1):151 – 157.

18. Liberman L, et al. Fast MRI-guided vacuum-assisted breast biopsy: initial experience. AJR Am J Roentgenol, 2003,181(5):1283 – 1293.

19. Liberman L, et al. Mammographic findings after stereotactic 14-gauge vacuum biopsy. Radiology, 1997,203(2):343 – 347.

20. Liberman L, et al. Palpable breast masses: is there a role for percutaneous imaging-guided core biopsy? AJR Am J Roentgenol, 2000,175(3):779 – 787.

21. Liberman L, et al. To excise or to sample the mammographic target: what is the goal of stereotactic 11-gauge vacuum-assisted breast biopsy? AJR Am J Roentgenol, 2002,179(3):679 – 683.

22. Liberman L. Percutaneous imaging-guided core breast biopsy: State of the art at the millennium. Am J Roentgenol, 2000,174(5):1191 – 1199.

23. Morrow M, et al. Standard for the management of ductal carcinoma in situ of the breast (DCIS). CA Cancer J Clin, 2002,52(5):256 – 276.

24. Parker SH, et al. Nonpalpable breast lesions: stereotactic automated large-core biopsies. Radiology, 1991,180(2):403 – 407.

25. Parker SH, et al. Sonographically guided directional vacuum-assisted breast biopsy using a handheld device. AJR Am J Roentgenol, 2001,177(2):405 – 408.

26. Parker SH, et al. Stereotactic breast biopsy with a biopsy gun. Radiology, 1990,176(3):741 – 747.

27. Parker SH, et al. US-guided automated large-core breast biopsy. Radiology, 1993,187(2):507 – 511.

28. Perez-Fuentes JA, et al. Sonographically guided directional vacuum-assisted breast biopsy: preliminary experience in Venezuela. AJR Am J Roentgenol, 2001,177(6):1459 – 1463.

29. Pfarl G, et al. Stereotactic 11-gauge vacuum-assisted breast biopsy: a validation study. AJR Am J Roentgenol, 2002,179(6):1503 – 1507.

30. Philpotts LE, Hooley RJ, Lee CH. Comparison of automated versus vacuum-assisted biopsy methods for sonographically guided core biopsy of the breast. AJR Am J Roentgenol, 2003,180(2):347 – 351.

31. Yen TW, et al. Predictors of invasive breast cancer in patients with an initial diagnosis of ductal carcinoma in situ: a guide to selective use of sentinel lymph node biopsy in management of ductal carcinoma in situ. J Am Coll Surg, 2005,200(4):516 – 526.

第十章　乳腺导管原位癌的手术治疗

一、导管原位癌(DCIS)外科手术治疗的变化趋势

外科手术是 DCIS 的重要治疗方式。全乳切除术对于绝大多数 DCIS 患者来说是一种治愈性手术。对于病灶范围广泛、多中心病灶、弥散性分布的钙化、证实 BRCA1/2 基因突变、不易达到或者已经证实切缘阳性的患者,需优先考虑全乳切除。若病灶距离乳头有一定距离,易达到阴性切缘,以及后续复发风险低或第二原发风险不高,可根据患者的意愿选择保留皮肤或保留乳头的全乳切除术以及乳房重建术。事实上,由于 DCIS 本身存在弥漫钙化特征,保乳曾经并非首要选择。在文献报道中,DCIS 或伴有 DCIS 成分的浸润性癌的切缘阳性率可高达 30%。当然,这一比例与不同治疗中心、不同病例选择、不同影像学评价方式,乃至不同医生的手术习惯,都密切相关。

早期临床实践中,DCIS 多采取全乳切除术,一方面与医生和患者过于担心乳腺内复发有关,另一方面也因为乳腺 MRI 等评估方法缺失,不能准确地评价病灶范围。鉴于对所有患者行全乳切除术可能会过度治疗,DCIS 外科治疗逐渐向保乳手术过渡。Worni 等分析了 1991~2010 年美国 SEER(Surveillance,Epidemiology,and End Results)数据库中的 121 080 例 DCIS 患者的治疗模式变化。43%患者接受保乳手术联合放疗,26.5%患者接受局部肿块广切术(不联合放疗),23.8%患者接受单侧乳房切除术,4.5%患者接受双侧乳房切除术。保乳手术联合放疗的占比从最初的 24.2%提高至 46.8%;全乳切除术的前哨淋巴结活检比率自 9.7%上升至 67.1%;保乳手术的前哨淋巴结活检比例从 1.4%上升至 17.8%。可见,保乳手术已经成为 DCIS 的重要外科治疗方式。

当前,有些学者提出,小部分 DCIS 属于惰性肿瘤,可能终身处于亚临床状态而不发生进展;因此提出并非所有的 DCIS 患者都需要接受手术治疗。2015 年,Sagara 等回顾了美国 SEER 数据库中 1988~2011 年的 57 222 例 DCIS 病例,其中 1 169 例患者(2.0%)未行手术治疗,56 053例患者(98%)接受手术。中位随访 72 个月后,共发生 576 例乳腺癌相关性死亡(1%),非手术患者的 10 年乳腺癌生存率为 93.4%,手术患者为 98.5%(P< 0.001)。不同组织学分级患者组间生存差别非常明显。对于低级别的 DCIS 来说,未手术组的 10 年乳腺癌特异性生存率为 98.8%,手术组为 98.6%(P= 0.95)。多因素分析也显示,低级别 DCIS 的手术组与非手术组相比,风险比值无统计学差异,而中、高级别 DCIS 之间的风险比显著不同(低级别 HR= 0.85,中

级别 HR = 0.23,高级别 HR = 0.15)。这一研究结果对低级别 DCIS 是否必须手术治疗提出了质疑。但本研究属于回顾性研究,诸如切缘状态、合并疾病、内分泌治疗等资料不全,且随访时间较短,未手术组的入组人数极少(尤其是因为并发症而未接受手术者),14%的未手术患者还接受了局部放疗。这些都提示需要进一步的前瞻性随机对照研究回答这个问题。然而,如何充分评估不同核分级 DCIS 及 DCIS 内部异质性等问题,即便是前瞻性研究,也未必能完全解决。

在乳腺手术范围越来越小的今天,对 DCIS 从全乳切除走向保乳手术,有充分的理论依据和临床证据,但也不能一味追求小范围而放弃根本的安全性。在有确切的指导证据出现之前,局部广泛切除并确保切缘阴性,恐怕是目前范围最"小"的安全而有效的手术方式。

二、讨论 DCIS 手术方式的先决条件

以下将讨论 DCIS 的乳房处理和腋窝处理。DCIS,到底是纯粹的 DCIS,还是有微浸润甚至浸润成分的 DCIS,对外科手术方式的选择具有重大影响。DCIS 是排他性诊断,只有全部标本中确认没有浸润成分,纯 DCIS 的诊断才成立;而一旦发现浸润成分,基本处理原则应参考浸润性癌。在当前各类指南中,T1mic(DCIS 伴微浸润)往往与 T1a 做相同或相似处理。以下主要针对纯 DCIS 进行讨论。纯 DCIS 的确诊是建立在病理科连续切片结合免疫组化的精确诊断基础之上的。没有精确的病理诊断,精准的 DCIS 治疗也无从谈起。纯 DCIS 意味着全部恶性细胞均未突破基底膜,局限在管腔之内。纯 DCIS 自然也是一个局部问题,没有区域问题(区域淋巴结转移),更无远处问题(远隔脏器的转移)。因此,讨论得最多的问题,是乳房局部如何处理的问题,而不需要特别讨论区域淋巴结的处理。只有在诊断纯 DCIS 不够充分,浸润不能排除时,腋窝处理才值得进一步讨论。

三、纯 DCIS 患者的乳房处理

(一)乳房切除术

全乳切除术对于 DCIS 患者是一种治愈性处理方法,全切后复发率很低,有报道 10 年复发率不足 2%;即使是保留皮肤或保留乳头乳晕的皮下乳房切除,局部复发率仍然很低。对于行全乳切除术的患者,可根据患者的意愿进行一期或二期乳房重建。目前在欧美,对 DCIS 患者行全乳切除术的比例已经下降,Cutuli 等人报道全乳切除术在 DCIS 病灶 < 10 mm 中约占 10%,在病灶直径 > 20 mm 中约占 72%,在低级别 DCIS 中约占 11%,在高级别 DCIS 中约占 54%。国内保乳手术率仍低于欧美等发达国家,DCIS 患者中接受全乳切除者高达 70%~95%。

(二)保乳治疗

保证切缘阴性的保乳手术和保乳手术后全乳放疗,构成了保乳治疗的两大重要内容。越来越多的研究发现:对于 DCIS 患者,保乳手术加放疗有令人满意的局部控制率,与乳房切除术有相似的生存率。20 世纪 80 年代以来,至少有 4 项大型多中心随机临床试验评价了 DCIS 患者保乳手术后加放疗的疗效。

NSABP B-17 临床试验入组患者为组织病理诊断为乳腺原位癌,腋下淋巴结阴性且无其他恶性肿瘤史者(宫颈原位癌和皮肤基底细胞癌除外)。一共入组了 818 例阴性切缘的 DCIS 患者,随机分为 2 组:一组为仅接受肿块切除术,另一组接受肿块切除术加全乳放疗,放疗的总剂量为 50Gy。这项临床试验的 5 年随访结果显示,接受放疗的患者比对照组的同侧乳房肿瘤复发风险相对降低 60%。随后 12 年的随访结果显示,未放疗组的局部复发率为 31.7%而放疗组为 15.7%(P<0.001)。

EORTC 10853 临床试验与 NSABP B-17 的入组标准相似,一共入组了 1 010 例 DCIS 患者,随机分成局部切除或局部切除加放疗 2 组,放疗总剂量为 50Gy。经过中心复核有 9%的患者切缘<1 mm 或者切缘阳性。中位随访 10.5 年的结果表明,2 组的远处转移率和总生存率相同,但放疗降低了局部复发率(26% vs. 15%,HR= 0.53,P<0.000 1)。切缘阴性组 10 年复发率为 9%;切缘明确阴性组与切缘未报告阴性组比较,局部无复发生存率更高(81% vs. 68%,P= 0.000 1);在切缘未报告阴性组中,放疗虽然能够降低局部复发率(39% vs. 24%),但切缘阳性患者即使接受放疗仍然有较高的局部复发率,因此切缘阴性是一个非常重要的独立预后因素。

UK/ANZ DCIS(UK,AUSTRALIA,and New Zealand ductal carcinoma *in situ*)临床试验入组可行保乳手术的 DCIS 患者,并排除乳头 Paget 病或者有其他恶性肿瘤病史的患者,采用 2×2 分析法。患者随机分为 4 组:放疗加他莫昔芬组,他莫昔芬组,放疗组,无治疗组。患者根据是否接受放疗或者他莫昔芬治疗随机入组,接受放疗的患者随机进入用或不用他莫昔芬组,而用他莫昔芬的患者随机进入接受或不接受放疗组。中位随访 12.7 年的结果发现,放疗可以明显降低所有新发乳腺癌事件(HR= 0.41,95%CI 0.30~0.56,P<0.000 1),并可以降低同侧浸润性癌(HR= 0.32,95%CI 0.19~0.56,P<0.000 1)以及同侧 DCIS 的发生率(HR= 0.38,95%CI 0.22~0.63,P<0.000 1),但是放疗并不能降低对侧乳腺癌的发生率。

Swe-DCIS 试验入组标准为可接受保乳手术、腋下淋巴结阴性的 DCIS 患者;排除标准为乳头 Paget 病、浸润性导管癌或囊内乳头状癌及有其他恶性肿瘤病史(除了皮肤基底细胞癌及宫颈原位癌)。试验入组 1 067 例 DCIS 患者,随机分为接受保乳手术和保乳手术加放疗两组,最终有 1 046 例患者经过中位随访时间 8.4 年的长期随访。结果显示:放疗可以明显降低 DCIS 患者保乳术后同侧乳房发生乳腺癌的风险,并且年龄>60 岁患者比年龄<50 岁的年轻患者从放疗中获益更多。

上述 4 项探讨保乳术后加放疗的临床试验结果均表明,DCIS 患者接受保乳手术后加用放疗,可以减少同侧乳腺癌的复发风险,无论是浸润性癌还是 DCIS 的发生率均可以得到降低,而这种控制局部复发的获益至少可以持续 10 年以上,但是放疗并不能改善患者的无远处转移生存率及总生存率。

2010 年,EBCTCG 荟萃分析了上述 4 项大型临床试验结果,总体入组 3 729 例患者,放疗可以降低 10 年任何同侧乳房事件(浸润性癌或 DCIS)的绝对风险 15.2%(28.1% vs. 12.9%)。即便是切缘阴性、小低级别肿瘤,放疗依然可以降低 18%的 10 年单侧乳房复发事件。值得注意,年龄是影响这种放疗获益的重要因素,年轻(年龄<50 岁)患者可降低 31%的相对风险(10 年 IBTR 获益绝对 10.5%),而年老(50 岁以上)患者降低 62%的相对风险(绝对 17%)。保乳手

术联合放疗对比单纯手术虽然可以降低一半的局部复发(DCIS 或浸润性癌)风险,但患者的总生存并无明显获益。NSABP B-17 和 NSABP B-24 在 2011 年更新了 15 年随访数据发现,15年的乳腺癌累积病死率方面,单纯保乳手术组为 3.1%,保乳联合放疗组 NSABP B-17 为4.7%,B-24 中保乳联合放疗组为 2.7%,保乳联合放疗和内分泌治疗为 2.3%。虽然循证医学没有证实放疗的总生存获益,但保乳术后一旦发生浸润性癌复发,患者死于复发风险高于未发生复发患者的 5 倍,其乳腺癌特定的病死率也将增高 17 倍。

(三) 保乳手术的切缘

保乳手术的安全切缘一直都是有争议的课题。Van Zee 等回顾性研究了 2 996 例 DCIS 行保乳手术的患者,发现对于保乳术后接受放疗的患者来说,切缘阴性已经足够,但对于不接受放疗的患者来说,安全切缘更大可以显著降低局部复发的概率。多数学者认为对于保乳手术后接受辅助放疗的患者来说手术安全切缘 > 2 mm 已经足够。但 2012 年一篇荟萃分析入选了 21 项研究分析发现,切缘 > 10 mm 相比之 2 mm 更能降低 DCIS 术后(不论是否放疗)的局部复发。先前的《NCCN 乳腺癌治疗指南》认为,> 10 mm 的切缘属于阴性,对于 < 1 mm 的切缘则被认为不足够,而对于范围在 1~10 mm 的切缘,一般切缘越宽,局部复发率越低。2016 年,美国外科肿瘤学会(SSO)、美国放射学会(ASTRO)、美国临床肿瘤学会(ASCO)的专家们在 J Clin Oncol 上发表了关于乳腺导管内癌保乳手术边缘与全乳腺照射的共识指南。这一指南基于一项包括了7 883 例患者的 20 项研究的荟萃分析,结果发现,与阳性切缘(定义为 DCIS 墨染)相比,阴性切缘可使 IBTR 风险减半;与更小的阴性切缘相比,2 mm 阴性切缘可使 IBTR 风险降至最小;与2 mm 阴性切缘相比,更宽(3~10 mm)的切缘并未显著减少 IBTR。由此,对于联合全乳放疗的DCIS,应用 2 mm 切缘,一方面该切缘是能够有效降低 IBTR 的最小足够切缘,另一方面可最大限度保留乳腺腺体组织,改善外观。

(四) 保乳治疗的放疗相关问题

多数保乳术后放疗瘤床加量降低局部复发的数据来源于浸润性癌,对于 DCIS 患者保乳术后是否需要瘤床加量并无定论。Nilsson 等荟萃分析了 12 项研究共入组 6 943 例患者,发现DCIS 保乳术后放疗进行瘤床加量和不加量的患者相比,瘤床加量并未显著降低局部复发风险;但对 6 项包含 811 例患者研究分析发现,对于切缘阳性的患者放疗后局部瘤床加量可以显著降低局部复发风险。对于年轻患者尤其是年龄 < 45 岁的患者,瘤床加量可能是降低局部复发更有利的放疗方式。这些数据都基于回顾性的观察研究,证据级别较低。我们期待 2 项大型随机对照Ⅲ期研究的结果。

值得注意的是,保乳术后辅助放疗的患者对侧乳腺癌的发生风险较对照组略上升 1.53 倍。且放疗会增加相关的并发症发生,包括:胶原血管疾病、心脏毒性、急性皮肤毒性和纤维变性等。对于一些低危的 DCIS 是否可以免除放疗,目前国外有 2 项前瞻性的临床研究致力于探讨在低危 DCIS 亚组保乳术后放疗或不放疗的价值。

ECOG-ACRIN E5194 是一项前瞻性非随机临床观察研究,入组了临床或病理提示低危的

DCIS 患者,共 2 组:561 例低/中级别 DCIS,肿块直径≤2.5 cm;以及 104 例高级别 DCIS,肿瘤≤1 cm。2 组保乳术后不接受放疗,切缘阴性至少>3 mm,其中有 30%患者接受了辅助他莫昔芬的治疗。患者的中位年龄为 60 岁,中位随访 12.3 年。对于低/中级别组,12 年同侧乳腺事件(同侧乳房 DCIS 或浸润性癌复发)的发生率为 14.4%。在高级别组,单侧复发率为 24.6%,两者有显著差别(P = 0.003)。低级别组浸润性癌 12 年的复发率为 7.5%,高级别组为 13.4%(P = 0.08)。多因素分析显示,组织学分级及肿瘤大小与局部乳腺癌的复发密切相关。本研究的不足之处在于属于非随机性队列研究,他莫昔芬使用率低且高级别 DCIS 组的样本量较小。

另一项 RTOG 9804 是前瞻性对比放疗和观察在低危 DCIS 保乳术后的应用。研究自 1998~2006年原计划入组 1 790 例患者,因为入组过慢,最后入组了 636 例来自美国和加拿大的患者。其中 62%患者选择使用他莫昔芬。入组条件包括钼靶发现的 DCIS,组织学低至中级别,肿瘤直径≤2.5 cm,切缘阴性至少>3 mm。中位随访 7.17 年。对于低风险的 DCIS 来说,保乳术后放疗可以使 7 年的局部复发率从 6.7%降低至 0.9%。这 2 项试验都显示对于目前临床定义的低危 DCIS 来说,放疗对于行保乳手术的患者来说仍是降低局部复发的强有力补充治疗。

四、DCIS 患者局部乳房处理的参考模型

(一) Van Nuys 预后指数(VNPI)

VNPI 是目前临床实践中接受范围较广的预后评分模型。美国南加州大学(USC)起初仅借助肿瘤核分级及坏死性病理特征预测 DCIS 的局部复发风险,1996 年评分系统引入肿瘤大小和切缘宽度,2003 年引入诊断时患者年龄。最终 VNPI 评分定义为病理核分级+外科切缘+肿瘤大小+年龄评分的总体评分,最低 4 分,最高 12分,划分为 3 个风险组(低危、中危、高危)来指导治疗选择(表 10-1)。研究数据来自于 706 名接受保乳手术的 DCIS 患者,试验中位随访 81 个月后,发现评分为 4~6分的患者并未从乳腺放疗中获得局部复发的生存获益,建议可以单纯行保乳手术;评分 7~9 分的患者因为放疗后局部复发率降低了 12% ~15%,推荐保乳手术联合放疗综合性治疗;评分 10~12 分的患者即便接受术后放疗,5 年的局部复发率仍高达 50%,建议行全乳切除术。之后相当多的研究试图验证 VNPI 指数对于治疗选择的价值,结果并不一致。仅仅通过 4 个指标来进行风险分层并不完美和精确,VNPI 预后评分体系并未被前瞻性临床研究所验证,所以 VNPI 作为 DCIS 预后的评价指标仍然需要进一步进行前瞻性研究。

表 10-1　Van Nuys 预后指数

VNPI= A+ B+ C+ D
A= 肿瘤大小
1: ≤15 mm
2: 16~40 mm
3: ≥41 mm
B= 切缘情况
1: ≥10 mm
2: 1~9 mm
3: <1 mm
C= 细胞核分级
1: 第 1 级
2: 第 2 级
3: 第 3 级
D=年龄
1: ≥60 岁
2: 40~60 岁
3: ≤40 岁

(二) Oncotype DX DCIS 评分(12 - gene Oncotype DX DCIS Score)

DCIS 评分源自于 Oncotype DX 乳腺癌基因评分系统,包括 7 个癌症相关的基因和 5 个参考基因来预测 DCIS 保乳术后发生局部复发事件的风险。与 21 基因评分系统类似,DCIS 评分也包括 3 种危险评分分级(低危:DCIS 评分＜39;中危:DCIS 评分= 39~54;高危:DCIS评分≥55)。DCIS 评分随后在 ECOG E5194 临床研究中进行验证,入组患者包括低至中级别 DCIS 肿瘤直径≤2.5 cm,高级别 DCIS 肿瘤直径≤1 cm。基于试验中 327 例患者的组织学标本,采用定量多基因 RT - PCR 进行病理学检测,发现 DCIS 评分和保乳术后局部复发风险呈线性相关。根据评分,低、中、高风险组术后 10 年局部复发的风险分别为 10.6%、26.7%、25.9%,浸润性癌复发风险为 3.7%、12.3%、19.2%。多因素分析发现和局部复发风险相关的因素包括 DCIS 评分、肿瘤大小和患者的月经状态。DCIS 评分从基因 mRNA 水平对 DCIS 保乳术后的复发风险进行评估,其验证数据和入组人群都来自 F5194 临床试验的低危 DCIS 患者,入组人数偏少,故而在更广泛人群中的应用价值并不确定,也缺乏前瞻性研究长期的随访结果,其准确性还有待更多的试验来验证。无论如何,DCIS 评分可以从基因水平补充传统的临床和病理因素,预测 DCIS 保乳术后局部复发和浸润性癌局部复发的风险,给临床治疗参考提供有力的帮助。

五、DCIS 的区域淋巴结处理

(一) 腋窝淋巴结评价的必要性

对于确诊为纯 DCIS 的情况,鉴于疾病为"局部"问题,既非区域问题,也非远处问题,因此无须评价腋窝淋巴结的状态。但是,若诊断 DCIS 是采用术中冰冻或者空心针穿刺方式,往往存在微浸润或者浸润灶的低估。研究发现空心针活检 DCIS,最终 5%~50% 为 DCIS 伴微浸润,腋窝淋巴结转移率为 1%~10% 不等,这一数据根据病灶实际浸润性成分的多少有较大波动。因此,尚未充分确诊纯 DCIS 时,腋窝淋巴结的评估还是必要的。在评估方式上,由于区域腋窝淋巴结转移率低,远期复发率也很低,按 NSABPB - 17 和 B - 24 研究的前瞻性数据,腋窝淋巴结局部复发率每年为 0.83‰ 和 0.36‰。因此,直接腋窝淋巴结清扫无疑是过度治疗和不合理评估。

(二) 前哨淋巴结活检

如上所述,纯 DCIS 一般没有淋巴结转移或者脉管侵犯,并不需要进行腋下淋巴结评估。但是通过空心针活检查出的 DCIS 最终病理可以为导管内癌伴微浸润性癌,甚至直接升级为浸润性癌。因此对于这部分患者,由于存在浸润可能,采取前哨淋巴结活检是十分必要的。DCIS 的前哨淋巴结流程基本同浸润性导管癌的前哨淋巴结活检流程。需要指出的是,目前虽然可以运用免疫组化等方法发现前哨淋巴结的微转移,提高前哨淋巴结检查阳性率,但前哨淋巴结微转移是否对 DCIS 的临床预后有负面影响仍未明确。

《中国抗癌协会乳腺癌诊治指南与规范(2015 版)》指出,充分病理评估后确认的纯 DCIS,不会出现肿瘤浸润和转移,不应行腋窝淋巴结清扫;但有小部分通过空心针诊断或者不充分的病理确诊为 DCIS 的患者,如果不行保乳手术,在全乳切除时,需行前哨淋巴结活检。以下情况应考虑前哨淋巴结活检:①全乳切除患者;②粗针穿刺被诊断为 DCIS 者;③DCIS 肿瘤较大者(特别是直径> 3 cm)。而对于某些腋窝淋巴结转移特别低的患者,如小病灶、低级别 DCIS 患者,同时又接受保乳,是否需要行前哨淋巴结活检存在争议。

(三) 有限个数前哨淋巴结出现宏转移或微转移的处理

在 DCIS 领域,由于前哨淋巴结阳性率不高,很难搜集足够病例开展相关临床研究,故本部分的处理基本可参考浸润性癌相同情况的处理。

若前哨淋巴结出现 1~2 个微转移且行保乳治疗,按照 IBCSG 23-01 临床研究的结果,可以不予以进一步腋窝淋巴结清扫。

若前哨淋巴结出现 1~2 个宏转移且行保乳治疗,按照 Z0011 临床研究的结果,可以不予以进一步腋窝淋巴结清扫。

若前哨淋巴结出现 1~2 个宏/微转移且行全乳切除,可按照 EORTC AMAROS 临床研究的结果,或进一步腋窝清扫,或补充腋窝放疗,两者可达到相似的局控率和无病生存率,但是补充腋窝放疗者的上肢水肿发生率会更少。

六、结语

DCIS 外科处理参考表 10-2。虽然全乳切除是一种治愈性处理方法,但近来研究发现,肿块切除(不包括腋窝淋巴结清扫)+ 全乳放疗与全房切除有相似的生存率。愿行保乳手术的患者,如切缘阳性可再次扩大切除;不能达到切缘阴性时应行全乳切除。在全乳切除或肿瘤再次扩大切除时,发现有浸润性病变的患者,应按照浸润性癌的原则进行处理。阴性切缘的定义目前的专家共识认为切缘应该> 2 mm。对于病灶取材充分、诊断明确的纯 DCIS 患者,无须行前哨淋巴结活检,更不应当进行全腋窝淋巴结清扫。然而,仍有一小部分 DCIS 患者最后确诊有浸润性成分或微浸润,因此在未能明确排除浸润性成分时进行前哨淋巴结活检是合理的。

表 10-2 DCIS 外科处理参考

诊断方式	浸润性癌低估率	乳房手术选择	前哨淋巴结活检与否
完整切除并充分病理评估诊断为纯 DCIS	极低	保乳	可不行
		全切	可不行
空心针穿刺或部分切取诊断为 DCIS	5% ~50%	保乳	可行或可不行,若不行可能需二次手术
		全切	需行

(余科达)

主要参考文献

1. Allred DC, Anderson SJ, Paik S, et al. Adjuvant tamoxifen reduces subsequent breast cancer in women with estrogen receptor-positive ductal carcinoma in situ: a study based on NSABP protocol B-24. J Clin Oncol, 2012,30:1268 – 1273.

2. Bijker N, Meijnen P, Peterse JL, et al. Breast-conserving treatment with or without radiotherapy in ductal carcinoma-in-situ: ten-year results of European Organisation for Research and Treatment of Cancer randomized phase Ⅲ trial 10853-a study by the EORTC Breast Cancer Cooperative Group and EORTC Radiotherapy Group. J Clin Oncol, 2006,24:3381 – 3387.

3. Bijker N, Peterse JL, Duchateau L, et al. Risk factors for recurrence and metastasis after breast-conserving therapy for ductal carcinoma-in-situ: analysis of European Organization for Research and Treatment of Cancer Trial 10853. J Clin Oncol, 2001,19:2263 – 2271.

4. Brinton LA, Sherman ME, Carreon JD, et al. Recent trends in breast cancer among younger women in the United States. J Natl Cancer Inst, 2008,100:1643 – 1648.

5. Cuzick J, Sestak I, Pinder SE, et al. Effect of tamoxifen and radiotherapy in women with locally excised ductal carcinoma in situ: long-term results from the UK/ANZ DCIS trial. Lancet Oncol, 2011,12:21 – 29.

6. Fisher B, Costantino J, Redmond C, et al. Lumpectomy compared with lumpectomy and radiation therapy for the treatment of intraductal breast cancer. N Engl J Med, 1993,328:1581 – 1586.

7. Hart V, Sprague BL, Lakoski SG, et al. Trends in health-related quality of life after a diagnosis of ductal carcinoma in situ. J Clin Oncol, 2016,34:1323 – 1329.

8. Holmberg L, Garmo H, Granstrand B, et al. Absolute risk reductions for local recurrence after postoperative radiotherapy after sector resection for ductal carcinoma in situ of the breast. J Clin Oncol, 2008,26:1247 – 1252.

9. Houghton J, George WD, Cuzick J, et al. Radiotherapy and tamoxifen in women with completely excised ductal carcinoma in situ of the breast in the UK, Australia, and New Zealand: randomised controlled trial. Lancet, 2003,362:95 – 102.

10. Morrow M, Strom EA, Bassett LW, et al. Standard for the management of ductal carcinoma in situ of the breast (DCIS). CA Cancer J Clin, 2002,52:256 – 276.

11. Morrow M, Van Zee KJ, Solin LJ, et al. Society of Surgical Oncology-American Society for Radiation Oncology-American Society of Clinical Oncology Consensus Guideline on Margins for Breast-Conserving Surgery With Whole-Breast Irradiation in Ductal Carcinoma In Situ. J Clin Oncol, 2016, 34: 4040 – 4046.

12. Page DL, Dupont WD, Rogers LW, et al. Continued local recurrence of carcinoma 15 – 25 years after a diagnosis of low grade ductal carcinoma in situ of the breast treated only by biopsy. Cancer, 1995,76:1197 – 2000.

13. Rakovitch E, Nofech-Mozes S, Hanna W, et al. Her – 2/neu and Ki – 67 expression predict non-invasive recurrence following breast-conserving therapy for ductal carcinoma in situ. Br J Cancer, 2012, 106:1160 – 1165.

14. Rosner D, Bedwani RN, Vana J, et al. Noninvasive breast carcinoma: results of a national survey by the American College of Surgeons. Ann Surg, 1980,192:139 – 147.

15. Solin LJ, Orel SG, Hwang WT, et al. Relationship of breast magnetic resonance imaging to outcome after breast-conservation treatment with radiation for women with early-stage invasive breast carcinoma or ductal carcinoma in situ. J Clin Oncol, 2008,26:386 – 391.

第十一章　不可保乳的乳腺原位癌重建策略

乳腺导管原位癌（ductal carcinoma in situ，DCIS）是早期乳腺癌的一个阶段，组织学水平显示肿瘤细胞未突破基底膜，理论上讲通过局部治疗可以治愈。在肿瘤较为局限，手术切缘足够，核分级较低者可采用单纯手术广泛切除结合术后放疗。然而，一旦存在多中心的病灶，或者无法达到切缘阴性，或肿瘤和乳房的比例不理想，保乳后乳房美观不能保证，或患者的主观意愿拒绝保乳时，这些患者则需要接受全乳切除手术。对于这些乳腺癌患者的外科治疗，乳房重建手段已经成为必须与患者讨论的一个重要问题。

乳房重建技术经历了 40 余年的发展，从最初的植入物重建，到自体组织重建，以及组织扩张器联合永久植入物，至近年来的脂肪移植重建，经历了重建方式的多样化发展和联合应用。乳房重建与修复的目标就是期望用患者能够接受的最小创伤，使患者获得最满意的乳房外观，同时尽量减少手术并发症。美国一项大样本的调查结果显示，全乳切除术后 4 个月之内，16% 患者接受了乳房重建手术；而另外一项研究报道了 2 700 多名在 8 家 NCCN（全国综合性肿瘤治疗网络）的肿瘤中心接受全乳切除的患者，有 42% 接受了乳房重建手术。国内的重建比例与之相比，还存在一定差距。以笔者所在的医院为例，从 2000~2015 年的 15 年回顾数据显示，乳房重建手术的比例约占全乳切除手术的 3.1%。

随着生活质量的提高和观念的普及，我国乳腺癌患者乳房重建比例也在逐年不断攀升中。目前，在国内一些有条件的医疗单位，整形外科医生已经成为乳腺癌多学科诊疗团队中的主要成员。与此同时，国内许多肿瘤中心尚未设立整复外科，乳房重建的工作，尤其是乳房即刻重建手术，往往由肿瘤外科医生完成，这种情况在国内也越来越常见。多学科的交叉协作也加深了医生对于各种重建方法和适应证的理解和掌握，随着临床经验的累积，乳房重建的模式和方法也在经历着改变。

患者对乳房手术的满意度取决于诸多因素，不仅限于手术本身，还包括手术后的恢复时间、手术后的并发症。在对手术进行决策的时候，首先应该组织一个团队，包括肿瘤科医生、整形外科医生、专职护士、心理医生，对患者提出的多方面问题给予充分的解答，并与患者、家属反复讨论，提供充分的了解和最佳的心理支持；仔细了解患者的心理状态、受教育程度，需要对患者详细阐述手术的具体方案，乳房重建的时机，自体组织和植入物的优劣，自体组织的选择和患者的体型相关，不同类型的乳房植入物，可能造成的乳房和供区瘢痕、术后可能的并发症和不适；必要时还需要行乳头乳晕重建，重建的乳头感觉一般是缺失的；今后仍然需要对肿瘤的发生进行密切监

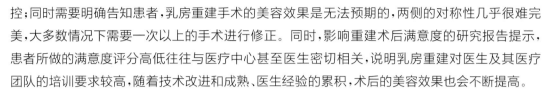

控;同时需要明确告知患者,乳房重建手术的美容效果是无法预期的,两侧的对称性几乎很难完美,大多数情况下需要一次以上的手术进行修正。同时,影响重建术后满意度的研究报告提示,患者所做的满意度评分高低往往与医疗中心甚至医生密切相关,说明乳房重建对医生及其医疗团队的培训要求较高,随着技术改进和成熟、医生经验的累积,术后的美容效果也会不断提高。

本章节将从 4 个方面来讨论对于不可保乳的乳腺原位癌患者的重建策略,包括乳房重建的时机、全乳切除手术的切口设计、乳房再造的方法选择和重建术后并发症的处理。

第一节 乳腺原位癌的重建时机

根据重建的时间,乳房重建可以分为即刻重建和延期重建两大类。乳房重建可以在全乳切除的同时,在一次麻醉过程中完成,称为即刻重建;也可以在全乳切除术后的数个月或数年后进行,称为延期重建,这一重建的时间选择往往取决于患者。乳房重建的时机选择取决于很多因素,只有充分考虑了各类重建方法的优缺点,以及患者自身的诸多因素,才能确定最佳的时间。

对于 DCIS 全乳切除术后的患者,乳房的即刻重建是最佳的选择,主要原因在于这些患者基本上不需要后续辅助治疗,也无须进行术后辅助放疗,术后发生各种并发症的风险较低,即刻重建能带来最优的美学效果。在笔者所在中心,绝大多数有重建意愿的患者经过沟通和交流后,都选择了全乳切除的同时乳房重建。当然,也有极少部分患者因为出于对后续病情变化的担忧要求暂缓重建手术。

一、即刻重建与肿瘤安全性

从肿瘤治疗角度而言,乳腺癌患者即刻重建,包括植入物重建和自体重建,其安全性是可靠的。有资料证实,与单纯行全乳切除的一组患者比较,即刻乳房重建治疗组局部和区域的肿瘤复发风险是相似的。同时,假体并未影响局部和区域复发的早期发现。

Carlson 等对于保留皮肤和不保留皮肤的乳房全切患者进行了局部复发率的比较,发现经过了平均 41.3 个月的随访,两者之间并无统计学差异。Kroll 等也报道了类似的结果,证实了保留皮肤并进行即刻重建并不会显著增加局部复发率、远处转移率及肿瘤相关病死率。

二、即刻重建的优越性

相对于延期重建,联合即刻乳房重建有其固有的优势,更容易达到双侧的对称性,为获得理想的美容效果提供了条件。在患者体验与花费方面,即刻重建的患者只需一次手术,同时手术费用的相当比例由医疗保险支付,而且术后没有乳房缺失的体验,身心遭受打击较小,与此同时,患者对术后效果的期待度会更高。延期重建的患者对乳房缺失经过一段时间的体验,对再造乳房的手术方式及效果能作出更加理性的判断,术后满意度较高;缺点是需要两次手术,二次重建手术的费用为自费,较即刻乳房再造费用更高。

瑞典 Karolinska 医学中心的研究结果显示,在 DCIS 接受全乳切除和即刻重建的患者中,随访 4~15 年后的问卷调查发现她们达到了很好的生活质量水平,与接受保留乳房手术的 DCIS 患者相当;在量表中的生理功能和身体疼痛部分,全乳切除和即刻重建患者甚至优于保乳和正常对照人群的水平,可能这些患者在接受较大或多次的手术,经历较长时间的康复后,内心对生活质量的概念和评价会发生变化,从而帮助自身去适应这一疾病,在心理学上可以称之为反应转移(response shift)。上述结果在其他研究报道中也得到了证实。

三、各种手术方法的重建时机

(一)植入物重建

乳房重建的时机包括即刻重建和延期重建。这种分类方式不仅适用于自体组织重建的技术,对以植入物为主的重建技术也同样适用;以往由于乳房切除手术方式的局限,以及植入物材料的限制,植入物较少用于即刻重建,现在已经有了极大的改观;组织扩张器-永久假体分步骤的重建使即刻乳房重建后的美容效果大大改善。特别有利于在一些全乳切除术后组织覆盖不足的患者,两步法能重建一个外形、下垂度较为理想的乳房。具体手术方法将在后面章节详细阐述。

与延期重建比较,接受植入物即刻重建的患者恢复更快,美观度更好,整个重建手术所需的周期更短;而且,患者较少经受乳房缺失造成的心理创伤,总体生活质量更好。

然而,对于要求进行植入物重建的延期再造患者,由于在之前的全乳切除术中没有保留乳房皮瓣,部分患者胸壁组织较薄,应考虑在组织扩张器-永久假体分步骤的重建之前进行 2~3 次胸壁软组织的脂肪游离移植,为植入物重建创造良好的覆盖条件。

(二)自体组织重建

自体组织的乳房重建是指利用患者自身组织进行的乳房重建,乳房重建的技术包括了植入物重建和自体组织重建及联合自体与植入物的重建方式,详细术式见后面章节。自体组织重建的优点在于重建后的乳房美观、自然,对称性也较植入物更好;缺点在于重建手术时间长,并发症的发生率相对较高,术后恢复的时间较长。因此,在即刻重建时,越来越多的患者倾向于选择植入物重建。

自体组织既适于即刻重建,也适用于延期重建,最常用的自体组织取自于下腹部皮瓣和背部。然而,对于延期重建的患者,在全乳切除术中没有保留乳房皮瓣,乳房表面皮肤的缺损范围大,需要自体皮瓣的覆盖。自体组织重建能够同时提供足量的皮肤及组织容量,只需一次手术即能完成延期重建,无须组织扩张器-永久假体分步骤进行。因此,自体组织在延期重建患者中使用的比例更高。

第二节　乳腺原位癌全乳切除的切口选择

DCIS 患者在大多数情况下无临床可触及的肿块,判断病灶的范围可能存在偏差;同时,当前对于即刻乳房重建手术而言，乳房切除的方式常采用保留皮肤的全乳切除（skin sparing mastectomy，SSM）。DCIS患者全乳切除术后的局部复发率为1%~3%，SSM的切口设计原则是切除乳头乳晕复合体及肿瘤表面和活检的皮肤，保留大部分乳房正常皮肤和乳房下皱褶，以提高重建术后的美学效果；当然，这一术式对DCIS而言可能存在的风险是，残留少量的皮下腺体，这一情况在病灶范围评估不甚准确的DCIS患者中可能造成局部复发的增加。乳房切除手术时，即使标准的全乳切除术，残留乳腺组织是不可避免的，个别文献中SSM皮瓣下乳腺残留的概率达59.5%。

为了减少医源性的腺体残留，SSM的手术切口设计应该有以下原则：①乳头乳晕复合体的保留应该慎重；②穿刺（空芯针活检）针道和手术活检的皮肤应该切除；③如果病灶较为浅表，应切除病灶表面的皮肤；④如果乳房较大，且有明显下垂，可应用缩乳成型的手术切口。一项回顾性研究报道了一组DCIS患者接受SSM后的复发情况，局部复发率为3.3%；可能与复发相关的因素包括：年龄≤50岁、肿瘤范围>40 mm、高分级、有坏死、切缘≤1 mm、活检方式、SSM类型，其中包括肿瘤大小、核分级、粉刺型、切缘距离几项是影响局部复发最为重要的因素，多因素分析仅高分级与局部复发风险相关。除了注意SSM方式以外，研究发现，术中对SSM的标本进行钼靶X线摄片，评估病灶和手术切缘的距离有助于减少可能的残留，并予以及时处理。

保留乳头乳晕复合物（nipple-areolar complex，NAC）在乳腺癌手术中的运用尚存争议。《NCCN指南》认为，除非进行临床研究，在临床实践中，暂不建议将保留乳头全乳切除（nipple-sparing mastectomy，NSM）作为乳腺癌的标准术式。尽管NSM在肿瘤安全性和美容的持续性上存在诸多争议，但是临床上正在得到越来越多的推广。进行NSM一般应依据以下原则：原发灶最大径不超过3 cm，肿瘤距乳头至少2 cm，不应伴有乳头溢血，不存在乳房内多中心病灶，腋窝临床阴性或前哨淋巴结活检阴性，术中快速冰冻及石蜡病理显示NAC下方无肿瘤累及。

NSM的手术切口设计一般可根据乳房大小、下垂度来决定，还要考虑到患者对于术后乳房大小的期望值。乳房较小，并且无明显下垂者，可采用乳房下皱褶切口；乳房较大，下垂较为明显的患者，应采用保留乳头的缩乳成型切口。当然这是两种较为极端的情况，表11-1中具体列举了各种情况下的切口选择。图11-1中显示了乳房下皱褶切口、扩大乳房下皱褶切口、保留乳头缩乳成型切口。

表11-1 根据乳房大小和下垂情况选择手术切口

乳房大小	无下垂	假性下垂	下垂		
			一度	二度	三度
小	IMF	IMF，EIMF	IMF，EIMF，LB	EIMF，LB，NSRM	NSRM
中	IMF	IMF，EIMF	IMF，EIMF，LB，NSRM	EIMF，LB，NSRM	NSRM
大	IMF，EIMF，LB，VB	IMF，EIMF，LB，VB	EIMF，LB，VB，NSRM	NSRM	NSRM

IMF：乳房下皱褶切口；EIMF：扩大乳房下皱褶切口；LB：乳房外侧切口；VB：垂直乳房切口；NSRM：保留乳头缩乳成型切口

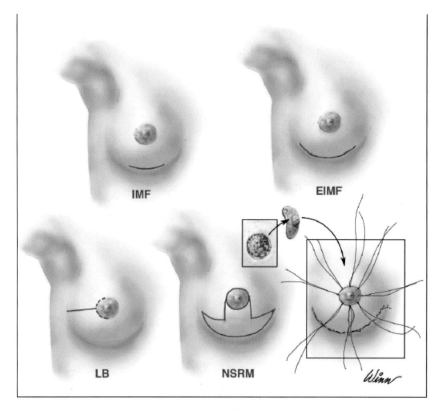

图 11-1 保留乳头的手术切口选择

IMF:乳房下皱褶切口;EIMF:扩大乳房下皱褶切口;LB:外侧乳房切口;NSRM:保留乳头缩乳成型切口

第三节 乳腺原位癌的重建方式选择

乳腺原位癌的乳房重建方法可以选择植入物或自体组织重建。针对具体某一位原位癌患者选择乳房重建的方式时,往往会考虑到多方面的因素,包括乳房的体积、外形及下垂度,是否有合并疾病,是否有足够的供区组织,而更为重要的是患者的个人意愿和自身的取舍。

除了患者的喜好,医院和主诊医生也是影响其抉择的重要因素。目前,在我国一些综合性医院和较大的肿瘤中心,整形外科医生和部分肿瘤外科医生具备熟练的显微外科技术,术后皮瓣监测的护理团队富有经验,可以安全有效地开展游离皮瓣的乳房重建;而在一些地方或社区医院就不可能开展这类手术。对于不同重建方式而言,植入物重建的手术门槛相对较低,手术技巧较易掌握,同时住院时间短,患者没有额外的瘢痕,已经越来越多地成为 DCIS 重建的首选,很多肿瘤外科医生也能够非常熟练地掌握这一术式;而自体组织乳房重建需要一定的学习过程,许多乳腺专科医生正致力于这方面的学习和提高。

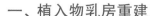

一、植入物乳房重建

从 20 世纪 70 年代至今,植入物重建的比例增长显著。文献报道,2007 年,全美有 60 000 名妇女接受乳腺癌术后的乳房重建,其中,3/4 应用了植入物为主的乳房重建。2010 年的一篇报道显示,美国一年的扩张器-植入物乳房重建例数达到 57 000 例,占全部乳房重建的 65%。植入物乳房重建被广泛应用有 2 个先决条件:①乳房切除的手术方式有较大的改变,从以往切除患侧乳房大量正常皮肤的全乳切除转变为保留皮肤的全乳切除,较多的乳房正常皮肤和软组织保留以后,便于覆盖植入物,同时保持了乳房原有的轮廓和外形;②植入物的不断改进,植入物的材料、表面结构、植入物的外形均适用于不同的情况,出现了解剖型的假体,便于重塑稍大并有下垂感的乳房,使重建乳房的外形更加自然。植入物为基础的乳房重建美容效果已有极大改观,有文献指出,其结果几乎等同于自体组织皮瓣的乳房重建。

(一)评估因素及适应证

对于乳腺原位癌患者,不需要担心术后放疗造成的包囊挛缩等并发症,放疗对重建乳房美容效果的影响无须考虑,有一些中心推荐以植入物为基础的乳房重建为首选。总结笔者所在中心的临床经验,应评估每个患者的乳房参数和体型特征。体积小和中等的乳房,无乳房下垂明显的患者,较为适合植入物重建;乳房体积大,下垂明显的患者如果采用植入物重建,往往需要考虑对侧乳房的缩乳成型或乳房提升手术,以期双侧的对称效果。从患者体型考虑,身材较为纤瘦的患者,腹部或臀部无足够量的供区组织进行自体组织重建,往往适合接受假体重建。另外一部分患者原本适合接受自体组织皮瓣重建,但是,患者不愿身体承受更多的创伤和手术瘢痕,对术后较长的康复期和各种可能发生的并发症有顾虑,也会选择植入物重建。在以上这些患者中,植入物为基础的乳房重建可以达到理想的效果。

(二)植入物重建的优缺点

与自体组织乳房重建比较,植入物重建的优势在于手术时间较短,术后恢复快,无须担心供区的并发症。医生的学习周期较短,没有供区的瘢痕,术后恢复快;重建乳房的皮肤源自于原先的胸壁乳房皮肤,因此颜色和质地更为自然,与对侧也较为匹配。即便是显微外科技术普及的肿瘤中心,自体组织重建的比例也在下降。

植入物重建的缺点在于:①重建过程中,特别是组织扩张过程会引起胸壁的不适,需要多次进行注射扩张,扩张后需要再行手术置换永久性假体。植入物重建的乳房一般而言更为突起、固定、下垂度不足,因此不够自然。②对称度也是植入物重建时较难做到的,尤其是单侧重建后,往往需要行对侧乳房的对称性手术。

(三)植入物重建的技术要点

假体乳房重建包含 3 种主要的技术:①一步法放置一种标准的或可调节的永久性假体;②分 2 步放置组织扩张器和永久性假体;③联合植入物和自体组织。选择何种植入物重建方式取决于以下因素:乳腺肿瘤的部位、分期,患者期望获得的乳房大小、形状,可能获得的供区组织,最为重要的还是患者自身的喜好。尽管即刻植入假体的重建有时也可以获得较满意的效果,大多数情况下,植入物重建乳房还是分步骤实施的,组织扩张-植入假体作为常规的2步法乳房重建更为可靠。

　　一步法放置永久性假体适用于乳房较小、无明显乳房下垂的患者,同时患者不愿意多次术后扩张,并接受再次更换为永久假体的手术;这一技术也要求肿瘤外科医生行全乳切除时保护皮瓣的血供,为置入假体,有良好、健康的组织覆盖提供基础。有了可调节的永久性假体之后,这一技术也适用于一些乳房体积稍大的患者,或者乳房较小的患者全乳切除时造成较大的皮肤缺损,在术中行假体部分扩张后,术后外科医生再经过埋植于皮下的注射泵实施扩张,至一定体积后,经一小切口取出该注射泵。手术过程中,假体应放置于胸大肌和前锯肌下方,往往需要将胸大肌的肋缘附着点离断,并将前锯肌的部分肌束掀起,一般这些肌束可以覆盖部分假体;尤其是手术切口下方的假体表面会有肌肉组织覆盖,这对于假体的安全性非常重要,万一切口表皮出现少量缺血坏死,假体不至于暴露。这一术式尽管比较方便患者,减少手术次数和总体重建周期,但是也有一定的风险,因为一定体积的假体对肌肉、软组织、皮瓣都会造成压迫,要求术后密切观察乳房手术皮瓣、切口,一旦发现皮瓣、表皮缺血坏死,应尽早切除清创,防止假体感染和暴露。

　　组织扩张器-永久假体分步骤重建的技术目前得到更为广泛的应用。总体而言,这种技术比一步法使重建乳房的美观度更有保证,特别有利于一些全乳切除术后组织覆盖不足的患者,重建一个外形、下垂度较为理想的乳房。扩张器一般放置于胸大肌和部分前锯肌构成的囊袋下方。大多数扩张器有一根导管连接一个活瓣,并有一个注射泵埋植于稍远离扩张器的皮下。国外也有将注射活瓣设计放置于扩张器前方,术后通过一个磁性装置导引进行注射扩张。术中先注入一定量的生理盐水,缝合伤口。术后2周左右,待确认伤口愈合,无感染迹象的情况下,即可开始扩张。一般每周注射1次,每次可注入60~100 ml,也要考虑到患者本人的耐受性。总注射量可以超过对侧乳房体积的20%~30%。过度扩张的目的是使覆盖的皮瓣、组织更为松弛,减少今后发生包囊挛缩的机会。解剖型的扩张器还有助于扩张乳房下半部分,塑造局部下垂的外形。整个扩张的周期取决于诸多因素,一般可持续3个月至半年,更换假体时,需要暴露扩张器所在的囊袋,调整其边缘,使乳房外形、轮廓更为满意。

　　不论是一步法永久假体重建,还是扩张器-永久假体分步骤重建,由于离断了胸大肌在肋骨和胸骨的部分附着点,下方和内侧部分皮瓣下是无肌肉覆盖的,这就增加了植入物重建后的并发症。人体去细胞真皮基质材料目前被广泛应用于乳房重建,特别是与植入物重建相配合。ALLoDerm是其中一种最为广泛使用的基质材料,术中将其与离断的胸大肌下缘、乳房下皱褶附着点缝合,在皮瓣下形成对假体的覆盖。其主要优点包括:重塑的乳房下皱褶更加美观,假体移动的机会减少,增加重建术中组织扩张的注射量,从而减少术后扩张的次数,并能够降低假体包囊挛缩的发生率。近年来,这些真皮基质材料已广泛用于配合扩张器-假体进行乳房重建。一些报道显示,该方法可能导致某些并发症,包括血清肿、感染、乳房皮瓣坏死等。最新的一项荟萃分析发现,真皮基质材料辅助的植入物重建和传统的肌肉下植入物重建方法比较,术后血清肿的相对危险度为2.73,感染的相对危险度为2.47,重建失败的相对危险度为2.80。这些并发症的发生原因可以归结为：SSM 术后，乳房皮瓣原本就有缺血，其下方的基质材料同样需要血管再生、血液灌注，组织缺氧可导致感染；而其作为异物，引起机体的免疫反应也是正常情况，局部炎性介质渗出造成血清肿；基质材料缝合后，人为增加的术中扩张的容量，可能造成术后的皮瓣缺血坏死，导致重建失败。这种基质材料的另外一个问题是价格昂贵，当衡量其费用-效益比时，不得不考虑这样的花费是否值得。当然，这些研究本身存在一些不可避免的缺陷，因为许多涉及真皮基质材料的报道均为回顾性对列研究，有少量的非随机对照研究，几乎无前瞻性随机对照研究；医生在掌握这一新方法时往往存在学习曲线；不同研究中患者入组标准存在较大差异。一些有经验的整形外科医生认为，如果在术中谨慎掌握组织扩张的程度，彻底冲洗创面，仔细缝合以减少死腔残留，这些措施均可降低上述并发症的发生。Salzberg 的 NSM 联合植入物和 AlloDerm 进行即刻重建，并发症发生率仅有 3.9%。经过 36 个月的随访，未出现远期并发症。目前，对于生物材料的远期效果仍有待于更长的随访结果。

　　联合植入物和自体组织的重建技术中，最为常用的自体组织是背阔肌肌皮瓣。由于乳腺癌手术过程中，肿瘤外科医生已经显露了腋窝的结构，便于这一皮瓣的应用；同时，背阔肌范围较大而薄，适合覆盖假体。背部的手术切口可以设计为横梭形，缝合后手术瘢痕可以被内衣所遮盖；取瓣的过程中，和扩大的背阔肌肌皮瓣不同，不需要附带背阔肌肌肉表面的脂肪组织，背部愈合后无明显的组织缺损，背部供区发生血清肿的机会也不高。在塑型时，假体可以置于背阔肌和胸大肌之间，背阔肌肌皮瓣可以覆盖整个假体；笔者更倾向于将胸大肌的肋骨和部分的胸骨附着点切断，假体的上半部分由胸大肌覆盖，下半部分由背阔肌覆盖，其优点是重建乳房的内上象限更为饱满，轮廓更为自然（图 11 - 2）。

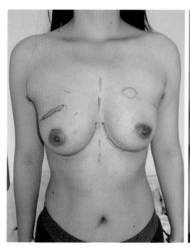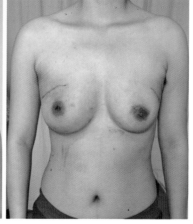

术前　　　　　　　　　　　术后

图 11 - 2　DCIS 患者的背阔肌联合假体乳房重建

二、自体组织的乳房重建

　　自体组织的乳房重建是指利用患者自身的组织进行的乳房重建。自体组织重建的优点在于重建后的乳房美观、自然，并且随年龄、体重的改变，重建乳房的外形也可以有所变化，双侧的对称性较为理想；其缺点在于重建手术时间长，对外科医生的技术要求高，可能出现较多的并发症，术后恢复的时间较长。最常用的自体组织取自于下腹部皮瓣和背部，较少采用的供区包括臀部、大腿的皮瓣。

（一）背阔肌肌皮瓣

自 20 世纪 70 年代起，以背阔肌肌皮瓣（latissimus dorsi musculocutaneous flap，LDMF）为主的乳房重建方法逐渐减少，并被植入物重建和 TRAM 重建所替代。然而，它仍然是整复重建外科医生的一项重要工具。当今的乳房重建手术中，LDMF 经常用于其他方法重建失败后的补救手段，或不适合横型腹直肌肌皮瓣（TRAM）重建手术的患者。包括体型瘦小的、下腹部脂肪较薄的患者；或接受过腹部手术，导致腹壁下血管者腹壁穿支血管离断者（例如，腹部整形手术）。应用 LDMF 的绝对禁忌证包括后侧胸廓切开术及胸背血管损伤者，后一种情况在延期重建、曾经接受腋窝清扫手术的患者中较多见。在乳房较小的患者中，LDMF 可用于即刻重建乳房，而不需要植入物。大多数情况下，在即刻重建乳房时为了达到两侧对称，需要植入物增加容量。植入物表面覆盖背阔肌可以使重建的乳房呈现适度的下垂，外观更为自然。笔者进行这一手术时，常常将胸大肌掀起，连同背阔肌用于覆盖假体，这样重建乳房的内上方更为饱满。外侧部分的肌肉缝合至胸壁，以将假体完整覆盖。术后供区的血清肿是肥胖患者重建术后的常见并发症。笔者的经验是，在取瓣时，不需要附带背阔肌表面的浅筋膜脂肪，不仅可以减少背部血清肿的发生率，而且背部外观较自然，不会有明显的变形、塌陷。

扩大背阔肌肌皮瓣（extended LDMF，ELDMF）是常用的一种自体组织类型。为避免使用假体，Hokin 等提出单纯应用扩大 ELDMF，此术式经过不断改进，被越来越多的医师所接受。该皮瓣移植最适用于乳房偏小或中等大小而身体稍胖，或对侧乳房下垂，或不适合腹部皮瓣的患者，重建后的乳房手感柔软，并能形成乳峰。笔者认为其操作要点在于取瓣时附带背阔肌表面及其邻近的部分脂肪组织，包含了胸背筋膜以下的肩胛、肩胛旁和椎体旁脂肪组织，以提供足量的组织，但必须注意保留 Scapa 筋膜以上的浅筋膜脂肪，以免造成背部皮瓣坏死、血清肿和外形欠佳。

LDMF 的取瓣：将患者置于俯卧位或侧卧位，在背阔肌表面做一梭形的皮肤切口；皮瓣的方向可以是横向或斜形，取决于受区瘢痕及放置皮瓣的方向。皮瓣的宽度可达 8~10 cm，背部切口一般都能一期缝合。

LDMF 一支主要血供来自于胸背血管，取瓣过程中来自椎体和肋间动脉穿支的血供均被断扎，因此，解剖腋窝或清扫腋窝淋巴结时应注意保护肩胛下血管。该皮瓣的血管蒂是胸背动脉，取瓣时仔细处理上述穿支血管可以预防术后背部血肿。神经支配来自于胸背神经，一些报道认为离断该神经可以避免术后肌肉的不自主收缩，并解除患者一些困扰。笔者认为没有必要切断胸背神经，这样可以减轻背阔肌的失神经萎缩；而且，保留神经后并未发现患者出现重建乳房的不自主收缩。

获取该皮瓣后，可以从腋窝上方的皮肤隧道移送至乳房缺损处，放置引流，背部逐层缝合切口,患者回复至仰卧位。此时,可以将肩胛下血管、胸背血管进一步解剖,断扎肩胛下血管的前锯肌支,并处理肩胛下血管向后方肩胛下肌发出的分支,避免皮瓣移至胸前时对血管蒂的牵拉。ELDMF 移至胸前乳房皮瓣下,进行乳房的塑型,可以将此肌皮瓣与乳房边缘进行数针内固定;皮瓣下方然后用植入的皮瓣修复全乳切除术后的皮肤缺损。

由于胸背动脉提供很好的血供,皮瓣的失败很少发生。背部血清肿是最常见的并发症。因此,应用 LDMF 背部必须放置引流,有时这些引流需要放置数周时间,直至引流量少到可以被拔除。

LDMF 有几种改良的模式,最常用的是 ELDMF,包含了胸背筋膜以下的肩胛、肩胛旁和椎体旁脂肪组织,以增加组织量。通常,不需要植入物就可以依靠全部的自体组织进行重建。研究证明对小至中等大小的乳房重建而言,该皮瓣实施的自体组织重建是可靠的。

LDMF 及其改良模式为乳房重建提供了很好的自体组织来源,适用于全乳切除术后或保乳术后。在植入物重建失败,又不适合其他自体组织重建的患者中,该皮瓣可当作挽救的措施,但是不应高估其价值。国外近年来该皮瓣用于即刻乳房重建有所减少,国内乳腺癌患者要求重建的以中青年为主,肿瘤外科医生对腋窝的解剖更为熟悉,因此 LDMF 仍然是最常用的自体组织用于重建乳房;对于乳房体积较大的患者,如果术者对腹部皮瓣不熟悉,可采用 LDMF 联合植入物,往往能够达到很好的美容效果。

(二)下腹部供区的皮瓣

由于下腹部有足够的组织量和皮肤,用于乳房重建,一般而言不需要联合使用假体,重建的乳房外形、轮廓、大小、质地均非常自然,已成为最为常用的自体组织供区。下腹部皮瓣的类型包括带蒂横型腹直肌皮瓣(TRAM)和游离皮瓣两大类,游离皮瓣中可分为游离 TRAM、保留肌肉的游离 TRAM(MS-FTRAM)、深血管穿支皮瓣(DIEP)、腹壁浅动脉皮瓣(SIEA),这些皮瓣对腹壁肌肉和筋膜的损伤依次减少。选择何种皮瓣取决于患者自身的情况、医生所掌握的技术能力。比如一位双侧同时重建的患者,尽量采取游离皮瓣,特别是 DIEP 技术;有长期吸烟史的患者微循环功能不佳,应尽量考虑血供较为可靠的皮瓣,避免使用穿支皮瓣;年轻、有生育要求的患者,应首先考虑对腹壁破坏较小的穿支皮瓣。

1. **带蒂 TRAM 皮瓣** 尽管游离皮瓣技术已经非常普及,带蒂 TRAM 皮瓣自报道以来仍然受到广泛的应用。该皮瓣的血供来源是腹壁上血管,这一恒定的血管源自内乳血管,经过肋弓后缘,进入腹直肌,在脐孔水平下方发出穿支,进入下腹部的皮瓣,并在腹直肌内与腹壁下血管有交通。带蒂 TRAM 的下腹部皮瓣与腹直肌附着,血供恒定,手术操作较为简便,不需要游离皮瓣中所必需的显微外科技术,术后也不需要严密的皮瓣监测,目前仍然受到一些外科医生的青睐。

带蒂 TRAM 乳房重建手术患者的选择还是比较重要的,术前应充分了解患者的既往史、手术史。为减少皮瓣和供区的并发症,应该选择身体较为健康的病例,有长期高血压、糖尿病、自身免疫性疾病、长期吸烟、过度肥胖、既往腹部手术史等患者应慎用该手术。横型剖宫产手术对带蒂 TRAM 一般不会有影响。

带蒂 TRAM 可分为单蒂和双蒂。单蒂 TRAM 应用更多,但其血供一般只能满足同侧的 1

区、2区和中线对侧的少量3区组织,4区和大部分的3区皮瓣应该抛弃;双蒂TRAM更多用于需要组织量较大的延期乳房重建,或者双侧乳房的重建。

腹壁上血管进入下腹部皮瓣的穿支多数从脐孔水平下方发出,分为外侧排和内侧排,通常外侧排比内侧排发达,接近脐孔的穿支最为粗大。带蒂TRAM取瓣时,笔者常规采用保留前鞘的技术,也就是显露穿支后,在其邻近部位切开前鞘,同时保留部分腹直肌肌束,从而减少局部的创伤;大部分患者前鞘缺损处可以直接缝合。同侧的腹壁下血管可以解剖至髂外血管处,保留此血管蒂的目的主要是万一腹壁上血管意外损伤,或皮瓣转移后肌肉蒂扭曲皮瓣血供不良时,可以选择受区血管进行吻合,增强皮瓣血供或静脉回流。

选择同侧腹直肌蒂或对侧肌肉蒂都是可行的。尽管同侧肌肉蒂可能存在过度的扭转,但事实上无论哪一侧的腹直肌蒂都存在一定程度的扭转,既然扭转不可避免,就要设法减少其他导致血管蒂扭曲、受压的因素。其一,靠近内侧,在将腹直肌后方掀起,摸到腹壁上血管搏动,甚至可以直视到血管时,切断腹直肌在肋弓的外侧份,因为内乳血管从肋弓后方、剑突外侧向内移行为腹壁上血管,这样肌肉蒂较窄,既能够避免压迫静脉,又可减轻剑突表面的隆起。其二,将皮瓣送至胸前的隧道时不能过窄,将隧道设计得尽量偏向内侧,还能够减轻对乳房下皱褶的破坏。

由于DCIS大多为即刻重建病例,乳房皮瓣形成的囊袋非常便于塑型;对于延期重建的患者而言,乳房塑型需要考虑乳房的宽度,乳房下皱褶的位置,乳房隆起的高度、下垂度,皮瓣的摆放多采用垂直方向,这样皮瓣最宽处适宜作为乳房的下半部分,方便塑造出一定的下垂感。

采用保留前鞘的取瓣技术后,前鞘缺损处往往可以直接缝合,在缺损的下半部分需注意将腹内斜肌腱膜一并缝合。一般而言,可以不放置补片,除非缺损过大。建议常规在对侧腹直肌前鞘进行纵向折叠缝合,不仅可以对腹壁塑型,也能够保持脐所在的中线位置。

带蒂TRAM乳房重建术后的主要并发症有两方面。一是皮瓣血供不佳导致的,比如脂肪液化、脂肪硬结、皮瓣坏死等近期并发症,远期可导致重建乳房变形;范围较小的脂肪液化可以穿刺抽吸,范围较大的脂肪和(或)皮瓣坏死需要择期行手术切除,缺损处可以再次塑型或转移背阔肌皮瓣加以修复。二是供区并发症,包括腹壁切口延迟愈合、膨出、腹壁疝及腹壁疼痛,多数的腹壁切口问题可通过换药、二期缝合予以解决;术中注意前鞘的缝合技术,必要时放置补片,术后嘱咐患者保护腹壁,避免频繁的便秘、负重等活动,可将腹壁疝的发生减少到很低的水平。

2. 下腹部游离皮瓣 从解剖学角度而言,下腹部游离皮瓣的血供通过腹壁下深血管或腹壁下浅血管与受区血管吻合后,经过腹直肌内的穿支血管,直接到达皮肤及脂肪组织,其血供更为直接,在吻合通畅的情况下,这个皮瓣的灌注更可靠;自脐孔水平以下,腹壁下血管发出穿越腹直肌的穿支血管分为外侧排和内侧排,穿支的口径、走行变异较多,需要在术中仔细解剖,并做出选择,确定游离皮瓣的类型。这一步骤是游离皮瓣重建中最重要的环节。

在应用腹部自体皮瓣重建乳房的术式中,游离横型腹直肌皮瓣(F-TRAM)或保留肌肉的游离TRAM(MS-FTRAM)与腹壁下深血管穿支皮瓣(DIEP)最为常用。带蒂的TRAM皮瓣由于对供区的损伤较大,在具备显微外科技术手段的医疗单位逐渐减少,而腹壁浅动脉皮瓣(SIEA)由于其血管解剖上不恒定,仅适合少数病例。

从带蒂的 TRAM 皮瓣，到游离 TRAM，再到 DIEP 这样的穿支皮瓣，这些手术技术的进步，主要的目的在于减少供区的手术创伤和并发症，当然也可能伴随着皮瓣相关的并发症增加。如对 DIEP 和游离 TRAM 比较而言，皮瓣的脂肪坏死等并发症略高。Man LX 报道了一项荟萃分析结果，比较游离 TRAM 和 DIEP 重建乳房后的并发症，发现 DIEP 脂肪坏死和皮瓣坏死的风险较游离 TRAM 高 2 倍，而 DIEP 重建乳房后发生腹壁膨出和腹壁疝的风险较游离 TRAM 低 50%。当分析保留肌肉的游离 TRAM 与游离 TRAM 时，并未发现皮瓣相关的并发症有所增加。

当确定使用腹部游离皮瓣进行乳房重建时，术前对患者的评估、术前影像学检查的发现、术中对穿支解剖的发现、各种皮瓣的利弊都是需要考虑的因素。当面对一位肥胖、吸烟的患者，或腹壁有接受过抽脂，或需要接受术后辅助放疗，或患者需要较大组织量进行乳房重建时，多数会建议运用保留肌肉的游离 TRAM。除外上述情况，均可使用穿支皮瓣。当然，大多数情况下仍会考虑 DIEP，穿支中包括有明显的静脉和有搏动的动脉，1~2 支穿支即可。尽量选择邻近的穿支，这样在解剖穿支时不至于过度损伤肌肉；如果穿支血管不理想，那就要选择多个穿支，建议切取附着的少量前鞘和肌束，确保穿支的血运。

受区血管目前多选择内乳血管，主要的原因是内乳血管的位置便于术者和助手进行显微外科操作。另外，由于腋窝前哨淋巴结评估的广泛应用，许多患者不再接受腋窝淋巴结的清扫，也就不会暴露肩胛下血管；当然，内乳血管更接近心脏，灌注更为直接、充分（图 11 - 3）。大多数患者中，内乳血管的口径与腹壁下血管较匹配。

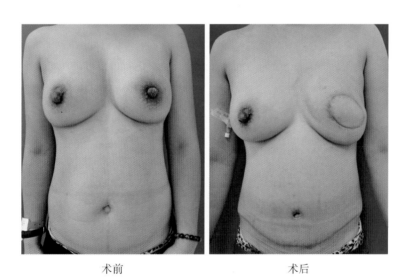

术前　　　　　　　　　　　术后

图 11 - 3　DCIS 患者的腹壁下动脉穿支皮瓣乳房重建

自体组织乳房重建手术之前需要对患者进行充分的沟通和告知，大多数患者在手术后的不同阶段需要进行再次手术，包括针对皮瓣、供区并发症的处置；对重建乳房的修整或对侧乳房的改型，以达到最佳的美容和对称效果，比如抽脂、脂肪注射，对侧乳房的隆乳、缩乳、乳房提升，乳头乳晕的重建和文身。这些乳房重建手术后的修整及乳头乳晕重建在最大限度上提高乳房的美观度、对称性，患者的满意度也会有极大的提升。

第四节　乳腺原位癌的重建术后并发症的处理策略

一、局部复发

　　DCIS 患者接受 SSM 和即刻乳房重建后复发方式见诸于一些回顾性报告，尽管局部复发例数不多，多发生于皮瓣下方，临床可触及；小部分通过术后对重建乳房的钼靶摄片得以诊断；局部复发总的发生率和常规的全乳切除术后无差别，但是，大多数的复发为浸润性癌灶，个别患者同时伴有远处转移。因而，有必要对 SSM 联合自体皮瓣乳房重建的患者进行术后的钼靶摄片，对复发病灶进行早期诊断和治疗。

二、植入物相关的并发症

　　乳腺原位癌患者接受全乳切除后，无须进行术后辅助放疗，因此植入物重建相关的并发症发生率较低。然而，如果存在乳腺癌术后皮瓣较薄或皮瓣缺血，或者患者合并结缔组织病（如硬皮病），以及吸烟或肥胖，植入假体后的胸壁皮瓣发生坏死的机会明显增加。最严重的并发症是假体暴露。一般而言，假体暴露后都需要将其取出，只有在确认其没有感染的情况下才能即刻替换。如果发生感染，应将假体取出，3~6 个月后另行放置植入物。

　　目前使用的植入物主要是硅胶假体。以往围绕硅胶假体植入后是否引发自身免疫性疾病和神经系统疾病的报道，对于患者而言仍有困扰。迄今为止，并未出现有足够说服力的证据显示硅胶假体与这些疾病的发生有关。报道显示乳房假体植入与一种非霍奇金淋巴瘤可能存在相关，这是一种激酶阴性的大 T 细胞淋巴瘤（anaplastic large T - cell lymphoma，ALCL），发病率在百万分之一；临床表现方面，患者多在植入乳房假体 1 年以后，出现肿胀、植入物周围积液、触痛等症状。目前尚无证据显示乳房假体植入是 ALCL 的致病因素。

　　对 DCIS 患者而言，植入物重建相关的并发症发生率较低。不论是隆乳术还是乳腺癌术后的植入物乳房重建术后，包囊挛缩是最为高发的并发症，而且存在不可预测性。包囊挛缩的发生率在诸多文献报道中高低不一，在 20%~30%。引发包囊挛缩的原因包括感染、大容量的假体、术后血肿、患者高体质指数（BMI）、吸烟和酗酒等。分析包囊挛缩的相关因素发现，多种因素联合作用导致的植入物周围炎症反应，引发胶原组织聚集和挛缩是主要的病理机制。较为严重的包囊挛缩常常需要手术切除包囊的瘢痕组织，松解包囊后植入新的假体，有些患者还需要多次手术。

三、双侧不对称

（一）对称性手术

　　肿瘤整形的乳房手术由 4 个方面构成，包括：适当范围的肿瘤切除、局部广泛切除后的部分乳房重建、全乳切除后的乳房重建、对侧乳房的对称性手术。对侧乳房的对称性手术对两侧乳房最终的美观度至关重要,一般主张对称性手术应该延期进行。患者即刻乳房重建后,往往在3~6个月后乳房才能定型。笔者主张对侧乳房的对称性手术先行实施,再进行患侧的乳头重建(图11-4)。

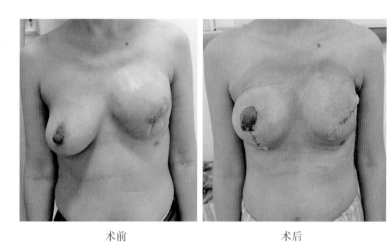

术前 　　　　　　　　 术后

图 11-4　运用垂直切口缩乳法修复假体植入术后的双侧不对称

(二)游离脂肪移植

全乳切除术后,胸壁皮瓣较薄,这一情况在国内患者尤为多见,我们较为强调肿瘤治疗的彻底性,分离乳房皮瓣极少或仅保留很少的皮下脂肪。当这些患者接受扩张器-植入物的乳房重建手术时,假体周围的乳房轮廓往往极不自然;也有一些患者接受自体组织重建乳房后,局部组织量较少,或皮瓣部分坏死,或乳房塑型时考虑不周,导致重建乳房局部有较小范围的缺损。以上情况均可以通过重建乳房的游离自体脂肪移植加以纠正。

1. 游离自体脂肪移植的基本过程 　游离脂肪移植(fat grafting),是指将身体其他部位的脂肪细胞注射、移植到缺损部位,达到充填、修复缺损和美容的目的。在乳房重建中,该技术多数作为其他重建方法的补充,用于完善重建乳房的外形、轮廓和对称性。

自体脂肪一般取自腹部、侧腹、大腿内侧等脂肪组织丰富的部位,多采用双孔针接 10 ml 针筒以负压抽吸脂肪组织,经离心后,分为表面的油脂、中间的脂肪细胞和下层的血液组织,将油脂和血液倾倒排出后,纯化的脂肪细胞移至 1 ml 针筒,接上 17-G 钝头单孔 Coleman 套管针,然后将脂肪细胞移植到所需的部位。脂肪移植的过程包括:利用穿刺针进行瘢痕组织的松解,多方向注射脂肪,通常由浅至深;脂肪移植量取决于缺损部位所需的组织量,应避免过度注射,以免移植脂肪坏死。

2. 游离自体脂肪移植在乳房重建与修复中的应用

(1)假体重建中的应用:即刻重建的患者一般对美观满意度较高,但假体毕竟不是量身定制,由于 DCIS 的预后较好,很多患者对重建效果会提出更高的要求。由于在全乳切除时乳房皮瓣较薄,假体周围的乳房轮廓往往极不自然;与正常皮肤存在台阶,缺乏过渡感。对于假体边缘的脂肪填充能够很好地改善这一不足。特别是对于一些非常瘦的患者,胸壁脂肪层很薄,假体的突兀感能够通过脂肪移植加以纠正。

对于延期乳房重建而言,考虑到胸壁组织的萎缩,单纯植入物重建可能产生较多的手术并发症,自体组织皮瓣重建往往是首选。在脂肪移植技术出现之后,这一情况得到了改观。笔者的经验是在扩张器植入之前先进行 2~3 次的胸壁脂肪填充,增加皮瓣厚度,使扩张后的皮瓣依然能够很好地覆盖植入物。脂肪移植 3~6 个月后再进行扩张器的植入。根据这一方法,重建乳房的美观度还是相当令人满意的。可见,脂肪移植为植入物乳房重建拓展了适应证。其缺点是,患者需要经历多次的手术,其依从性可能存在问题;因为累积的病例数尚少,随访时间较短,后期的包囊挛缩反应尚未观察到;同时,植入脂肪存在重吸收的现象,可能导致重建乳房的缩小、变形。

(2) 自体组织在重建中的应用:自体重建的对称性相较于假体更好,包括垂坠度、轮廓及随着体重相应的变化情况。只在一部分出现皮瓣部分坏死的情况下,需要应用脂肪移植。对于这些患者,往往只需要进行 1~2 次少量的脂肪移植即可解决问题。

四、自体脂肪移植重建乳房存在的问题

(一) 肿瘤安全性上的考虑

对于乳腺癌患者而言,肿瘤安全性应该是首要考虑的问题。自体脂肪中存在相当数量的脂肪干细胞,是否可能因为这些具备干细胞特征的细胞释放细胞因子,促进新生血管生成等因素,导致局部肿瘤复发机会增高?既往这方面存在很大争议,尽管如此,过去的 10 余年间,自体脂肪移植已经广泛应用于乳房重建的临床实践。多个回顾性研究显示,移植脂肪对于乳房外形的重塑有极大的帮助,可在一定程度上替代创伤更大的肌皮瓣乳房重建手术,术后的不良反应较少,局部脂肪坏死、感染率约为 3.6%,移植脂肪至钼靶片显示细微变化的发生率为 5.9%;局部或区域的复发与未行脂肪移植的研究报道类似,显示该技术并未如一些体外研究所言,增加瘤床或局部的复发风险。

(二) 移植脂肪的存活

移植后的脂肪组织不可能全部存活,影响这一后果的因素很多,包括医生的技术、移植时注射的部位和层次、局部是否经过放疗、每次移植的量等。比较大宗的回顾性报道来自欧洲肿瘤研究所,Rietjens M.强调移植脂肪的再吸收尽管是不可避免的,但在其 150 余例患者的分析显示,需要再次接受脂肪移植者仅占 16.8%。

(张莹莹　吴　炅)

主要参考文献 »

1. Alderman AK, Wei Y, Birkmeyer JD. Use of breast reconstruction after mastectomy following the Women's Health and Cancer Rights Act. JAMA, 2006,295:387 - 388.
2. American Society of Plastic Surgeons. Reconstructive breast surgery statistics. 2009. http://www.

plasticsurgery. org/Documents/news-resources/statistics/2009-statistics/2009breastreconsurgery. pdf

3. American Society of Plastic Surgery. 2007. http://www. plasticsurgery. org/

4. Baildam AD. Oncoplastic surgery of the breast. Br J Surg, 2002,89:532-533.

5. Brown SL, Penello G, Berg WA, et al. Silicone gel breast implant rupture, extracapsular silicone, and health status in a population of women. J Rheumatol, 2001,28:996-1003.

6. Carlson GW, Page A, Johnson E, et al. Local recurrence of ductal carcinoma in situ after skin-sparing mastectomy. J Am Coll Surg, 2007,204:1074-1078.

7. Carlson GW, Styblo TM, Moore B, et al. Skin sparing mastectomy. Oncologic and reconstruction considerations. Annal Surg, 1997,225(5):5705-5758.

8. Christian CK, Niland J, Edge SB, et al. A multi-institutional analysis of the socioeconomic determinants of breast reconstruction: a study of the National Comprehensive Cancer Network. Ann Surg, 2006,243: 241-249.

9. Cordeiro PG, McCarthy CM. A single surgeon's 12 year experience with tissue expander/implant breast reconstruction: part I. A prospective analysis of early complications. Plast Reconstr Surg, 2006,118: 825-831.

10. Cordeiro PG, McCarthy CM. A single surgeon's 12 year experience with tissue expander/implant breast reconstruction: part II. An analysis of long term complications, aesthetic outcomes, and patient satisfaction. Plast Reconstr Surg, 2006,118:832-829.

11. Damen TH, Mureau MA, Timman R, et al. The pleasing end result after DIEP flap breast reconstruction: a review of additional operations. J Plast Reconstr Aesthet Surg, 2009,62:71-76.

12. Dancey A, Nassimizadeh A, Levick P. Capsular contracture-What are the risk factors? A 14 years 1400 series of consecutive augmentations. J Plat Recont Aesth Surg, 2012,65:213-218.

13. Giacalone PL, Bricout N, Dantas MJ, et al. Achieving symmetry in unilateral breast reconstruction: 17 years experience with 683 patients. Aesthetic Plast Surg, 2002,26:299-302.

14. Goodwin SJ, McCarthy CM, Pusic AL, et al. Complications in smokers after postmastectomy tissue expander/implant breast reconstruction. Ann Plast Surg, 2005,55:16-19.

15. Hammond DC, Simon AM, Khuthaila DK, et al. Latissimus dorsi flap salvage of the partially failed TRAM flap breast reconstruction. Plast Reconstr Surg, 2007,120:382-389.

16. Hokin JA. Mastectomy reconstruction without a prosthetic implant. Plast Reconstr Surg, 1983,72: 810-818.

17. Huang NS, Liu MY, Chen JJ, et al. Surgical management of breast cancer in China: a 15-year single-center retrospective study of 18,502 patients. Edicine (Baltimore), 2016,5(45): e4201.

18. Jewell M, Spear SL, Largent J, et al. Anaplastic large T-cell lymphoma and breast implants: a review of the literature. Plast Recontr Surg, 2011,128:651-661.

19. Jones G. The pedicled TRAM flap in breast reconstruction. Clin Plast Surg, 2007,34:83-104.

20. Karlson EW, Hankinson SE, Liang MH, et al. Association of silicone breast implants with immunologic abnormalities: a prospective study. Am J Med, 1999,106:11-19.

21. Kim JYS, Davila AA, Persing S, et al. A meta-analysis of human acellular dermis and submuscular tissue expander breast reconstruction. Plast Recont Surg, 2012,129:28-41.

22. Kroll SS1, Schusterman MA, Tadjalli HE, et al. Risk of recurrence after treatment of early breast cancer with skin-sparing mastectomy. Ann Surg Oncol, 1997,4(3):193-197.

23. Man LX, Selber JC, Serletti JM. Abdominal wall following free TRAM or DIEP flap reconstruction: a meta-analysis and critical review. Plast Reconstr Surg, 2009,124:752-764.

24. Maxwell GP, Storm-Dickerson T, Whitworth P, et al. Advances in nipple-sparing mastectomy: Oncological safety and incision selection. Aesth Surg J, 2011,31(3):310-319.

25. McCarthy CM, Pusic AL, Sclafani L, et al. Breast cancer recurrence following prosthetic, postmastectomy reconstruction: incidence, detection, and treatment. Plast Reconstr Surg, 2008,121: 381-388.

乳腺原位癌

26. Mojallal A, Saint-Cyr M, Garrido I. Autologous fat transfer: controversies and current indications for breast surgery. J Plast Reconstr Aesth Surg, 2009,62(5):708 - 710.

27. Pusic AL, Cordeiro PG. An accelerated approach to tissue expansion for breast reconstruction: experience with intraoperative and rapid postoperative expansion in 370 reconstructions. Plast Reconstr Surg, 2003,111:1871 - 1875.

28. Pusic AL, Cordeiro PG. An accelerated approach to tissue expansion for breast reconstruction: experience with intraoperative and rapid postoperative expansion in 370 reconstructions. Plast Reconstr Surg, 2003,111:1871 - 1875.

29. Reuben BC, Manwaring J, Neumayer LA. Recent trends and predictors in immediate breast reconstruction after mastectomy in the United States. Am J Surg, 2009,198(2):237 - 243.

30. Rietjens M, De Lorenzi F, Rossetto F, et al. Safety of fat grafting in secondary breast reconstruction after cancer. J Plast Reconst Aesthet Surg, 2011,64:477 - 484.

31. Rigotti G, Marchi A, Stringhini P, et al. Determining the oncological risk of autologous lipoaspirate grafting for post-mastectomy breast reconstruction. Aesth Plast Surg, 2010,34:475 - 480.

32. Rozen WM, Ashton MW, Pan WR, et al. Raising perforator flaps for breast reconstruction: the intramuscular anatomy of the deep inferior epigastric artery. Plast Reconstr Surg, 2007, 120: 1443 - 1449.

33. Rubio IT, Mirza N, Sahin AA, et al. Role of specimen radiography in patients treated with skin-sparing mastectomy for ductal carcinoma in situ of the breast. Ann Surg Oncol, 2000,7:544 - 548.

34. Sackey H, Sandelin K, Frisell J, et al. Ductal carcinoma in situ of the breast. Long-term follow-up of health-related quality of life, emotional reactions and body image. Eur J Surg Oncol, 2010, 36: 756 - 762.

35. Salas AP, Helvie MA, Wilkins EG, et al. Is mammography useful in screening for local recurrences in patients with TRAM flap breast reconstruction after mastectomy for multifocal DCIS? Ann Surg Oncol, 1998,5:456 - 463.

36. Salas AP, Helvie MA, Wilkins EG, et al. Is mammography useful in screening for local recurrences in patients with TRAM flap breast reconstruction after mastectomy for multifocal DCIS? Ann Surg Oncol, 1998,5:456 - 463.

37. Salgarello M, Visconti G, Barone-Adesi L. Fat grafting and breast reconstruction with implant: another option for irradiated breast cancer patients. Plast Reconst Surg, 2012,129(2):317 - 329.

38. Salzberg CA, Ashikari AY, Koch RM, et al. An 8-year experience of direct-to-implant immediate breast reconstruction with human acellular dermal matrix (AlloDerm). Plast Recontr Surg, 2011,127: 514 - 524.

39. Sanchez-Guerrero J, Colditz GA, Karlson EW, et al. Silicone breast implants and the risk of connective tissue diseases and symptoms. N Engl J Med, 1995,332:1666 - 1670.

40. Scheflan M, Hartrampf CR, Black PW. Breast reconstruction with a transverse abdominal island flap. Plast Reconstr Surg, 1982,69(5):908 - 909.

41. Serra-Remon JM, Munoz-Olmo J, Serra-Mestre JM. Breast reconstruction with fat grafting alone. Ann Plast Surg, 2011,66(6):598 - 601.

42. Silverstein MJ, Barth A, Poller DN, et al. Ten-year results comparing mastectomy to excision and radiation therapy for ductal carcinoma in situ of the breast. Eur J Cancer, 1995,31A: 1425 - 1427.

43. Slavin SA, Schnitt SJ, Duda RB, et al. Skin-sparing mastectomy and immediate reconstruction: oncologic risks and aesthetic results in patients with early-stage breast cancer. Plast Reconstr Surg, 1998,102:49 - 62.

44. Spear SL, Carter ME, Schwarz K. Prophylactic mastectomy: indications, options, and reconstructive alternatives. Plast Reconstr Surg, 2005,115:891 - 909.

45. Spear SL, Majidian A. Immediate breast reconstruction in two stages using textured, integrated-valve tissue expanders and breast implants: a retrospective review of 171 consecutive breast reconstructions

from 1989 to 1996. Plast Reconstr Surg, 1988,101:53 – 63.

46. Spear SL, Newman MK, Bedford MS, et al. A retrospective analysis of outcomes using three common methods for immediate breast reconstruction. Plast Reconstr Surg, 2008,122:340 – 347.

47. Spear SL, Pelletiere CV. Immediate breast reconstruction in two stages using textured, integrated valve tissue expanders and breast implants. Plast Reconstr Surg, 2004,113:1 – 6.

48. Torresan RZ, dos Santos CC, Okamura H, et al. Evaluation of residual glandular tissue after skin-sparing mastectomies. Ann Surg Oncol, 2005,12:1037 – 1044.

49. Van Gestel YR, Voogd AC, Vingerhoets AJ, et al. A comparison of quality of life, disease impact and risk perception in women with invasive breast cancer and ductal carcinoma in situ. Eur J Cancer, 2007, 43:549 – 556.

50. Veronesi U, Cascinelli N, Mariani L, et al. Twenty-year followup of a randomised study comparing breast-conserving surgery with radical mastectomy for early breast cancer. N Engl J Med, 2002,347: 1227 – 1232.

51. Voltura AM, Tsangaris TN, Rosson GD, et al. Nipple sparing mastectomy: critical assessment of 51 procedures and implications for selection criteria. Ann Surg Oncol, 2008,15:3396 – 3401.

第十二章　乳腺原位癌的放射治疗

乳腺原位癌，顾名思义，是为局限于乳腺腺上皮的乳腺恶性疾病，根据不同的解剖起源分为小叶来源和导管来源，分别于 1941 年及 1946 年被命名为小叶原位癌（lobular carcinoma in situ，LCIS）和导管原位癌（ductal carcinoma in situ，DCIS）。通过对这两种原位癌自然发展进程和生物学行为的长期观察，发现两者在生物学背景、进展成浸润性上皮癌的风险及预防治疗方面都相去甚远。其中 LCIS 有其生物学上的特殊性，系统的回顾性观察研究显示罹患 LCIS 的患者后续双侧乳腺发生浸润性癌的风险相等，且与原先穿刺部位、切缘是否阳性及原 LCIS 的部位象限无关，此临床特点与 LCIS 病理的多中心性起源相吻合。流行病学资料显示罹患 LCIS 的人群发生浸润性乳腺癌的概率是正常人群的 7~10 倍，同时多项回顾性研究显示随访 15 年后 LCIS 进展为 DCIS 和浸润性癌的风险为 11%~28%，其中最大宗的 LCIS 的随访研究来自于 Memorial Sloan Kattering Cancer Center，其长达 29 年的随访显示 LCIS 进展为 DCIS 和浸润性癌的年发生风险为 2%，15 年的累积发生率约为 26%。基于以上的病理及自然病程特点，直至目前，LCIS 被认为是发生浸润性癌的危险因素，而并非浸润性癌的前驱病变。因此，目前对于 LCIS 处理的主流意见是密切随访、化学预防或者双侧乳腺预防性切除，放射治疗（放疗）对于 LCIS 的作用不十分明确，故在此暂不予讨论。本章节主要讨论 DCIS 的放疗。

一、DCIS 的诊断和生物学背景

DCIS 被普遍认为是浸润性导管癌的前驱病变，虽被冠以细胞学形态上"恶性"之名，但实属非浸润性癌，是局限于乳腺导管内的原位癌。与其他肿瘤细胞一样，DCIS 是一系列病理学形态、生物学行为存在异质性的肿瘤，基于这些病理和生物学的共同点和差异性，对于不同风险级别的 DCIS 的治疗也有所区别。

在病理学形态方面，多数采用以核分级为基础、兼顾坏死、核分裂象及组织构型等的方法，将 DCIS 分为 3 级，即低级别、中级别和高级别。高级别 DCIS 组织学表现大多为粉刺型癌，当然也可表现为其他类型；低级别 DCIS 肿瘤细胞有很好的边界；中级别 DCIS 结构表现多样，介于高级别和低级别 DCIS 之间。3 种不同级别 DCIS 的病理特征是 DCIS 疾病进展和复发的一个重要影响因素。

DCIS 不经过治疗的自然病程转归最终可能会发展为浸润性导管癌。Sander 等研究发现，经过 30 年随访，28 例低级别非粉刺型 DCIS 中有 39% 患者进展为浸润性乳腺癌，此部分患者中

45%因乳腺癌死亡。DCIS 进展为浸润性癌的危险因素为患者年龄、肿瘤体积、切缘状况及组织病理学分级。同前所述，O'Flynn 等报道低级别 DCIS 进展为浸润性癌的风险为 13%，高级别 DCIS 的风险为 36%。

　　总体而言，不管采用何种方式治疗，DCIS 的病死率很低，文献报道的 10 年累积死于由 DCIS 进展而来的浸润性癌的病死率仅为 1.0%~2.6%。由于 DCIS 患者的病死风险非常低，因而其治疗原则既要考虑尽量降低其复发进展为浸润性癌的风险，又要考虑治疗对患者长期生活质量的影响，同时由于绝大多数的复发在局部乳腺，而区域淋巴结和远处转移发生较少，因此对不同患者谨慎选择局部治疗方案至关重要。

二、放疗在 DCIS 局部治疗中的地位

　　不同于 LCIS，DCIS 初诊的治疗以局部治疗为主，包括全乳切除术及局部肿块扩大切除术联合放疗。全乳切除术对绝大多数的 DCIS 患者是一种治愈性处理方法。Cutuli 等报道了一组法国的调查，数据显示在病灶直径＜10 mm 的患者中，行全乳切除术的约占 10%，而直径＞20 mm 的患者中约占 72%；并且在低级别和高级别 DCIS 中，分别有约 11%和 54%患者行全乳切除术。对于在影像学诊断包括钼靶、磁共振等以及体检、活检显示的多中心病灶、多象限病灶，全乳切除是合适的推荐治疗手段。

（一）DCIS 放疗的循证医学证据及共识

　　随着肿块切除的保乳手术在浸润性癌中的尝试和 NSABP B06 研究及米兰研究的开展，自 20 世纪 80 年代起，全球共有 4 项大型多中心随机临床研究评估在 DCIS 患者中肿块切除联合放疗的疗效，分别为 NSABP B-17、EORTC 10853、Swe DCIS 和 UK/ANZ DCIS。相比于最晚开始入组的 UK/ANZ DCIS 研究，前 3 项研究的研究设计相对比较简单，入组患者的标准均为可接受保乳手术、腋窝淋巴结阴性的 DCIS 患者，随机分为单纯肿块切除和肿块切除联合全乳放疗组，放疗剂量均推荐为全乳 50Gy/25Fx，不推荐瘤床区加量。UK/ANZ DCIS 研究采用了 2×2 析因分析法，将患者随机分为 4 组：单纯肿块切除、肿块切除+放疗、肿块切除+他莫昔芬、肿块切除+放疗+他莫昔芬治疗。UK/ANZ DCIS 研究中的放疗剂量同前 3 个研究，为 50Gy/25Fx。表 12-1 总结了 DCIS 肿块切除对比联合放疗后的局部控制率和长期生存率，总体而言，上述 4

表 12-1　DCIS 保乳术后全乳放疗/观察的前瞻性随机研究

研究名称	年限	入组患者数	随访时间（年）	局部复发率（%）		总生存率（%）	
				放疗	观察	放疗	观察
NSABP B-17	1985~1990	813	17	19.8	35	79.1	80.6
EORTC 10853	1986~1996	1 010	15.8	18	31	88	90
SweDCIS	1987~1999	1 046	20	20	32	77.2	73
UK/ANZ DCIS	1990~1998	1 694	12.7	7.1	19.4	90	90

项研究的长期随访结果（＞12年）是一致的，均表明 DCIS 患者接受保乳手术后联合全乳放疗的治疗策略可显著降低同侧乳腺癌的复发风险，包括同侧浸润性癌的复发和 DCIS 的复发，但并不改善患者的总生存率和无远处转移生存率。

The Early Breast Cancer Trialists' Collaborative Group（EBCTCG)汇总了 1985~1990 年间开展的以上 4 项研究中每位患者的相关信息，包括诊断、治疗、首次复发事件发生时间、同侧乳腺 DCIS 复发及浸润性癌复发事件、对侧乳腺 DCIS 及浸润性癌复发事件、死亡案例的特异死亡原因及非乳腺来源原发性肿瘤的发生率等，对 DCIS 局部切除后放疗对比不放疗进行了荟萃分析。剔除 DCIS 伴微浸润、浸润性癌、Paget 病等不符合入组分析标准的患者后，总共 3 729 例患者进入该研究。中位随访 8.9 年后，924（24.8%）患者出现了乳腺相关复发事件，首次复发于患侧乳腺的占 74%。从总体患者人群来看，复发患者中 50%的病理仍然是 DCIS，但另外 50% 则进展为浸润性癌。从数据直接比较，放疗降低了近一半的同侧乳腺复发可能，并且这种优势随着随访时间的增加而扩大，复发率绝对值 5 年降低 10.5%，10 年降低 15.2%。结合 4 个独立随机研究的结果，研究提示放疗降低 50%DCIS 的复发和 50%浸润性癌的复发。

荟萃分析根据患者特征进行分组分析，发现无论是对于年龄≥50 岁还是年龄＜50 岁，手术方式是局部切除还是区段切除，是否使用他莫昔芬治疗等的 DCIS 患者，放疗都可以显著降低同侧局部复发。年龄是影响 DCIS 放疗后疗效的一个因素，年龄≥50 岁的患者接受放疗后的预防作用显著优于年龄＜50 岁的患者。后面章节会具体讨论年龄的影响，但基于年龄因素的其他因素的分组研究未显示其他因素包括手术方式、病理类型等对放疗在不同年龄组患者的疗效差异有贡献。

同侧乳腺复发率比较最能体现局部放疗的预防价值，EBCTCG 的荟萃分析显示放疗降低约 50%的同侧乳腺复发，且放疗的预防作用随着患者生存的延长持续有效。放疗的预防作用更有意义地体现在降低了 50%的浸润癌发生率，这意味着放疗有降低患者后期肿瘤远处转移和潜在提高患者生存的可能。

虽然 DCIS 保乳手术后行全乳放疗可以降低约 50%的同侧复发风险，但目前对于临床评估为"低"复发风险患者的治疗决策仍有争议，对于"低"复发风险的定义各研究采用的评估体系和标准也不尽相同，包括 Van Nuy 预后指数评分及美国 RTOG 研究的低危标准等，将在后面章节具体讨论各自标准和在临床实践中的应用。EBCTCG 的研究从 3 000 多例患者中筛选了 291 例切缘阴性、病理分级低级别并直径＜2 cm 的肿瘤患者，在这类习惯被认为是复发低危的患者中，研究提示未放疗组 10 年的同侧复发事件高达 30%，放疗后降低同侧 10 年绝对复发率为 18%。RTOG 9804 研究对部分 DCIS 复发低危患者进行了保乳术后放疗对比观察的研究，入组患者为钼靶片显示单病灶，术后 DCIS 病理低/中级别，肿瘤直径＜2.5 cm，术后切缘离墨染至少 3 mm，放疗组推荐 50Gy/25Fx 的全乳放疗，无瘤床加量。共随机入组 636 例患者，经过 7 年的中位随访，放疗组局部复发率仅为 0.9%，而观察组为 6.7%。RTOG 9804 的结果提示即便是部分中危或低危患者，放疗后的局部复发率显著低于未放疗的患者。虽然目前根据《NCCN 指南》2B 类推荐低复发风险 DCIS 患者可仅接受手术切除治疗，但目前仅有回顾性研究证实部分低复发风险 DCIS 患者可仅行保乳手术而免除放疗，同时长期随访结果显示，按危险度分组可能仅筛选出部分复发时间点延迟的患者,而非低复发风险患者。EBCTCG 的荟萃分析提示,需要对患者的复发风险进一步精炼,更精准地定义"低危",或可能筛选出保乳术后免除放疗的患者人群。

基于以上的研究和证据,对于初发的 DCIS 的治疗目前推荐肿块切除的保乳手术联合全乳放疗,推荐放疗剂量 50Gy/25Fx。全乳切除术可作为保乳手术联合放疗的替代治疗,但需要提供患者切除术后乳腺重建的条件和可能。DCIS 保乳手术后经多学科治疗团队谨慎评估后认为局部复发风险极低危的情况下或可免除术后全乳放疗。

(二) 影响 DCIS 治疗疗效的因素

EBCTCG 的荟萃分析通过扎实的数据揭示 DCIS 术后放疗对比不放疗的人群中,总体上放疗降低了近 50% 的同侧乳腺复发可能,随访数据显示这种局部控制优势随着时间的延长而扩大,同时显示放疗降低 50%DCIS 和 50% 浸润性癌的复发。EBCTCG 荟萃分析同时尝试分析不同因素对放疗疗效的影响,数据汇总分析显示众多患者特征和因素中,仅年龄是影响 DCIS 放疗后疗效的一个因素。年龄≥50 岁的患者接受放疗后的预防作用显著优于年龄＜50 岁的患者,其他因素包括手术方式(局部切除对比区段切除)、他莫昔芬内分泌治疗使用与否、病灶发现方式(影像对比临床)、切缘情况(切缘阴性对比肿瘤累及)、肿瘤病理分级及肿瘤病灶大小等对放疗疗效的影响均未达到统计学意义。

尽管 EBCTCG 荟萃分析提示仅年龄是影响放疗疗效的因素,但综合其他前瞻性及回顾性研究,影响 DCIS 治疗疗效最重要的因素为年龄和手术切缘。

前瞻性研究 EORTC 10853 的目的是对比 DCIS 术后放疗与不放疗的疗效差异,在中位随访时间 10 年时分析复发相关的危险因素,在整组人群中显示年龄是局部复发的独立预后因素之一,年龄≤40 岁年轻患者的 10 年局部复发率为 34%,对比年龄＞40 岁患者的局部复发率为 19%,在单纯手术的年轻患者中,局部复发率更是高达 43%。Solin 等报告了 1 003 例来自北美和欧洲 10 个肿瘤中心的 DCIS 患者的临床转归,根据不同患者年龄分组,研究发现随访 8 年后,年龄≥50 岁患者的局部控制率显著优于年龄≤39 岁患者。

关于年龄的分界点在不同的研究中各不相同,William Beaumont Hospital 的回顾性数据分析了 410 例 DCIS 患者,年龄的分界点定义为 45 岁;来自于 Memorial Sloan-Kettering Cancer Center 的 157 例回顾性分析将患者分为年龄≥70 岁,40~69 岁,年龄＜40 岁 3 组,6 年随访的局部复发率在年轻组(年龄＜40 岁)为 47.2%,年龄≥70 岁的局部复发率为 10.8%。

年轻 DCIS 患者保乳术后局部复发率高于年长患者的潜在原因可能包括患者肿瘤自身的特征及治疗因素,如年轻患者更容易出现不良病理预后因素,在年轻患者中因为尽量保留乳腺组织导致接受的手术切口更保守等。Yale University 关于年轻和年长 DCIS 患者的病理学比较为年轻患者的复发高危提供了客观依据,研究显示年轻患者(年龄＜42 岁)中 Her-2 过表达明显高于年长患者(年龄＞60 岁),同时 Her-2 过表达和更差的核分级密切相关。

虽然年龄是影响 DCIS 治疗疗效的重要因素,但由于目前无可靠数据比较在年龄＜45 岁的 DCIS 患者中保乳术和改良根治术后长期生存的差异,因此目前年轻不应被认为是 DCIS 接受保乳手术的禁忌证,但也确实有临床研究探讨在相对年轻的 DCIS 患者中开展保留皮肤的乳腺切除术（skin-sparing mastectomy）联合重建的研究。

　　DCIS 术后切缘的定义在前文提到的四大前瞻性研究中略有不一致，除了 SweDCIS 研究，其他 3 项研究都规定阴性切缘为切缘无墨染。SweDCIS 研究未规定切缘的具体要求，研究数据显示约 10% 患者切缘阳性，研究虽然没有直接对比切缘阴性和阳性患者的局部复发率，但结果显示不管是在接受放疗还是未接受放疗患者中，20 年长期随访的局部复发率在切缘阳性患者中均为切缘阴性患者的 2 倍，未接受放疗的阳性切缘患者的 20 年局部复发率为 55% 左右，即便是接受放疗的阳性切缘患者的复发率也高达 35% 左右。EORTC 10853 研究中提示手术切缘也是局部复发的独立预后因素之一，10 年局部复发率在单纯切除组为 39%，术后放疗组为 24%。EBCTCG 的荟萃分析显示，手术切缘阳性患者保乳术＋放疗后复发率为 24%，是切缘阴性患者（12%）的 2 倍。以上研究均提示，放疗并不能补偿手术阳性切缘的不足，从而也说明 DCIS 保乳术后切缘阴性的重要性。

　　长久以来，对 DCIS 保乳术后安全的手术切缘范围一直是有争议的话题。很多研究为了明确 DCIS 保乳术后安全的切缘范围而制定了很多阈值，从"切缘无墨染"到 1 mm、2 mm、5 mm、1 cm，MacDonald 等的单中心研究认为如果切缘＞1 cm，则可省略后续放疗。然而手术切缘范围阈值的扩大可能会带来后续治疗的困难及疗效的减分。例如，为追求较大切缘范围进行未计划的二次手术，造成手术并发症增加，保乳术后美容效果不满意等。

　　2016 年，美国临床肿瘤学会（ASCO）联合美国放射治疗肿瘤学会（ASTRO）及美国外科肿瘤学会（SSO）对 DCIS 保乳术后的安全切缘提出了共识指南。指南提出的依据是对 20 个研究，7 883 例 DCIS 的荟萃分析，中位随访时间为 6.5 年。指南的主要内容如下。

　　（1）切缘阳性，指切缘存在墨染的患者，其同侧乳腺肿瘤复发显著增加，术后全乳放疗不能抵消切缘阳性产生的复发风险。

　　（2）至少 2 mm 的手术切缘同更窄的切缘相比局部复发率显著降低，但无证据证明更宽的切缘复发率更低，因此 2 mm 对 DCIS 保乳术后的切缘来说是安全合适的。

　　（3）DCIS 单纯局切，不管切缘宽窄与否，与局切术后联合全乳放疗相比，局部复发率显著升高；单纯局切术后的安全切缘无充分临床证据提供，可暂认定为至少 2 mm。

　　（4）内分泌治疗显著降低 DCIS 保乳术后同侧局部复发，但无临床证据提示内分泌治疗后多宽的手术切缘是安全的。

　　（5）虽然有多项患者和肿瘤的特征被认为和 DCIS 保乳术后同侧局部复发相关，但目前无数据说明这些特征与切缘范围的相关性。

　　（6）DCIS 保乳术后放疗方案的制订，包括放疗范围、分次剂量、是否补量不应依据手术切缘状况决定，部分乳腺放疗技术（APBI）是否适用于 DCIS 保乳术后目前证据不足。

　　（7）DCIS 伴微浸润，定义为浸润范围＜1 mm，其手术切缘应参照 DCIS 的最佳切缘，即至少 2 mm。

　　以上的共识指南为 DCIS 保乳术后的手术切缘范围提供了相对安全和可操作的统一意见，但对该指南的一些背景情况还需严谨地解读。首先，该指南的适用患者人群是接受保乳手术的 DCIS 及 DCIS 伴微浸润并接受全乳放疗的患者，对于只接受局部切除患者的手术最佳切缘是否仍采用 2 mm 可能需要更多的临床研究阐明。其次，对于 DCIS 保乳术后是否采用 APBI 来代替全乳放疗目前仍在临床研究阶段，并且美国放射治疗肿瘤学会(ASTRO)对接受 APBI 治疗的最佳切缘有另外定义——2016 年底 ASTRO 更新的《部分乳腺放疗的治疗指南》中将低危复发 DCIS 患者归为适合进行 APBI 组，低危的定义为钼靶检测到的、核分级低至中级别、肿块直径≤2.5 cm、切缘≥3 mm 的患者，因此接受 APBI 患者的保乳术后最佳切缘应定义为 3 mm；由于 APBI 技术放疗范围较全乳放疗更为精确，因此要求更安全的切缘范围也是合情合理。再次，必须认识到术后最佳安全切缘在病理上的检测目前仍有很多技术层面的争议和难点，所谓 2 mm 的最佳切缘在实际临床工作中更应被看作是参考值而非绝对值，需个体化考虑患者及其肿瘤的各种特征来综合评价切缘是否足够安全以尽量避免不必要的二次手术及美容减分。

对于全乳放疗后的瘤床加量是否对 DCIS 疗效有获益目前无前瞻性的随机研究证实，前文所述的四大随机研究在全乳放疗后均无瘤床加量要求，因此 DCIS 保乳术后的瘤床加量是否影响局部控制需要前瞻性研究进一步探讨。

以上影响 DCIS 治疗疗效的因素中，年龄恰好反映了患者及肿瘤自身的特征对疗效的影响，而手术切缘又反映了治疗因素对疗效的影响，优选的治疗方案则需在循证的基础上针对不同的患者人群做出合适的治疗决策，从而达到疗效和毒性控制的双重兼顾。

三、基于不同复发风险的个体化放疗的决策探讨

DCIS 保乳术后最佳局部治疗的决策是医生和患者不得不面对的挑战，全乳放疗尽管并未显示出改善乳腺癌特异性生存，但能显著降低包括浸润性癌和非浸润性癌在内的同侧乳腺内复发率(IBTR)，即使是通常认为低复发风险的患者也是如此，降低的幅度达 50%。然而，全乳放疗同其他治疗一样也是有代价的，对患者而言意味着家属的负担增加和可能发生正常组织的损伤，对社会而言则意味着医疗资源的消耗增加。治疗获益与代价的矛盾对 DCIS 尤为突出。从本质上而言，除了有进展为致命性浸润性癌的潜在能力，DCIS 并不直接危及患者生命。针对 DCIS 的所有治疗，包括手术、全乳放疗和内分泌治疗的主要目的是降低发展为浸润性癌的风险。

(一) DCIS 复发风险预后模型和工具

近几十年来，基于患者年龄、病变大小、组织病理特征和切缘宽度等临床-病理特征，乃至分子表达谱分析预测同侧乳腺内复发风险，并辅助放疗决策的研究一直在进行。相关预后模型或工具在定义 DCIS 保乳术后低复发风险人群和指导是否豁免放疗方面逐渐展现出一定程度的应用价值。

1. 基于临床-病理特征的预后模型

(1) Van Nuys 预后指数(Van Nuys Prognostic index，VNPI)评分：基于 VNPI 的评分是目前临床实践中接受较为广泛的预后模型。VNPI 评分始于 1995 年，美国南加州大学(USC)起初仅凭肿瘤组织病理特征(包括核分级及是否合并粉刺样坏死)预测 DCIS 的复发风险；1996 年评分系统引入肿瘤大小和切缘宽度；2003 年引入诊断时的患者年龄。最终 USC/VNPI 评分定义为病理核分级、外科切缘、肿瘤大小和患者年龄评分的总体评分，最低 4 分，最高 12 分，划分为

3个复发风险组(低危、中危和高危)来指导局部治疗的选择(表12-2)。研究数据来源于706名接受保乳手术的DCIS患者。中位随访81个月后,发现评分为4~6分患者并未从乳腺放疗中获益,建议行单纯保乳手术;评分7~9分患者因放疗后局部复发率降低了12%~15%,推荐行辅助放疗;评分10~12分患者即使给予辅助放疗,5年局部复发率仍高达50%,建议行全乳切除术。之后相当多的研究试图验证VNPI评分对于选择局部治疗的价值,然而结果并不一致。显然,仅通过患者年龄等4个临床-病理特征来进行复发风险分层并不理想,VNPI评分系统需要进一步完善。

表12-2　VNPI评分

特征	1分	2分	3分
肿瘤直径(mm)	≤15	16~40	>40
切缘(mm)	≥10	1~9	<1
病理学分级	核分级1~2级,无坏死	核分级1~2级伴坏死	核分级3级
年龄(岁)	>60	40~60	<40

(2) 患者预后评分(patient prognostic score):患者预后评分是另一项基于临床-病理特征进行复发风险分层的评估方法。纳入的特征包括患者年龄、肿瘤核分级和大小,以0~6分进行分级(0分:低危;1~2分:中危;3~6分:高危)。评估标准与VNPI评分类似,高危患者更倾向术后放疗。其数据来源于回顾性分析美国SEER数据库14 202例接受不同手术方式治疗的DCIS患者。2016年,Sagara等再次验证了患者预后评分模型。通过回顾性分析SEER数据库中32 144例接受保乳手术的DCIS患者(63%接受放疗;37%未接受放疗),中位随访8年,仅在年轻、核分级级别高及肿瘤直径大的亚组中发现了放疗比不放疗的乳腺癌复发风险降低。预后评分较低的患者可以安全地免于术后放疗。但这项回顾性研究并未考虑手术切缘状态,是否使用内分泌治疗,是否合并基础疾病,以及治疗原则是否有偏倚。因而有待进一步研究来论证患者预后评分的价值。

(3) MSKCC DCIS Nomogram:2010年,来自于MSKCC的Rudloff和他的同事发表了应用DCIS nomogram预后评分系统预测DCIS保乳术后局部复发风险的文章,其数据来源于1 681例接受保乳手术的DCIS患者。通过Cox回归分析确定了10个临床、病理和治疗的参数,包括患者年龄、家族史、临床表现(临床体检发现vs.影像学发现)、放疗或内分泌治疗、DCIS的核分级、病理上是否合并坏死、切缘(2 mm)、切除数量及治疗时间段。这些指标综合起来能预测DCIS患者接受保乳手术后5年和10年的同侧乳腺肿瘤复发事件。研究显示,该nomogram具有较高的预测值,预测一致的指数为0.704。这一预测工具在MSKCC的官方网站上已有推荐。之后有多项研究回顾性验证了nomogram可以较好地预测保乳术后患者的局部复发风险。2012年,来自于MDACC的回顾性验证数据发现nomogram并不完美,基于734例患者的研究中相比于MSKCC的队列数据,接受放疗的比例更高(75% vs. 49%),随访时间更长(7.1年 vs. 5.6年),复发率更低(7.9% vs.11%),nomogram的预测指数和最终结果一致性的指数只有

0.63，显示高估了某些患者的复发风险。这可能同其原始数据人群中放疗的比例较低有关，而放疗可以显著降低部分高危患者的局部复发风险。因而，建立基于临床、病理、分子基因层面的综合性模型可能更有利于个体化治疗 DCIS。

2. **基于 12-基因 DCIS 评分和临床-病理特征的综合性预后模型**　12-基因 DCIS 评分源自于 Oncotype DX 乳腺癌基因评分系统，包括 7 个癌症相关的基因和 5 个参考基因来预测 DCIS 保乳术后发生局部复发事件的风险。与 21 基因评分系统类似，12-基因 DCIS 评分也包括 3 种危险评分分级（低危：DCIS 评分 39 分；中危：DCIS 评分 40～54 分；高危：DCIS 评分 55 分）。12-基因 DCIS 评分随后在 ECOG E5194 临床研究中进行验证，入组患者包括低至中级别 DCIS（肿瘤直径 2.5 cm）、高级别 DCIS（肿瘤直径 1 cm）。基于试验中 327 例患者的组织学标本，采用定量多基因 RT－PCR 进行病理学检测，发现 12-基因 DCIS 评分和保乳术后局部复发风险呈线性相关。根据评分，低、中、高风险的亚组术后 10 年局部复发风险分别为 10.6%、26.7% 和 25.9%，浸润性癌的复发风险为 3.7%、12.3% 和 19.2%。多因素分析发现，与局部复发风险相关的因素包括 12-基因 DCIS 评分、肿瘤大小和患者的月经状态。12-基因 DCIS 评分从基因 mRNA 水平对 DCIS 保乳术后的复发风险进行评估，其验证数据和入组人群都来自 E5194 临床试验的低危 DCIS 患者，入组人数偏少，因而在更广泛人群中的应用价值并不确定，也缺乏前瞻性研究长期的随访结果，其准确性还有待更多的试验来验证。无论如何，12-基因 DCIS 评分可以从基因水平补充传统的临床和病理因素，预测 DCIS 保乳术后局部复发的风险，给临床治疗决策提供有力的证据。

3. **基于随机临床试验结果辅助放疗决策**　RTOG 98－04 研究的入组人群是低危 DCIS 患者，其中低危的定义是通过乳房 X 线筛查发现的、核分级低至中级别、肿瘤直径≤2.5 cm、切缘≥3 mm 的患者。该研究将入组患者随机分为全乳放疗组和观察组，主要研究终点是 IBTR。共入组 585 例低危 DCIS 患者，中位年龄 58 岁，其中 287 例保乳术后接受全乳放疗，298 例未放疗并接受定期观察。中位随访 7.2 年，结果显示，观察组和全乳放疗组的 IBTR 分别为 6.7% 和 0.9%。由此可见，这部分低危患者的 IBTR 风险较低，但全乳放疗仍然能够降低 IBTR，带来较小但有统计学差异的获益。然而，尽管术后放疗降低了 IBTR，放疗的毒性问题依然值得关注，就晚期放疗反应而言，放疗组有 30% 患者发生Ⅰ级反应，4.6% 患者发生 2 级反应，0.7% 患者发生 3 级反应。

RTOG 98－04 研究是继前文所述的早期发表的四大关于 DCIS 的随机临床研究以后，最近 DCIS 治疗领域中重要的一个研究，不仅研究质量高，而且证实如研究中入组标准入组的低危 DCIS 患者 IBTR 确实较低（未放疗组 7 年局部复发率 6.7%），潜在支持做出免除放疗的决策；同时 RTOG 98－04 研究也肯定了低危 DCIS 患者保乳术后全乳放疗的价值，即便是在低危复发风险的患者中，放疗仍能显著降低局部复发率。

（二）不同复发风险 DCIS 的个体化治疗决策

在临床实践中，由于 DCIS 病死率很低，文献报道的 10 年累积死于由 DCIS 进展而来的浸润性癌的病死率仅为 1.0%～2.6%，因此，针对 DICS 治疗的主要决策原则是尽量降低其进展为浸润性癌的复发风险和各种治疗方式对其生存质量的影响，尤其是针对低危 DCIS 患者。

前一小节内所述的各种 DCIS 风险预测模型和研究基于肿瘤的临床病理及内在基因特点提出了不同的复发危险分层方法,但目前有循证医学证据支持(RTOG 98-04)并且形成广泛共识的是低复发风险组,根据研究入组标准定义为钼靶筛查发现的肿瘤,核分级为低至中级别,肿瘤直径≤2.5 cm,术后阴性切缘≥3 mm。针对这类患者进行保乳术后局部治疗决策时,需要关注来自患者自身和治疗方面的因素。如患者年龄因素,即估计患者长期生存的概率,理论上,患者越年轻,身体状况越好的患者越可能从放疗中获益;需要评估放疗相关的风险,合并心脏疾病或其他危险因素者更倾向于放弃术后放疗,或有胶原血管病者及肥胖患者也可能因皮肤损伤和软组织并发症放弃术后放疗;需要尊重患者的意愿;并需要探讨保乳术后乳房内复发时的挽救措施,部分患者复发后可能适合再次保乳手术,而其他患者可能需要行乳房切除术,这一差异可能会影响初始治疗时的决策。将以上患者因素和治疗因素一起考虑在内,针对低危 DCIS 保乳术后的治疗决策可参考以下决策图(图 12-1)。

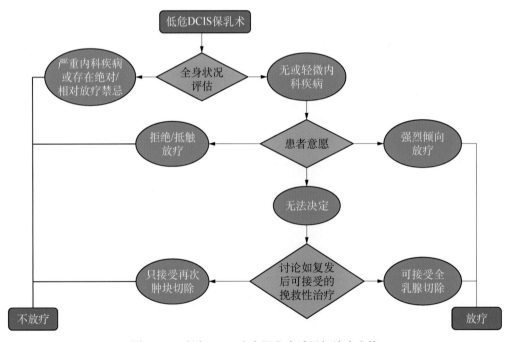

图 12-1 低危 DCIS 患者保乳术后局部治疗决策

除外以上低危复发风险的 DCIS 患者,对于其他核分级为高级别及肿瘤直径>2.5 cm 的中至低级别 DCIS 的患者,以下的个体化治疗决策图(图 12-2)可能会帮助规划患者的局部治疗,因为循证来源的数据显示除外以上定义的低危组,任何大小的高级别 DCIS 只接受肿瘤局部切除在治疗强度上是不够的。美国东部肿瘤协作组(ECOG)于 1997~2002 年间对一组相对低危的 DCIS 患者进行了单纯肿瘤局部切除的观察性研究,患者不仅包括切缘>3 mm、肿瘤直径<2.5 cm 的中低级别 DCIS,另外还纳入了切缘>3 mm、肿瘤直径<1 cm 的高级别 DCIS。中位随访时间 6.2 年后,中至低级别 DCIS 组的同侧乳腺复发率为 6.1%,而高级别组的复发率为15.3%。在哈佛大学相同入组标准的 DCIS 免除放疗的研究中,随访 43 个月后,中至低级别

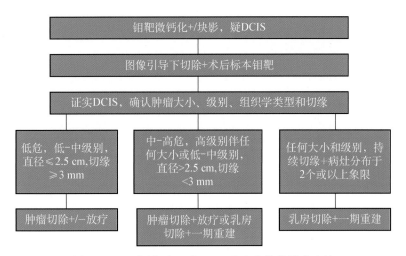

图 12-2 **不同复发风险 DCIS 患者个体化治疗决策**

DCIS 组同侧复发率为 6%,而高级别组的复发率高达 40%。以上的研究提示在核分级为高级别及肿瘤较大的患者中,需要加强局部治疗强度。

四、DCIS 伴微浸润的局部治疗方案探讨

DCIS 伴微浸润乳腺癌(DCIS with microinvasion,DCIS-M)根据 AJCC 定义为肿瘤细胞突破基底膜但浸润灶最大径<1 mm,小样本的回顾性研究提示 DCIS-M 的同侧肿瘤复发率(IBTR)与单纯 DCIS 相似,DCIS-M 的预后和生物学行为与单纯 DCIS 相似。因此,目前对于 DCIS-M 的系统治疗和局部治疗的共识更倾向接近单纯 DCIS,而非浸润性癌。下文将探讨 DCIS-M 的局部治疗方案。

(一) 全乳切除术

DCIS-M 患者接受全乳切除术的比率较保乳手术低,但与单纯 DCIS 相比,DCIS-M 患者接受全乳切除术的比率显著增加。对于 DCIS-M 患者而言,全乳切除术后放疗并不常见。Clements 等研究了 2 944 例接受全乳切除术的 DCIS 患者,其中 259 例 DCIS-M 的患者中,6 例患者(2.32%)接受术后放疗,结果显示微浸润与全乳切除术后放疗的使用显著相关,放疗患者均未出现同侧局部区域复发或远处转移,而未放疗的患者中有 12 例出现复发及转移事件。但由于该研究中放疗及复发转移病例少,放疗是否能预防局部复发甚至远处转移证据仍不足。Margalit 等的研究中有 31 例 DCIS-M 患者接受了全乳切除术,仅 1 例患者因为基底切缘阳性而接受了术后放疗,放疗范围为患侧胸壁,剂量为 50Gy/25Fx。由此可见,在 DCIS-M 接受全乳切除后,由于肿瘤负荷,尤其是浸润性癌的比例较小,目前常规不推荐全乳切除术后的辅助放疗;一旦存在复发高危因素,如术后切缘阳性,可考虑局部放疗加强治疗效果。

(二) 保乳治疗

与单纯 DCIS 相似,目前 DCIS-M 的主要局部治疗手段是保乳治疗,即保乳手术+术后辅

助放疗。欧美国家的研究报道的 DCIS-M 保乳率为 47.8%~100%，中国 DCIS-M 患者保乳率显著低于欧美国家，天津肿瘤医院报道的保乳率仅为 1.1%。

表 12-3　DCIS-M 患者局部治疗和生存结果的研究

研究	年份	人数	BCS	乳房切除	中位随访时间	局部复发	远处转移	生存结果
Li，2015 天津	2003~2009	93	1.1%，RT：NA	98.9% RT：NA	100 个月	—	—	DCIS 与 DCIS-M 无显著差异
Modesto，2014 法国	2000~2010	63	38(60%) RT：所有患者，50Gy/25Fx	25(40%) RT：2 例，胸壁和区域淋巴结，50Gy/25Fx	61.3 个月	2 例 (3.2%)	—	5 年 DFS：89.5%；5 年 OS：98.2%
Matsen，2014 MSKCC	1997~2010	414	47.8%，RT：NA	52.1% RT：NA	4.9 年	14 例	3 例	5 年 RFS：95.9%
Margalit，2013，Dana-Farber	1997~2005	83	52(63%) RT：所有患者	31(37%) RT：1 例，胸壁	6.4 年	总体 5 年 LR：2.6%；保乳 5 年 LR：4.2%	5 年：0%	5 年 OS：100%
Parikh，2012 Yale University	1973~2014	72	72(100%) RT：所有患者，全乳＋肿瘤床，64Gy/32Fx	0%	8.94 年	10 年 LR 8.3%	4 例患者远处转移，10 年 DMFS：97.9%	10 年 OS：95.7%
Lee，2011 Korea	1999~2011	62	100% RT：所有患者，全乳＋第一站腋窝淋巴结：50.4Gy/28Fx，boost：9Gy/5Fx	0%	58 个月	无局部复发，1 例腋窝复发	0	5 年 RFS：92.2%；5 年 OS：94.5%
Vieira，2010 New York University	1993~2006	21	55% RT：NA	45% RT：NA	36 个月	0 例	0 例	100%
Kwon，2010 Korea	2000~2006	120	197 (52.5%) RT：135 例 (68.5%) 接受放疗	178 (47.5%) RT：NA	60.8 个月	4 例：3 例保乳，1 例全乳切除术	1 例	5 年 RFS：97.4%

续　表

研究	年份	人数	BCS	乳房切除	中位随访时间	局部复发	远处转移	生存结果
Colleoni, 2004	1997~2001	24	14 (60.9%) RT:所有患者,除外老年且伴有并发症	9(39.1%) NA	43个月	0例	0例	5年OS: 100%
Solin, 1992 Fox Chase Cancer Center	1977~1988	39	39(100%) RT:全乳,总剂量为44~50Gy。boost中位总剂量为60Gy	0%	55个月	9例 (24%)	1例 (3%)	5年OS: 97%

　　Thomas 等研究发现乳腺肿块切除术后,DCIS-M 患者接受辅助放疗的比率显著高于单 DCIS 患者,并且高于Ⅰ期浸润性乳腺癌患者,提示临床医生对于 DCIS-M 患者同侧乳腺局部复发不确定性的担忧。表 14-3 总结了 DCIS-M 患者局部治疗策略和生存结果的研究,全部为小样本的回顾性研究。虽然不同的研究保乳比率有差异,但是绝大多数研究中患者保乳手术后均接受了辅助放疗,放疗的范围为全乳和(或)肿瘤床,全乳剂量为 44~50.4Gy,每次 1.8~2.0Gy,肿瘤床加量至 60~64Gy。法国的 Modesto 等回顾性分析了 2000~2010 年间 63 例 DCIS-M 患者,其中 60%患者接受保乳手术,所有患者均接受术后放疗,照射剂量为 50Gy/25Fx。中位随访 61.3 个月后,3 例患者出现乳腺局部复发,5 年总生存率和无病生存率分别 98.2%和 89.5%。Margalit 等分析了 1997~2005 年间 83 例 DCIS-M 患者,52 例(63%)患者接受保乳治疗,所有接受保乳手术的患者均接受了单纯的切线野放疗。在接受保乳治疗的患者,5 年局部复发率为 4.2%。Parikh 等的研究包括 72 例 DCIS-M 患者,所有患者均接受保乳手术及术后辅助放疗,放疗范围为患侧全乳,肿瘤床总剂量约为 64Gy,每次 2Gy,采用 4~6MV 光子线,2 个相对的切线野。中位随访 8.94 年后,8.3%患者出现局部复发,10 年总生存率为 95.7%,其局部和长期生存疗效与单纯 DCIS 患者无显著差异。Lee 等回顾性分析了 1999~2011 年期间 62 例DCIS-M 患者,所有患者均接受保乳手术及术后放疗,放疗采用等中心技术,照射范围为全乳,照射野的上界为包括了第 1 站腋窝淋巴引流区。放疗采用 6MV 光子线,每次 1.8Gy,每周 5 次,全乳剂量为 50.4Gy/28Fx,肿瘤床加量 9Gy/5Fx,加量通常采用 en-face 电子线。中位随访时间为 55 个月,无患者出现乳腺局部复发,1 例患者出现腋窝复发,5 年无进展复发生存期(RFS)为 92.2%,5 年总生存率为 94.5%。Solin 等研究纳入了 39 例 DCIMS 的患者,所有患者均接受保乳手术和术后放疗。放疗采用乳腺切线野,总剂量为 44~50Gy,每次 1.8~2.0Gy。肿瘤床加量采用铱(iridium)或者不同能量的电子线。中位总剂量为 60Gy(范围为 59.4~68.5Gy),仅有 1 例患者的剂量低于 60Gy。8%患者接受锁骨上淋巴引流区放疗。中位随访 55 个月后,9 例患者局部复

发,5年局部复发率为18%,5年总生存率为97%。Kwon等的研究包括195例接受保乳手术的患者,仅有68.5%患者接受术后放疗,中位随访60.8个月后,3例患者出现局部复发,5年RFS为97.4%。

需要指出的是,以上的回顾性研究中,Solin等1992年发表的研究采用的微浸润在当时的定义为浸润灶<2mm,因此该研究中5年的局部复发率为18%,而其他相对较新的研究均遵循新的浸润灶<1mm的定义,局部复发率报告约为5年<5%,10年<10%,与低至中级别单纯DCIS的复发率相似。

文献提示影响DCIS-M保乳术后的局部复发的主要因素与单纯DCIS相似。首先,保乳手术切缘与局部复发密切相关。Margalit等研究发现切缘临近或阳性(≤2mm)患者局部复发风险显著增高(HR 8.8; 95%CI 1.6~48.8; P= 0.003)。Solin等也发现切缘阴性患者的局部复发率比切缘阳性、邻近或不清楚的局部复发率低,在此基础上,2016年ASCO联合ASTRO及SSO对DCIS-M保乳术后的安全切缘提出的建议为参考单纯DCIS的最佳切缘标准2mm。其次,Solin等研究显示绝大多数局部复发的患者均为粉刺癌、DCIS成分的核分级为Ⅲ级或浸润性导管癌核分级为Ⅲ级,提示不良的病理因素也与局部复发相关。另外,年龄轻、Her-2过表达也是较差DFS的独立预后因素。

DCIS-M患者保乳术后的主要复发模式是局部复发,中位局部复发时间是42个月,局部复发大多位于照射野内或者照射野边缘,而复发的病理类型主要是浸润性乳腺癌。从一般肿瘤细胞的发展演进过程可以推断,肿瘤细胞的恶性程度是递进式发展的,DCIS-M的复发主要为浸润性癌提示一旦DCIS出现微浸润,肿瘤细胞便从原来相对惰性的原位癌跃迁获得浸润生长的能力,再次复发也以浸润性表现为主,因此对于DCIS-M的局部处理应该比单纯的DCIS更为积极,在肿瘤切除的基础上辅以全乳放疗。

尽管无数据直接比较DCIS-M患者保乳手术放疗对比不放疗的局控和生存结果数据,但现有的这些研究中,所有接受保乳手术的患者均接受了术后辅助放疗和(或)肿瘤床加量,提示放疗在DCIS-M保乳治疗中的重要作用。然而,由于现有的研究均为小样本回顾性研究,证据级别不高,有待前瞻性临床试验来进一步阐述这一问题。

五、放疗新技术在DCIS患者保乳术后的应用

DCIS患者保乳术后的常规放疗技术为全乳切线野照射,照射技术上与浸润性癌保乳放疗技术相似。三维适形技术或者正向调强技术是目前的标准技术。而逆向调强技术因为缺乏相应的临床研究,对于保乳手术患者而言并不是主流技术。目前标准的分割方案为50Gy/25Fx,每次2Gy,每周5次。DCIS患者不常规推荐瘤床加量,在早期保乳术后放疗的研究中,仅仅在部分研究中由医生选择性地进行瘤床加量。随着全乳大分割放疗技术和加速部分乳房照射技术在浸润性乳腺癌中的应用和受到肯定,这些新技术在DCIS患者保乳术后治疗中的应用也逐渐受到重视。

(一)加速部分乳房照射技术(APBI)

全乳放疗降低DCIS患者保乳术后的同侧复发率毋庸置疑。一项荟萃分析显示5年局部复

发率从 18% 降到 8%，10 年局部复发率从 28% 降到 13%。然而，这一局部复发的降低并没有转换成生存的获益。因此，对于原位癌患者，权衡放疗的风险获益比受到关注。一些研究显示对于低危复发患者即使采用单纯保乳手术，同侧乳房复发率也较低。RTOG 9804 研究入组了低危 DCIS 的患者，该研究中至低危的定义是指乳腺 X 线筛查发现的、核分级低至中级别、肿块直径 ≤2.5 cm 以及切缘 ≥3 mm 的患者；患者随机分为全乳放疗组和观察组，中位随访时间为 7.2 年。结果显示，观察组和全乳放疗组的乳房复发率分别是 6.7% 和 0.9%。另外一项 ECOG 5194 研究进行了一项 DCIS 患者观察性研究，他们发现这样一组低危患者接受保乳术后随访观察的 12 年同侧乳房复发率为 14.4%。从这 2 项研究可看到这部分定义为低危 DCIS 的患者具有较低的同侧乳房复发风险。

部分乳房照射具有照射范围小、治疗时间短以及患者花费少的特点，避免了整个乳腺以及周围正常组织不必要的照射。然而，临床医生对于 DCIS 患者是否适合部分乳房照射一直持谨慎的态度。美国乳腺外科协会 MammoSite 注册临床试验的一项总结发现 194 例 DCIS 患者 5 年同侧乳房复发率为 3.1%。分析其中 70 例满足 ECOG5194 的入组要求的患者，发现属于低危险组（分级为 1~2 级，肿块直径 <2.5 cm，切缘 <3 mm）的同侧乳房复发率为 0。来自于 MammoSite 注册临床试验和 William Beaumont 癌症中心资料的汇总分析也显示 300 例 DCIS 患者 5 年同侧乳房复发率仅为 2.6%。其他几个回顾性研究也显示较低的同侧乳房复发率。然而，有 2 个研究也显示 DCIS 患者采用部分乳房照射后具有较高的复发率。Zauls 报道了单中心的 Mammosite 治疗和全乳放疗的比较，发现 MammoSite 治疗组中 DCIS 患者复发风险是浸润性导管癌的 3.57 倍（P= 0.06），其中核分级高级别患者复发率为 3/15(20%)。另一项前瞻性的多中心单臂研究也显示 41 例患者 5 年的同侧乳房复发率为 9.8%，其中复发的 4 例患者中 2 例为高级别患者。分析这两个研究，可发现高级别 DCIS 患者具有较高的同侧乳房复发，可能是这 2 个研究复发率高的原因。另外，在这项唯一的前瞻性研究中甚至没有采用统一的 MRI 进行术前筛查，提示该研究设计也存在一定的问题。因此，总体来说，对 DCIS 患者是否适合部分乳房照射仍然需要 RTOG0314/NSABP B39 的临床结果验证，在临床试验以外的应用应该持有谨慎的态度。

然而，考虑到低危 DCIS 患者本身复发风险低，且在如上所述的一些研究中低危 DCIS 患者接受 APBI 的结果令人满意。因此，美国放射治疗协会的专家仍然形成了一个共识，推荐将低危 DCIS 患者纳入"适合"APBI 的人群。当然对于这部分预后良好的人群单纯内分泌治疗或观察随访也是合适的选择。而对部分乳房照射的技术设备而言，目前没有优劣之分，常用的包括 Mammosite 球囊导管、插植后装治疗、三维适形放疗、调强放疗等。

（二）全乳大分割放疗技术

大分割放疗具有缩短治疗时间、降低治疗费用及方便患者的特点。早期浸润性乳腺癌保乳术后的大分割全乳放疗已经获得了 Ⅰ 类证据的支持。而针对 DCIS，也在临床实践中被一些国家或者癌症中心采用，如加拿大的 42.5Gy/16Fx 方案，美国纽约大学的 42Gy/15Fx 或者 40.5Gy/15Fx 同期瘤床加量 0.5Gy 的方案。这些回顾性研究均显示 5 年同侧乳房复发率为 3%~4.1%。

其中,加拿大多伦多地区随访了从 1994~2003 年 1 609 例导管原位癌患者,60%患者采用常规分割方案,40%患者采用大分割方案,中位随访 9.2 年。两组局部复发率分别为 12.8%和 10%,10 年无局部复发生存分别为 86% 和 89%,单因素分析显示常规放疗劣于大分割放疗（ $P=$ 0.03）,然而多因素分析显示常规放疗与大分割放疗无统计学差异。从这些回顾性研究来看,DCIS 大分割放疗似乎是合适的。国际上已经开展了几项针对非低危复发 DCIS 患者常规分割放疗与大分割放疗的前瞻性多中心研究,因此,大分割放疗的临床价值需要等待更长时间的检验。

（俞晓立　马金利　杨昭志）

主要参考文献

1. Abbott AM, Portschy PR, Lee C, et al. Prospective multicenter trial evaluating balloon-catheter partial-breast irradiation for ductal carcinoma in situ. Int J Radiat Oncol Biol Phys, 2013,87:494 – 498.

2. Ciervide R, Dhage S, Guth A, et al. Five year outcome of 145 patients with ductal carcinoma in situ (DCIS) after accelerated breast radiotherapy. Int J Radiat Oncol Biol Phys, 2012,83: e159 – 164.

3. Correa C, Harris EE, Leonardi MC, et al. Accelerated Partial Breast Irradiation: Executive summary for the update of an ASTRO Evidence-Based Consensus Statement. Pract Radiat Oncol, 2017,7: 73 – 79.

4. Cutuli B, Lemanski C, Fourquet A, et al. Breast-conserving surgery with or without radiotherapy vs. mastectomy for ductal carcinoma in situ: french survey experience. Br J Cancer, 2009,100(7): 1048 – 1054.

5. Cuzick J, Sestak I, Pinder SE, et al. Effect of tamoxifen and radiotherapy in women with locally excised ductal carcinoma in situ: long-term results from the UK/ANZ DCIS trial. Lancet Oncol, 2011,12:21 – 29.

6. Di Saverio S, Catena F, Santini D, et al. 259 Patients with DCIS of the breast applying USC/Van Nuys prognostic index: a retrospective review with long term follow up. Breast Cancer Res Treat, 2008,109 (3):405 – 416.

7. Donker M, Litière S, Werutsky G, et al. Breast conserving treatment with or without radiotherapy in ductal carcinoma in situ : 15-year recurrence rates and outcome after a recurrence, from the EORTC 10853 randomized phase Ⅲ trial. J Clin Oncol, 2013,10:4054 – 4059.

8. Ernster VL, Barclay J, Kerlikowske K, et al. Mortality among women with ductal carcinoma in situ of the breast in the population-based Surveillance, Epidemiology, and End Results program. Arch Intern Med, 2000,160:953 – 958.

9. Fisher B, Dignam J, Wolmark N, et al. Lumpectomy and radiation therapy for the treatment of intraductal breast cancer: findings from National Surgical Adjuvant Breast and Bowel Project B-17. J Clin Oncol, 1998,16:441 – 452.

10. Goyal S, Vicini F, Beitsch PD, et al. Ductal carcinoma in situ treated with breast-conserving surgery and accelerated partial breast irradiation: comparison of the Mammosite registry trial with intergroup study E5194. Cancer, 2011,117:1149 – 1155.

11. Hughes LL, Wang M, Page DL, et al. Local excision alone without irradiation for ductal carcinoma in situ of the breast: a trial of the Eastern Cooperative Oncology Group. J Clin Oncol, 2009,27(32): 5319 – 5324.

12. Jeruss JS, Kuerer HM, Beitsch PD, et al. Update on DCIS outcomes from the American Society of

Breast Surgeons accelerated partial breast irradiation registry trial. Ann Surg Oncol, 2011,18:65 - 71.

13. Kerlikowske K, Molinaro A, Cha I, et al. Characteristics associated with recurrence among women with ductal carcinoma in situ treated by lumpectomy. J Natl Cancer Inst, 2003,95:1692 - 1702.

14. Lalani N, Paszat L, Sutradhar R, et al. Long-term outcomes of hypofractionation versus conventional radiation therapy after breast-conserving surgery for ductal carcinoma in situ of the breast. Int J Radiat Oncol Biol Phys, 2014,90:1017 - 1024.

15. McCormick B, Winter K, Hudis C, et al. RTOG 9804: a prospective randomized trial for good-risk ductal carcinoma in situ comparing radiotherapy with observation. J Clin Oncol, 2015,33:709 - 715.

16. McHaffie DR, Patel RR, Adkison JB, et al. Outcomes after accelerated partial breast irradiation in patients with ASTRO consensus statement cautionary features. Int J Radiat Oncol Biol Phys, 2011,81: 46 - 51.

17. O'Flynn EA, Morel JC, Gonzalez J, et al. Prediction of the presence of invasive disease from the measurement of extent of malignant microcalcification on mammography and ductal carcinoma in situ grade at core biopsy. Clin Radiol, 2009,64(2):178 - 183.

18. Rudloff U, Jacks LM, Goldberg JI, et al. Nomogram for predicting the risk of local recurrence after breast-conserving surgery for ductal carcinoma in situ. J Clin Oncol, 2010,28:3762 - 3769.

19. Sagara Y, Freedman RA, Vaz-Luis I, et al. Patient prognostic score and associations with survival improvement offered by radiotherapy after breast-conserving surgery for ductal carcinoma in situ: a population-based longitudinal cohort study. J Clin Oncol, 2016,34:1190 - 1196.

20. Sanders ME, Schuyler PA, Dupont WD, et al. The natural history of low-grade ductal carcinoma in situ of the breast in women treated by biopsy only revealed over 30 years of long-term follow-up. Cancer, 2005,103:2481 - 2484.

21. Silverstein MJ. The University of Southern California/Van Nuys prognostic index for ductal carcinoma in situ of the breast. Am J Surg, 2003,186:337 - 343.

22. Solin LJ, Gray R, Baehner FL, et al. A multigene expression assay to predict local recurrence risk for ductal carcinoma in situ of the breast. J Nat Cancer Ins, 2013,105:701 - 710.

23. Vicini F, Shah C, Ben Wilkinson J, et al. Should ductal carcinoma-in-situ (DCIS) be removed from the ASTRO consensus panel cautionary group for off-protocol use of accelerated partial breast irradiation (APBI)? A pooled analysis of outcomes for 300 patients with DCIS treated with APBI. Ann Surg Oncol, 2013,20:1275 - 1281.

24. Wärnberg F, Garmo H, Emdin S, et al. Effect of radiotherapy after breast-conserving surgery for ductal carcinoma in situ:20 years follow-up in the randomized SweDCIS Trial. J Clin Oncol, 2014,32 (32):3613 - 3618.

25. Wapnir IL, Dignam JJ, Fisher B, et al. Long term outcomes of invasive ipsilateral breast tumor recurrences after lumpectomy in NSABP B-17 and B-24 randomized clinical trials for DCIS. J Natl Cancer Inst, 2011,103:478 - 488.

26. Zauls AJ, Watkins JM, Wahlquist AE, et al. Outcomes in women treated with MammoSite brachytherapy or whole breast irradiation stratified by ASTRO Accelerated Partial Breast Irradiation Consensus Statement Groups. Int J Radiat Oncol Biol Phys, 2012,82:21 - 29.

第十三章　乳腺原位癌的化疗与内分泌治疗

第一节　概　　述

近 20% 新确诊乳腺癌患者的病理类型为导管原位癌（DCIS）。治疗上首先行乳腺局部肿块切除手术。5 项随机对照研究证实对于 DCIS 局部肿块切除/保乳术后加全乳放疗显著降低同侧乳腺癌的复发，故以手术及放疗为主的局部治疗是 DCIS 主要的治疗策略。DCIS 总体预后较好，几乎不出现远处转移，但经过上述局部治疗的 DCIS 患者中仍有 15% 会发生同侧乳腺内的局部复发，其中 50% 局部乳腺内的复发灶病理为浸润性癌，而浸润性癌的出现使远处转移风险增加；6% 的患者会发生对侧乳腺癌。

DCIS 被公认为浸润性乳腺癌的前兆癌症，有发展为浸润性癌的可能，但并非必然。因此，全身系统治疗能否用于辅助治疗的一个重要问题其是否可以影响导管原位癌的自然史，特别是对于雌激素受体（ER）阳性乳腺癌患者在减少同侧复发、预防对侧乳腺癌发生及提高总生存 3 方面的作用。至今全身系统治疗中内分泌治疗疗效已被证实并得到治疗指南的推荐，而靶向药物及毒性大的化疗药物在 DCIS 治疗中的疗效至今未确立。

第二节　DCIS 辅助内分泌治疗地位的确立

两项经典（NSABP B‑24 和 UK/ANZ）的随机、双盲临床试验结果证明，他莫昔芬对比安慰剂可以有效降低 DCIS 患者同侧乳腺癌复发及对侧乳腺癌新发的风险，尤其 ER 阳性患者。

一、NSABP B‑24

美国乳腺与肠道外科辅助治疗研究组（National Surgical Adjuvant Breast and Bowel Project，NSABP）B‑24 是随机、双盲、安慰剂对照的 Ⅲ 期临床试验，从 1991 年 3 月~1994 年 4 月共 1 804 例 DCIS 患者在乳腺肿块切除及放疗（50Gy）后，随机接受安慰剂（ $n = 902$ ）或他莫昔芬（20 mg/d，5 年，$n = 902$ ）。基线状态：65% 为绝经后，16% 切缘阳性，超过 80% 患者肿瘤的直径≤1 cm(仅钼靶发现、体检无肿块)。主要研究终点为任何乳腺癌事件发生率(局部或区域复发、远处转移、对侧乳腺癌、第2原发肿瘤或任何非乳腺癌死亡,任何其一先发生即达到研究终点),次要研究终点为同侧和(或)对侧的浸润性乳腺癌(invasive breast cancer,IBC)和(或)DCIS发生的时间。

中位随访74个月,2组治疗依从性,安慰剂组为83.3%,他莫昔芬组为87.4%。所有乳腺癌事件数,安慰剂组为130例,他莫昔芬组为84例,他莫昔芬组对比安慰剂组降低了37%(HR 0.63,95%CI 0.47~0.83,$P=0.0009$)的任何乳腺癌复发事件,5年累积所有乳腺癌事件发生率两组分别为8.2%对比13.4%。同时,他莫昔芬降低了43%同侧和(或)对侧IBC($P=0.004$)和31%同侧和(或)对侧DCIS($P=0.08$)的发生(表13-1)。他莫昔芬组累积5年IBC发生率为4.1%,其中2.1%发生在同侧乳腺,1.8%发生在对侧乳腺,0.2%局部区域或远处转移。即使在手术切缘阳性和合并有粉刺成分DCIS患者中他莫昔芬治疗组的同侧乳腺癌复发仍然比例低。150例(70%)乳腺癌事件发生在同侧,他莫昔芬显著降低同侧IBC(44%,$P=0.03$),但同侧DCIS发生虽然降低18%,但无统计学差异($P=0.43$)。对侧乳腺癌事件在安慰剂组36例(23例IBC,13例DCIS),而他莫昔芬组18例(15例IBC,3例DCIS)。他莫昔芬显著降低对侧乳腺癌事件(HR 0.48,$P=0.01$),其中降低对侧DCIS发生为主(HR 0.22,$P=0.02$)。5年累积所有对侧乳腺癌事件发生率2组分别为2.0%和3.4%。非乳腺癌事件2组无明显差异。无论切缘状态,他莫昔芬均能有效降低同侧乳腺癌的复发,但切缘阳性者降低更明显(44% vs. 22%)。同样,他莫昔芬治疗有效降低了入组时DCIS伴粉刺者(414例)的同侧乳腺癌复发风险(31% vs. 23%)。本研究并未发现影响对侧乳腺癌的基线状态因素。

表13-1 NSABP B-24中位随访74个月他莫昔芬对比安慰剂治疗DCIS的疗效

	安慰剂($n=899$)		他莫昔芬($n=899$)		HR(95%CI)	P
	事件数	5年累积(%)	事件数	5年累积(%)		
乳腺癌和非乳腺癌	169	16.9	126	12.6	0.72(0.57~0.91)	0.006
乳腺癌						
所有	130	13.4	84	8.2	0.63(0.47~0.83)	0.0009
IBC	70	7.2	41	4.1	0.57(0.38~0.85)	0.004
DCIS	60	6.2	43	4.2	0.69(0.46~1.04)	0.08
同侧						
所有	87	—	63	—	0.70(0.50~0.98)	0.04
IBC	40	4.2	23	2.1	0.56(0.32~0.95)	0.03
DCIS	47	5.1	40	3.9	0.82(0.53~1.28)	0.43
对侧						
所有	36	—	18	—	0.48(0.26~0.87)	0.01
IBC	23	2.3	15	1.8	0.63(0.31~1.26)	0.22
DCIS	13	1.1	3	0.2	0.22(0.04~0.81)	0.02
局部或远处	7	—	3	—	0.42(0.07~1.82)	0.32
非乳腺癌所有	39	3.3	42	4.4	1.04(0.66~1.65)	0.94

续 表

	安慰剂($n=899$)		他莫昔芬($n=899$)		HR（95%CI）	P
	事件数	5年累积（%）	事件数	5年累积（%）		
子宫内膜癌	2	—	7	—	3.39(0.64~33.42)	0.20
其他第二原发	26	—	25	—	0.93(0.52~1.68)	0.91

中位随访 14.5 年,他莫昔芬对比安慰剂降低 31%任何乳腺癌事件(HR 0.69,95%CI 0.56~ 0.84,P<0.001),与前期报道一致,他莫昔芬能显著降低 DCIS 局部治疗后乳腺癌复发风险。

明确激素受体(hormonal receptor,HR)状态与 DCIS 辅助内分泌疗效的关系非常重要, NSABP B-24 ER 阳性或 ER 阴性均能入组。中位随访 8.7 年时,分层显示接受他莫昔芬的 ER 阳性 DCIS 患者降低所有乳腺事件(同侧或对侧 DCIS,或浸润性癌复发率)可达 59%(P=0.000 2), 而 ER 阴性与安慰剂无差异(P=0.51)。2012 年临床肿瘤学(JCO)公布 732 例患者(占全部入组 41%)中位随访 14.5 年 HR 状态与疗效的关系,ER 和 PR 阳性分别 76%和 66%。结果显示,对于 ER 阳性 DCIS 患者,他莫昔芬降低 10 年 42%任何乳腺癌事件数(HR 0.58,P=0.001)(图 13-1)、 任何浸润性乳腺癌事件数(HR 0.53,P=0.005)和对侧乳腺癌事件数(HR 0.50,P=0.02)(表 13-2);多因素分析他莫昔芬对比安慰剂差异仍然明显(HR 0.64,P=0.003)(表 13-3)。更长时 间的随访数据得出同样的结果,即对于 ER 阴性 DCIS 患者他莫昔芬对比安慰剂无差异。

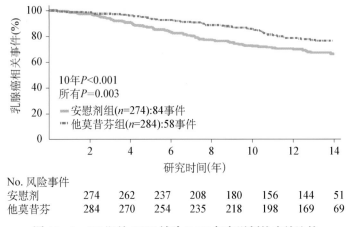

图 13-1 ER 阳性 DCIS 辅助 TAM 与安慰剂的疗效比较

TAM 降低 10 年 42%乳腺癌任何事件的复发风险(P=0.001)

NSABP B-24 入组时 33%患者年龄<50 岁。中位随访 74 个月,分层数据年轻患者有更 高的同侧乳腺癌复发风险,年复发率安慰剂组 1 000 名<50 岁患者同侧乳腺癌复发为 33.3%, ≥50 岁者为 13.03%;而<50 岁者接受他莫昔芬治疗能降低 38%同侧乳腺癌复发,年龄≥50 岁者降低 22%。中位随访 14.5 年,无论 ER 阳性组还是整组分析,年龄<50 岁 DCIS 患者的疗 效优于年龄≥50 岁者(见表 13-3)。

　　安全性方面,他莫昔芬组子宫内膜癌发生率增加[1.53 vs. 0.45(每 1 000 例安慰剂组每年)],无由于子宫内膜癌相关的死亡发生。他莫昔芬组更多见的潮红、阴道分泌物增加等不良反应,深静脉血栓或肺栓塞发生两组未见差异。

表 13-2　NSABP B-24 中位随访 14.5 年 ER 状态与他莫昔芬对比安慰剂治疗 DCIS 的疗效

	安慰剂组(n = 368)		他莫昔芬组(n = 364)		HR	P
	N	%	N	%		
ER 阳性						
任何						
BC	84	31	58	20	0.58	0.001
IBC	52	19	33	12	0.53	0.005
DCIS	32	12	25	9	0.66	0.12
同侧						
BC	47	17	39	14	0.68	0.07
IBC	26	9	20	7	0.61	0.10
DCIS	21	8	19	7	0.76	0.39
对侧						
BC	32	11	18	6	0.50	0.02
IBC	21	8	12	4	0.51	0.06
DCIS	11	4	6	2	0.47	0.14
ER 阴性						
任何						
BC	25	27	10	25	0.88	0.68
	14	15	9	11	0.69	0.38
DCIS	11	12	11	14	1.15	0.75

表 13-3　NSABP B-24 中位随访 14.5 年多因素分析结果

变量	HR	95%CI	P
ER 阳性(n = 732)			
安慰剂 vs.他莫昔芬	0.64	0.48~0.86	0.003
≤49 岁 vs.≥50 岁	0.61	0.46~0.81	<0.001
所有患者(n = 1 799)			
安慰剂 vs.他莫昔芬	0.69	0.56~0.84	<0.001
≤49 岁 vs.≥50 岁	0.62	0.51~0.76	<0.001

二、UK/ANZ

　　英国/澳大利亚和新西兰试验(The United Kingdom/Australia/New Zealand,UK/ANZ)2×2设计的随机对照研究,从 1990 年 5 月~1998 年 8 月,1 701 例乳腺肿块完整手术切除组织

学证实 DCIS 的患者,随机接受局部放疗或他莫昔芬联合或单独治疗(4 组:放疗+ 他莫昔芬、仅放疗、仅他莫昔芬、无辅助治疗),放疗总量 50Gy (25 次,5 周完成),他莫昔芬 20 mg(每日,口服5 年)。至少每年随访一次。主要研究终点为加局部放疗后同侧浸润性癌的发生率、加他莫昔芬任何新发乳腺癌事件(包括对侧 DCIS)。

UK/ANZ 中位随访 52.6 个月(2.4～118.3 个月)时,1 576 例 DCIS 患者中 251 例出现乳腺癌复发事件,其中他莫昔芬组 114 例(占该组 14%),未使用他莫昔芬组 137 例(占该组 18%)。结果他莫昔芬并未减少同侧浸润性癌的发生,但整体原位癌的发生显著下降(HR 0.68,95% CI0.49～0.96,P= 0.03),加用局部放疗显著降低同侧浸润性癌(HR 0.45,95% CI 0.24～0.85,P= 0.01)及同侧原位癌的发生率(HR 0.36,95% CI 0.19～0.66,P= 0.000 4),但对侧乳腺癌无影响。无证据表明放疗和他莫昔芬之间的相互作用。

UK/ANZ 中位随访 12.7 年,1 694 例入组患者经过长期随访(7 例患者违反方案),共诊断376 例乳腺癌事件,其中 163 例为浸润性癌(122 例同侧乳腺内,39 例为对侧),197 例 DCIS(174 例为同侧,17 例对侧),16 例未知是否为浸润性癌或者同侧对侧。加放疗显著降低新发乳腺癌事件(HR 0.41,95% CI 0.30～0.56;P＜0.000 1),显著降低同侧浸润性癌事件(HR 0.32,95% CI 0.19～0.56;P＜0.000 1)和同侧 DCIS 事件(HR 0.38,95% CI 0.22～0.63;P＜0.000 1),但不影响对侧乳腺癌(P= 0.6)。他莫昔芬显著降低任何新发乳腺癌事件数(HR 0.71,95% CI 0.58～0.88;P= 0.002),显著降低同侧 DCIS (HR 0.70,95% CI 0.51～0.86;P= 0.03)和对侧乳腺癌事件(HR 0.44,95% CI 0.25～0.77;P= 0.005),但并不降低同侧浸润性癌乳腺癌复发事件(P= 0.8)(表 13－4)。他莫昔芬累积降低 10 年任何新发乳腺癌、同侧及对侧乳腺癌事件绝对获益分别为 6.5%、3.9%和 2.3%。加局部放疗对于 DCIS 局部手术的价值与该研究随访52.6 个月报道一致,而更长时间的随访数据表明,他莫昔芬组任何乳腺癌事件(包括同侧或对

表 13－4　UK/ANZ 临床试验中位随访 12.7 年的结果

	他莫昔芬组 (n = 794)	无他莫昔芬 (n = 782)	HR (95%CI)	P
同侧	129(15.7%)	162(19.6%)	0.78(0.62～0.99)	0.04
IBC	56(6.8%)	60(6.9%)	0.95(0.66～1.38)	0.79
DCIS	70(8.6%)	97(12.1%)	0.70(0.51～0.86)	0.03
未知	3	5	—	—
对侧	17(1.9%)	38(4.2%)	0.44(0.25～0.77)	0.005
IBC	12(1.5%)	25(2.7%)	0.47(0.24～0.94)	0.03
DCIS	4(0.3%)	11(1.3%)	0.36(0.11～1.12)	0.08
未知	1	2	—	—
所有浸润性癌	69(8.5%)	85(9.1%)	0.81(0.59～1.12)	0.2
所有 DCIS	77(9.2%)	111(13.6%)	0.67(0.50～0.90)	0.008
所有新发乳腺癌	152(18.1%)	204(24.6%)	0.71(0.58～0.88)	0.002

侧、浸润性癌或 DCIS）发生率为 18.1%，显著低于无内分泌治疗组 24.6%（HR= 0.71，P= 0.002）。结论：对 DCIS 患者局部术后加用他莫昔芬辅助治疗 5 年可以显著降低同侧和对侧新发乳腺癌事件。

　　本研究中 242 例患者接受了放疗和他莫昔芬联合辅助治疗，随访 12.7 年有 25 例新发乳腺癌事件，其中 10 例 DCIS 和 14 例浸润性癌（1 例未知）。相比未接受任何辅助治疗的患者，放疗和他莫昔芬联合辅助治疗显著降低任何乳腺癌（P＜0.0001）和同侧乳腺癌事件（P＜0.0001），但不影响对侧乳腺癌的发生（P= 0.2）。放疗和他莫昔芬联合辅助治疗对比单纯放疗组疗效无差异。放疗和他莫昔芬联合辅助治疗对比单纯他莫昔芬可显著降低同侧乳腺癌事件（P＜0.0001），但并不降低对侧乳腺癌发生（P= 0.5）。

　　根据原发乳腺 DCIS 术后分级及发病年龄分层结果（表 13-5），辅助他莫昔芬治疗对于分级低、中级 DCIS 患者疗效似乎优于高级别患者；而年龄因素与他莫昔芬疗效的关系并不明确。

表 13-5　UK/ANZ 所有新发乳腺癌事件根据分级和年龄分层 10 年的结果

	他莫昔芬组	无他莫昔芬组	HR（95%CI）
分级			
低（n= 105）	2/50(4%)	11/45(24%)	0.15(0.03~0.68)
中（n= 267）	12/124(9%)	24/125(19%)	0.44(0.22~0.90)
高（n= 1 014）	112/475(22%)	138/467(27%)	0.79(0.62~1.02)
年龄			
＜50(n= 160)	18/77(22%)	27/69(35%)	0.5(0.32~1.07)
50~60 (n= 919)	87/434(19%)	102/425(22%)	0.84(0.63~1.12)
＞60 (n= 615)	46/283(16%)	75/288(25%)	0.59(0.40~0.85)

第三节　芳香化酶抑制剂对比他莫昔芬

　　从 2002 年第 1 次公布 ATAC 临床试验初步结果，至今 15 年来多项临床试验数据和荟萃分析一致的结果，芳香化酶抑制剂（aromatase inhibitors，AI）辅助内分泌对于 HR+ 浸润性乳腺癌的地位已经确立。而对于 DCIS 局部治疗后的辅助治疗 AI 是否优于他莫昔芬？2016 年公布了 IBIS-ⅡDCIS 和 NSABP B-35 这两项重要的临床试验结果试图回答这一问题。

一、IBIS-ⅡDCIS

　　国际乳腺癌干预试验-Ⅱ DCIS（International Breast Cancer Intervention Study-Ⅱ DCIS，IBIS-ⅡDCIS）是随机、双盲、对照的Ⅲ期临床试验，自 2003 年 3 月~2012 年 2 月在 14 个国家 236 个中心入组 40~70 岁绝经后 ER 或 PR 阳性的 DCIS 患者（DCIS 伴＜1 mm 微浸润者

允许入组）。所有患者随机前 6 个月内局部乳腺肿块切除手术（全乳切除术者不能入组），是否乳腺局部放疗根据各自中心规范而定。ER 或 PR 阳性定义为 5%及以上细胞染色阳性。从 2009年 2 月修改方案后，不典型增生或小叶原位癌患者也可以入组。患者 1 : 1 随机分配至阿那曲唑每日 1 mg 组或他莫昔芬每日 20 mg 组，治疗持续 5 年。主要终点为病理学证实的乳腺癌事件发生率（包括同侧或对侧的新发或复发的浸润性乳腺癌或 DCIS）。第 1 事件进一步区分为局部复发（均为同侧病变）、远处复发（包括淋巴结阳性、对侧疾病及肺、骨等远处复发）或孤立对侧事件。次要终点包括：ER 阳性乳腺癌的发生、乳腺癌相关死亡、其他癌症、心血管事件、骨折事件和非乳腺癌死亡。预先设定的亚组分析包括浸润性对比 DCIS、同侧对比对侧、ER 状态（ER 阳性对比 ER 阴性）、PR 及 Her - 2 状态等。

　　共 2 980 例患者入组（阿那曲唑组 1 471 例和他莫昔芬组 1 509 例），42 例撤回知情同意，2 938 例患者进入初步分析，26 例患者在随机后违背方案。入组时中位年龄为 60.3 岁，其中 658例（22%）年龄＞65 岁。基线中位体重指数为 26.7 kg/m²，其中 903 例（31%）患者达肥胖（＞30 kg/m²），中位初潮年龄为 13 岁，中位第 1 胎生产年龄为 24 岁，814 例（28%）曾行子宫切除术，1 336 例（45%）先前曾激素替代治疗。只有 9 例（1%）不典型增生或 LCIS 患者入组本研究。基线时 DCIS 中位最大径为 1.3 cm，中位干净切缘为 5 mm，绝大多数 DCIS 病理为中级别（1 224; 42%）或高级别（1 129; 38%），2 091 例（71%）患者术后接受了全乳放疗。患者基线状态两组无差异。

　　数据截止 2015 年 9 月中位随访 7.2 年，5 年治疗依从性阿那曲唑组 67.6%和他莫昔芬组67.4%（P= 0.71）。共出现 144 例乳腺癌事件（阿那曲唑组 67 例，他莫昔芬组 77 例），2 组发生率均为 5%（HR= 0.89，95%CI 0.64~1.23，P= 0.49）。在同侧或对侧的浸润性癌或 DCIS 方面（表 13 - 6），两组均未显示出统计学差异。预计 5 年复发率阿那曲唑组为 2.5%（95%CI 1.8~3.5）、他莫昔芬组为 3.0%（95%CI 2.2~4.0）；10 年复发率阿那曲唑组为 6.6%（95%CI 4.9~8.8）、他莫昔芬组为 7.3%（95%CI 5.7~9.4）。在 144 例乳腺癌复发事件中，86 例（60%）为 ER阳性，30 例（21%）为 ER 阴性，28 例 ER（19%）状态不明。复发灶 ER 阳性者，阿那曲唑组仅 30例（2%）对比他莫昔芬组 56 例（4%）（HR 0.55，95%CI 0.35~0.86，P= 0.008）；在复发灶 ER 阴

表 13 - 6　IBIS - Ⅱ DCIS 阿那曲唑对比他莫昔芬随访 7.2 年结果

	阿那曲唑 (n= 1 449)	他莫昔芬 (n= 1 489)	未经校正的分析 HR（95%CI）	P	经校正的分析 HR（95%CI）	P
所有	67(5%)	77(5%)	0.89(0.64~1.23)	0.49	0.83(0.59~1.18)	0.31
浸润性癌	37(3%)	47(3%)	0.80(0.52~1.24)	0.32	0.72(0.46~1.14)	0.16
同侧	20(1%)	22(1%)	0.93(0.51~1.71)	0.82	0.77(0.40~1.48)	0.44
对侧	17(1%)	25(2%)	0.69(0.37~1.28)	0.24	0.68(0.36~1.29)	0.24
DCIS	29(2%)	30(2%)	0.99(0.60~1.65)	0.98	0.98(0.57~1.69)	0.95
同侧	21(1%)	23(2%)	0.94(0.52~1.69)	0.83	1.03(0.55~1.91)	0.93
对侧	8(<1%)	6(<1%)	1.37(0.47~3.94)	0.56	1.02(0.33~3.18)	0.97

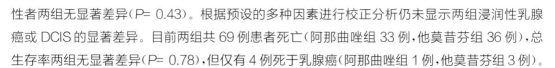

性者两组无显著差异($P=0.43$)。根据预设的多种因素进行校正分析仍未显示两组浸润性乳腺癌或 DCIS 的显著差异。目前两组共 69 例患者死亡(阿那曲唑组 33 例,他莫昔芬组 36 例),总生存率两组无显著差异($P=0.78$),但仅有 4 例死于乳腺癌(阿那曲唑组 1 例,他莫昔芬组 3 例)。

不良反应方面,两组患者的不良反应发生率相似,阿那曲唑组 91%,他莫昔芬组 93%,但具体不良反应谱有明显差异。阿那曲唑组发生更多骨折($OR=1.36$,$P=0.027$),肌肉骨骼系统症状,如关节僵硬、腕管综合征和骨质疏松症等(任何等级 64% vs. 54%,$P<0.001$),高胆固醇血症(任何等级 3% vs. 1%,$P<0.001$)(可能由于他莫昔芬有降胆固醇作用)和短暂性脑缺血发作[13 例(1%)vs.5 例(<1%),$P=0.05$];而他莫昔芬组更多发生潮热、阴道干燥等血管舒缩及妇科症状(任何等级 69% vs. 61%,$P<0.001$)、深静脉血栓(肺栓塞和下肢深静脉血栓)[24 例(2%)vs. 7 例(<1%),$P=0.003$]和肌肉痉挛(任何等级 7% vs. 2%,$p<0.001$)。此外,第 2 原发肿瘤方面他莫昔芬组发生了更多妇科癌症[17 例(11 例子宫内膜癌、5 例卵巢癌和 1 例宫颈癌),阿那曲唑组仅有 1 例子宫内膜癌,$P=0.0002$]和非黑色素瘤皮肤癌(19 例对阿那曲唑组 8 例,$P=0.04$)。

进一步针对 84 例浸润性乳腺癌复发的亚组分析,阿那曲唑组较少出现 Her‐2 阴性浸润性乳腺癌($n=51$ 例)复发亚组($HR=0.48$,95%CI 0.26~0.84),尤其是在 38 例浸润性 ER+/Her‐2-复发亚组差异最明显(阿那曲唑组 10 例,而他莫昔芬组 28 例,HR 0.37,95%CI 0.18~0.75,$P=0.006$),但阿那曲唑组 Her‐2 阳性浸润性乳腺癌复发风险较高($HR=1.62$,95%CI 0.53~4.96,$P=0.05$)。

该研究入组时 71%患者接受过辅助放疗,分层未发现是否放疗影响复发的差异(54 例放疗者出现复发,而未放疗者 30 例复发,$P=0.25$)。与未接受放疗的患者相比,在接受辅助放疗的基础上阿那曲唑并未进一步降低浸润性乳腺癌的复发风险($P=0.34$)。

IBIS‐Ⅱ试验显示,阿那曲唑的疗效不劣于他莫昔芬,但未显示出阿那曲唑的疗效优势,提示阿那曲唑是绝经后 HR+ DCIS 局部术后辅助内分泌治疗的又一种选择。两种药物的不良反应谱有明显差异,阿那曲唑组更多发生骨折、肌肉骨骼系统症状、高胆固醇血症和短暂性脑缺血发作,而他莫昔芬更多发生潮热、阴道干燥等血管舒缩及妇科症状、深静脉血栓和肌肉痉挛,以及子宫内膜癌、卵巢癌和非黑色素瘤皮肤癌。可依据患者的耐受程度进行个体化选择。

根据年龄、体重指数、激素替代治疗、分级、切缘和是否放疗进行校正分析。

二、NSABP B‐35

NSABP B‐35 是一项随机、双盲、在美国和加拿大 2 个国家 333 个中心开展的Ⅲ期临床试验(ClinicalTrials. gov. 登记号 NCT00053898),绝经后 HR+ DCIS 患者在乳腺原发灶切除(切缘阴性)及全乳放疗后,按照 1∶1 比例随机分组,分别接受 5 年阿那曲唑(每日 1 mg)+ 匹配他莫昔芬安慰剂或 5 年他莫昔芬(每日 20 mg)+ 匹配阿那曲唑安慰剂,预设年龄分层因素(年龄<60 岁和年龄≥60 岁)。主要研究终点为:任何乳腺癌事件,包括 DCIS 复发、同侧和(或)对侧新发 DCIS 或浸润性乳腺癌。次要终点为:无病生存(包括除 LCIS 之外的复发、第 2 原发癌和任何

原因引起的死亡)、总生存、同侧或对侧乳腺癌、骨质疏松骨折。

2003年1月~2006年6月,NSABP B-35临床试验共入组3 104例绝经后ER或PR阳性的DCIS患者,每组各1 552例患者,5年治疗依从性两组均为64%,他莫昔芬组治疗的中位时间为46.8个月,阿那曲唑组的为59.8个月。截至2015年2月中位随访时间9年,212例乳腺癌事件发生,其中他莫昔芬组122例,阿那曲唑组90例(HR 0.73,95%CI 0.56~0.96,P=0.023 4),阿那曲唑比他莫昔芬显著降低了乳腺癌(包括浸润性或DCIS)的发生,5年无乳腺癌生存率两组均为96.3%,预计10年无乳腺癌绝对获益4%(阿那曲唑组93.1%,他莫昔芬组89.1%)。由于较低的乳腺癌事件发生数,阿那曲唑组的优势在随访5年后才渐显现。亚组分析提示,阿那曲唑对侧所有乳腺癌和浸润性乳腺癌发生率(分别为2.5%、1.4%)显著低于他莫昔芬组(3.9%、2.6%),P分别为0.032 2和0.014 8;但阿那曲唑组同侧乳腺癌发生率未显示优势(表13-7)。5年无病生存率阿那曲唑组和他莫昔芬组分别为91.5%和91.6%;10年无病生存两组分别为82.7%和77.9%。209例患者首发为非乳腺癌事件的第2原发肿瘤,两组无统计学差异。目前出现186例死亡,5年和估计的10年总生存率相似,分别为98%和92%,两组总生存率无统计学差异(P=0.48)。预设年龄分层显示,在年龄<60岁亚组(47%)中,阿那曲唑组乳腺癌事件发生率更低(HR=0.53,P=0.002 6),而在年龄≥60岁亚组中则未观察到阿那曲唑的优势(表13-8)。NSABP B-35试验提示,对于年龄<60岁绝经后HR+ DCIS患者,5年阿那曲唑辅助内分泌治疗较他莫昔芬具有更好的疗效,但药物的选择要兼顾患者对不良反应的耐受。

表13-7 NSABP B-35阿那曲唑对比他莫昔芬随访9年结果

	他莫昔芬 (n=1 538)	阿那曲唑 (n=1 539)	HR(95%CI)	P
所有乳腺癌	122	90	0.73(0.56~0.96)	0.0234
IBC	69	43	0.62(0.42~0.90)	0.0123
DCIS	53	47	0.88(0.59~1.30)	0.52
同侧复发	60	39	0.83(0.56~1.22)	0.34
IBC	22	17	0.76(0.40~1.43)	0.39
DCIS	33	29	0.87(0.53~1.43)	0.59
对侧	60	39	0.64(0.43~0.96)	0.032 2
IBC	40	21	0.52(0.31~0.88)	0.014 8
DCIS	20	18	0.90(0.47~1.69)	0.73
远处转移	7	4	0.73(0.17~1.95)	0.37

他莫昔芬组的血栓事件发生率(41例,2.7%)明显高于阿那曲唑组(13例,0.8%),其中危及生命的肺栓塞事件(4度或以上)他莫昔芬组17例(1%),而阿那曲唑组仅3例(<1%);两组子宫内膜癌(17例 vs. 8例)和骨质疏松骨折(50例 vs. 69例)无统计学差异。在生活质量方面,他莫昔芬组具有更高的血管舒缩症状和妇科症状,而阿那曲唑组肌肉关节痛症状则更明显。

但这些记录的不良反应还是远远被低估了,NSABP B-35 收集了患者报告(patient-reported outcomes)的不良反应。在 2003 年 1 月~2006 年 6 月,3 104 例患者参与了这项研究,其中 1 193 例被纳入生活质量的亚组:601 例接受他莫昔芬,592 例接受阿那曲唑。研究人员发现 5 年以上治疗组之间无显著差异的是:身体健康得分[平均严重度得分,他莫昔芬(46.72) vs.阿那曲唑(45.85);P= 0.20],心理健康得分(52.38 vs. 51.48,P= 0.38),能量和疲劳(58.34 vs. 57.54,P= 0.86),或抑郁症状(6.19 vs. 6.39;P= 0.46)。而血管舒缩症状(1.33 vs. 1.17,P= 0.011)、膀胱难以控制(0.96 vs. 0.80,P= 0.000 2)和妇科症状(0.29 vs. 0.18;P< 0.000 1)在他莫昔芬组均显著比阿那曲唑组更严重。肌肉骨骼痛(1.50 vs. 1.72,P= 0.000 6)和阴道症状(0.76 vs. 0.86,P= 0.035)在阿那曲唑组均显著比他莫昔芬组差。两个治疗组之间的性功能无显著差异(43.65 vs. 45.29,P= 0.56)。年轻的年龄显著与更严重的血管舒缩症状(平均严重度评分年龄<60 岁 1.45 vs. ≥60 岁 0.65,P= 0.000 6)、阴道症状(0.98 vs. 0.65,P<0.000)、体重问题(1.32 vs. 1.02,P<0.000 1)和妇科症状(0.26 vs. 0.22,P= 0.014)相关。

表 13-8　NSABP B-35 根据年龄分层结果

	n	他莫昔芬	阿那曲唑	HR (95%CI)	P
无乳腺癌生存					
年龄<60 岁	1 447	63	34	0.53(0.35~0.80)	0.002 6
年龄≥60 岁	1 630	59	56	0.95(0.66~1.37)	0.78
无病生存					
年龄<60 岁	1 447	104	74	0.69(0.51~0.93)	0.015 1
年龄≥60 岁	1 630	156	161	1.03(0.83~1.28)	0.79

第四节　DCIS 辅助内分泌治疗的争议和共识

DCIS 本身预后较好,荟萃分析显示 DCIS 行乳腺局部肿块切除/保乳术后加用放疗可以降低 54%同侧乳腺癌复发的风险(Ⅰ类证据),在此基础上辅助内分泌治疗似乎有"锦上添花"的意味。

4 个随机对照双盲临床试验(表 13-9)回答了 DCIS 局部治疗后辅助内分泌有关治疗是否需要以及用什么药两方面的问题。NSABP B-24 和 UK/ANZ 回答了他莫昔芬是否优于安慰剂,确立了他莫昔芬治疗 DCIS 的地位,尤其对于激素受体阳性或年龄<50 岁者疗效确切;IBIS-Ⅱ DCIS 和 NSABP B-35 回答了在绝经后激素受体阳性 DCIS 辅助阿那曲唑对比他莫昔芬的疗效,IBIS-Ⅱ DCIS 试验证实了阿那曲唑疗效不劣于他莫昔芬,并未得出优效性结果;而 NSABP B-35 试验结果显示,在乳腺癌事件发生率方面,阿那曲唑组比他莫昔芬组显著降低。基于上述临床试验结果,2017 年,《美国国立综合癌症网络(NCCN)指南》对于 DCIS 内分泌治疗给予以下推荐(2A 类证据):绝经前 ER 阳性者推荐他莫昔芬;绝经后 ER 阳性者他莫昔芬或 AI 均适用,对于年龄<60 岁或存在血栓栓塞风险的绝经后患者 AI 有优势;内分泌对于 ER 阴性 DCIS 患者疗效不确定。

表 13-9　DCIS 辅助内分泌治疗临床试验对比

	NSABP B-24	UK/ANZ	IBIS-Ⅱ DCIS	NSABP B-35
入组年份	1991~1994 年	1990~1998 年	2003~2012 年	2003~2006 年
入组例数	1 804	1 701	2 980	3 104
试验组	他莫昔芬	他莫昔芬±放疗	阿那曲唑	阿那曲唑
对照组	安慰剂	安慰剂±放疗	他莫昔芬	他莫昔芬
全乳放疗	是	部分	71%	是
绝经前	35%	有	无	无
<50 岁	33.5%	9.5%	NA	NA
HR 阴性	有	NA	无	无
原发灶≤1 cm	80%	NA	中位 1.3 cm	34%~36%
中位随访	14.5 年	12.7 年	7.2 年	9 年
ITT 人群结果	阳性	部分阳性	阴性	阳性
分层	他莫昔芬显著降低 10 年任何乳腺癌事件数、任何 IBC 和对侧乳腺癌事件数。ER 阳性或年龄<50 岁者疗效好。ER 阴性者无效	他莫昔芬显著降低任何乳腺癌复发和对侧 IBC	阿那曲唑疗效不劣于他莫昔芬	年龄<60 岁者阿那曲唑疗效更优。阿那曲唑组降低对侧所有乳腺癌和侵袭性乳腺癌(IBC)发生率,显著优于他莫昔芬组

争议来自下面几个方面:①各试验设计和基线状态并非完全一致,NSABP B-24 入组更多早期的患者(80%原发灶直径<1 cm 且仅钼靶发现的病灶),ER 阳性和 ER 阴性均能入组;UK/ANZ 设计分成 4 组,除了评价他莫昔芬辅助治疗的价值,还同时考量加用局部放疗的价值;IBIS-Ⅱ DCIS 和 NSABP B-35 2 项试验设计也并非完全一致,NSABP B-35 试验所有入组患者均接受了术后辅助全乳放疗,而 IBIS-Ⅱ DCIS 试验中仅 71%的患者接受了放疗,而且 2009 年以后,IBIS-Ⅱ DCIS 试验中允许部分非典型增生和 LCIS 患者入组(虽然只有 9 例)。针对这 2 项试验的一项荟萃分析显示,阿那曲唑组乳腺癌复发率比他莫昔芬低 21%,且具有统计学显著性差异。②几项临床试验对于降低任何乳腺癌事件、同侧/对侧乳腺癌事件和浸润性/DCIS 乳腺癌事件的结果不一致,具体原因很难解释清楚。③同样持续 5 年治疗时间,NSABP B-24 治疗依从性为 83.3%和 87.4%,UK/ANZ 未报道,IBIS-Ⅱ DCIS 为 67.6%和 67.4%,NSABP B-35 两组均为 64%,存在一定差异。④临床上常常遇到 DCIS 伴微浸润,但上述临床试验入组时将这些患者排除在外,其内分泌治疗的价值及是否需要化疗,还有待于更多的临床试验设计。⑤上述大型临床试验结果在加用内分泌治疗后均无总生存率的获益。

总之,ER 阳性 DCIS 辅助内分泌治疗能有效降低同侧或对侧乳腺癌事件,临床上需要综合考虑受益与风险权衡利弊,告知患者并充分沟通。阿那曲唑治疗的患者更多出现骨折、肌肉骨骼系统症状、高胆固醇血症、卒中事件和短暂性脑缺血发作;他莫昔芬组更多发生深静脉血栓(肺栓塞和下肢深静脉血栓)、血管舒缩及妇科症状、子宫内膜癌和卵巢癌。尽管 DCIS 预后较好,针对不同亚型及伴不同风险因素的 DCIS 治疗研究有待于进一步深入。

（王中华）

主要参考文献 》

1. Allred DC，Anderson SJ，Paik S，et al. Adjuvant tamoxifen reduces subsequent breast cancer in women with estrogen receptor-positive ductal carcinoma in situ：a study based on NSABP protocol B-24. J Clin Oncol，2012,30(12)：1268 - 1273.

2. Cuzick J，Sestak I，Pinder SE，et al. Effect of tamoxifen and radiotherapy in women with locally excised ductal carcinoma in situ：long-term results from the UK/ANZ DCIS trial. Lancet Oncol，2011,12(1)：21 - 29.

3. Fisher B，Dignam J，Wolmark N，et al. Tamoxifen in treatment of intraductal breast cancer：National Surgical Adjuvant Breast and Bowel Project B-24 randomised controlled trial. Lancet，1999,353(9169)：1993 - 2000.

4. Forbes JF，Sestak I，Howell A，et al. Anastrozole versus tamoxifen for the prevention of locoregional and contralateral breast cancer in postmenopausal women with locally excised ductal carcinoma in situ (IBIS- II DCIS)：a double-blind，randomised controlled trial. Lancet，2016,387(10021)：866 - 873.

5. Ganz PA，Cecchini RS，Julian TB，et al. Patient-reported outcomes with anastrozole versus tamoxifen for postmenopausal patients with ductal carcinoma in situ treated with lumpectomy plus radiotherapy (NSABP B-35)：a randomised，double-blind，phase 3 clinical trial. Lancet，2016，387 (10021)：857 - 865.

6. Houghton J，George WD，Cuzick J，et al. Radiotherapy and tamoxifen in women with completely excised ductal carcinoma in situ of the breast in the UK，Australia，and New Zealand：randomised controlled trial. Lancet，2003,362(9378)：95 - 102.

7. https：//www. nccn. org/professionals/physician_gls/pdf/breast. pdf

8. Johnston SR. Endocrine treatment for ductal carcinoma in situ：balancing risks and benefits. Lancet，2016,387(10021)：819 - 821.

9. Kinsey-Trotman S，Shi Z，Fosh B. Breast ductal carcinoma in situ：a literature review of adjuvant hormonal therapy. Oncol Rev，2016,10(2)：304.

10. Margolese RG，Cecchini RS，Julian TB，et al. Anastrozole versus tamoxifen in postmenopausal women with ductal carcinoma in situ undergoing lumpectomy plus radiotherapy (NSABP B-35)：a randomised，double-blind，phase 3 clinical trial. Lancet，2016,387(10021)：849 - 856.

11. Park TS，Hwang ES. Current trends in the management of ductal carcinoma in situ. Oncology (Williston Park)，2016,30(9)：823 - 831.

12. Shah C，Wobb J，Manyam B，et al. Management of ductal carcinoma in situ of the breast：a review. JAMA Oncol，2016,2(8)：1083 - 1088.

第十四章　Van Nuys 预后指数及其临床价值

一、Van Nuys 预后指数(VNPI)的历史与演变

乳腺导管内原位癌(ductal carcinoma in situ，DCIS)是最早期的乳腺癌类型，目前大多数专家认为，对于 DCIS 的治疗主要局限于局部的外科/放射治疗。其外科治疗包括：肿瘤单纯切除术(保乳术)和全乳房切除。全乳切除术是 DCIS 根治性治疗手段，术后的复发几乎全是浸润性癌，表现为局部复发或局部无复发而远处转移。近年来，随着保守治疗理念的逐渐深入人心，浸润性乳腺癌保乳术的成功，使人们进而转向探讨保乳术治疗 DCIS 的可能。因此人们迫切需要一种能够评估 DCIS 切除后局部复发风险的工具，从而为局部治疗方式的选择提供依据。

1996 年，Silverstein 等率先提出了 Van Nuys 预后指数(van Nuys prognostic index，VNPI)概念，这是一种回顾性建立的用于预测 DCIS 保乳手术联合放疗局部复发危险的方法，基于 333 例 DCIS 患者，分别对肿瘤大小、切缘宽度和组织学分类进行评分。每一类危险因素分配 1~3 个分值，具体如下(表 14 - 1)。肿瘤大小：直径≤15 mm 为 1 分，16~40 mm 为 2 分，16~40 mm 为 3 分。切缘宽度：≥10 mm 为 1 分，1~9 mm 为 2 分，<1 mm 为 3 分；组织学分类：中-低级别不伴粉刺样坏死为 1 分，中-低级别伴粉刺样坏死为 2 分，高级别伴或不伴粉刺样坏死为 3 分。3 项分值相加，得出总分值，从而区分不同的复发风险：3~4 分为低危，5~7 分为中危，8~9 分为高危。回顾性分析发现，低危组患者并未从放疗中获益，8 年局部控制率无显著区别(100% vs. 97%)，而放疗可以降低其他 2 组患者的局部复发风险，其中中危组复发风险降低 17%(85% vs. 68%，$P=0.017$)，高危组未放疗组局部复发率高达 60%。

表 14 - 1　VNPI 评分表

危险因素	评分		
	1	2	3
肿瘤大小(mm)	≤15	16~40	>40
切缘宽度(mm)	≥10	1~9	<1
组织学分类	中-低级别不伴粉刺样坏死	中-低级别伴粉刺样坏死	高级别伴或不伴粉刺样坏死

美国南加州大学学者将 VNPI 进行了进一步修正，加入了年龄因素，分为年龄>60 岁(1

分),40~60 岁(2 分),<40 岁(3 分)。该改良的 VNPI 系统称为 USC/VNPI,重新定义了患者危险度的评分区间,4 个方面总分由最低的 4 分(最佳)至最高的 12 分(最差)(表 14-2)。他们评价了 706 例 DCIS 保乳术患者,随访 81 个月。40%患者术后加放疗。结果只有 6 例患者随访期内死亡,VNPI 4~6 分者复发率为 1%,7~9 分者为 20%,10~12 分者为 50%。低危组(4~6 分)患者未从放疗中获益。VNPI 7 分、8 分和 9 分组放疗可以降低无复发生存 12%~15%(P= 0.02)。放疗最大受益是 10~12 分组。然而,这一组患者即使加了放疗,局部无复发生存率也有 60%,因此单纯乳房切除是最佳的选择。研究者推荐:VNPI 4~6 分者可行单纯肿块切除术而不做放疗,而 VNPI 7~9 分者则建议行保乳手术联合全乳放疗,VNPI 10~12 分者建议行全乳切除术。

表 14-2   USC/VNPI 评分表

危险因素	评分		
	1	2	3
年龄(岁)	>60	40~60	<40
肿瘤大小(mm)	≤15	16~40	>40
切缘宽度(mm)	≥10	1~9	<1
组织学分类	中-低级别不伴粉刺样坏死	中-低级别伴粉刺样坏死	高级别伴或不伴粉刺样坏死

2015 年,随着病例数的进一步扩大和随访数据的进一步完善,Silverstein 对 USC/VNPI 进行了进一步的更新,病例数相对该评分初建时增大了 5 倍。他指出,为了达到 12 年局部复发率<20%的目标,推荐对 VNPI 评分 4~6 分及评分为 7 分并且切缘>3 mm 的患者行单纯肿块切除;对于评分为 7 分并且切缘<3 mm 患者,评分为 8 分并且切缘≥3 mm 患者,以及评分 9 分切缘≥5 mm 患者推荐行保乳联合放疗。对于评分为 8 分且切缘<3 mm,评分为 9 分且切缘>5 mm,以及所有评分为 10~12 分患者推荐行乳房全切术。这实际上是对 VNPI 中原有的中危组进行了进一步的拆分,一部分归入了低危组,一部分归入了高危组,此很好地解决了中危组人群过于庞大的缺陷。同时作者也指出,尽管 VNPI 是一种很好的量化风险、决定治疗策略的工具,但其应用并未影响患者的总生存。

表 14-3   更新的 USC/VNPI 评分治疗推荐

危险因素	评分		
	评分	切缘(mm)	治疗推荐
低危	4~6	任何	肿块切除
	7	≥3	
中危	7	<3	保乳+ 放疗
	8	≥3	
	9	≥5	

续　表

危险因素	评分		治疗推荐
	评分	切缘(mm)	
高危	8	＜3	
	9	＜5	乳房切除
	10~12	任何	

二、VNPI 中的关键因素

VNPI 的评分主要包括年龄、肿瘤大小、切缘宽度和病理分级 4 个方面。目前,大多数研究者认为相比年龄和肿瘤大小,切缘和病理分级可能是更为重要的影响局部复发率的关键因素。

(一)年龄与肿瘤大小

年龄与肿瘤大小是乳腺癌较为经典的预后因素,得到了广泛的研究和关注。在原位癌方面,2015 年 JAMA Oncology 刊登加拿大多伦多女子大学医院 Narod 教授等对超过 10 万例乳腺 DCIS 的观察性研究结果,认为 DCIS 的预后与诊断年龄相关。研究共随访了诊断为 DCIS 的 108 196 名女性,平均随访时间 7.5 年。人群 10 年乳腺癌相关病死率为 1.1%,20 年乳腺癌相关病死率为 3.3%。对比美国普通人群病死率,研究人群病死率为其 1.8 倍。虽然只有 1.2%为年龄＜35 岁,但该部分人群病死率约为普通人群的 17 倍,提示年轻 DCIS 女性有着更高的死亡风险。经多因素分析显示,年龄为乳腺癌相关死亡的风险预测因子。对比年老女性患者,年龄＜35 岁患者死亡风险显著升高,为 2.58 倍。此外,肿瘤大小也是死亡风险预测因子。

(二)切缘宽度

在 DCIS 的多种影响因素中,唯一临床上可控的就是切缘宽度。尽管多项研究表明切缘阳性及较小的边缘宽度会导致 DCIS 保乳术后的高复发率,但是对于如何才算是理想的阴性切缘宽度并无定论。2015 年,Van Zee 等发表了一项针对 DCIS 保乳术后切缘宽度与复发关联的回顾性研究,对 1978~2010 年 32 年间的患者进行了随访。其中,确认的 2 996 例中有 363 例复发,未复发女性的随访时间中位数为 75 个月,732 例随访时间＞10 年。控制变量为年龄、家族史、临床表现、核分级、切除次数、放疗、内分泌治疗、手术年份、切缘宽度。同侧乳房 DCIS 或浸润性癌的复发、单纯同侧腋窝下淋巴结转移、与原位癌性质相同的远处转移(同侧或对侧未见乳房肿瘤)的情况,均纳入本次研究的复发范畴。研究发现,切缘宽度与复发情况有重要联系。相对于阳性切缘来说,阴性切缘较宽时风险比较低。此外是否接受放疗与之也有关联。在未经放疗的情况下,切缘宽度对于复发的影响较大,而对于接受放疗的人群则不然。对于未行放疗的 1 266 例患者,切缘为 10 mm 患者 10 年 IBTR 发生率为 16%,切缘为 2.1~10 mm 的 IBTR 发生率增加到 23%;切缘为 0~2 mm 的 IBTR 发生率为 27%;而切缘阳性的 IBTR 发生率为 41%。由此,研究者得出结论:在大量症状典型的 DCIS 女性患者中,排除其他相关因素,边缘宽度最能影响保乳术后未接受放疗患者的复发概率,且在直径＞10 mm时尤为明显。相反,对于接受放疗的患者则没有影响。这一研究结论与VNPI中对于切缘的规定有相似之处。这些结果证明,获得更宽泛的阴性切缘,大大降低了未接受化疗的女性肿瘤复发的风险,其重要性不言而喻。

由于保乳手术＋全乳放疗治疗乳腺DCIS的最佳阴性切缘宽度仍存争议,由外科肿瘤学会(SSO)、美国放射肿瘤学会(ASTRO)、美国临床肿瘤学会(ASCO)召集的多学科共识小组评估了患侧乳腺肿瘤复发与切缘宽度的关系,主要解答能使接受保乳手术的DCIS患者IBTR风险降至最小切缘宽度的问题,应用了来自包括7 883例患者的20项研究系统回顾的荟萃分析及其他公开发表文献作为共识的证据基础,研究结论于2016年8月在线发表于 *Journal of clinical oncology*。结果发现,与阳性切缘(定义为DCIS墨染)相比,阴性切缘可使IBTR风险减半;与更小的阴性切缘相比,2 mm阴性切缘可使IBTR风险降至最小;与2 mm阴性切缘相比,更宽的切缘并未显著减少IBTR;仅仅阴性切缘＜2 mm并非乳房切除术的指征,在确定再切除需要时,还应考虑影响IBTR率的已知因素。因此,研究者推荐对于联合全乳放疗的DCIS,应用2 mm切缘作为足够切缘的标准与低IBTR率具有相关性,并且可能降低再切除率改善外观降低医疗花费在确定阴性切缘＜2 mm的患者是否需要进一步手术时应该进行临床评估。

(三) 病理分级

对于DCIS目前尚无统一的分级系统,针对DCIS分级的国际研讨会也没有统一推荐的分级系统,但建议其分级中应该包括核分级、坏死和组织构型等重要因素,以及微管腔周围细胞极性、病变大小和切缘情况。在实际工作中,主要以核分级为基础,将DCIS分为3级:低级(Ⅰ)、中级(Ⅱ)和高级(Ⅲ)。级别越低,镜下肿瘤细胞的形态与正常的乳腺细胞越相似,生长速度越慢。有时很难判断肿瘤细胞具体处于哪一级别内,如果形态处于两级别之间,则称为"交界性"。低级别DCIS肿瘤细胞形态似正常的乳腺细胞或是非典型增生的细胞,中级别DCIS细胞比正常的细胞生长速度快,形态差异相对较大。低级(Ⅰ)、中级(Ⅱ)DCIS生长趋势较慢,《2003年版WHO乳腺肿瘤病理分类》认为低、中级别中不应出现粉刺样改变,因此又将这两型称为非粉刺型DCIS。非粉刺型是指肿瘤内死亡的癌细胞不多。这也意味着肿瘤的生长速度慢,因此有足够的营养来支持所有的癌细胞。当肿瘤生长速度快时,部分癌细胞就会死亡。值得注意的是,2012年WHO乳腺癌肿瘤组织学分类中提出,在肿瘤细胞符合低级别细胞特征的情况下,灶性点状或粉刺样坏死不能完全除外低级别DCIS。与未患DCIS的妇女相比,DCIS患者将来发生浸润性导管癌的概率会增加;而与高级别DCIS相比,低级别DCIS肿瘤复发或再患一种新发肿瘤的概率较低;如果都再次患有乳腺癌,低级别DCIS患者也会发生较晚。高级别DCIS生长较快,与正常、健康乳腺细胞的形态差异也更大。高级别DCIS患者发生浸润性导管癌的风险更高,在DCIS初诊断时或诊断后都可能发生。肿瘤复发时间也可能更早——在诊断后的5年内而不是5年后。高级别DCIS往往伴有粉刺或粉刺型坏死。

2015年JAMA杂志发表了来自Dana-Farber/Brigham女性癌症中心的一项大样本量回顾性研究,比较了1988~2011年来自10家健康中心约1 169例未接受手术治疗的DCIS患者及56 053例手术患者。这是第1项评价DCIS患者手术治疗生存获益的研究。中位随访6年,期间有 576 例患者死于乳腺癌(1%)。研究发现,中、高级别 DCIS 患者术后 10 年乳腺癌相关生存显著优于不手术者;对于中级别 DCIS 患者,加权 10 年乳腺癌相关生存率在手术及非手术患者间的绝对差异为 4.0%(98.6% vs. 94.6%);在高级别 DCIS 中,绝对差异为 7.9%(98.4% vs. 90.5%)。但对于低级别 DCIS 患者,手术似乎是多余的,10 年乳腺癌相关生存率在手术及不手术患者中无显著差异(98.8% vs. 98.6%,$P = 0.95$)。多变量分析也显示,低级别 DCIS 手术及非手术患者的乳腺癌相关生存率的加权风险比无显著性差异(HR= 0.85,95% CI 0.21~3.52)。但是,中级别(HR= 0.23,95% CI 0.14~0.42)和高级别 DCIS (HR= 0.15,95% CI 0.11~0.23)的 2 组间均有显著差异。因此,研究者认为,对于低级别 DCIS 可能并不需要手术治疗,仅需进行严密监测。

三、VNPI 的临床实践

2000 年,法国临床工作者率先对 VNPI 的临床应用进行了验证。他们回顾性选取了 367 例 DCIS 保乳患者,其中 155 例进行了放疗,中位随访 71 个月。其中 195 例被评为 VNPI 低危组,152 例为中危组,20 为高危组。在低危组中,9% 未经放疗的患者出现了局部复发,其中一半为浸润性癌。生存分析证实局部复发率与肿块大小($P = 0.001$)、切缘距离($P = 0.05$)、组织学分级($P = 0.02$),以及 VNPI 评分($P = 0.03$) 相关。因此,作者认为 VNPI 评分能够较好地区分局部复发低危和中危患者,从而提供放疗与否的治疗选择。

Boland 等 2013 年发表于 *Br J Cancer* 的研究共纳入了 237 例 DCIS 保乳患者,中位随访 47 个月,共 37 例出现同侧的乳房内复发。肿瘤切缘($P < 0.001$),VNPI 组织学分级($P = 0.014$)或单纯核分级($P = 0.004$)均为独立的复发预测因素,而切缘的预测价值明显优于组织学分级。基于 VNPI 的危险度分组能够区分不同复发风险的患者,但近 78% 患者均被分入中危组,在一定程度上降低了其实际应用价值。

比利时学者回顾性分析了 1985~2003 年共 104 例 DCIS 病例,中位随访 36 个月。12 名患者出现局部复发(11.5%),其中 7 例为浸润性(58%)。基于 VNPI 指数,共 7 名患者被认为治疗不足,其中 6 名都出现了局部复发。75 名患者根据 VNPI 指数的指导进行了规范的治疗,其中仅 3 例出现了局部复发。年龄这一因素的加入并未显著影响治疗的决策。具有预后价值(无病生存)的因素包括肿块大小(直径>41 mm vs.直径<15 mm,$P = 0.0074$)、年龄(年龄>60 岁 vs.<40 岁,$P = 0.024$),以及 VNPI 分组(2 vs. 3,$P = 0.04$)。肿瘤切缘及病理分级未显示出预测无病生存的价值。作者认为 VNPI 能够作为一项实用的工具指导 DCIS 患者的局部治疗。

目前发表的较为长期的随访数据为 Di Saverio 等 2008 年发表于 BCRT 的回顾性研究。包含共 259 例 DCIS 患者,所有患者均行保乳手术,部分进行了放疗。基于 USC/VNPI 评分共 63.5% 患者归为低危组,32% 患者归为中危组,4.5% 患者归为高危组。低危组中大部分患者未行放疗,中危组中一半的患者未行放疗,而高危组中 83% 的患者进行了放疗。经过中位 130 个月的随访后,共 21 例患者出现了局部复发,其中 16 例为浸润性癌。在所有危险亚组中,无论接受保乳+ 放疗还是单纯保乳术,患者无病生存无显著差异。但随着 VNPI 评分的增高,放疗降低局部复发的获益具有增强的趋势，尽管未获得统计学差别。10 年无病生存在低风险组为 94%，中风险组及高风险组为 83%，具有显著差别(*P*<0.05)。单纯行乳房切除的患者中，局部复发风险与肿块大小、切缘宽度和病理分级密切相关(*P*<0.05)，然而年龄并未成为显著的影响因素。此外，仅有乳腺钼靶病灶的患者具有较低的无病生存(未达统计学差别)，雌激素的应用史与乳腺癌家族史也与较高的局部复发率相关。多因素生存分析证实，局部复发的独立预测因素包括切缘宽度、既往雌激素的应用史及 VNPI 分级。所有患者总生存率为 99%，组间无明显差异。此外，作者还比较了行乳房全切的 DCIS 患者与保乳患者的局部复发率，发现乳房全切患者 10 年局部控制率明显较好(98.2% vs. 89.7%，*P*= 0.02)，然而这一差别并未转化为生存获益(总生存率均为 98.7%)。

Gilleard O 等也对 VNPI 的应用进行了验证。这项回顾性研究包括了 215 例保乳术患者。所有患者均未行放疗。其中 95 名患者为高分级（44%），84 名患者的肿瘤具有粉刺样坏死（39%）。平均切缘宽度为 2.4 mm，其中 72 例患者经过了再次切除。经过中位 53 个月的随访后，8 年无病生存率为 83%。VNPI 评分与病理粉刺样坏死是仅有的独立预后因素(*P*<0.05)。

文献报道中也有研究得出了阴性结论。2007 年发表于 *Cancer* 的一项研究比较了现有不同 VNPI 方法的临床价值。一共 222 例仅接受手术治疗并拒绝放疗的 DCIS 患者被纳入该研究，采用 3 种不同的 VNPI 评分方法，包括传统评分(切缘，分级，大小)、改良评分(切缘，分级，大小，年龄)及简化评分(仅包括切缘)对所有患者进行危险度分组。中位随访 4.6 年后，总乳腺内肿瘤再现(IBTR)率为 8.6%。所有复发患者中，73.7%病灶<15 mm，47.4%切缘>1 cm，36.8%核分级为Ⅰ级。3 种 VNPI 评分方法均不能区分 5 年复发的风险。其中，传统评分低危、中危、高危患者 5 年局部控制率分别为 96%、84%、100%(*P*= 0.20)。改良评分中低危、中危、高危患者 5 年局部控制率分别为 95%、83%、100%(*P*= 0.19)。而仅采用切缘的简化评分标准中低危、中危、高危患者 5 年局部控制率分别为 92%、91%、91%(*P*= 0.98)。可以看出高危患者组局部复发风险甚至略低于中危患者。因此研究者认为，不管采取哪种 VNPI 评分方法，均不能很好地反映未行放疗患者的局部复发风险。

目前，对 VNPI 在乳房全切患者中应用价值的相关研究较少。一项大样本量的研究包括了 1 472例原位癌患者，所有患者均进行了 USC/VNPI 的评分。一共 496 例患者进行了乳房全切术，并均未接受术后的辅助治疗。平均随访 83 个月后，USC/VNPI 评分为 10~12 分患者中 11 名患者出现了局部复发，而 4~9 分患者中未出现复发病例。VNPI 评分为 10~12 分患者的 12 年局部复发率为 9.6%，而 4~9 分患者中为 0%。两组总生存率无显著差别。因此作者认为，尽管接受了较为激进的局部治疗方法，VNPI 评分为高危患者依然存在着较高的复发率，值得引起临床工作者重视。

四、VNPI 的缺陷和前景

目前，关于 VNPI 的临床研究多以回顾性、小样本量研究为主，没有前瞻性、大样本量随机实验的相关报道。因此，其应用价值受到了一定程度的质疑。在前文列举的一些基于 VNPI 的研究中，年龄、切缘、肿块大小、组织学分级并未都同时得到独立的预后意义。同时,研究者们都不约而同地指出了 VNPI 应用尽管显示出了一定的价值,但仍需要前瞻性、大样本量的研究进行验证。

近年来,乳腺癌的分子分型逐渐受到广泛的关注和研究,业已成为乳腺癌诊疗最为重要的参考因素。此外,对新型分子标记物的预测和预后价值的相关探索层出不穷,正逐渐改变着乳腺癌预后判断、疗效预测、治疗指导的现状。VNPI 作为一项相对传统的、不包含分子分型信息的临床评分工具,其缺陷也是显而易见的。*British Journal of Cancer* 发表的一项研究表明,采用免疫组化法对 DCIS 组织的 9 种生物标志物(ER、PR、Ki - 67、p53、p21、细胞周期蛋白 D1、Her - 2/neu、钙粒蛋白和 psoriasin)进行检测,并评估其与肿瘤复发的关联。结果显示,Her - 2/neu 阳性/Ki - 67 阳性与 DCIS 局部复发风险升高显著相关,但与肿瘤分级和患者年龄无关。

一些研究同样尝试从分子病理学的角度改良和优化 VNPI 评分系统。Altintas S 等在传统 VNPI 分级的基础上加入了肿瘤增殖标记物染色体分级指数(genomic grade index,GGI)和 Ki - 67。所有 DCIS 病例均按传统 VNPI 评分归入低危(4~6 分)、中危(7~9 分)、高危(10~12 分)3 个风险组。其中,肿瘤组织学分级分别通过 GGI 建立了 VNPI - GGI 评分系统,及 Ki - 67 建立了 VNPI - Ki - 67 评分系统。一共 88 例患者纳入了该研究,中位随访 5 年。10 名患者出现了局部复发,其中 6 名被归为中危组,4 名归为高危组。较高的 VNPI 评分与较高的复发风险相关(HR= 7.72,95%CI 1.01~58.91,P= 0.049)。Ki - 67 并未显著提高 VNPI 的预后价值(HR= 6.5,95%CI 0.80~53.33,P= 0.08)。相反的,VNPI - GGI 评分系统能够更准确地识别高风险的 DCIS 患者(HR= 18.14,95%CI 1.75~188,P= 0.015)。研究者认为,GGI 的加入能够进一步调高 VNPI 的预后价值,尤其是在早期复发的预测方面具有很重要的意义。

尽管 DCIS 在理论上不需要进行前哨淋巴结活检,有部分临床工作者认为 DCIS 仍然存在一定的腋窝淋巴结阳性比例,因此 VNPI 可能对腋窝前哨淋巴结活检的选择提供依据。一项回顾性研究中,一共约 3.6% DCIS 患者前哨淋巴结为阳性。VNPI≥10 分的患者中前哨淋巴结阳性比例为 6.7%,<10 分的患者前哨淋巴结阳性比例为 3.4%。此外,绝经前患者中这一比例显著提高到 8.1%,多灶性 DCIS 这一比例也显著升高。该研究提示 VNPI 可能提示患者更高的腋窝淋巴结阳性率。对这部分患者是否需要常规行前哨淋巴结活检仍然需要进一步大样本量研究的证实。

目前,VNPI 的主要价值在于鉴别不同复发危险度的亚组,从而区分需要和不需要行全乳放疗的患者,以及需要和不需要接受乳房全切的患者。然而值得注意的是,尽管复发给患者带来很大心理影响,原位癌术后的复发不是危及生命的;虽然高危组局部复发风险高,但是没有研究证明放疗组与未加放疗组生存期的差别。此外,部分患者接受放疗可能导致放疗引起的并发症。放疗的急性副反应包括疲倦、皮肤红斑和社会经济花费。经过长期随访发现,放疗可以引起乳腺弹性改变、皮肤变薄、肋骨痛、小比例增加缺血性心肌病和继发肿瘤。既往的浸润性肿瘤广泛局部切除术后,放疗对生存质量的影响尚无定量的分析。因此,大部分临床工作者对 VNPI 对治疗策略的指导价值依然存在一定的疑虑。在临床实践中,必要结合患者的心理需求和临床证据,充分向患者沟通和解释放疗、乳房全切的利弊,从而为患者制订更好的治疗策略。

(陈　盛)

主要参考文献

1. Altintas S, Toussaint J, Durbecq V, et al. Fine tuning of the Van Nuys prognostic index (VNPI) 2003 by integrating the genomic grade index (GGI): new tools for ductal carcinoma in situ (DCIS). Breast J, 2011,17(4):343－351.

2. Asjoe FT, Altintas S, Huizing MT, et al. The value of the Van Nuys Prognostic Index in ductal carcinoma in situ of the breast: a retrospective analysis. Breast J, 2007,13(4):359－367.

3. Boland GP, Chan KC, Knox WF, et al. Value of the Van Nuys Prognostic Index in prediction of recurrence of ductal carcinoma in situ after breast-conserving surgery. Br J Surg, 2003,90(4):426－432

4. de Mascarel I, Bonichon F, MacGrogan G, et al. Application of the van nuys prognostic index in a retrospective series of 367 ductal carcinomas in situ of the breast examined by serial macroscopic sectioning: practical considerations. Breast Cancer Res Treat, 2000,61(2):151－159.

5. Di Saverio S, Catena F, Santini D, et al. 259 Patients with DCIS of the breast applying USC/Van Nuys prognostic index: a retrospective review with long term follow up. Breast Cancer Res Treat, 2008,109(3):405－416.

6. Gilleard, Goodman A, Cooper M, et al. The significance of the Van Nuys prognostic index in the management of ductal carcinoma in situ. World J Surg Oncol, 2008,18(6):61.

7. Kelley L, Silverstein M, Guerra L, et al. Analyzing the risk of recurrence after mastectomy for DCIS: a new use for the USC/Van Nuys Prognostic Index. Ann Surg Oncol, 2011,18(2):459－462.

8. MacAusland SG, Hepel JT, Chong FK, et al. An attempt to independently verify the utility of the Van Nuys Prognostic Index for ductalcarcinoma in situ. Cancer, 2007,110(12):2648－2653.

9. Morrow M, Van Zee KJ, Solin LJ, et al. Society of surgical oncology-American society for radiation oncology-American society of clinical oncology consensus guideline on margins for breast-conserving surgery with whole-breast irradiation in ductal carcinoma in situ. Pract Radiat Oncol, 2016,6(5):287－295.

10. Narod SA, Iqbal J, Giannakeas V, et al. Breast cancer mortality after a diagnosis of ductal carcinoma in situ. JAMA Oncol, 2015,1(7):888－896.

11. Sagara Y, Mallory MA1, Wong S, et al. Survival benefit of breast surgery for low-grade ductal carcinoma in situ: a population-based cohort study. JAMA Surg, 2015,150(8):739－745.

12. Schnitt SJ, Giuliano AE, Harris JR, et al. Society of surgical oncology-American society for radiation oncology consensus guideline on margins for breast-conserving surgery with whole-breast irradiation in stages Ⅰ and Ⅱ invasive breast cancer. Ann Surg Oncol, 2014,21:(3)704－716.

13. Silverstein MJ, Lagios MD, Craig PH, et al. A prognostic index for ductal carcinoma in situ of the breast. Cancer, 1996,77(11):2267－2274.

14. Silverstein MJ, Lagios MD. Treatment selection for patients with ductal carcinoma in situ (DCIS) of the breast using the University of Southern California/Van Nuys (USC/VNPI) prognostic index. Breast J, 2015,21(2):127－132.

15. Silverstein MJ. The University of Southern California/Van Nuys prognostic index for ductal carcinoma in situ of the breast. Am J Surg, 2003,186(4):337－343.

16. Van Zee KJ, Subhedar P, Olcese C, et al. Relationship between margin width and recurrence of ductal carcinoma in situ: analysis of 2996 women treated with breast-conserving surgery for 30 years. Ann Surg, 2015,62:623－631.

第十五章 乳腺原位癌治疗后对侧乳房的处理

第一节 乳腺原位癌治疗后对侧乳房的癌变特点

一、小叶原位癌(LCIS)治疗后对侧乳房的癌变特点

小叶上皮不典型增生(atypical lobular hyperplasia，ALH)与小叶原位癌(lobular carcinoma in situ，LCIS)的癌变风险目前未见明确报道，不同文献数据差异较大。由于此病发病率较低，治疗手段的选择差异较大，且不同研究的随访时间也参差不齐，因此 ALH 和 LCIS 真实的癌变风险仍难断言，更遑论 ALH 和 LCIS 治疗后对侧乳房的癌变风险。

Clause 等研究发现，诊断为 LCIS 的患者发生对侧乳腺癌的 5 年和 10 年累积概率分别为11.9%(95%CI 9.5%~14.3%)和13.9%(95%CI 11.0%~16.8%)。Habel 等研究发现，80%以上的对侧乳腺癌发生在 LCIS 诊断后 5 年内，对侧浸润性癌的 5 年和 10 年累积发生率为4.9%(95%CI 2.6%~9%)和8.3%(95%CI 4.5%~14.9%)。对侧发生原位癌的患者中有 82%是在 LCIS 诊断后 1 年内，对侧乳腺癌的组织学类型多与原诊断 LCIS 一致。

二、导管原位癌(DCIS)治疗后对侧乳房的癌变特点

导管原位癌(ductal carcinoma in situ，DCIS)是浸润性导管癌的前驱病变。由于 DCIS 多予以全乳切除或保乳术±放疗，因此对其自然病程所知甚少。在 1998~2011 年，在美国仅有2%DCIS 女性患者未接受手术治疗；而在 1989~2004 年的荷兰，这一比例仅为 0.8%。

Clause 等研究报道，DCIS 患者发生对侧乳腺癌的 5 年和 10 年累积概率为 4.3%(95%CI 3.6%~5.0%)和6.8%(95%CI 5.5%~8.2%)。Elshof 等发现，对侧浸润性乳腺癌的 15 年和 20 年累积发病率分别为 6.4%和8.4%。Habel 等研究发现，近 70%的对侧乳腺癌发生在 DCIS 诊断后 5 年内，对侧浸润性癌的 5 年和 10 年累积发生率为 2.4%(95%CI 1.7%~3.4%)和6.1%(95%CI 4.4%~8.6%)，对侧发生原位癌的患者中有 60%是在 DCIS 诊断后 1 年内，对侧乳腺癌的组织学类型多与原诊断 DCIS 一致。

第二节　乳腺原位癌治疗后对侧乳房的手术处理

一、LCIS 治疗后对侧乳房的手术处理

由于 LCIS 曾被视作乳腺癌的一种组织学类型,且 LCIS 具有双侧发病特点,故而双侧预防性全乳切除(bilateral prophylactic mastectomy,BPM)曾风靡一时。但随着浸润性癌手术治疗的微创趋势,BPM 这一相对激进的手术方式也逐渐式微。根据美国纽约纪念斯隆-凯特琳癌症中心(Memorial Sloan-Kettering Cancer Center,MSKCC)治疗经验,目前仅有约 5% LCIS 患者会选择 BPM。即便如此,对于一小部分伴有强烈家族史或极致密乳腺等其他危险因素的 LCIS 患者而言,BPM 也不失为一合理选择。

Hartmann 等对 1960 和 1993 年间接受 BPM 的 639 例有乳腺癌家族史患者进行回顾性分析发现,BPM 可降低 90% 的癌变风险。但是作者认为,在施行 BPM 前,需充分告知患者 BPM 并非万能,该术式无法完全规避乳腺癌发病风险,因为在该研究中有许多患者接受的是皮下全乳切除,而该手术因易致乳腺腺体残留而不予推荐。目前,BPM 的标准治疗推荐为全乳切除(伴或不伴重建)。若患者要求保留乳头也可考虑,以期改善外观并提升患者满意度,但其长期安全性尚缺乏数据支持。

二、DCIS 治疗后对侧乳房的手术处理

对于单侧 DCIS 患者而言,因对侧乳腺癌发病率较低,因此目前指南并不推荐对侧预防性全乳切除术。但是有文献报道,近年来对侧预防性全乳切除的比例有上升趋势。由于对侧预防性全乳切除术并不能带来生存获益,因此笔者建议除非患者确属遗传性乳腺癌,否则不建议予以对侧预防性全乳切除。

乳腺原位癌治疗后对侧乳房的非手术处理请详见本书第十七章"乳腺癌的预防"。

(殷文瑾)

主要参考文献

1. Boekel NB, Schaapveld M, Gietema JA, et al. Cardiovascular morbidity and mortality after treatment for ductal carcinoma in situ of the breast. J Natl Cancer Inst,2014,106:156.
2. Claus EB, Stowe M, Carter D, et al. The risk of a contralateral breast cancer among women diagnosed with ductal and lobular breast carcinoma in situ: data from the Connecticut Tumor Registry. Breast,2003,12(6):451-456.
3. Elshof LE, Schaapveld M, Schmidt MK, et al. Subsequent risk of ipsilateral and contralateral invasive breast cancer after treatment for ductal carcinoma in situ: incidence and the effect of radiotherapy in a population-based cohort of 10,090 women. Breast Cancer Res Treat,2016,159(3):553-563.
4. Habel LA, Moe RE, Daling JR, et al. Risk of contralateral breast cancer among women with carcinoma

in situ of the breast. Ann Surg, 1997, 225(1):69 - 75.

5. Hartmann LC, Schaid DJ, Woods JE, et al. Efficacy of bilateral prophylactic mastectomy in women with a family history of breast cancer. N Engl J Med, 1999, 340(2):77 - 84.

6. Oppong BA, King TA. Recommendations for women with lobular carcinoma in situ (LCIS). Oncology (Williston Park), 2011, 25(11):1051 - 1056,1058.

7. Rutter CE, Park HS, Killelea BK, et al. Growing use of mastectomy for ductal carcinoma-in situ of the breast among young women in the united states. Ann Surg, 2015, 22:2378 - 2386.

8. Sagara Y, Mallory MA, Wong S, et al. Survival benefit of breast surgery for low-grade ductal carcinoma in situ: a population-based cohort study. JAMA Surg, 2015, 150:739 - 745.

9. Soran A, Kamali Polat A, Johnson R, et al. Increasing trend of contralateral prophylactic mastectomy: what are the factors behind this phenomenon? Surgeon, 2014, 12:316 - 322.

10. Tuttle TM, Jarosek S, Habermann EB, et al. Increasing rates of contralateral prophylactic mastectomy among patients with ductal carcinoma in situ. J Clin Oncol, 2009, 27:1362 - 1367.

第十六章　乳头部 Paget 病

乳头部 Paget 病（Paget disease of the nipple）占乳腺癌的 1%~4%，发病年龄 26~88 岁，平均年龄 54 岁。临床多表现为乳头乳晕区的红肿、湿疹、糜烂、溢液，常有结痂改变。但有时乳头部症状不明显，仅在乳腺切除标本中被偶然发现（图 16‑1）。

Paget 病的大体表现常为乳头糜烂、湿疹样，表面可结痂，也可形成溃疡。Paget 病有 3 种组织学亚型。第 1 种亚型是经典型 Paget 病，肿瘤细胞在表皮内散在或呈小簇状分布。瘤细胞多分布于基底层，但也可出现在表皮的任何区域（图 16‑2）。瘤细胞较大，核呈圆形或卵圆形，具有多形性，可有显著的核仁，胞质丰富，弱嗜酸性，呈淡染或透亮，与周围胞质强嗜酸性的角质细胞形成对比（图 16‑3）。胞质内也可含有黏液（图 16‑4）。有时 Paget 细胞的周围可见透亮空晕，与周围鳞状细胞分开，这种空晕实际上是制片造成的假象。病变

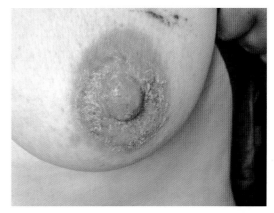

图 16‑1　乳头部 Paget 病临床大体表现

可出现乳头红肿，表面糜烂、结痂

可累及皮肤附件（图 16‑5）。真皮浅层常可见带状淋巴细胞浸润（图 16‑6）。在 Paget 病细胞中有时可见色素颗粒，需要与恶性黑色素瘤鉴别（图 16‑7）。第 2 种亚型也被称为鲍温病样（Bowenoid）Paget 病，相对少见，其形态学特点是肿瘤细胞在表皮内呈连续性分布，累及表皮层 1/2 以上至全层。这种类型的 Paget 病需要与鲍温病鉴别。第 3 种亚型是天疱疮样（pemphigus-like）Paget 病，罕见。肿瘤细胞呈连续性分布，累及表皮浅层。细胞之间黏附性差，常形成与表皮平行的裂隙。肿瘤细胞还常围绕真皮乳头层排列，有时乳头糜烂导致表皮与真皮乳头层分离开，可导致外科行乳头部楔形切除时的假阴性。

文献中也有浸润性 Paget 病的报道。该病变非常罕见，尚缺乏统一的鉴别诊断标准。真皮内的浸润性 Paget 细胞呈散在或小巢状分布，与表皮内的 Paget 细胞关系密切且形态一致。浸润性 Paget 病与其下方的浸润性乳腺癌分界清楚。在诊断为浸润性 Paget 病之前，需首先排除浸润性癌累及皮肤。

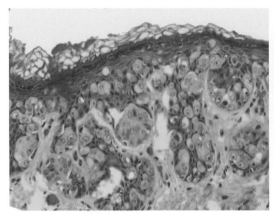

图 16-2　表皮内出现大量异型上皮细胞（Paget 细胞）

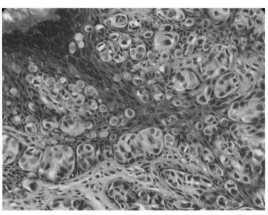

图 16-3　瘤细胞较大,细胞核大,核仁明显,胞质丰富透亮并嗜双色性

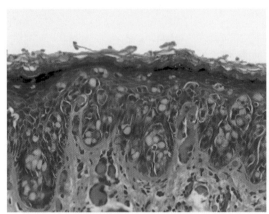

图 16-4　瘤细胞胞质内可见黏液,呈印戒细胞样

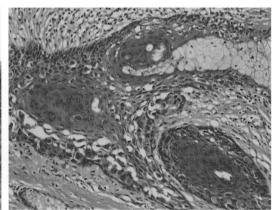

图 16-5　瘤细胞累及皮肤附件

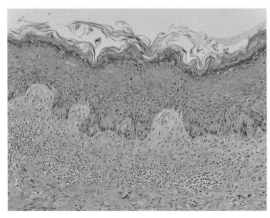

图 16-6　真皮浅层带状淋巴细胞浸润

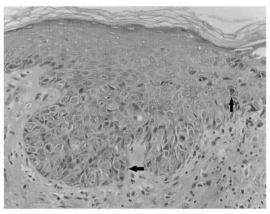

图 16-7　Paget 细胞内可见色素颗粒

Paget 细胞一般表达 CK7、AE1/AE3、EMA、CAM5.2,90% 以上的病例 Her‐2 过表达，CEA、GCDFP‐15、S‐100、ER/PR、AR 表达不一，但通常不表达 CK20（图 16‐8）。Lester 等报道：在 Paget 病及并发的乳腺癌中，常呈 ER‐ /PR‐ ；Her‐2+ 的免疫表型，而且 Paget 病所并发的 DCIS 免疫表型与浸润性癌的免疫表型不尽相同，其中有 88%DCIS 表达 Her‐2，而浸润性癌中仅有 40% 表达 Her‐2。

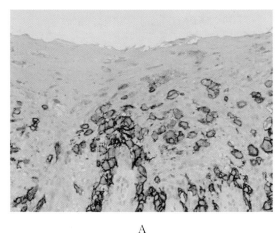
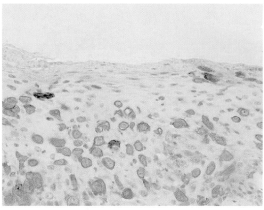

A B

图 16‐8 **Paget 细胞的免疫表达**

A. Her‐2 过表达；B. CK7 阳性表达

乳头部 Paget 病需要与原位恶性黑色素瘤、原位鳞状细胞癌（Bowen 病）等鉴别，但这 2 种病变都很少发生在乳头部，免疫组化有助于鉴别诊断。Paget 病细胞还需要与表皮内其他胞质透明的良性细胞相鉴别。例如，Toker 细胞（Toker Cell，TC）。这种细胞是 1970 年 Toker 首先描述的一种胞质苍白淡染的圆形细胞，一般分布于乳头表面皮肤基底层，也常成团分布于输乳管开口部（图 16‐9）。Toker 细胞大小介于正常鳞状细胞与 Paget 细胞之间，较典型的 Paget 细胞小，但较周围正常鳞状细胞大，细胞核异型性小，在 HE 染色

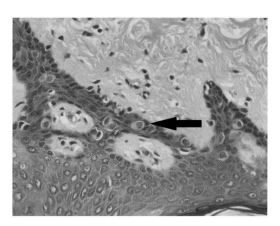

图 16‐9 **Toker 细胞**

表皮层内散在分布，胞质苍白、淡染

中较难辨别。Toker 细胞的免疫表型及超微结构与导管腺上皮细胞类似，显示 Toker 细胞可能由导管上皮分化而来。在乳头乳晕区还经常出现位于基底层的胞质淡染或透亮的角化不良细胞，也需要与 Paget 细胞鉴别。这些细胞的胞核固缩，居中或位于周边，呈印戒细胞样，可延伸至角化层。胞质内不含黏液，且不表达 CK7、EMA、CEA 和 Her‐2。

目前对于 Paget 细胞的起源仍有争议，主要有 3 种假说。第 1 种假说认为 Paget 细胞起源

于乳腺导管癌中恶性细胞向表皮及乳头的迁移或直接蔓延。支持该假说的依据是 95% 以上的 Paget 病均会伴有乳腺癌,可以是 DCIS(常为高级别、粉刺型或实体型),通常累及 1 个以上输乳管和乳腺深部导管,偶尔仅累及乳头下方单个导管;也可以是浸润性导管癌。第 2 种假说认为输乳管和表皮基底层中多潜能细胞在原位向肿瘤转化,导致了 Paget 病。支持该假说的依据是在少数 Paget 病中,经过广泛取材仍未发现伴随的乳腺癌。第 3 种假说认为 Paget 细胞和 Toker 细胞不论细胞形态、免疫表型(表 16-1)还是超微结构都有很多相似之处,提示 Toker 细胞可能是 Paget 细胞的起源。

表 16-1 **Paget 细胞与 Toker 细胞的免疫表型**

	CK7	EMA	Her-2	GCDFP-15	CEA
Paget 细胞	+	+	+	+/-	+
Toker 细胞	+	+	-	-	-

Paget 病的治疗及预后取决于乳头下方是否伴有 DCIS 或浸润性癌。因此对于乳头 Paget 病,必须对乳头下方乳腺组织进行充分取材。

(葛慧娟 杨文涛)

主要参考文献

1. Chaudary MA, Millis RR, Lane EB, et al. Paget's disease of the nipple: a ten year review including clinical, pathological, and immunohistochemical findings. Breast Cancer Res Treat, 1986,8:139-146.
2. Chen CY, Sun LM, Anderson BO. Paget disease of the breast: changing patterns of the incidence, clinical presentation, and treatment in the U. S. Cancer, 2006,107:1448-1458.
3. Cohen C, Guarner J, Derose PB. Mammary Paget's disease and associated carcinoma. An immunohistochemical study. Arch Pathol Lab Med, 1993,117:291-294.
4. Dalberg K, Hellborg H, Wärnberg F. Paget's disease of the nipple in a population based cohort. Breast Cancer Res Treat, 2008,111:313-319.
5. Di TL, Franchi G, Destro A, et al. Toker cells of the breast. Morphological and immunohistochemical characterization of 40 cases. Hum Pathol, 2008,39:1295-1300.
6. Duan X, Sneige N, Gullett AE, et al. Invasive paget disease of the breast: clinicopathologic study of an underrecognized entity in the breast. Am J Surg Pathol, 2012,36:1353-1358.
7. Lester T, Wang JP, Yang Q, et al. Different panels of markers should be used to predict mammary Paget's disease associated with in situ or invasive ductal carcinoma of the breast. Ann Clin Lab Sci, 2009,39:17-24.
8. Lloyd J, Flanagan AM. Mammary and extramammary Paget disease. J Clin Pathol 2000,53:742-749.
9. Lopes LL, Lopes IMRS, Lopes LRS, et al. Mammary and extramammary Paget disease. An Bras Dermatol. 2015,90:225-231.
10. Lundquist K, Kohler S, Rouse RV. Intraepidermal cytokeratin 7 expression is not restricted to Paget cells but is also seen in Toker cells and Merkel cells. Am J Surg Pathol, 1999,23:212-219.
11. Nofech Mozes S, Hanna W. Toker cells revisited. Breast. 2009,15:394-398.
12. Piekarski J, Jeziorski A, Baklinska M, et al. Patients with Paget disease of nipple and with palpable mass in breast have unfavorable prognosis. Exp Clin Cancer Res, 2004,1:34-37.

13. Tavassoli FA, Eusebi V, eds. Tumors of the mammary gland. AFIP atlas of tumor pathology. Fourth series; fasc. 10. American Registry of Pathology in collaboration with the Armed Forces Institute of Pathology. Washington. D. C. , 2009,351 – 354.

14. Toker C. Clear cells of the nipple epidermis. Cancer, 1970,25:601 – 610.

15. Yao DX, Hoda SA, Chiu A, et al. Intraepidermal cytokeratin 7 immunoreactive cells in the non-neoplastic nipple may represent interepithelial extension of lactiferous duct cells. Histopathology, 2002, 40:230 – 236.

第十七章　乳腺癌的预防

第一节　概　　述

中国有句古话叫"上医治未病"，可见疾病预防的概念很早就被人们所重视。根据世界卫生组织（WHO）定义，肿瘤预防是指通过降低肿瘤的发病率从而降低肿瘤的病死率，具体包括远离各种环境致癌高危因素、预防肿瘤发病相关的感染、改变不良生活方式、适度运动、保持心理愉悦，以及针对高危人群或者癌前病变采用一定的医疗干预手段来降低肿瘤的发病风险。肿瘤预防的目的是降低恶性肿瘤的发病率和病死率，从而减少恶性肿瘤对国民健康、家庭的危害及对国家医疗资源的消耗，减轻恶性肿瘤导致的家庭和社会、经济负担。恶性肿瘤的病因预防称为一级预防，通过筛查早期诊断肿瘤而提高肿瘤治疗效果称为二级预防。本章主要介绍一级预防的相关内容。

从微观上讲，乳腺的上皮细胞癌变是一个多步骤、多途径、长期的基因改变和相关组织损伤（图 17－1）。具体来说，癌变过程起始于非特异性的遗传物质改变，逐渐变为特殊的基因和表型改变，并且可见异常细胞及不可控细胞生长的表现，最终变为肿瘤。如果能在其发展过程中阻止或减缓其中一个或多个环节，可能会阻止乳腺癌的发生。

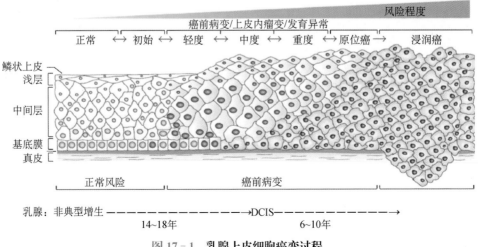

图 17－1　乳腺上皮细胞癌变过程

乳腺癌的流行病学数据和社会负担前一章已经讨论过，如何采取有效措施抑制女性乳腺癌发病率持续快速上升的趋势，是乳腺癌防治工作的重点和难点。欧美国家在乳腺癌预防上起步较早，他们对于乳腺癌的预防工作围绕"疾病的普查→建立高危人群的筛选模型→提供高危人群筛选的客观量化指标→从而进行规范的干预和监测"的模式来开展工作。20 世纪中叶，美国就已逐步建立起一系列健康管理系统和乳腺癌检测证实工程（BCDDP），依 BCDDP 的结果确定了美国女性乳腺癌的危险因素，并建立了乳腺癌高危人群筛选模型（即 Gail 模型）。经历了近 10 年的验证和调整过程，1998 年美国食品药品监督管理局（FDA）批准 Gail－2 模型可以应用于乳腺癌危险人群评估，对筛选出的乳腺癌危险人群进行筛查、监测和各种预防性的干预。此工程实施后，美国乳腺癌发病率呈现下降趋势。英国、日本等发达国家也有各自的评分体系。由于乳腺癌发病率、易感因素、发病年龄等因素存在一定的地域性差异，因此建立起属于我国的乳腺癌高危人群筛选模型尤为重要。我国的乳腺癌预防管理体系尚处于起步阶段，协和医院曾用多中心病例-对照研究找到了一些危险因素，但没有跟进相关的模型建立。目前，使用较多的仍然以国外的筛选模型为主。

明确乳腺癌的高危人群之后，如何对高危人群开展预防工作是也是一项重要课题。目前，预防手段主要包括严密监测、降低可改变危险因素、预防性药物治疗、预防性手术治疗。针对高危人群的宣教可以有效提高防病意识，增加高危人群的预防依从性。其中，降低可改变危险因素适用于所有妇女。尽管国内外开展了大量对于化学预防和手术预防的研究，但在尚未检查出乳腺癌的高危人群中接受预防性治疗的比例较低。

本章将从乳腺癌的危险因素、乳腺癌的风险降低、乳腺癌高危人群筛选模型、乳腺癌的预防性药物治疗、乳腺癌的预防性手术治疗这几方面，详细地叙述国内外乳腺癌的预防情况。

第二节　乳腺癌的危险因素

病因学研究发现，乳腺癌是机体内外多种危险因素共同作用的结果。已发现的危险因素包括：遗传相关因素、性别、年龄、种族或民族、体重指数高、生育史（初潮年龄早、未育或初产年龄晚、绝经晚、非母乳喂养）、饮酒、雌激素替代治疗史、乳腺疾病史（小叶原位癌、增生性疾病等）、乳腺 X 线摄片腺体密度高、胸部放射物质接触、生存压力等。这些危险因素可以分为三大类：不可改变因素（遗传因素、性别、年龄、乳腺疾病史等）；可改变因素（饮酒、体重指数、雌孕激素使用等）；潜在可改变因素（初产年龄、母乳喂养等）。

一、不可改变因素

（一）遗传因素

在所有的乳腺癌患者中，约 20%乳腺癌是有家族遗传性的，因此在现有的乳腺癌危险因素中，家族史位居首位。在这些家族遗传性的患者中，20%左右患者可以找到基因突变胚系。目前发现的乳腺癌相关基因,包括 *BRCA1/2*、*TP53*、*PTEN*,*STK11* 和 *CDH1* 等。其中 *TP53*、*PTEN*、*STK11* 基因可以引起罕见的临床综合征。比如 *TP53* 基因突变的患者易患 Li-Fraumeni 综合征(一种罕见的儿童期颅内及肾上腺皮质肿瘤的遗传综合征)。类似地,*STK11* 基因突变可引起 Peutz-Jeghers 综合征,*PTEN* 基因突变可引起 Cowden 综合征。

BRCA1 和 *BRCA2* 是最早发现的直接与遗传性乳腺癌有关的两个基因,为常染色体显性遗传基因。作为抑癌基因,两者在调节细胞复制、DNA 损伤修复、细胞的正常生长方面起着重要作用。虽然越来越多的研究表明,家族遗传性乳腺癌是多基因遗传病,但目前临床上仍然以 *BRCA1/2* 的基因检测为多见。*BRCA1* 是从染色体 17q21 分离出来的,在 20%~30% 遗传性乳腺癌和 70%~80% 同时有乳腺癌和卵巢癌患者中可检测出 *BRCA1* 基因的突变;具有 *BRCA1* 基因突变的患者,其 50 岁时发生乳腺癌的概率约为 50%,至 60 岁时其概率增加至 70%,终身风险为 60%~85%。同时其卵巢癌的发生率也明显增加。*BRCA2* 基因突变的临床价值和 *BRCA1* 相似,但它与卵巢癌发生的相关性较低。需要注意的是,绝大多数有乳腺癌家族史的妇女并没有上述的遗传素质,因而她们的危险性远远低于那些具有较明显遗传倾向的人群。存在以下情况应高度怀疑妇女具有乳腺癌的遗传素质,建议其就诊并进行基因检测。其亲属中存在:①已知乳腺癌相关基因突变者;②≥2 个乳腺癌患者;③男性乳腺癌患者;④卵巢癌患者;⑤一级或二级亲属中有年龄≤45 岁发现的乳腺癌患者;⑥≥3 个任意肿瘤患者(尤其是生殖、神经、内分泌相关肿瘤)。另外,*BRCA1* 突变基因携带者同时还有约 30% 卵巢癌发生率,因此在做遗传学分析时,不能忽视卵巢癌等其他肿瘤的危害性。

乳腺癌家族史和乳腺癌相关基因突变是两个独立的乳腺癌危险因素,因此没有乳腺癌家族史或不能明确家族史的妇女也有可能是相关突变基因的携带者;有家族史的妇女也可能无法找见任何的相关突变基因。

(二)性别

据统计,女性患乳腺癌的终身风险约为男性的 100 倍,男性乳腺癌占男性肿瘤的 0.2%~1.5%。男性乳腺癌虽然较少见,但是由于认识不足、缺少筛查且男性乳腺的生理特点使得乳腺癌易于扩散,发现时多为晚期,应当引起重视。

(三)年龄

西方国家乳腺癌的发病年龄呈持续增长的特点,也就是年龄越大,乳腺癌风险越大,而在中国,诊断为乳腺癌的平均年龄为 45~55 岁,比西方女性小 10 岁左右,数据显示乳腺癌的两个发病高峰,第一个出现在 45~55 岁,另一个出现在 70~74 岁,呈"双峰型",并且诊断为乳腺癌的中位年龄有逐渐增大的趋势。近来,我国一些地区的双峰有趋平的态势。如上海 2003~2007 年的乳腺癌患者年龄分布已经不再有明显的双峰,而是趋于平坦。一般认为,20 岁以下的女性乳腺癌发病较为少见。需要注意的是,诊断乳腺癌的年龄和乳腺癌发生发展的起始时间是有本质不同的,也就是确诊乳腺癌之前可能已经发展数年甚至数十年了。

(四)种族或民族

传统上,就地域而言,北美、西欧和南美部分地区是全世界乳腺癌的高发地区,非洲和亚洲相对较低。发达地区要高于欠发达地区,城市高于农村。人种上,白种人发病率最高,黑种人次之,黄种人最低。然而,近年来我国乳腺癌发病率以每年 3%～4% 的速度迅速增加,原因不明。《2015 年中国肿瘤登记年报》指出,我国登记地区女性乳腺癌发病率为 37.86/10 万,占女性全部恶性肿瘤发病的 17.10%,与最高的北美地区发病率 84/10 万的差距正在逐步缩小。

(五)乳腺疾病史

Harris 等研究发现,既往确诊乳腺疾病的患者患乳腺癌风险增加,相对危险性分别为:增生性疾病 1.9,不典型增 4.4,小叶原位癌 6.9～12。徐雅莉等研究发现,患乳腺癌的妇女中既往有乳腺良性疾病活检史的达到 14.57%,而对照组为 6.46%。另一项研究表明,不伴有不典型增生的增生性病变可增加 2 倍的乳腺癌风险,而伴有不典型增生的增生病变可增加 4～6 倍的乳腺癌风险,因此有相关病史的妇女应该引起足够的重视。

(六)乳腺腺体密度高

大量研究表明 X 线下乳腺腺体密度高的女性患乳腺癌的风险增高,且腺体密度越高,乳腺癌风险越高。美国一项综合了 50 831 名妇女的研究表明,使用百分比计算密度,在两个截面下乳腺密度为 70% 以上的妇女风险约为密度为 5% 以下的妇女的 4.5 倍。我国研究也发现乳腺密度大于 51% 时,患乳腺癌风险将逐步上升。遗传因素、第 1 胎生育年龄越大、生育数量越少及绝经后激素联合治疗的应用,可能导致乳腺造影中乳腺密度增大。此外,乳腺密度与体脂率呈反比关系。

二、可改变危险因素

(一)体重指数(BMI)高

对于绝经后妇女,超重或肥胖是乳腺癌的高危因素。美国护士健康队列研究表明,从 18 岁开始,与保持体重不变者相比,体重增加 > 25 kg 的妇女,乳腺癌的发病风险增加。此外,从绝经期开始,与保持体重不变者相比,减轻体重 > 10 kg 的妇女,能明显降低乳腺癌的发病率。Renehan 等研究发现 BMI 每增加 5 kg/m²,乳腺癌的风险就会增加 12%。张雷等以 2008 年北京市 3 460 例新发乳腺癌女性病例为研究对象,分析不同 BMI 乳腺癌病例的情况,得出结论:绝经后妇女在低体重、正常体重、超重和肥胖组患乳腺癌妇女中占比分别为 39.7%、40.2%、55.1% 和 59.6%,差异有统计学意义($P < 0.05$),表明超重、肥胖可增加绝经后乳腺癌的发病危险。但对于绝经前妇女,部分研究的结果表明,与不超重者比较,超重者乳腺癌的发病风险更低。此外,有研究表明青少年时期超重可降低乳腺癌风险,原因可能与胰岛素样生长因子(IGF‐1)水平降低有关。目前来说,减肥能降低绝经后妇女发生乳腺癌的风险,但对于绝经前妇女,两者之间的关系仍然需要进一步研究。

(二)饮酒

有研究认为,饮酒和乳腺癌的风险是剂量相关性的,每天每多喝 1 杯酒(250 ml,4% 浓度的啤酒),患乳腺癌的风险就会增加 7%~10%。而美国护士健康研究则表明一天喝 4 杯啤酒的女性较不喝酒的女性患乳腺癌的风险上升 15%,一周喝至少 27 杯啤酒的女性则上升 51%。此外,有研究表明偶尔一次饮用大量酒精也可以增加乳腺癌的风险。因此,无论何种方式的饮酒均可以提高妇女患乳腺癌的风险。

(三)雌、孕激素替代治疗史

美国癌症综合信息库(PDQ)2016 年报告指出,使用雌、孕激素替代治疗的妇女患乳腺癌风险比从未使用者高 26%。英国一项包括了 1 084 110 名妇女的研究发现招募时使用雌、孕激素替代治疗的妇女对比从未使用的患乳腺癌的相关危险度为 1.66,且乳腺癌死亡风险也有所上升,然而既往使用雌、孕激素及单用雌激素并不能显著增加乳腺癌的发病风险。美国的一项妇女健康倡议(WHI)研究将 16 000 名 50~79 岁的妇女随机纳入雌、孕激素联合治疗组和安慰剂组以观察雌、孕激素对心血管系统的保护,然而该试验提前终止,原因是评估发现用药组的乳腺癌发生率比对照组高 24%,且卒中风险也有所上升。徐雅莉等研究发现乳腺癌患者曾经使用雌、孕激素替代治疗的比例是对照组的 1 倍。虽然较为肯定使用雌、孕激素联合治疗史能增加乳腺癌患病风险,但单用雌激素、早年使用雌、孕激素对于乳腺癌的风险尚未确定。

三、潜在可改变危险因素

(一)生育相关因素

1. 晚孕或从未生产 Ramazzini 主教在数百年前就已经观察到修女罹患乳腺癌的概率较普通人高。现代研究证实,22 岁以前首次足月生产的女性比 35 岁以后才生产的女性患乳腺癌的风险要降低一半,可能的原因是生产前后雌、孕激素在体内的调节。有趣的是,30 岁以后首次生产的女性比从未生产的女性有着更高的乳腺癌风险,这可能是由于怀孕促进了年龄较大的妇女体内乳腺组织的癌变。因此,晚育或不育均为乳腺癌的危险因素。

2. 非母乳喂养 美国 PDQ 报告表明,妇女每进行 1 年的母乳喂养,乳腺癌的患病率就会降低 4.3%。母乳喂养降低乳腺癌风险需要累积较长的时间段,由于我国实行计划生育政策,累积达 2 年以上的母乳喂养实际操作性不高。

3. 初潮年龄较小、绝经年龄较晚 月经史同样是乳腺癌的重要影响因素。Singletary 等人对美国乳腺癌患者的研究发现,初潮年龄<12 岁较>15 岁、绝经时间>55 岁较<45 岁均增加妇女患乳腺癌的风险,相对危险性分别为 1.3、1.8。PDQ 报告表明,初潮年龄≤11 岁的女性比初潮年龄≥14 岁的高 20%。此外,世界肿瘤报告指出,在 40 岁前行双侧附件切除术的妇女乳腺癌风险降低。可能的原因是卵巢活动对于乳腺的影响,然而激素和乳腺组织的关系仍未明朗。

我国北京、山东省的研究表明除生育次数少会增加乳腺癌风险外,其余生育因素与乳腺癌发病风险无明显关系。因此,虽然欧美广泛接受初潮年龄小、初产年龄晚、绝经年龄晚、非母乳喂养等生育史对于乳腺癌风险的增加,我国妇女生育史和乳腺癌的风险尚需更深入的评估。

（二）胸部放射性物质接触

胸部放射性物质接触可以在 10 年后增加患乳腺癌风险，与接触剂量、接触年龄相关。在胸部发育（青春期）时接触放射性物质患乳腺癌的风险约是未接触者的 6 倍。在日本广岛原子弹爆炸地区幸存者和切尔诺贝利核电站事故存活者中均观察到乳腺癌风险的显著增高。有研究表明，在 16 岁因霍奇金淋巴瘤进行放疗的女性到 40 岁为止发生乳腺癌的概率为 35%。需要注意的是，放射性物质接触主要指大剂量接触，如反复 X 线检查和胸部放疗，较小剂量的射线检查并非乳腺癌的高危因素。此外，针对乳腺癌的放疗不会增加乳腺癌的再发风险。

（三）生存、精神压力

越来越多的研究表明，生存、精神压力与许多疾病相关。Oerlemans 等回顾性分析荷兰大规模前瞻性调查研究，发现生存压力大与患恶性肿瘤的总危险性相关，其中与乳腺癌发病危险关系更加密切。Wa kai 等在日本人群中开展前瞻性研究，评估生存压力与乳腺癌发病危险性间的关系，发现"感觉生活有意义"及"行事果断"可显著降低乳腺癌发病的危险性。徐雅莉等研究发现，自评生存压力较大的人群罹患乳腺癌的风险增加，且压力越大，乳腺癌风险越高。虽然生存、精神压力的评价有较多主观因素，且并非特异性的乳腺癌高危因素，但是不可否认的是它们在肿瘤的发生发展过程中正起到越来越大的作用。

四、其他危险因素

多年来，各国开展了一系列关于乳腺癌高危因素的研究，由于研究样本量较少、涉及面狭窄或尚存争议等原因，许多乳腺癌高危因素仅被部分认可，其中包括吸烟、维生素 D 缺乏、少食豆制品、久坐、流产史、口服避孕药史、教育程度高等。虽然部分高危因素尚未被广泛接受，鼓励女性戒烟、均衡膳食、适度运动仍然是值得提倡的。

第三节　乳腺癌的风险降低

乳腺癌的高危因素中，不可改变因素主要包括：遗传因素、性别、年龄、种族与民族、地域、乳腺疾病史、初潮及绝经史。这些因素很难实施针对性的风险降低措施，即使在极少数情况下（移民、变性等）可能降低风险，但是研究的意义不大，它们主要用于评估风险，继而使用药物或手术进行干预。针对可改变因素和潜在可改变因素进行的一系列除预防性药物和手术之外的措施被称为乳腺癌的风险降低。

一、生活方式

国际癌症研究机构（IARC）声称约 40% 绝经后乳腺癌患者可以通过减少酒精摄入、减少热量摄入和多运动来预防乳腺癌的发生。尽管其他一些研究机构的数据与此有些出入，但生活方式改变的重要性是得到公认的。在各类急、慢性病的发生发展过程中,不良的生活习惯都起到了一定的作用,因此改变这些生活方式不仅仅在于预防乳腺癌,更可以帮助人们获得更加健康的生活。尽管乳腺癌在绝经后女性多发,但由于其发生发展需要漫长的过程,一般认为越早进行生活方式的干预就能取得越好的预防效果。

(一)减少酒精摄入

研究表明,如果要将乳腺癌的危险性降到最低,每天饮用啤酒量不应超过 1 杯(4%左右浓度),并且每周应该有 2 天不饮酒。对于难以戒酒者,通过合理膳食补充足够的叶酸可以起到一定的保护作用。此外,戒酒还可以降低心血管疾病、酒精中毒、酒精性肝硬化等疾病的风险。

(二)控制体重

绝经前和绝经后控制体重可以减少绝经后乳腺癌的风险。控制体重指 BMI 达到标准值(WHO 标准 18.5~24.9,亚洲标准 18.5~22.9)。美国的研究发现对比持续增加体重的女性,保持体重的女性和减少 5%体重的女性可以降低 25%~40%绝经后乳腺癌的风险。也有研究发现对于所有年龄＞35 岁的女性,降低体重均能减少乳腺癌风险。同时,降低和控制体重还可以减少患糖尿病、心脑血管疾病和脂肪肝的风险。

(三)合理膳食

加拿大一项研究发现,根据美国癌症协会(ACS)推荐的食谱用餐者,对比未采用推荐膳食者,预计未来 16 年内乳腺癌的发生会降低 31%。合理膳食即为符合膳食金字塔的饮食结构,以谷物和蔬菜、水果为主,精肉、鱼虾、蛋类、奶类为辅,油脂和盐类最少,同时应控制摄入红肉和酒精的量。

有研究显示,每天多吃 100 g 红肉,乳腺癌的风险将会增加 4%,且每天多吃 30 g 的加工肉类会增加 3%的风险。有趣的是,加利福尼亚州的研究显示,以植物为主的饮食可以降低 15%的乳腺癌风险;Albuquerque 等研究证明地中海饮食,也就是以蔬菜、水果、鱼类和豆类为主的饮食可以降低乳腺癌风险;也有流行病学研究发现,每天多摄入 10 g 的膳食纤维可以降低 5%的乳腺癌风险,可能原因为膳食纤维可以减少雌激素和雄激素在肠道的重吸收,可溶性纤维还可以增加胰岛素的敏感度。此外,鱼油中富含的 $\omega-3$ 脂肪酸、二十碳五烯酸(EPA)和二十二碳六烯酸(DHA)被认为可以降低乳腺癌风险,有研究显示每周吃 2 份有油脂的鱼可以降低 25%的乳腺癌风险。

豆类食物中含有异黄酮。异黄酮是一种弱的植物雌激素,在雌激素生理活性强的情况下,异黄酮能起抗雌激素作用,降低受雌激素激活的癌症如乳腺癌的风险;而当妇女绝经时期雌激素水平降低,异黄酮能起到替代作用,避免潮热等停经期症状发生。在实验室研究中发现异黄酮可以抑制乳腺癌细胞增殖。一项包括 369 934 名妇女的荟萃分析发现一生中食用中等量的豆类食物乳腺癌风险较低,每天摄入 5 g 大豆蛋白或 170 ml 豆奶,乳腺癌风险下降 4%。该研究推测可能的原因为在乳腺发育的过程中摄入豆类可能改变乳腺的结构,因此儿童和青少年食用适量豆类食物可能达到更好的预防效果。需要注意的是,单独补充异黄酮保健品并不能减少乳腺癌风险。

综上，提倡在膳食金字塔的基础上增加鱼类、鱼油、蔬菜、水果和豆类食物。

（四）运动

据统计，超过半数的中国成人未达到推荐的运动量（每周 150 min 中等强度或 75 min 高强度）。最近，综合了 73 项前瞻性研究的综述表明，每周进行中到高强度运动的女性对比不运动的女性可以降低 25% 的绝经前和绝经后妇女乳腺癌风险。也有研究发现，做的运动越多，乳腺癌的风险降低得越多，比例为一周内每多进行中等强度运动 180 分钟，乳腺癌风险就降低 3%。运动对绝经前和绝经期的女性均有效，保护效果包括 ER 阴性和 ER 阳性的乳腺癌，且对有家族史的妇女保护效果优于一般人群。运动减少乳腺癌发病可能的机制包括性激素分泌减少、胰岛素抵抗减少、慢性炎症减少、氧化应激减少、免疫功能增强等。虽然对于降低乳腺癌风险最佳的运动量尚不清楚，但是目前认为应该达到 WHO 推荐的每周 150 min 中等强度或 75 min 高强度运动。同时，运动有助于降低体重，同样可以减少乳腺癌的发病风险。

（五）保持适度压力及心情愉悦

精神压力可以导致多种精神疾病及心身疾病。我国的心理健康关注度远远不及西方国家，因此更应重视人群的心理健康建设及干预。尽管很难用客观的方法评价心理健康对乳腺癌的风险降低作用，但是由于精神压力和诸多慢性疾病息息相关，保持心情愉悦、善于调节自身心理状况与避免压力过大正是目前健康的生活方式中不可或缺的一部分。

二、生育相关情况

（一）早婚早育

研究表明，初产在 22 岁以前的女性比从未生产或初产在 35 岁以后的女性患乳腺癌风险降低一半。此外，有研究发现初次生育之后的 3 年内为乳腺癌的高发期，此后相当长时间内乳腺癌的风险较低。在达到法定结婚年龄以后尽早结婚、生育是优生优育及保证高质量胎儿的要求之一，同时又可以降低宫颈癌的发生率，可谓是一举多得。

（二）母乳喂养

一项大型的荟萃分析包括 30 个国家的 147 275 名妇女，发现曾经母乳喂养的经产妇比未母乳喂养的妇女患乳腺癌的风险降低，且与母乳喂养的时间成比例。每进行 12 月的母乳喂养，乳腺癌风险就会降低 4.3%；此外每多生一胎，风险降低 7.0%。母乳喂养的好处现在已经得到广泛认同，并且在医院内进行了大量的宣教工作，母乳喂养能降低乳腺癌风险也应得到大家的认识。

三、其他

除了上述的风险降低措施，还可以采取的干预包括：定期体检，避免使用雌、孕激素替代治疗（单用雌激素不包括在内），避免胸部暴露于放射性物质（尤其在青春期），戒烟。

第四节　乳腺癌的高危人群筛选模型

在乳腺癌危险因素的研究基础上,许多国家和医学组织都在试图构建风险评估模型,为了确定高危人群的大致范围,以便采取更为积极的筛查或预防措施。在众多风险评估模型中,最为广泛接受和采用的是 1989 年 Gail 等建立的针对一般人群的 Gail 模型,其预测敏感度可达到94%。数十年间通过计算机统计,研究人员持续对相关参数进行改良,力求达到更高的敏感度和准确程度,因此目前被称为改良 Gail 模型。但由于模型是基于高加索人群的流行病学资料而制订的,有地域性差异,在其他人群中的适用度上实际是值得进一步评估的。此外,常见的筛选模型还有 Claus、BRCAPRO 和 Cuzick - Tyrer 模型。Claus 模型主要是用于评估遗传学乳腺癌的风险;BRCAPRO 模型则是评估携带 BRCA1/2 突变基因的女性在各个年龄段罹患乳腺癌的风险;而 Cuzick - Tyrer 模型则适用于一般人群,整合了 BMI、家族史、乳腺疾病史及激素替代史等多个因素。即使进行了多年的研究,我国目前为止尚未出现属于自己的筛选模型。

一、改良 Gail 模型

改良 Gail 模型适用于:年龄>35 岁的女性,无 BRCA1/2、TP53 或 PTEN 基因突变;无明确家族史(一级亲属患双侧乳腺癌,多个一级亲属<50 岁之前患乳腺癌或者卵巢癌);无 30 岁前胸部放射治疗史;未得过乳腺 LCIS。凡是不符合以上任意 1 个因素的妇女可以直接界定为乳腺癌高危人群。

改良 Gail 模型是一个计算机辅助的,多变量的逻辑回归模型,涉及因素包括:年龄、种族、初潮年龄、初次活产年龄或从未生产、一级亲属乳腺癌患病数、既往乳腺活检史和活检病理结果(表 17 - 1)。计算机根据采集的信息进行计算和整合,最终给出未来乳腺癌的预计患病率。美国乳腺癌及肠癌外科辅助治疗计划组织(NSABP)的研究人员会对计算参数进行持续修正。目前在美国癌症研究中心网站上可以直接进行计算(http://www.cancer.gov/bcrisktool/Default.aspx)。

表 17 - 1　改良 Gail 模型的信息采集表格

问题	子选项
年龄	
初潮年龄	
初次活产年龄或从未生产	
乳腺活检次数	
活检病理显示非典型增生	是/否
一级亲属乳腺癌患病数	
种族/民族	高加索人/非洲人/美国人/西班牙人/其他

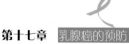

改良 Gail 模型作为目前使用最为广泛的乳腺癌风险预测模型,其优势在于不断根据 SEER 数据库、CARE 研究等更新计算方式和计算参数,从而保持较高的敏感度。此外,该模型还参考了亚裔乳腺癌研究的数据,提高了亚洲人乳腺癌的预测准确度。但是它也有不少缺点,如家族史信息较少、未统计二级亲属及乳腺癌发病年龄等。

我国李建美等对深圳 103 例乳腺癌患者及 317 例对照人群的回顾性分析显示 Gail 模型预测灵敏度达 95%,特异度 93%。然而其他一些研究如胡建英等对大量妇女的流行病学调查发现 Gail 模型对中国浙江地区妇女的预测存在高估现象。因此,Gail 模型对于中国妇女的适用性仍然有待评估。

虽然中国妇女在种族、居住环境、生活习惯上与欧美国家妇女存在一定的差异,但在世界范围内广泛采用的 Gail 模型对于我国乳腺癌高危人群筛查有着重要的参考价值。

二、Cuzick-Tyrer 模型

Cuzick-Tyrer 模型比 Gail 模型适用范围更广,它的评估因素包括:雌孕激素替代治疗史、乳腺良性疾病史、乳腺非典型增生、小叶原位癌史、体重指数、BRCA1/2 基因变异、绝经年龄、一级亲属乳腺癌患病年龄和单双侧情况、二级亲属乳腺癌史和家族卵巢癌史。可以看出,它对于危险因素的覆盖面较 Gail 模型更广,尤其是在家族史和遗传因素方面。Cuzick-Tyrer 模型还未广泛地被各个人群大规模的研究证实,但是相比 Gail 模型,Cuzick-Tyrer 模型的准确性相对较高。Gail 模型和 Cuzick-Tyrer 模型在美国 Marin County 对初产年龄在 30 周岁以上的人群评估患浸润性乳腺癌风险时,Cuzick-Tyrer 模型的准确度好于 Gail 模型。安丽营等对吉林 300 名乳腺癌患者和 267 名对照人群回顾性分析发现 Cuzick-Tyrer 模型诊断试验结果敏感度为 80.72%,特异度为 68.87%,高于 Gail 模型(敏感度 68.97%,特异度 60.78%),两者均可用于筛查乳腺癌风险。然而,Cuzick-Tyrer 模型的缺点在于研究样本较少,以及没有包括酒精摄入、乳腺密度等已经明确的乳腺癌高危因素。目前,临床上多用镶嵌于商业软件内的 Cuzick-Tyrer 模型,以便计算。

三、BRCAPRO 模型

前文已经提到 BRCA1/2 基因突变的携带者乳腺癌的终身患病率要比一般人群显著增高,因此对他们进行的包括药物和手术在内的干预措施往往有更高的获益。然而大部分突变基因携带者并不清楚自己具体的情况和乳腺癌风险,因为除非向专业的遗传医师咨询,一般医师并不具备评估具体风险的工具和能力。BRCAPRO 模型就是一个专业的用于评估 BRCA1/2 基因突变携带者的乳腺癌风险预测模型。它需要的信息量较大,为妇女所有亲属的具体资料,包括亲属之间的关系、种族或民族、乳腺癌和卵巢癌的诊断年龄、目前年龄和已故者的死亡年龄,最新版本中还加入了亲属所患乳腺癌的免疫分型(ER、PR 和 Her - 2/neu)。该模型对于检测出 BRCA1/2 阳性的妇女有着重要的评估作用,它的不便之处在于信息采集量大,计算较为繁琐。BRCAPRO 模型可通过 BayesMendel 计划免费使用(http://www. utsouthwestern. edu/utsw/cda/

dept47829/files/65844.html)。

四、风险阈值

通过各种乳腺癌筛查模型计算得出的 5 年/10 年/终身患病率不能简单地来使用,应该结合拟行干预措施的效率、病死率和干预措施的花费等进行综合评估。需要通过药物或手术进行干预的最低风险被称为风险阈值。美国预防服务工作组(USPSTF)、美国癌症学会(ACS)、美国国家综合癌症网络(NCCN)和英国国家卫生与临床优化研究所(NICE),对于采用药物预防的风险阈值规定略有不同。USPSTF、ACS 指南将 5 年患乳腺癌的绝对风险高于 1.66% 界定为高危人群,但建议风险增加至 3% 时采用药物预防;NICE 指南则将终身患乳腺癌的风险超过 17% 界定为高危,可以考虑采用药物预防;当患癌风险超过 30% 时推荐采用药物预防;NCCN 则建议 5 年患病率＞1.66% 且预期寿命＞10 年(通过预期寿命计算器估算)的人群考虑进行预防性药物治疗,直接界定为高危人群(明确家族史等)的推荐药物或手术预防性治疗。

总的来说,临床医生通过上述 3 种模型或其他模型可以评估一般人群或有乳腺癌家族史人群的乳腺癌发病风险,结合每个个体的具体情况,参考相关指南的风险阈值,拟行干预措施的效率、性价比、病死率对患者进行综合评估,从而通过诚恳地沟通给予患者最佳建议。我国急需建立属于自己的乳腺癌筛查模型,因为根据西方人种设计的风险模型多少会有"水土不服"的情况,目前借用他国的风险筛查模型实属无奈之举。此外,在评估风险前应首先进行乳腺癌的筛查以排除已经罹患乳腺癌的可能。

第五节　乳腺癌的化学预防(预防性治疗)

肿瘤的化学预防是指使用天然、合成或生物化学的制剂来逆转、抑制或防止癌变过程。伦敦大学 Jack Cuzick 教授等乳腺癌专家在 2010 年瑞士 St·Gallen 乳腺癌大会上提出考虑到"化学预防"可能使患者联想到"癌症"和"化学治疗",故专家共识建议停止使用该词,取而代之为"预防性治疗"。预防性治疗既传递出预防疾病的目的,又体现出药物干预的实质。自从 1976 年人们发现某些药物可以干预癌症的发生后,乳腺癌的预防性治疗就一直是研究的热点,因此也诞生了一大批经临床试验验证的乳腺癌预防药物。FDA 分别于 1998 年和 2007 年批准他莫昔芬和雷洛昔芬用于乳腺癌高危女性化学预防,其他药物也在不断研究中。

一、选择性雌激素受体调节剂(SERM)

尽管乳腺癌的确切发病机制并未阐明,现普遍认为激素在约 70% 患者中起到了重要的作用。雌激素与乳腺细胞的增殖密切相关,它可引起正常细胞与癌细胞的增殖。因此抗雌激素药物对乳腺癌有一定预防作用。

（一）他莫昔芬

枸橼酸他莫昔芬是第 1 代 SERM，与雌激素竞争雌激素受体。他莫昔芬用于乳腺癌的治疗已经超过 30 年了，它可以有效降低乳腺癌的复发率和对侧癌变率。

他莫昔芬是被研究数量最多的乳腺癌预防药物，主要包括 4 项大型临床 Ⅲ 期试验：Royal Marsden 试验、NSABP P－1 研究、Italian 研究和 IBIS－Ⅰ 试验。这些临床试验都经过了长期随访。

NSABP P－1 研究是其中规模最大的一项，其结果为 FDA 认证他莫昔芬在乳腺癌预防上的作用奠定了重要的基础。这是一项随机对照研究，对象为超过 13 000 名 60 岁以上妇女及 35 岁以上的乳腺癌高危妇女（5 年患病率＞1.66% 或有 LCIS 史）。她们被随机分为每天使用 20 mg 他莫昔芬或安慰剂 2 组，持续 5 年。研究发现他莫昔芬总体上减少了 49% 浸润性乳腺癌的发生率，具体为：35~49 岁减少 44%，50~59 岁减少 51%，60 岁及以上减少 55%；有 LCIS 史的妇女减少 56%，非典型增生减少 86%，BRCA2 携带者减少 62%，但 BRCA1 携带者的发病率并未减少。他莫昔芬也减少了乳腺原位癌 50% 的发生率和 ER 阳性乳腺癌 69% 的发生率。但是 ER 阴性乳腺癌的发生率无改变。经过 7 年的随访，观察结果和上述保持近似（总体减少 43%~49% 的乳腺癌发生率）。此外，他莫昔芬还可以减少 32% 骨折的发生率。他莫昔芬导致的不良反应包括潮热、白内障、肺栓塞发生率增加（RR= 3.19）和子宫内膜癌发生率增加（RR= 2.53），发现的子宫内膜癌均为 Ⅰ 期，且无死亡患者。因为在期中分析就发现其可降低乳腺癌风险，此试验于 1998 年揭盲。

Royal Marsden 试验将 2 471 名 30~70 岁有乳腺癌家族史的高危妇女分为他莫昔芬和对照组，用药 8 年，结果发现他莫昔芬仅有轻微的预防作用（乳腺癌发病服用他莫昔芬组 62 例，对照组 75 例），且药物的不良反应两组间无显著差别。最近，该试验发表了 20 年随访报告，发现总体上乳腺癌发生率两组无显著差别（HR= 0.78，P= 0.1），但是用药后阶段（如用药后 8 年）两组有显著区别（治疗组 23 例，对照组 47 例，HR= 0.48，P= 0.004）。

Italian 研究对象为 5 408 名 35~70 岁已切除子宫的妇女，研究发现他莫昔芬总体上未改变乳腺癌的发病率，但它可降低乳腺癌高危妇女发病率（RR= 0.24）。然而该研究对象中仅有约 13% 妇女为高危人群。

IBIS－Ⅰ 试验是首个多国联合的乳腺癌预防试验，将 7 152 名 35~70 岁的乳腺癌高危妇女随机纳入他莫昔芬和对照组，用药 5 年。研究显示，他莫昔芬降低了 32% 的乳腺癌发生率（P= 0.013），血栓病的发生率有所上升（OR= 2.5，P= 0.001），子宫内膜癌的发生率没有明显区别（P= 0.2）。第 8 年随访时发现他莫昔芬组乳腺癌发生率显著降低（RR= 0.73，P= 0.004）。虽然 ER 阴性乳腺癌发生率没有区别，ER 阳性乳腺癌的发生率降低了 34%。此外，所有此前出现的用药不良反应 8 年后两组间都无明显区别。总共 16 年的随访过程发现在最初 10 年他莫昔芬的保护作用最强，此后稍有降低。

最近，有研究发现低剂量他莫昔芬（10 mg/d 或隔天 10 mg）同样有抑制乳腺增殖的效果，且可以显著降低不良反应的发生。此外，为了降低他莫昔芬的不良反应，有研究者试图将口服给药变为局部外用给药,且已经通过药理学实验证实他莫昔芬可穿透皮肤到达乳腺组织,相关临床试验正在筹备中。

(二) 雷洛昔芬

雷洛昔芬是第 2 代 SERM,与第 1 代在化学结构上有所不同,在抗雌激素作用上两者类似,但是它对子宫内膜的刺激程度非常低。雷洛昔芬对乳腺癌的预防作用同样被多个大型临床试验所证实。

MORE 试验是首个证实雷洛昔芬对乳腺癌预防作用的实验。MORE 试验最初目的是验证雷洛昔芬对于绝经期妇女骨质疏松的预防效果。7 705 名绝经期女性随机分为 60 mg/d,120 mg/d 和对照组,持续 3 年。在第 40 月的随访发现雷洛昔芬组发生浸润性乳腺癌的概率比对照组降低 62%(RR = 0.24),并显著降低了 ER 阳性乳腺癌的发生率(RR = 0.1),但是未减少 ER 阴性乳腺癌的发生率。因为乳腺癌的预防并不是 MORE 试验设计的初衷,因此这些妇女为一般人群,并非乳腺癌高危人群。雷洛昔芬的不良反应包括潮热、流感样综合征、子宫内膜腔积液、外周水肿和小腿痉挛。此外,0.7% 妇女发生深静脉栓塞(对照组为 0.2%),0.3% 妇女发生肺动脉栓塞(对照组为 0.1%),但子宫内膜癌的发生率并未增加。

CORE 试验是 MORE 试验发现雷洛昔芬与乳腺癌预防关系之后追加的试验。它追加了 4 年对这些绝经期妇女的用药和随访,结果表明雷洛昔芬组 4 年的浸润性乳腺癌发病减少了 59%(HR = 0.41),减少了 ER 阳性的乳腺癌,对 ER 阴性的乳腺癌无预防作用。总计 8 年的随访中,雷洛昔芬组浸润性乳腺癌的总体发生率与对照组比较减少了 66%。CORE 试验中发现的不良反应和 MORE 试验类似,同样未发现两组之间的子宫内膜病发生率有差别(包括出血、增生和肿瘤),并且不良反应中的潮热和小腿痉挛的发生在后 4 年的随访中并未发现。有趣的是,非浸润性乳腺癌的发生率两组并无显著差别(HR = 1.78)。

RUTH 试验最初是为了评估雷洛昔芬对心血管事件的预防作用。它将心血管事件高危的绝经期女性分为雷洛昔芬组和对照组,用药 5 年。尽管乳腺癌的发生也是试验的设计终点之一,仅有 40% 参与者通过 Gail 模型被评估为高危人群。结果表明雷洛昔芬并未降低心血管事件的风险,但是雷洛昔芬组浸润性乳腺癌的发生率降低了 44%(HR= 0.56),非浸润性乳腺癌的发生并未减少。

STAR 试验是首个用于比较他莫昔芬和雷洛昔芬对乳腺癌预防作用的试验,又名 NSABP P-2(在 P-1 之后进行)。19 747 名通过改良 Gail 模型评估的高危绝经期妇女被分为他莫昔芬和雷洛昔芬 2 组(无对照组)。总计 4 年的随访中,未发现 20 mg/d 他莫昔芬或 60 mg/d 雷洛昔芬组患浸润性乳腺癌的差别(RR= 1.02)。虽然无对照组,考虑到在 P-1 试验中已经证实他莫昔芬对乳腺癌的预防作用,因此雷洛昔芬和他莫昔芬的作用类似,除了未观察到它对非浸润性乳腺癌的预防作用。在第 8 年(81 月)的随访中,研究发现雷洛昔芬比他莫昔芬减少浸润性乳腺癌的效果要低 24%(RR= 1.24),意味着他莫昔芬的长期效果要优于雷洛昔芬,雷洛昔芬对于有 LCIS 史妇女的保护作用与他莫昔芬类似,而对于有非典型增生的妇女疗效不如他莫昔芬。两组间的病死率无差异。不良反应方面,子宫内膜癌的发生率在统计学上差异较小,然而子宫内膜增生和子宫切除术的发生率在雷洛昔芬组明显低于他莫昔芬组（RR= 0.55）。栓塞事件的发生（RR= 0.75）和白内障（RR= 0.8）的发生在雷洛昔芬组更低。两组间总体生活质量相近，然而他莫昔芬组报告了更高的性功能水平。

尽管雷洛昔芬对非浸润性乳腺癌的预防效果不佳，且无 BRCA 突变基因携带者的相关实验报告，雷洛昔芬对浸润性乳腺癌的良好预防作用及比他莫昔芬更少的不良反应使得它成为了乳腺癌预防的又一良好选择。

二、芳香化酶抑制剂（AI）

血清芳香化酶可以通过芳构化将雄激素转化为雌激素，从而增加乳腺癌风险。芳香化酶抑制剂可以阻止这一过程，因此理论上具有减少患乳腺癌风险的作用。2 项大型临床试验用于验证 AI 对乳腺癌的预防作用。

MAP.3 试验将 4 560 名绝经期妇女分为 25 mg/d 依西美坦组和对照组。入组必须满足以下条件之一：60 岁以上；Gail 模型 5 年风险＞1.66%；有乳腺非典型增生或原位癌史。依西美坦为一种不可逆性的类固醇 AI，结构上与该酶的自然底物雄烯二酮相似，为芳香化酶的伪底物，可通过不可逆地与该酶的活性位点结合而使其失活。在第 35 月的随访中，研究发现依西美坦组出现 11 例浸润性乳腺癌，而安慰剂组有 32 例（HR= 0.35，P= 0.002）。浸润性乳腺癌的发生率在依西美坦组为 0.35%，对照组为 0.77%。不良反应的发生率 2 组间没有明显区别，包括骨折、心血管事件、其他肿瘤或治疗相关性死亡。

正在进行的 IBIS-Ⅱ试验用于测试阿那曲唑对于绝经期女性的乳腺癌预防作用。阿那曲唑是一种新型的高选择性、不良反应少的第Ⅲ代非类固醇 AI。该试验包含 2 个项目：比较阿那曲唑和他莫昔芬对于 DCIS 妇女的预防作用；比较阿那曲唑和安慰剂对乳腺癌高危妇女的预防作用。对于高危的定义与 IBIS-Ⅰ类似，即参考家族史、既往乳腺活检史、LCIS 史、非典型增生和未产妇。在预防试验中 1 920 名女性被随机分为 1 mg/d 阿那曲唑组和安慰剂组。5 年的随访过后，2% 阿那曲唑组女性和 4% 对照组女性发生乳腺癌（HR= 0.47，P＜0.000 1）。预计到第 7 年乳腺癌的累积发生率将会是对照组为 5.6%，阿那曲唑组则为 2.8%。不良反应中，骨骼肌肉不良事件和血管收缩症状在阿那曲唑组较为常见，但严重程度较轻。未发现 2 组间骨折、心肌梗死和心衰的风险差异。

总的来说，尽管证据还不够充分，但初步研究表明 AI 有着与 SERM 媲美的乳腺癌预防作用，且无诸如子宫内膜癌和栓塞病风险增高、白内障等 SERM 的不良反应。然而 AI 可能导致骨矿物质减少、骨折可能增加，从而降低生活质量，因此应该有更多的研究来确定 AI 的最低有效剂量和改良用法，并通过预防性使用双膦酸盐等来减少骨矿物质的损失，以此提高妇女的使用积极性。

三、ER 阴性乳腺癌的化学预防

尽管抗雌激素药物已经被广泛应用于乳腺癌的预防，但是这些药物通过抑制雌激素通路来干预 ER 阳性的乳腺癌,对于占到乳腺癌发病率 20% ~30% 的 ER 阴性乳腺癌无作用。因此,需要发现新的通路、标记物和药物来预防这些亚型。目前,基于对乳腺癌发生发展的进一步理解,已经有数个调控非内分泌生物化学通路的预防性药物被发现。

(一)二甲双胍

有证据表明,高胰岛素血症和胰岛素抵抗增加乳腺癌的风险,这可部分解释肥胖增加乳腺癌风险。流行病学研究发现胰岛素水平和癌症发病有密切关系,胰岛素可能通过直接作用于上皮细胞或影响其他调控因子,如胰岛素样生长因子,性激素和脂肪因子来引起癌变。因此,用于降低胰岛素水平的抗胰岛素药物可能降低乳腺癌风险和相关病死率。

二甲双胍是一种双胍类衍生物,为全世界使用最广泛、最常见的治疗Ⅰ型糖尿病的药物,总体上因低毒性和低价格而成为患者耐受性较高的药物。与其他抗糖尿病药物相比,二甲双胍使用者的癌症发病率和病死率都明显降低。二甲双胍可能通过直接激活 AMPK - mTOR 通路或间接减少肝糖原异生来降低胰岛素水平,抑制细胞增殖和蛋白质合成。

临床前期研究发现二甲双胍可以显著抑制 ER 阳性和 ER 阴性乳腺细胞增殖,虽然 ER 阴性的抑制效果不及 ER 阳性细胞,但该发现意味着二甲双胍对于乳腺癌的预防和治疗有着非常广阔的前景。相关临床研究正在进行中。

(二)维生素 A 类

维生素 A 类是天然或合成的维生素 A 衍生物(视黄醇),对细胞生长、代谢、分裂起重要作用。最常见的用于肿瘤化学预防的维 A 类药物是芬维 A 胺(4 - HPR)。一项Ⅲ期临床试验表明 4 - HPR 可降低 40 岁以下妇女 50% ER 阳性和 ER 阴性乳腺癌风险,且在停药后有持续 10 年的干预效果。最近,一种新型的 RXR 选择性维生素 A 类被证实可以保持维生素 A 类的肿瘤化学预防效果,同时毒性较低,因此该药物在乳腺癌的预防中前景广阔。

(三)表皮生长因子受体(EGFR)-酪氨酸激酶抑制剂

EGFR 是使用酪氨酸激酶的 4 个受体(EGFR、Her - 2/neu、Her - 3、Her - 4),其与肿瘤的发生发展有着密切的关系,因此阻断相关通路就可能阻止肿瘤的发生。有两种方法来阻止 EGFR 通路,即使用单克隆抗体来竞争性抑制受体或使用酪氨酸激酶抑制剂(TKI)。

研究发现,在 30% 乳腺癌患者中有 Her - 2 基因放大及下游蛋白质过表达的情况,且这些患者比 Her - 2 阴性的患者预后差。针对这些 Her - 2 阳性的乳腺癌,研究发现曲妥珠单抗(赫赛丁)可以增加一线化疗的临床效果。但是潜在的心脏毒性和静脉给药使其很难成为预防性药物。

TKI 可以口服给药,且毒性较曲妥珠单抗小。拉帕替尼是一种可逆的小分子酪氨酸激酶抑制剂,可同时阻断 EGFR 和 Her - 2 受体两种信号通路。临床研究发现它可以显著降低 ER 阴性乳腺癌在癌变早期的进展速度。

吉非替尼(gefitinib)是另一种 TKI,机制较为复杂,涉及细胞周期和血管新生等多方面。它在乳腺癌的治疗效果方面尚存争议,但研究发现在预防 ER 阴性乳腺癌的作用上它可以抑制乳腺癌的早期增生,因此值得进一步探索。

(四) 非类固醇消炎药(NSAID)

尽管炎症和肿瘤之间的关系仍未阐明,但越来越多的研究表明炎症在肿瘤发生发展中起重要作用。因此,NSAID 可以通过抑制 COX－2 通路从而阻止炎症的级联反应,降低乳腺癌的发生风险。一项病例-对照研究表明阿司匹林可降低 18% 乳腺癌风险,另一项荟萃分析则显示出阿司匹林降低了 20% 乳腺癌风险。虽然目前尚无大规模的临床研究,但 NSAID 对于乳腺癌的预防有相当大的潜力。

(五) 双磷酸盐

双磷酸盐起初用于治疗骨质疏松,作用于甲羟戊酸通路,可抑制血管新生和细胞增殖。在控制乳腺癌骨转移和减少 AI 药物的不良反应方面双磷酸盐已被证实有效。在 2 项队列研究中发现使用双磷酸盐的妇女乳腺癌风险降低了 30%,且使用者的耐受性较好。

(六) 聚腺苷二磷酸-核糖聚合酶(PARP)抑制剂

PARP 是修复 DNA 损伤的重要酶类,其中,PARP－1 和 PARP－2 用于修复单链 DNA 损伤和断裂,该过程同时也有蛋白质 BRCA1 和 BRCA2 的参与。在 BRCA 突变的细胞里,DNA 的正确修复机制丧失,可能导致细胞的癌变。因此,PARP 抑制剂可以阻止 BRCA 过表达的细胞进行错误修复,并引起细胞自噬,从而阻止癌变的发生。目前,PARP 抑制剂多与其他细胞毒类药物联合使用。一项单用 PARP 抑制剂的临床 I 期试验表明,奥拉帕利(olaparib)对于治疗 BRCA 相关的肿瘤有着良好的效果且不良反应比传统化疗药物少。

因此,虽然仍需很多的试验证实,相信 PARP 抑制剂对于 BRCA 突变基因携带者有着预防乳腺癌的重要作用。

四、其他药物

(一) 维生素 D

维生素 D 对于骨骼健康至关重要,然而越来越多的研究发现它对于一系列包括癌症的慢性病同样有着预防的作用。1990 年,Garland 等人首次报道阳光暴露时间更少的妇女罹患乳腺癌的病死率更高。此后,大量研究表明 $1,25(OH)_2D$ 可诱导乳腺癌细胞凋亡、阻止乳腺癌细胞的侵犯和转移,以及抑制雌激素通路。尽管多项流行病学调查和临床试验显示维生素 D 与乳腺癌风险的关系尚存争议,考虑到血清 $25(OH)D$ 水平较低可能增加全因病死率,建议所有成人每日补充(包括膳食)800IU 维生素 D_3,且维持血清 $25(OH)D$ 浓度在 30~50 ng/ml。

(二) 中草药

我国中草药对于乳腺癌的预防可能有一定帮助。林毅等应用中药周期疗法预防乳腺癌癌前病变观察其临床效果与他莫昔芬相似,且不良反应较少。他们认为乳房随任冲变化在月经周期表现为经前充盈、经后疏泄的生理特点,因此在月经前选用柴胡、夏枯草、青皮、莪术、益母草、王

乳腺原位癌

不留行、郁金、延胡索、香附、昆布、桃仁、天门冬、海藻、山慈菇、浙贝母等药物疏肝活血、消滞散结，月经后期选用仙茅、淫羊藿、肉苁蓉、山萸肉、菟丝子、天门冬、制首乌、熟地、枸杞、补骨脂等温肾助阳、调摄任冲。然而中草药对肝、肾有一定毒性作用，且目前临床证据和实验室证据都较为缺乏，需要进一步研究。

五、指南推荐用药

多份国际指南中已经加入了乳腺癌的化学预防相关推荐，如表 17-2 所示。可以看到指南中大部分涉及的药物均为 SERM，对于使用药物的指征和反指征也较为相似。值得注意的是《NCCN 指南》推荐了 AI，且 NCCN 对于风险阈值设置较低，NICE 的风险阈值相对最高。此外，NCCN 和 USPTF 均提到需要加强和患者的沟通，告知患者使用药物的收益和相应风险。

表 17-2　指南推荐用药比较

药物	NCCN	USPTF	NICE
他莫昔芬	① 推荐用于绝经前或绝经后妇女年龄≥35岁且5年乳腺癌风险≥1.66%或有 LCIS 史 ② 不推荐用于有深静脉栓塞史、肺动脉栓塞史、卒中、脑缺血发作或持续无行动能力者 ③ 不推荐与激素治疗同时应用 ④ 不推荐用于孕妇、备孕或哺乳期妇女	① 推荐用于绝经前或绝经后妇女年龄≥35岁且乳腺癌风险较高，无既往诊断为乳腺癌、DCIS 或 LCIS ② 禁止用于有栓塞事件史者 ③ 不推荐用于孕妇、备孕或哺乳期妇女	① 推荐用于绝经前、绝经后乳腺癌高危妇女，可考虑用于绝经前、绝经后乳腺癌中危妇女 ② 不推荐用于有栓塞疾病史或栓塞疾病高危、子宫内膜癌高危、双侧乳房切除术后妇女
雷洛昔芬	① 推荐用于绝经后妇女年龄≥35岁且5年乳腺癌风险≥1.66%或有 LCIS 史 ② 禁止在绝经前用于预防乳腺癌 ③ 不推荐用于有深静脉栓塞史、肺动脉栓塞史、卒中或脑缺血发作或持续无行动能力者	① 推荐用于绝经前或绝经后妇女≥35岁且乳腺癌风险较高，无既往诊断为乳腺癌、DCIS 或 LCIS ② 禁止用于有栓塞事件史者	① 推荐用于绝经后、子宫尚在的乳腺癌高危妇女 ② 可考虑用于绝经期、子宫尚在的乳腺癌中危妇女 ③ 不推荐用于有栓塞疾病史或栓塞疾病高危、子宫内膜癌高危、双侧乳房切除术后妇女
依西美坦	可考虑用于绝经后妇女年龄≥35岁且5年乳腺癌风险≥1.66%或有 LCIS 或有非典型增生史 禁止在绝经前用于预防乳腺癌	未包括	未包括
阿那曲唑	未包括	未包括	未包括

续　表

药物	NCCN	USPTF	NICE
所有药物	需要先与妇女讨论每一种药物的预防特点和不良反应	需要与妇女充分沟通,且如果获益大于损失则应该推荐用药	未包括
乳腺癌风险阈值	他莫昔芬、雷洛昔芬:5 年乳腺癌风险 ≥1.66% 或有 LCIS 史 依西美坦:5 年乳腺癌风险≥1.66%或有 LCIS 或有非典型增生史	5 年乳腺癌风险≥3%	高危:终生患病率≥30%;40~50 岁患病率>8% 中危:30%<终身患病率≥17%;40~50 岁患病率3%~8%

六、患者依从性

自从 1976 年 Sporn 提出乳腺癌的化学预防概念以来,乳腺癌的药物预防研究已经历了很长的时间,相关的临床试验证实了这些药物对于乳腺癌高危人群的预防效果,各大乳腺癌指南中也明确推荐了相关的预防药物。遗憾的是,即使在接受度相对较高的美国,在获益大于风险的人群中,实际接受化学预防的还不到 1%,在我国更少。妇女依从性差的原因主要有:经济原因;不清楚自己患乳腺癌的风险;不清楚化学预防药物的效果;对化疗药物的恐惧;担心药物的不良反应。因此,医生应该和患者进行充分、个性化的沟通,明确告知妇女通过何种方式计算出其乳腺癌的风险,以及使用预防性药物的获益、可能发生的不良反应和必要的随访。对于因为经济原因无法接受者,可以推荐使用较为便宜的药物,或参加各类临床试验。尽管也有患者由于地域、文化、家庭等因素拒绝使用化学预防药物,医生应该尽到告知的义务,由患者自行决定。此外有研究发现,部分患者因为"无法感觉到自己处于乳腺癌高危状况"和"无法感受到使用预防性药物的效果"而拒绝使用预防性药物,因此医生应告知患者相关的高危因素及乳腺癌的危害性。此外,也有医生因担心药物的不良反应而不愿开具处方,相应科室应该组织规范的培训和用药指导。

综上,乳腺癌的预防性治疗适用于经过乳腺癌高危筛选确定为高危或中危的妇女,预防性药物包括针对 ER 阳性乳腺癌,被国际指南收录的选择性 SERM(他莫昔芬、雷洛昔芬)和 AI(依西美坦、阿那曲唑)及其他暂未被收录但有着巨大潜力的药物(二甲双胍、维生素 A 类、EGFR-酪氨酸激酶抑制剂、NSAID、二磷酸盐、PARP 抑制剂、维生素 D 和中草药等)。暂未被收录的药物中大部分都通过了临床前试验,其中有一部分药物的临床试验正在进行中。目前患者对于预防性治疗的依从性不佳,医生应注重与患者的沟通,充分告知其相关情况。

第六节　乳腺癌的预防性手术

除了药物干预,手术干预也是乳腺癌预防的一部分。2013 年,好莱坞著名影星安吉丽娜·

朱莉因携带 BRCA1 突变基因而施行了预防性双侧乳房切除术,引起了极大的关注,由此乳腺癌的预防性手术首次进入公众视野。据统计,此后的半年内,进行 BRCA 基因检测的妇女较以往翻了一番,而有趣的是,预防性乳房切除术的人数却没有增加。也就是说,大部分进行 BRCA 检测的妇女其结果为阴性,因此,如果没有前文所提及的基因检测指征的妇女进行基因检测,其意义并不大。

乳腺癌的预防性手术主要为预防性双侧乳房切除术(PBM),妇女也可选择保留皮肤的乳房切除术及同时进行乳房重建术。值得注意的是,由于 BRCA 基因突变携带者同时有卵巢癌的高危风险,因此针对 BRCA 基因突变的预防性手术还包括双侧附件切除术(PBSO)。

一、手术指征

2016 年的《NCCN 指南》支持有手术意愿的、经严格筛选过的高危乳腺癌妇女进行 PBM 合并或不合并乳腺重建术,包括:①BRCA1/2、TP53 或 PTEN 基因突变;②明确家族史(一级亲属患双侧乳腺癌,多个一级亲属年龄<50 岁之前患乳腺癌或者卵巢癌);③30 岁前胸部放射治疗史;④得过乳腺 LCIS;通过 Gail 风险模型预测 5 年乳腺癌风险≥1.66%且预期寿命>10 年的妇女。然而若要进行 PBSO+ PBM,妇女必须为 BRCA1/2 突变基因携带者或强烈怀疑的携带者,且 PBSO 中需要进行腹腔冲洗,并进行病理切片检查。

美国肿瘤外科协会认为非典型增生也是手术的指征之一,然而有一项研究指出在缺乏数据支持和有预防性药物的前提下,非典型增生的患者并不适合进行手术。

考虑做 PBM 的妇女应该首先进行全面的多学科评估,包括乳房检查、双侧钼靶检查。如果结果均正常,才可以进行手术。手术中不需要进行腋淋巴结评估和切除,除非病理诊断切除的组织为乳腺癌。手术后患者应该继续实行每年的胸部和重建乳房检查。

二、手术获益和风险

一项回顾性研究发现 30 岁的 BRCA1/2 突变基因携带者通过 PBSO 可以延长 0.9 年的预期寿命,通过 PBM 可以延长 3.4 年的预期寿命,通过 2 种手术可以延长 4.3 年的生存期;作为对比,使用他莫昔芬和雷洛昔芬增加的预期寿命分别为 1.6 年和 2.2 年。这意味着预防性手术效果好于预防性药物,且 2 种手术效果好于单独一种手术。另一项研究发现,30 岁的乳腺癌高危和中危人群接受 PBM 和 PBSO 后预期寿命延长高危组为 11.7 年,中危组为 6.6 年;接受 PBSO 的预期寿命延长高危组为 9.5 年,中危组为 5.3 年;接受 PBM 的预期寿命延长高危组为 4.9 年,中危组为 4.4 年。再次表明 2 种手术效果优于单个手术。此外,有研究发现预期寿命延长效果会随着进行手术的年龄上升而下降,在 60 岁达到最低,提示有 BRCA 基因突变的人群应尽早进行手术。

Rebbeck 等人对 483 名 BRCA 突变基因携带者研究发现在 6.4 年的随访中,105 名做了 PBM 的女性中有 2 名(1.9%)被诊断为乳腺癌,而在 378 名未做预防性手术的妇女中有 184 名(48.7%)被确为乳腺癌,因此 PBM 减少了 BRCA 突变基因携带者 90%的乳腺癌风险。一项针

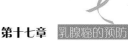

对 139 名 *BRCA* 突变基因携带者的研究发现在 3 年的随访时间内,76 名行 PBM 的妇女中无一人确诊乳腺癌,而未选择手术的 63 名妇女中 8 名确诊为乳腺癌。相似地,一项长期随访研究发现 *BRCA* 突变基因携带者进行 PBM 后 4.5 年的时间内无一人诊断为乳腺癌。

　　手术并不能完全清除乳腺上皮组织,乳房切除术能够去除 95% ~99% 的乳腺组织,然而手术会造成一定的身体结构破坏,减少女性特征,并且给妇女带来一定的精神压力。有研究指出,选择进行 PBM 的妇女比未选择者承受更多焦虑和紧张的情绪,在手术前后最为明显,手术后 6 个月压力逐渐减少,手术后 1 年则几乎无相关的精神压力。此外,选择进行乳腺重建术 IBR 的妇女在术后精神压力较小,且性生活未受到影响。

　　使用自体皮瓣或移植物进行保留皮肤的乳房切除术(SSM)和术后立即 IBR 是另一种选择,它的安全性已得到初步验证,且术后满意度和病死率均较高。从美学角度讲,SSM 和 IBR 具有很大的优势,可以让妇女保留女性特征。然而需要明确的是 SSM 和 IBR 会导致 5% ~10% 的乳腺组织残留在皮下,这些乳腺组织可能会成为乳腺癌变的导火索。因此需要更多的研究来证实其安全性。

　　乳房切除术的并发症较少,包括切口感染、脂肪组织液化、切口皮瓣坏死、皮下积血积液等,均可以进行对症处理。围手术期常规使用抗生素,注意切口护理可降低切口感染的风险。一旦发生感染,通过抗感染治疗及换药一般切口均可愈合。遇创面大,皮瓣缘难以对合时,应酌情潜行游离皮瓣下的脂肪组织直至切口中部皮肤张力适中为止。切口的缝缘不应过紧,以免线脚处缺血、感染。创口皮下积血或积液,多因创面大、术中未能彻底止血或有来自切断的毛细淋巴管的淋巴渗出液积累在皮瓣下所致。手术中放置的引流管位置不当或创面缝合后未能在创面上适当地加压,也可导致此种并发症。处理的方法是,术后 24 h 检查创口,有积血者应改善引流。在 48 h 后仍积血、积液,应做局部穿刺,吸净储积的血清或在局部做切口旁小切口置入硅胶管做负压吸引。少数情况下可经原切口拆除 1~2 针缝线排出积血、积液后加压包扎。

　　总的来说,预防性乳房切除术是一项较为安全的手术,手术过程较快,术后并发症少,术后 7 d 即可拆线。

第七节　总　　结

　　本章详细介绍了乳腺癌预防的相关情况。首先,乳腺癌的高危因素包括遗传相关因素、性别、年龄、种族或民族、BMI 高、相关生育史、饮酒、雌孕激素替代治疗史、乳腺疾病史、乳腺 X 线摄片腺体密度高、胸部放射物质接触、生存压力等。然后,针对不同的高危因素,医生可以宣教和帮助患者采取乳腺癌的风险降低措施,包括生活方式转变、注意生育情况、定期体检等。随后介绍了常用的乳腺癌高危人群筛选模型,包括 Gail 模型、BRCAPRO 模型和 Cuzick-Tyrer 模型,这些模型可以准确地预估妇女的乳腺癌风险,为后续的预防措施提供重要的参考。对于通过模型筛选出的乳腺癌高危、中危人群,可以选择乳腺癌的预防性治疗和乳腺癌的预防性手术。有关化学预防,目前有多种药物可供选择,主要包括 SERM、AI、二甲双胍、维生素 A 类、EGFR -酪氨酸激酶抑制剂、NSAID、二磷酸盐、维生素 D、中草药等。其中 SERM 和 AI 已经在国际指南中明确推荐,其他药物也在积极地进行临床试验中。在预防性手术方面,目前多采用 PBM 加或不加 IBM。需要注意的是,无论是药物还是手术预防,均需要注意和患者的沟通,告知其相关情况并充分给予患者尊重。尤其是手术预防,其适应证多为相关突变基因携带者,需要通过基因检测来明确风险。

我国乳腺癌的发病率正在逐年上升,乳腺癌的防控形势不容乐观。尽管乳腺癌已被证实为可以预防的一种疾病,但由于妇女对于乳腺癌的重视程度不高、对预防性药物的不了解、与医生缺乏沟通等原因,全世界包括我国乳腺癌的预防工作进展缓慢。随着越来越多的预防药物进入临床试验,临床医生应该积极了解乳腺癌预防的最新进展,建立起高效的医患沟通模式,增强乳腺癌知识科普;相关机构应该大力推进我国乳腺癌预防药物、手术的研究;妇女应积极主动地了解乳腺癌的相关高危因素,并且从生活方式的转变做起,降低乳腺癌的风险。只有通过广大人群、医院、临床医生、政府机构、药物企业和疾病控制中心的共同努力,才能进一步降低乳腺癌的发病,从源头上减少乳腺癌对社会的巨大危害。

(谢一兆　王碧芸)

主要参考文献

1. 安丽营,张开治,张英丽,等. Gail 和 Cuzick - Tyrer 乳腺癌风险评估模型应用的初探. 中国妇幼保健,2016(5):945 - 946.
2. 陈杰,周蕾蕾. 乳腺癌的危险因素及其预防研究进展. 实用医院临床杂志,2015,12(4):159 - 163.
3. 侯公楷. 中医药防治乳腺癌进展. 辽宁中医药大学学报,2016,18(5):249 - 253.
4. 林燕,孙强. 乳腺癌的风险评估与预防. 中华乳腺病杂志,2016,10(2)101 - 104.
5. 徐雅莉,孙强,单广单,等. 中国女性乳腺癌发病相关危险因素:病例对照研究. 协和医学杂志,2011,2(1):7 - 14.
6. Ales-Martlnez JE, Ruiz A, Chacón JI, et al. Preventive treatments for breast cancer: recent developments. Clin Transl Oncol, 2015,17(4):257 - 263.
7. Cazzaniga M, Bonanni B. Breast cancer chemoprevention: old and new approaches. Biomed Biotechnol, 2012:985620.
8. Chlebowski RT. Current concepts in breast cancer chemoprevention. Pol Arch Med Wewn, 2014,124(4):191 - 199.
9. Colditz A, Bohlke K, Berkey CS. Breast cancer risk accumulation starts early-prevention must also. Breast Cancer Res Treat, 2014,145(3):567 - 579.
10. Cuzick J, Powles T, Veronesietal U. Overview of the main outcomes in breast-cancer prevention trials. Lancet, 2003,9354:296 - 300.
11. Cuzick J. First results from the International Breast Cancer Intervention Study (IBIS-I): a randomised prevention trial. Lancet, 2002,9336:817 - 824.
12. Freedman AN, Yu B, Gail MH, et al. Benefit/risk assessment for breast cancer chemoprevention with raloxifene or tamoxifen for women age 50 years or older. J Clin Oncol, 2011,29(17):2327 - 2333.
13. Gail MH, Brinton LA, Byar DP, et al. Projecting individualized probabilities of developing breast cancer for white females who are being examined annually. J Natl Cancer Inst, 1989, 81 (24): 1879 - 1886.

14. Harvie M，Howell A，Evans DG. Can diet and lifestyle prevent breast cancer：what is the evidence. Am Soc Clin Oncol Educ Book，2015：e66 - 73.

15. Holmberg C. Decision making in the context of breast cancer chemoprevention：patient perceptions and the meaning of Risk. Am Soc Clin Oncol Educ Book，2015：e59 - 64.

16. Howell A，et al. Risk determination and prevention of breast cancer. Breast Cancer Res，2014,16:446.

17. King MC，Wieand S，Hale K，et al. Tamoxifen and breast cancer incidence among women with inherited mutations in brca1 and brca 2 national surgical adjuvant breast and bowel project（nsabp-p1）breast cancer prevention trial. J Am Med Ass，2001,286(18):2251 - 2256.

18. Martinez A，Fagerlin A，Witteman HO，et al. What matters to women when making decisions about breast cancer chemoprevention. Patient，2016,9(2):149 - 159.

19. Mocellin S，Pilati P，Briarava M，et al. Breast cancer chemoprevention：a network meta-analysis of randomized controlled trials. J Natl Cancer Inst，2016,108(2).

20. NCCN Guidelines，Breast Cancer Risk Reduction. 2016.

21. Nelson HD，Smith ME，Griffin JC，et al. Use of medications to reduce risk for primary breast cancer：a systematic review for the US preventive services task force. Ann Intern Med，2013,158（8）：604 - 614.

22. NICE Guidelines，Breast Cancer. 2016.

23. PDQ，Breast Cancer Prevention（Health Professional Version）. 2016.

24. Powles TJ，Ashley s，Tidy A，et al. Twenty-year follow-up of the Royal Marsden randomized，double-blinded tamoxifen breast cancer prevention trail. J Natl Cancer Inst，2007,99(4):283 - 290.

25. Pruthi S，Heisey RE，Bevers TB. Chemoprevention for breast cancer. Ann Surg Oncol，2015,22(10):3230 - 3235.

26. Quante S，Whittemore As，Shriver T，et al. Breast cancer risk assessment across the risk continuum：genetic and nongenetic risk factors contributing to differential model performance. Breast Cancer Res，2012,14(6)：R144.

27. Salhab M，Bismohun S，Mokbelm. Risk-reducing strategies for women carrying brca1/2 mutations with a focus on prophylactic surgery. BMC Women's Health，2010,10:28.

28. Serrano D，et al. Cancer chemoprevention：much has been done，but there is still much to do. State of the art and possible new approaches. Molecul Oncol，2015,17:1008 - 1017.

29. Shao T，Klein P，Grossbard ML. Vitamin D and breast cancer. Oncologist，2012,17(1):36 - 45.

30. Sismondi P，et al. Chemoprevention or mastectomy for women at high rick of developing breast cancer. Maturitas，2015,82:271 - 273.

第十八章　乳腺原位癌的预后

一、乳腺原位癌的自然病程及预后

　　导管原位癌普遍被认为是浸润性导管癌的前驱病变，不经治疗最终可能会发展浸润性导管癌。流行病学研究显示，低级别导管原位癌并不会必然进展为浸润性癌。不予治疗的情况下，预计 15 年中大约 30% 患者会在同侧乳房局部复发或发生浸润性癌。O'Flynn 等报道，低级别导管原位癌进展为浸润性癌的风险为 13%，而高级别导管原位癌进展为浸润性癌的风险为 36%。但是为什么会进展，有多少概率进展为浸润性癌，以及哪种类型导管原位癌更容易发生这种进展还未阐明。早期有一些研究，从误诊为良性病变而没有接受任何治疗的导管原位癌患者，和仅做了活检证实导管原位癌而未治疗的患者中，估计导管原位癌进展为浸润性癌的风险，发现从导管原位癌进展为浸润性导管癌的比例为 14%~53%。Eusebi 等发现导管原位癌仅 14% 进展为浸润性癌，而其他多项研究结果平均值为 43%。这些导管原位癌的组织学类包括乳头状、粉刺样、非粉刺样等，随访时间从 1 年到 30 年不等。Melinda E. Sanders 等通过回顾病理诊断，从26 539 例存档病理切片中，筛选出 45 例在 1950~1989 年间活检诊断低级别导管原位癌后未做进一步治疗的患者，在总计随访 47 年之内，其中 16 例（43%）再次发生浸润性癌，3 例再次发生导管原位癌，全部发生在原肿瘤所在的乳房或象限。11 例再次发生的浸润性癌发生于初次诊断导管原位癌后 10 年之内，平均发生于初次诊断后 13 年（3~42 年）。另外 29 例患者平均随访 26 年（1~47 年）未再次发生乳腺癌。再次发生乳腺癌与初次诊断导管原位癌时是否绝经，以及导管原位癌组织学类型均不相关。45 例导管原位癌患者中 6 例有乳腺癌家族史，其中 2 例再次发生浸润性癌。16 例再次发生乳腺浸润性癌的患者中，7 例死于乳腺癌转移，平均死亡时间为诊断浸润性癌后 3 年（1~7 年）之内。3 例行乳房切除后存活良好。再次发生导管原位癌的 3 例患者中，1 例复发于初次导管原位癌诊断第 3 年，另外 2 例分别发生于初次诊断后 23 年和 28 年。

　　小叶原位癌发展为浸润性癌的风险相对较小，具有癌变间期长、双侧乳房、多个象限发病的特点。一些研究显示，在诊断为小叶不典型增生和小叶原位癌的女性中，终身发生癌变的概率为 5%~32%，平均癌变率为 8%。Page 等的研究结果显示，小叶原位癌平均随访 18 年，癌变率为 17%。Chuba 等的研究结果显示，小叶原位癌患者随访 5、10、15、20、25 年的癌变率分别为 4.1%、7.1%、10.6%、13.8% 和 17.6%。小叶原位癌进展为浸润性癌发生于双侧乳房的概率均等，不仅局限于小叶原位癌原发部位。多数学者认为，小叶原位癌是浸润性癌的危险因素。有些学者则认为,小叶原位癌是癌前病变。如 Li 等在一项流行病学调查中评估了 4 490 例小叶原位癌和 37 692 例导管原位癌,结果显示,小叶原位癌多数进展为浸润性小叶癌,但也可进展为浸润性导管癌,其发生浸润性导管癌的可能性为导管原位癌的 80%;进展为浸润性癌的概率与患者年龄、种族、手术方式等因素有关。

导管原位癌总体预后良好,10 年生存率可达 98% 以上,10 年局部复发率约 10%,发生浸润性癌的概率约 24%,诊断后乳腺癌相关病死率<2%。1978~1983 年(乳腺 X 线摄影技术之前)间诊断导管原位癌的女性,行乳腺切除手术,随访 10 年有 3.4% 死于乳腺癌。而在 1984~1989 年间诊断导管原位癌的女性,尽管行局部切除手术增加,随诊 10 年仅 1.9% 死于乳腺癌。这显然与导管原位癌的综合治疗方法的进展有关。诊断导管原位癌而因乳腺癌死亡的病例与下列因素有关:①最初诊断导管原位癌时漏掉了已经存在的浸润性癌;②未能彻底切除的导管原位癌进展为浸润性癌;③在乳腺中发生新的浸润性癌。

导管原位癌具有与浸润性导管癌一样的分子分型。Hieken TJ 等将导管原位癌分为 4 类:腔面型(44%)、Her-2 过表达(28%)、基底样(8%)和其他/混合型(20%)。该研究对比分析了 ER、PR、Her-2、Ki-67 和 p53 在导管原位癌和浸润性导管癌中的表达特征后,认为分化差的导管原位癌由分化良好的导管原位癌逐步转变而来,其机制和随机的基因缺失、遗传不稳定性(如 p53 基因突变)有关,这种变化不断积累放大,导致浸润性导管癌的发生。而另有一些分子遗传学研究结果显示,导管原位癌向浸润性癌的发展模式不是低级别导管原位癌到高级别导管原位癌,再到低级别浸润性癌,最后到高级别浸润性癌,而更可能是低级别导管原位癌到低级别浸润性癌,高级别导管原位癌到高级别浸润性癌。遗传学标记物有望用来预测导管原位癌进展为浸润性癌的风险。

二、乳腺原位癌预后的影响因素

治疗导管原位癌的目的是防止局部复发,尤其是阻止向浸润性癌的进展。其预后评价是局部复发或进展为浸润性癌的风险。影响导管原位癌预后的因素包括:患者年龄、是否存在临床症状、原位癌病灶大小、组织学级别、是否伴有坏死、选择何种治疗方式(如采用保乳手术,则保乳手术切缘是影响预后的重要因素)以及生物标记物等。Rudloff 等对 1 868 例导管原位癌患者进行多变量分析后提出,术后局部复发的相关独立预测因素主要有患者年龄、家族史、切缘状态、临床或影像学表现、核分级、有无坏死等。但有研究者提出,没有标记物可以预测哪些导管原位癌将进展为浸润性癌。

(一)年龄与乳腺原位癌的预后

年纪轻(定义为年龄<40 岁或 45 岁)与保乳手术治疗后复发显著相关。年龄 40 或 50 岁以上导管原位癌复发或进展为浸润性癌的风险始终较年轻女性更低,多项研究结果提示年长女性相对危险度为 0.5。同时,年纪轻还与其他不良临床因素如肿瘤为高级别、坏死、伴有临床表现(相对于仅有乳腺 X 线表现)及病变广泛等有关。VNPI 在 2003 年进行了修订,患者年龄被作为另一个决定性因素加入其中。年轻患者的肿瘤具有更短的肿瘤倍增时间和更具侵袭性的特征,

包括高核级别、Her-2阳性、更常复发以及肿瘤体积更大。Omlin等最近报道年龄、切缘和放疗剂量是有无局部复发生存的重要预测指标。

(二）组织学病理指标与乳腺原位癌的预后

导管原位癌是一组异质性的肿瘤,在组织学上根据结构特征可分为粉刺样、实体状、筛状、乳头状、微乳头状、附壁、高分泌型和大汗腺型等亚型,然而,这种分类无助于预测其生物学行为,特别是与保乳治疗相关的局部复发风险。依据核级(高、中、低)、组织学类型及是否存在坏死对导管原位癌的分级与临床预后具有较好的相关性。

许多因素决定局部复发的风险,包括可触及肿块、病变体积大、组织学分级高、肿瘤距离切缘近或切缘阳性、年龄<50岁或者高复发风险指数。通常,肿瘤体积大与局部导管原位及浸润性癌复发率增高相关。Li等研究了37 692例导管原位癌和4 490例小叶原位癌,发现大肿瘤与小肿瘤相比有更高的复发率(RR= 1.3)。美国南加州大学的学者们提出Van Nuys预后指数(Van Nuys prognostic index,VNPI)来判断导管原位癌的复发风险,包括肿瘤大小、边缘、核分级和坏死以及患者年龄(评分为4~12分)。他们研究了706例导管原位癌保乳术患者,随访81个月,40%患者术后辅助放疗。VNPI 4~6分者复发率为1%,7~9分者为20%,10~12分者为50%。在VNPI 4~6分组随访12年局部复发率无显著差异,放疗无明显优势,在VNPI 7~9分组放疗可以降低无复发生存12%~15%(P= 0.02)。评分10分组和12分组患者治疗5年后50%从放疗获益。然而,这一组患者即使加了放疗,局部无复发生存率也有60%(表18-1)。研究者推荐:4~6分者行单纯保乳手术,7~9分者行保乳手术加放疗,10~12分者应考虑全乳房切除。但是在随后的前瞻性试验中显示在所有亚组中辅助放疗均获益,因此当前大多学者认为在VNPI低复发风险患者中去除放疗证据不足。目前关于VNPI的研究尚无前瞻性随机试验证据,现有试验的研究结果存在不一致性,因此VNPI并未被广泛认可。

表 18-1   美国南部加利福尼亚大学 VNPI 评分系统

评价因素	分值		
	1分	2分	3分
肿瘤大小(mm)	≤15	16~40	≥41
切缘宽度(mm)	>10	1~9	1
病理分型	非高级别无坏死(核分级1~2级)	非高级别有坏死(核分级1~2级)	高级别有坏死(核分级3级)
年龄(岁)	>60	40~60	<40

在美国国家乳腺大肠外科辅助计划(National Surgical Adjuvant Breast and Bowel Project,NSABP)B-17临床试验中,评价了9项病理学特征,单变量分析结果显示粉刺样坏死(P= 0.002)、组织学类型(实性对比筛状)(P= 0.006)、淋巴细胞浸润(P= 0.02)、病灶局限(P= 0.02)与同侧乳腺复发相关。但多变量分析结果显示,仅粉刺样坏死与复发有显著相关性。

James E. Davis 等发现 46%无复发的导管原位癌伴有坏死,而有复发的导管原位癌中 83%伴坏死,差异有显著性($P= 0.007$)。EORTC 10853 临床试验的多变量分析结果显示,患者年轻、因临床症状发现的导管原位癌、肿瘤生长方式、手术切缘阳性、仅采用局部手术治疗等是与局部复发率增加相关的重要因素。

Collins LC 等从 1 877 例诊断良性病变的活检中,筛选出 13 例被漏诊的导管原位癌病例,其中 6 例发生浸润性癌。这 13 例导管原位癌中 4 例低级别,6 例中级别,3 例高级别,发展为浸润性癌的 6 例导管原位癌中,低、中、高级别导管原位癌各为 2 例。多项研究结果显示,高级别导管原位癌如果不予治疗,约 50%患者 5 年内发展为浸润性癌。在低级别导管原位癌中这个比例为 35%~50%,并且发展为浸润性癌的时间会延长到 40 年以上。因此,如果治疗不当,在足够长的时间内,低级别导管原位癌有可能发生局部复发或远处扩散。

(三)生物标记物与乳腺原位癌的预后

临床常用在乳腺浸润性癌中的生物标记物,多数是生长因子和激素受体,检测导管原位癌发现,原位癌中有与浸润性癌相似的表达。

1. **雌激素受体(ER)、孕激素受体(PR)状态** 50%~60%导管原位癌表达 ER。在恶性程度较低的肿瘤如分化较好、无坏死的导管原位癌中,ER 有更多的表达。ER 是首个被用来指导临床治疗的标记物。ER 阳性导管原位癌是接受他莫昔芬治疗的获益人群。在 ER 阳性导管原位癌患者中,他莫昔芬降低复发风险 60%,对 ER 阴性患者复发风险无显著降低。导管原位癌行保乳加放疗之后,他莫昔芬辅助治疗可使 5 年同侧复发率从 9%降至 6%,同时降低对侧乳腺复发风险。他莫昔芬预防同侧复发的作用可能在接受放疗的患者中有特别价值。

2. **Her-2 基因** Her-2 过表达与导管原位癌复发风险增加相关(相对危险度为 1.5~3.7)。总的来说,Her-2 在超过 40%导管原位癌中过表达。在高级别、有粉刺样坏死的病例中表达率远高于低级别、无粉刺样坏死的病例。Her-2 过表达与保乳术后的局部复发率和进展为浸润性癌的趋势相关。Her-2 在导管原位癌中过表达的比例高于在浸润性癌中的比例。导管原位癌进展为浸润性癌时 Her-2 表达降低,14%无复发的导管原位癌中有 Her-2 过表达,而在发生复发的导管原位癌中 50%有 Her-2 过表达,差异有显著性($P= 0.03$)。

3. **EGFR** 一项研究结果显示,EGFR 表达于 48%(19/40)的导管原位癌,但表达与组织学级别无关。有实验结果发现,Her-2 阳性的导管原位癌体外模型中,Her-2 抑制剂曲妥珠单抗不能有效地影响凋亡和细胞增殖,而 EGFR 抑制剂吉非替尼(一种更小分子的药物),能够增加导管原位癌细胞凋亡和降低增殖活性。

4. **Ki-67 增殖指数** Ki-67 与导管原位癌复发有关。87%无复发导管原位癌病例为低 Ki-67 指数(0%~10%),复发病例中仅 50%为低 Ki-67 指数,差异有显著性($P= 0.002$)。

5. **其他** 包括细胞周期调节及凋亡标记物、血管发生相关蛋白、表皮生长因子受体家族以及细胞外基质、富含半胱氨酸的酸性分泌蛋白和环氧化酶(cyclooxyge nase,COX-2)等。在这些生物标记物中,有些是癌基因,有些是抑癌基因,它们在导管原位癌的发生及进展为浸润性导管癌的过程中发挥不同的作用。Fornetti 等报道了在绝经前有生育史的导管原位癌和浸润性导管癌年轻女性患者中,其癌旁乳腺上皮组织中的 COX－2 表达是正常女性的 40 倍左右。研究指出 COX－2 高表达可能是发生导管原位癌以及促进导管原位癌向浸润性癌进展的重要因素。

Rakovitch E 等评估了 9 项生物标记物(ER、PR、Ki－67、p53、p21、cyclin D1、Her－2/neu、calgranulin 和 psoriasin)在 213 例行保乳治疗的导管原位癌患者(141 例单纯保乳,72 例保乳术后放疗)中预测局部复发风险中的价值。结果显示,Her－2/Ki－67 阳性组具有显著的导管原位癌复发风险,并且风险独立于核分级和年龄之外。Han K 等和 Nofech-Mozes S 等分别研究了不同分子分型的导管原位癌局部切除术后的复发风险,结果显示 Luminal B 型、Her－2 过表达型的导管原位癌局部复发风险增加。ER 阳性倾向于原位癌的复发,而 Her－2 阳性则倾向于发生浸润性癌的复发。

6. 多基因检测与原位癌的预后 多基因表达谱检测如 Oncotype DX(21 基因)也可应用与导管原位癌,评估其远期局部复发及发展为浸润性癌的风险。来自费城 Albert Einstein 医学中心的 Solin 等于 2013 年建立了基于 12 基因的 Oncotype DX 导管原位癌评分系统,通过测定 Oncotype DX 21 个基因中的 12 个基因[7 个相关基因:Ki－67、STK15、survivin、细胞周期蛋白(cyclin) B1、MYBL2、PR、GSTM1,5 个管家基因:ACTB(p－actin)、GAPDH、RPLPO、GUS、TFRC]表达水平,对 ECOG E5914 研究中患者的导管原位癌评分结果进行临床验证,把患者分为低、中和高局部复发风险组,从而为这些患者手术后是否需要进一步辅助治疗的决策提供参考。Oncotype DX 导管原位癌评分可以预测导管原位癌患者 10 年包括总体复发、浸润癌及非浸润性癌复发在内的各项风险,为导管原位癌提供独立和个体化风险预测。

导管原位癌 12 基因检测模型通过 4 个步骤将 12 个基因的表达结果进行评分,预设范围为 0~100 分。首先,以 7 个相关基因与 5 个管家基因 RNA 的双倍扩增表达量为单位。确定其检测结果为 2~15 分。其次,增殖组评分为 5 个增殖基因的平均分:增殖组评分= (Ki－67+ STK15+ survivin+ CCNB1+ MYBL2)/5。导管原位癌评分(未校正评分)= 0.31×增殖组评分－ 0.08×PR－ 0.09×GSTM1,最后进行校验得出导管原位癌评分= (66.7×导管原位癌评分)+ 10.0。若导管原位癌评分<0,则记为 0;若评分>100,则记为 100。每例患者可以获得 0~100 之间的一个具体的分值,根据得分预设 3 个风险等级:①低风险(导管原位癌评分<39);②中等风险(导管原位癌评分= 39~54);③高危风险(导管原位癌评分≥55)。

Rakovitch 等对加拿大安大略省 571 例于 1994~2003 年间行单纯保乳手术、切缘阴性的导管原位癌患者进行了导管原位癌评分研究。结果显示,评分<39 分的低危患者 35 例;39~54 分的中危患者 95 例;≥55 分的高复发风险患者 121 例。中位随访 9.6 年,结果表明低危患者的 10 年浸润性癌局部复发率为 8.0%,中危患者为 20.9%,高危患者为 15.5%(P= 0.03)。低风险患者 10 年原位癌局部复发率为 5.4%,中危患者为 14.1%,高危患者为 13.7%(P= 0.002)。该研究通过大样本量验证了 Oncotype DX 导管原位癌评分对导管原位癌复发的预测价值,以及能否通过该评分来指导全乳放疗。Rakovitch 等认为 Oncotype 导管原位癌评分低风险患者进行术后放疗无明显获益,同时认为该研究中中危和高危人群的结果相似,未来可能会将两组合并

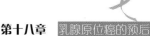

一组或进一步划分高危与中危的分界值。

（四）临床治疗方式与乳腺原位癌的预后

1. **手术治疗的方式**　导管原位癌可采用保乳或单纯切除手术。乳房单纯切除是治疗导管原位癌非常有效的方式，可治愈约 98% 病例，可以说对所有导管原位癌均是潜在可行的治疗手段。随着乳腺 X 线摄片技术的开展，更多更小的、临床隐匿的乳腺导管原位癌病变被诊断出来，同时，在浸润性癌中证实保乳手术与改良根治术有相同的生存率。因此，在近些年越来越多的乳腺导管原位癌患者开始采用保乳手术治疗。导管原位癌行保乳手术后，患者处于同侧乳腺复发的风险之中。在复发病例中，半数是导管原位癌，半数是浸润性癌。复发大多数发生在原手术区域或附近，病理类型与之前的肿瘤病理学特征相似，包括相同的组织学特征，如级别、ER 和 Her-2 表达情况，以及同样的遗传学改变。因此，尽管确有真正的第 2 原发肿瘤发生，在同侧乳腺中再次发生的肿瘤，大多数是起源于原肿瘤或其旁边残留的仅显微镜下可见的微小病灶。行单纯乳房切除的导管原位癌中 1%~2% 复发，归咎于诊断时就已存在隐匿性浸润性癌，残存乳腺复发或对侧乳腺复发。一侧乳腺发生导管原位癌，对侧乳腺发生第 2 个肿瘤（原位癌或浸润性癌）的危险增加，其概率等同于一侧发生浸润性癌，每年 0.5%~1%。全球范围的多项前瞻性对照研究提示，保乳手术患者的 8~10 年局部复发率为 4%~20%，全乳切除术患者为 2%~9%，但保乳手术＋放疗后的局部复发率可降低至与全乳切除术相同或略低水平。

Boyages 等的荟萃分析结果显示，在单纯行肿块切除、肿块切除加放疗和行乳房切除的导管原位癌患者中，局部复发率分别是 22.5%（95% CI 16.9%~28.2%）、8.9%（95% CI 6.8%~11%）和 1.4%（95% CI 0.7%~2.1%）。尽管有其他研究数据提示乳房切除比单纯肿块切除局部复发风险更低，但两者总体生存率并无差别。Schwartz 随访了 224 例行单纯肿块切除的低风险导管原位癌患者（病灶＜2 cm，无浸润，切缘＞10 mm，低核级，整容效果好），中位随访 52 个月，局部复发率为 19.7%。

2. **保乳手术切缘**　保乳手术切缘阳性或贴近、高级别、粉刺样坏死与局部复发有关。1999 年，Silverstein 等提出保乳手术阴性切缘＞1 mm 的患者，无论术后是否加做放疗，其局部复发率无差异；而宽度＜1 mm 的患者，如果不接受放疗，其局部复发显著增加（相对危险度 2.54；$P<$0.01）。而 SSO-ASTRO 最近发布的关于保乳手术后接受全乳放疗的共识指出，阴性切缘宽度 2 mm 能最大限度降低单侧乳腺复发的风险，与之相比，更大宽度并不能显著降低复发风险。2017 年，St. Gallen 会议就导管原位癌保乳手术加放疗的患者，避免 2 次手术的最小可接受切缘宽度投票，34.6% 专家同意墨染切缘无肿瘤，61.5% 专家同意无瘤切缘需 2 mm。

3. **辅助放疗**　放疗降低同侧乳腺复发概率为 40%~60%。5 年随访结果显示，单纯切除后同侧复发风险约 16%，放疗可将风险降低到 8%。尽管随着时间增加，绝对复发风险持续增高，但放疗带来的获益至少可维持 12 年。在诊断导管原位癌治疗方式的 2 项大型国际登记研究（international-registry）中，保乳加放疗 15 年局部复发率 16%~19%，此结果与其他随机临床试验结果一致。虽然有回顾性研究结果提示，对于低级别、肿瘤范围小或肿瘤距切缘＞10 mm 的导管原位癌预后非常良好（如 Silverstein 等的研究结果表明），手术切缘＞1 cm 或 VNPI 3~4 分的导管原位癌患者,局部切除术后是否加放疗并不影响局部的复发率,放疗可能是不必要的。但此结果并未被前瞻性研究所证实。Wong JS 等研究结果显示,小范围低至中级别导管原位癌,切缘约 1 cm 或再次切除阴性,单纯行手术切除治疗后 5 年复发率 12%,大大高出以回顾性研究为基础所预测的数值。因此,目前仍然不能预测哪些患者复发风险足够低,放疗不能进一步帮助她们预防复发。经过对各种治疗选择进行充分讨论之后,患者可能选择不进行放疗,但是她们必须明白并且接受这样的决定可能导致复发风险增加。

放疗对于高风险患者,如病理证实切缘阳性、年轻患者、高级别及有粉刺样坏死,有绝对的益处。Penny Anderson 等研究了 498 例 1989~2014 年导管原位癌行保乳手术治疗病例。以切缘>2 mm 为阴性,0~2 mm 为贴近,肿瘤在印染切缘上为阳性。172 例接受辅助内分泌治疗。切缘阳性或贴近的患者接受>60 Gy (P< 0.001) 和扩大切除手术(P< 0.01)。10 年局部控制率与阴性切缘病例相比无显著性差异,阴性(93.5%)、贴近(91.8%),或阳性(100%)(P= 0.57)。接受 2 次切除切缘贴近或阳性者 10 年局控率无差异(P= 0.55)。扩大切除和全乳放疗对导管原位癌病例有非常好的局控率。

单纯手术切除不联合放疗同侧乳腺复发风险增高。ECOG E‐5194 研究(美国费城艾伯特‐爱因斯坦医疗中心的 Lawrence J. Solin 等开展的一项前瞻性研究)评估了单纯采取手术切除而不联合放疗的乳腺导管原位癌的患侧乳腺事件(ipsilateral breast event,IBE)的发生风险。12 年随访结果显示,其 IBE 及浸润性 IBE 发生率逐年持续升高。研究根据临床及病理特征选取低风险的导管原位癌女性患者,根据导管原位癌分级和肿瘤大小分为 2 组(组 1:低级别或中级别导管原位癌,肿瘤直径≤2.5 cm;组 2:高级别导管原位癌,肿瘤直径≤1.0 cm)。术中切除范围包含肿瘤及周边至少 3 mm 的正常组织。30%患者治疗中应用他莫昔芬他莫昔芬(非随机分配)。中位随访 12.3 年。随访时间内,共发生 99 例 IBE,其中 51 例(52%)为浸润性癌。在 2 组中,IBE和浸润性 IBE 的发生率都随时间而升高。组 2 的 IBE 发生率显著高于组 1;在浸润性 IBE 方面,两组间无显著差异。

4. **辅助内分泌治疗**　总的来说,手术和放疗的目的为局部控制,减少局部复发,对总生存率无影响。辅助内分泌治疗能有效降低导管原位癌术后复发的风险。NSABP B‐24 等临床随机试验的结果显示,他莫西芬可降低导管原位癌局部复发和对侧乳腺癌发生。有关芳香化酶抑制剂对绝经后导管原位癌辅助治疗的效果,NSABP B‐35 试验进行了阿那曲唑和他莫昔芬辅助治疗导管原位癌的Ⅲ期临床试验。NSABP B‐35 是一项随机、双盲、多中心(包括 2 个国家 333 个治疗中心)临床试验,在经过肿瘤切除联合放疗治疗后的绝经后乳腺导管原位癌患者中,比较阿那曲唑和他莫昔芬预防乳腺癌事件[包括导管原位癌复发、同侧和(或)对侧新发导管原位癌或浸润性乳腺癌]的作用,次要终点为无疾病生存(包括除小叶原位癌之外的复发、第 2 原发癌和任何原因引起的死亡)、总生存(OS)、同侧或对侧乳腺癌、骨质疏松骨折。结果显示,阿那曲唑组对侧所有乳腺癌和浸润性乳腺癌发生率(分别为 2.5%、1.4%)显著低于他莫昔芬组(分别为 3.9%、2.6%),但阿那曲唑组同侧乳腺癌发生率未显示优势。阿那曲唑组在预估的 10 年主要终点上优于他莫昔芬组(分别为 93.5%、89.2%,P= 0.03);该优势在年龄<60 岁人群中更为明显(分别为 88.8%、81.5%,P= 0.003)。在年龄<60 岁亚组中,阿那曲唑组乳腺癌事件发生率更低

（HR＝0.53，P＝0.0026），而在年龄≥60岁亚组中则未观察到阿那曲唑的优势。两组的5年、10年估计OS率相似，约为98%和92%。

5. **淋巴结转移和远处转移** 理论上导管原位癌不发生转移，无论是淋巴结还是远处器官的转移。但文献报道中导管原位癌偶尔可发生腋窝淋巴结转移。Gregory D. Leonard回顾总结17个作者报道的数据显示，总的腋窝淋巴结转移率为1.4%（22/1621），Rosner等报道的比例最高，为3.8%（8/210）。诊断导管原位癌后发现远处转移（如肺转移、脑转移等）在实际工作中也偶有发生。这些病例往往是病变范围较大（直径＞2.5 cm）、高级别、伴有坏死的导管原位癌，存在隐匿性浸润性癌成分。

6. **辅助化疗** 基本上，化疗在导管原位癌治疗中无作用。

（五）导管原位癌患者随访

导管原位癌患者通常以X线乳腺摄片检测同侧复发，约1/4在对乳腺和胸壁进行体格检查时发现。患者应在初次治疗后6~12个月做基线X线检查，以后至少每年1次。我国专家2016年发布的《乳腺原位癌诊疗共识》推荐，手术治疗后的导管原位癌患者，应接受每6~12个月1次的病情随访和体格检查，持续5年后改为每年1次。每12个月应进行1次乳房X线摄片（保乳手术患者放疗后每6~12个月1次）及乳腺超声检查。

保乳加放疗后发生的局部复发一般采用乳房切除治疗。未接受过放疗的患者可能采用局部切除加放疗。乳腺原位癌复发的病例一半是浸润性癌，一半仍然是原位癌。复发肿瘤为导管原位癌的患者预后良好，在行补救性乳房切除后，再次发生复发的风险不到1%。导管原位癌保乳手术治疗后复发为浸润性癌的患者，其预后类似于早期乳腺癌，8年发生复发转移概率为15%~20%。

（六）其他因素与乳腺原位癌的预后

1. **家族史** 携带BRCA1或BRCA2基因的女性处于乳腺癌高发风险。因此，这部分导管原位癌患者局部复发风险也增加。有乳腺癌家族史的小叶原位癌患者，发生浸润性癌的风险增加。

2. **种族** 据报道，美国诊断导管原位癌的女性中，非洲裔女性总体病死率及乳腺癌相关病死率均高于白种人女性。患导管原位癌的非洲裔女性较白种人女性更易死于乳腺癌（RR＝1.35，95% CI 1.12~1.62）或更容易发生浸润性复发（RR＝1.4，95% CI 1.2~1.7）。但有研究对肿瘤相关因素进行更加仔细的设置之后发现，不同种族导管原位癌病例之间并无复发风险的差异。

几项导管原位癌治疗后同侧或对侧复发风险的随机临床试验的比较见表18-2。

表 18-2 乳腺导管原位癌治疗后同侧或对侧复发风险的随机临床试验的比较

试验名称	患者数量	随访时间	同侧复发风险（%）			干预危害比	P值	对侧乳腺癌风险（%）	复发相关因素	治疗结果
			仅切除	切除+放疗	切除+放疗+TAM					
NSABP B-17	818	5年	16	7	—	0.43	<0.001	6.6	中度-显著粉刺样坏死（1.72~1.94）切缘阳性或不确定（.48~2.33）	放疗在所有组中降低局部复发风险
		8年	27	12	—					
		12年	32	16	—					
EORTC 10853	1010	4年	16	9	—	0.62	0.005	3	年龄≤40岁（2.1）筛状或实性或粉刺样坏死（2.6）有临床表现 切缘阳性,或贴近,或状态不明	放疗在所有组中降低局部复发风险
NASBP B-24	1804	5年	—	9	6	0.69	0.02	TAM:2 非TAM:5	年龄>50岁（0.46）阳性切缘（1.84）	TAM在所有组中降低局部复发风险
		7年	—	11	8				粉刺样坏死（1.82）有临床表现（1.90）	
UKCCCR	1701	5年	14	6	TAM:13 非TAM:15	放疗:0.38 TAM:0.9	<0.001 0.42	2		

NSABP: National Surgical Adjuvant Breast and Bowel Project; EORTC: European Organization for Research and Treatment of Cancer; UKCCCR: United Kingdom Coordinating Committee on Cancer Research

（徐晓丽）

主要参考文献

1. 孙强，徐兵河，邵志敏，等. 乳腺癌诊疗专家共识. 中华肿瘤学杂志，2016,38(12):942-947.

2. Burstein HJ，Poyak K，Wong JS，et al. Ductal carcinoma in situ of the breast. N Engl J Med，2004，350(14):1430-1441.

3. Davis JE，Nemesure B，Mehmood S，et al. Her2 and Ki-67 biomarkers predict recurrence of ductal carcinoma in situ. Appl Immunohistochem Mol Morphol，2016,24(1):20-25:

4. Erbas B，Provenzano E，Armes J，et al. The natural history of ductal carcinoma in situ of the breast: a review. Breast Cancer Res Treat，2006,097(2):135-144.

5. Harold JB，Kornelia P，Julia SW，et al. Ductal carcinoma in situ of the breast. N Engl J Med，2004，350(14):1430-1441.

6. Li CI，Malone Ke，Saltzman BS，et al. Risk of invasive breast carcinoma among women diagnosed with ductal carcinoma in situ and lobular carcinoma in situ. Cancer，2006,106(10):2104-2112.

7. Morrow M，Van Zee KJ，Solin LJ，et al. Society of surgical oncology-American society for radiation oncology-American society of clinical oncology consensus guideline on margins for breast-conserving surgery with whole-breast irradiation in ductal carcinoma in situ. J，Pract Radiat Oncol，2016,6(5):287-295.

8. O'Flynn E，Morel JC，Gonzalez J，et al. Prediction of the presence of invasive disease from the measurement of extent of malignant microcalcification on mammography and ductal carcinoma in situ grade at core biopsy. Clin Radio，2009,64(2):178-183.

9. Page DL，Kidd TE Jr，Dupont WD，et al. Lobular neoplasia of the breast: higher risk for subwequent invasive cancer predicted by more extensive disease. Hum Pathol，1991,22(12):1232-1239.

10. Shaikh T，Li T，Murphy CT，et al. Importance of surgical margin status in ductal carcinoma in situ. Clinl Breast Cancer，2016,16(4):312-318.

11. Silverstein HR，Lagios MD，Craig PH，et al. A prognostic index of ductal carcinoma in situ of the breast. Cancer，1996,77:2267-2274.

12. Solin LJ，Gray R，Baehner FL，et al. A muhigene expression assay to predict local recurrence risk for duetal carcinoma in situ of the breast. J Natl Cancer Inst，2013,105(10):701-710.

第十九章　乳腺原位癌诊疗相关循证医学资料

　　近年来，由于钼靶筛查的普及，导管原位癌（DCIS）发病率逐年增高，占据了新发乳腺癌约1/5的比例。然而由筛查而发现的 DCIS 的自然疾病史目前尚不清楚。有些 DCIS 终身表现为惰性，甚至不予处理可能也不会进展为浸润性癌；而有些则不然，可能具有发展为浸润性癌的倾向。因此认为，DCIS 是一类异质性的肿瘤，仅仅用 DCIS 这样一个笼统的标签去定义这一组疾病从而决定其后续治疗，判断其后续进展，可能有失中肯。总体而言，DCIS 是一类治愈率很高的疾病，然而一旦发生浸润性癌的复发甚至未经复发的远处转移，患者的预后将受到很大的负面影响。因此，关于 DCIS 的治疗模式，业内一直争议不断，尤其是筛查所带来过度诊疗的可能性。相当一部分经筛查发现的 DCIS 被认为是过度诊断的一类疾病，因为即使不经治疗，它们也永远不会进展为浸润性癌。而近年来乳腺癌病死率的下降，则被认为部分与 DCIS 的及时发现可能相关。如何精准地找到生物学行为不佳的 DCIS，从而给予更积极地治疗？如何避免给予惰性DCIS 过度治疗？这些可能有赖于更精准的分子分型及预测模型。关于 DCIS 的治疗策略，随着循证医学的发展及业内对 DCIS 认知程度的加深，也在逐渐改变。曾经全乳切除术被认为是DCIS 的标准治疗，现今仅仅 30%的 DCIS 采用该种术式，而采用保乳术作为绝大多数 DCIS 的外科治疗方式，已经得到业内的广泛认可。然而保乳术带来了局部复发率增加这一风险，该如何定义"最佳"切缘，如何选择性地给予辅助放疗及内分泌治疗，一直是业内争论的焦点。本章将逐一罗列这 3 个热点的相关循证医学依据，供读者参考。

一、外科治疗：何为理想切缘

　　目前有 60%～70%的 DCIS 患者采用了保乳术作为其手术治疗方式，然而仍有相当一部分患者会由于阳性切缘的缘故而接受二次手术。DCIS 保乳术后不予放疗的局部复发率（LRR）为20%～30%，保乳术加放疗的 LRR 为 10%～15%。而 DCIS 一旦复发就不仅仅是经济、健康、心理的困扰。因为其中复发的病例中一半为 DCIS，另一半则为伴或不伴 DCIS 的浸润性癌。后一类型的复发使得 DCIS 由一种可治愈的疾病变成了一类可能致命的疾病。除此以外，即使大部分浸润性癌最终得以治愈，其给患者造成了巨大心理影响及社会、经济压力。因此，降低 DCIS的 LRR 成为治疗 DCIS 的重要目标。

　　全乳切除术在很长时间里都是 DCIS 的标准手术治疗方式；即使是现在，在某些情况下（广泛的 DCIS 病灶或者某些高危但存在放疗禁忌证的患者)仍然是标准术式。然而目前,保乳术联合或不联合放疗已经被认为是一种疗效等同于全乳切除术的优选治疗模式(如果以总生存作为疗效的评估标准)。单独的保乳术对于低危 DCIS 患者而言,可能已经足够,然而保乳术联合放疗显然是一种更为标准、更广为认可的治疗模式。这是因为,如果以局部复发率的降低作为评估标准,任何危险度的患者都能够从保乳术后的放疗中获益。来自美国国家肿瘤数据库(NCDB)的数据显示,1998~2011 年,共 416 232 名患者罹患 DCIS,其中约 70%接受了术后放疗,可见 DCIS 保乳术后放疗的接受度之广泛。总体而言,带有高危因素特征的那部分患者会被推荐接受术后放疗,这些特征包括较大的肿块(定义为直径≥15 mm)、中高级别、粉刺样坏死,尤其是当这些特征伴随着年轻、家族史、可疑切缘不足等其他危险因素时。因此,目前《NCCN 指南》推荐保乳术联合术后放疗作为 DCIS 的优选治疗模式;保乳术不联合放疗这一治疗模式仅被限定在一小部分低危患者中(低危的定义一般基于肿瘤大小、组织学分级、组织学类型及阴性切缘)。事实上,这种定义方式可能已经落后于精准医疗时代的步伐——DCIS 的分子分型、多基因检测等相关研究已经在进一步开展中,初步的研究结果将在后文陆续陈现——更精确的分型、危险度分级可能会给治疗指征的把握带来更多的指导意义。然而,患者的个人选择永远是权衡治疗模式的重要考量因素之一,尤其是在治疗 DCIS 这类极低病死率的疾病时。

事实上,临床上给 DCIS 患者施行保乳术时,医患双方的顾虑除了局部复发率之外,还存在较高的再次手术率,而再次手术的原因往往是未达到阴性切缘。各研究及文献报道的再次手术率差异较大,从 20%到 70%不等,平均为 30%。而造成差异如此之大的主要原因即阴性切缘的定义未达成共识。

切缘被认为是影响 DCIS 局部复发最关键的因素,且阳性切缘带来的负面影响不可以被放疗所弥补,然而过宽的切缘又必然会影响美观及患者的满意度。因此如何找到一个理想切缘,也即在确保安全的情况下尽量窄的切缘,成为 DCIS 外科治疗中很重要的命题。

为了降低再次手术率,有学者提出了术中加做"腔内搔刮"的方法,该操作被证明的确有效降低了再次手术率。然而,即使仅仅行简单的刮除,仍不可避免地带来更多乳腺组织量的损失,从而影响外观和患者术后保乳满意度。这似乎有违保乳的初衷。

在实际操作中,存在一系列因素会带来评估 DCIS 切缘的困难。大多数 DCIS 都是不可扪及的,往往以钼靶片中钙化为主要表现,因此在保乳术中很难准确地评估它的范围。因此在处理 DCIS 标本时需要尤为谨慎,要求甚至要高于对浸润性癌的处理。因此对术后标本行放射学判断、充分了解术前影像学资料及病理科医生和外科医生的充分沟通显得尤为重要。外科医生对各个切缘的标记是至关重要的。对术后标本行彩染有助于进一步帮助判断各切缘的定位,提高病理报告中各切缘宽度的准确性。此外,在放射技术的帮助下,对标本行连续切片在某些情况下也是推荐的,尤其是针对肉眼不可见的隐形病灶,放射技术能帮助病理医生更好地找到病灶并行精准定位切片。所有的切缘都建议被取样,尤其是钼靶片下显示有异常的部位和贴近乳头的部位。不推荐常规行腔内搔刮术,因为使用该术式,则无法判断切缘的宽度。

除此之外,DCIS 切缘宽度的判断还受到很多其他现实因素影响。比如,病理科医生和外科医生沟通不够从而导致切缘定位的偏差、标本取出后出现扁平化("煎饼现象")、病灶往往并非肉眼可见、切缘标记技术及墨染技术的局限等。Molina 等人对 122 例保乳标本进行再次评估，发现病理科医生和外科医生对切缘标记的评估存在高达 31% 左右的偏差。另外，乳腺组织往往是富于脂肪且柔软的，因此无论是外科医生术中对标本行放射学评估以保证切缘时，还是病理科医生术后试图行放射学评估从而引导取样时，都有可能导致标本的变形。"煎饼现象"受到患者的年龄、组织的脂肪含量、腺体的致密程度和 X 线夹板所致的组织压缩程度等因素的影响。一项研究对 100 例保乳标本的术中、病理实验室的体积分别进行测量，发现标本体积出现 40% 左右的缩水。这一结果提示"煎饼现象"对切缘宽度的评估带来了不可忽视的影响。

除此之外，还有一个不可抗拒的因素会对切缘评估带来影响——DCIS 病灶常（约 40%）呈现跳跃分布的模式，尽管这其中 85% 左右的间隔都不超过 5 mm。不过，这些跳跃分布的病灶甚至可能超越切缘，也即残余于患者乳房内，导致更高的再次手术率及局部复发率。

有一些因素被认为可以预判阳性切缘的可能性，比如肿块大小（有文献报道肿块直径＞2.5 cm 强烈提示阳性切缘）、组织学分级、钼靶片未见钙化点、致密的乳房等。某些形态 DCIS 呈现为弥散的、广泛的、多灶性的分布，比如微乳头状 DCIS 或累及终末导管小叶单位的 DCIS，这些都被认为与阳性切缘及再手术标本内的病灶残留相关。另外，上文提及的微乳头状 DCIS 虽常为组织学低级别，局部复发率却往往偏高；与此对照，乳头状 DCIS 则往往表现为团块状结构，更容易评估切缘。然而目前尚没有证据表明，对于某些特殊组织学结构特征的 DCIS 采取更宽的切缘能够降低阳性切缘率及再次手术率。然而可以根据既往的证据得到该推论，比如 DCIS 的组织学结构特征、核分级都与局部复发率密切相关。因此，有理由相信，对于不同组织学特征、组织学类型、级别的 DCIS 来说，最佳切缘的定义应当是不一样的，有待今后研究进一步论证及探索。

那么，总体而言到底多宽的切缘才是阴性切缘（也即安全的切缘）？目前，DCIS 阴性切缘的定义仍存在一定争议且变异较大，从瘤周无染色到 10 mm，众说纷纭莫衷一是。事实上，基于 DCIS 这一疾病的复杂性，这是可以理解的。首先，很难用钼靶去精确评估 DCIS 的范围，其次 DCIS 的组织学特征变异度较大，存在多灶性的特质，再者样本的处理及报告还存在方法学的不一致等。

因此，不同的指南所推荐的切缘宽度也有所不同。《NICE 指南》推荐 2 mm 作为 DCIS 的最小阴性切缘。2009 年乳腺外科医师协会（ABS）推荐 1 mm 作为可接受的切缘，其后 2015 年 ABS 一项未公开发表的投票显示，90% 与会人员选择 1 mm 作为可接受的切缘。外科医师协会（SSO）及美国放射治疗协会（ASTRO）则推荐采取 2 mm 作为接受保乳术联合辅助放疗患者的可接受切缘。下面回顾一下各种切缘定义的循证医学依据。

1. 选择 1 mm 作为阴性切缘 在 EORTC‑10853 试验中，共入组了 1 010 名患者，一半患者接受了辅助放疗，另一半则未接受。该实验选取了 1 mm 作为可接受的切缘，发现切缘≥1 mm 的人群的 LLR 显著低于切缘不足 1 mm 的人群。同时一些回顾性研究也得到的类似结论（表 19‑1）。

表 19 - 1　选取 1 mm 作为 DCIS 保乳术可接受切缘的研究

研究	时间	中位随访月	患者数目	放疗		切缘宽度		复发人数	P 值	
				是	否	< 1 mm	≥ 1 mm		单因素	多因素
EORTC - 10853	1986~1996	126	1 010	507	503	163	578	165	0.000 1	0.000 5
Neuschatz 等	1986~1997	54	109	54	55	81	13	13	0.01	
Karla 等	1983~1994	78	1 036	0	1 036	772	209	209	0.002	
De Ros 等	1992~2003	78	251			233	19	19	0.003	

2. **选择 2 mm 作为阴性切缘**　Kell 等人开展了一项研究,旨在比较 2 mm 作为保乳术后阴性切缘在接受术后放疗患者中的可行性,结果发现 2 mm 与＞2 mm 这两组,预后并无明显差别。尽管如此,在英国仍有高达 51%的放疗科医师不同意该定义。Dunne 在 2009 年进行了关于 DCIS 保乳术后切缘宽度的一项荟萃分析,共纳入了 4 660 名患者,比较切缘阳性与阴性者的复发率,尤其比较了切缘＞2 mm 与切缘＜2 mm 人群的复发率,发现差别显著。对于切缘＞2 mm 的患者,均未观察到不同切缘对于复发率的影响。因此该研究建议采取 2 mm 作为 DCIS 保乳术患者的理想切缘宽度,无论其是否接受辅助放疗。另有一项随访接近 10 年的小样本(146 名患者)研究也得到了一致的结论。对于不接受术后放疗的患者也有类似研究,一项纳入了 1 036 名患者的研究显示切缘 2 mm 能够显著降低 LRR,尽管该研究由于未行辅助放疗总体 LRR 相对偏高。NCCC 的研究显示保证切缘≥2 mm 并辅以放疗,患者总体 LRR 可以控制在 2%左右,即使不辅以放疗,LRR 也能控制在 11%左右。

除了 LRR,另一个评估切缘是否足够的指标,即保乳后再次补充手术时手术标本内残余肿瘤的比例。总体而言,文献报告若切缘＜1 mm,则再次手术的标本内存在癌残留的概率为 60%;若切缘在 1~2 mm,则为 31%~64%。Dillon 等人则报道,若切缘＞2 mm,残余肿瘤的比例则大大降低。另有研究则发现,若切缘阳性,则再次手术标本内残余肿瘤的比例为 38%;若切缘阴性但＜1 mm,该比例降为 19%;若切缘进一步扩大至 2 mm 以内,则 14%的标本会被发现残余肿瘤。表 19 - 2 展示了一系列研究,发现将切缘控制在 2 mm 或以上,不仅降低了 LRR,而且降低了首次保乳术后肿瘤残余的概率。表 19 - 3 和表 19 - 4 罗列相关证据,表明更宽的切缘

表 19 - 2　选取 2 mm 作为 DCIS 保乳术可接受切缘的研究

研究	时间	中位随访月	患者数目	放疗		切缘宽度		复发人数	P 值	
				是	否	< 2 mm	≥ 2 mm		单因素	多因素
Dunne 等人荟萃分析	1967~2003	85.2	4 660	4 660	0	2 153	361	1 938	0.001	＜0.05
Solin 等	1997~1995	102	1 003	4 660	0	404	599	100	0.024	0.002 6

不仅能够降低 LRR，还能够降低再次手术标本内肿瘤残余的概率。给予以上证据，《NICE 指南》推荐 2 mm 作为 DCIS 的最小阴性切缘，SSO/ASTRO 近期也推荐采取 2 mm 作为接受保乳术联合辅助放疗患者的可接受切缘。

表 19-3　DCIS 保乳术后不同切缘的复发率

研究	患者人数	随访时间	总体复发率（%）	切缘宽度分类	复发率（%）
MacAusland 等(2007)	222	4.6 年	8.6	>10mm	3
				1~9mm	7.6
Sahoo 等(2005)	103	63 个月	12.6	阳性	31.2
				<1mm	8.5
				1~5mm	10.5
				>5mm	4.3
				不明	20
MacDonald 等(2005)	445	57 个月	17.7	阳性	46.9
				<1mm	33.9
				1.0~1.9mm	35
				2.0~2.9mm	24.3
				3.0~5.9mm	21.0
				6.0~9.9mm	9.0
				>10mm	5.0
Van Zee 等(2015)	2996	75 个月	12.1	阳性	15.4
				<2mm	15.4
				2~10mm	11
				>10mm	10.8
				不明	16.4
Rudloff 等(2010)	294			<1mm	28
				1~9mm	21
				>10mm	19

表 19-4　DCIS 保乳术后不同切缘的肿瘤残余概率

研究	患者数目	切缘宽度分类	残余肿瘤的比例（%）
Dillon 等(2007)	135	阳性	28.7
		<1mm	34

续 表

研究	患者数目	切缘宽度分类	残余肿瘤的比例（%）
		1～2mm	12.6
		2～5mm	13.7
		5～10mm	2.2
Neuschatz 等(2002)	253	<1mm	41
		1～2mm	31
		>2mm	0
Cao 等(2005)	126	阳性	41
		<1mm	22.4
		1～2mm	30.8
Hodi 等(2010)	471	0～1mm	48
		2～4mm	17
		5～9mm	9
		≥10mm	3

3. **选择 3 mm 作为阴性切缘** RTOG9804 临床试验共入组了 636 名患者，比较联合或不联合放疗对于 DCIS 保乳切缘超过 3 mm 的患者，改善其 LRR 结局的价值。该研究的首要终点为研究放疗对结局的改善，然而同时引申出了一个间接结论，也即 3 mm 为可接受的理想切缘。Kim 等人发表了一项研究，发现 3 mm 是肿块直径<1 cm 的 DCIS 最起码的切缘宽度，这样的宽度保证了即使不联合后续的放疗，患者的 LRR 仍然是可接受的。因此，法国的 SOR 项目也推荐 3 mm 作为理想的切缘宽度。

4. **选择 10 mm 作为阴性切缘** 如果定义 10 mm 作为阴性切缘显然是个更彻底的切除方式，然而更多组织量的移除必然带来美观的受损。大多数讨论 10 mm 是否为理想切缘的研究，均为探讨保乳术后放疗对 LRR 控制效果的研究。然而，当确认给予患者术后放疗时，10 mm 就可能是个过于苛刻的要求了。事实上我们更需要比较的是，10 mm 不联合放疗对比更窄的切缘但联合放疗，这两者间的差异。

表 19-5 列举了一系列认为 10 mm 才是 DCIS 保乳术理想切缘的研究。MacDonald 等发现，切缘阳性的患者其 LRR 为切缘 10 mm 者的 7.7 倍，后者即使不联合放疗，其 8 年无复发率

表 19-5 选取 10mm 作为 DCIS 保乳术可接受切缘的研究

研究	时间	中位随访	患者数目	放疗		切缘		局部复发	P	
				是	否	<10mm	≥10mm		单因素	多因素
MacDonald 等(2005)	1972～2004	57	445	无	445	266	179	79例	>0.001	0.00001

续　表

研究	时间	中位随访	患者数目	放疗		切缘		局部复发	P	
				是	否	<10mm	≥10mm		单因素	多因素
MacDonald 等(2006)	1972~2005	54	272	60	212	0	272	17例	0.06	
荟萃分析 Wang等 (2012)	1970~2010	N/A	7564	4466	3098	7143	421	1066例	>0.001	
Wong等 (2006)	前瞻性	40	158	0	158	0	158	12%		
Van Zee等 (2015)	1979~2010	75	2996	1347	1649	1646	1347	363例	0.0001	0.0001

也能达到 90%。放疗对于切缘达到 10 mm 以上患者的价值相对比较有限,这一认知在欧洲学者内部得到广泛的认同,然而北美的学者不以为然,对此莫衷一是。

二、DCIS 保乳术后辅助放疗

在 20 世纪 80~90 年代,共有 4 项大型随即对照临床研究探索了 DCIS 保乳术后放疗对于降低局部复发率的价值(表 19-6)。

表 19-6　4 项大型随即对照临床研究

试验	同侧乳房复发率				
	复发病理类型	未放疗(%)	行放疗(%)	相对风险降低(%)	P
NSABP B17	所有类型	35.1	17.7	43.4	<0.001
N= 813	浸润性癌	19.4	8.9	52	<0.001
随访 17.25 年	DCIS	15.7	8.8	47	<0.001
15 年累计风险					
EORTC10853	所有类型	30	17	48	<0.001
N= 1010	浸润性癌	16	10	39	0.003
随访 15.8 年	DCIS	16	8	50	0.007
15 年累计风险					
SweDCIS	所有类型	32	20	37.5	<0.001
N= 1046	浸润性癌	14.2	10.5	13	<0.001
随访 17 年	DCIS	17.5	7.2	67	<0.001
20 年累计风险					

续　表

试验	同侧乳房复发率				
	复发病理类型	未放疗(%)	行放疗(%)	相对风险降低(%)	P
UK/ANZ DCIS	所有类型	19.4	7.1	68	<0.001
N= 1701	浸润性癌	9.1	3.3	68	<0.001
随访 12.7 年	DCIS	9.7	3.8	62	<0.001
10 年累计风险					
RTOG 9804	所有类型	6.7	0.9	89	<0.001
N= 636	浸润性癌				
低危 DCIS*	DCIS				
随访 7.2 年					
7 年累计风险					

* 低危 DCIS 定义:组织学分级 I-II 级,切缘≥3mm,肿瘤大小≤2.5cm

在 NSABP B-17 试验中,患者被随机分到保乳手术组(403 例)和手术联合放疗组(410 例)。经过 15 年的中位随访时间,放疗降低了同侧浸润性癌 52% 的相对复发风险(19.4% vs. 8.9%)。而同侧浸润性癌的复发与 DCIS 的复发不同之处在于,前者与更高的病死率相关。单纯手术组的患者其 15 年累计复发风险为 4.7%,联合组则为 3.1%。

EORTC 10853 则共入组了 1 010 名 DCIS 保乳术后的患者,随机分为保乳手术组和手术联合放疗组。经过 15.8 个月的中位随访时间,放疗降低了 48% 的所有病理类型的相对复发风险(30% vs. 17%)。共 234 名(23%)患者出现了局部复发,其中 48% 的复发其病理类型为 DCIS,其余为浸润性癌。总体而言,患者生存预后均非常好,且被发现与治疗类型无关。然而,出现浸润性癌复发的患者其乳腺癌相关生存(breast cancer specific survival,BCSS)及总生存(overall survival,OS)均劣于未复发的患者。

SweDCIS 试验共入组了 1 046 名 DCIS 保乳术后的患者,也是随机分为保乳手术组及联合放疗组。20 年累计复发风险(原位癌及浸润性癌)在单纯手术组为 32%,在联合组为 20%。放疗降低了 DCIS 类型的 67% 相对复发风险,然而仅仅降低了 13% 浸润性癌的相对复发风险,对浸润性癌复发提供了一个中度的保护。同时该研究还发现,年轻患者浸润性癌的复发风险更高,且其从放疗中的获益更少。总体而言,患者的 BCSS 和 OS 与治疗组别并无相关性。

UK/ANZ DCIS 试验则是一项在英国、澳大利亚、新西兰开展的大型临床试验,共入组了 1 701 名患者。经过了 12.7 年的中位随访时间,放疗降低了局部复发率(19% vs. 7%),包括原位癌的复发及浸润性癌的复发。同样,与 SweDCIS 比较类似,该研究发现放疗对于年长患者(年龄>50 岁)的保护作用大于年轻患者(年龄≤50 岁)。

证据级别更高的 EBCTCG 荟萃分析,共纳入了 3 729 名患者,结果发现保乳术后联合放疗降低一半左右的相对复发风险(28% vs. 13%),10 年累计的绝对复发风险降低了 15.2%。研究还发现,放疗对于老年患者的保护作用大于年轻患者(年龄<50 岁组,18.5% vs. 28.1%;年龄≥

50 岁组，10.8% vs. 27.8%），甚至在低危患者（小肿块、阴性切缘，组织学低级别）中该结论仍然成立。然而该荟萃分析同样未观察看到放疗对于乳腺癌相关死亡的改善，对于非乳腺癌相关的病死率及总体病死率，联合放疗组与保乳组均无显著差异。那么是否可以下结论，即放疗对于保乳术后的病死率并无改善呢？答案远没有如此简单、清晰。

Smith 等人利用肿瘤大小、年龄、组织学分级这几个常见的预后指标建立了一个预后指数模型，用以对患者的同侧乳内复发率（IBTR）进行风险分层（图 19 - 1）。该指数基于核分级、患者年龄、肿瘤大小这 3 个维度，每个维度分为 0~2 分，总分为 0~6 分。而后在美国国立癌症研究所 SEER 数据库中 14 202 名 DCIS 保乳术后的患者中验证了该模型。发现该指数每增高 1 分，患者的 IBTR 便增加 22%。之后，Yasuaki Sagara 等人再次利用美国国立癌症研究所 SEER 数据库内的数据，纳入 32 144 名 DCIS 保乳术后的患者，又发现放疗显著改善了患者的乳腺癌相关特异性死亡结局。在核分级高级别、大肿瘤、年轻的 DCIS 患者中，观察到了放疗对于死亡结局的显著改善。同时研究者也发现放疗对于死亡结局改善的程度与 Smith 预后指数显著相关。在总分为 0~1 分患者中，未观察到 RT 的获益，然而在总分 4~5 分患者中，看到了 RT 对于总生存的显著改善（6 分这一亚组的样本量太小，仅仅 30 例，因此未纳入讨论）。这一结论支持了放疗对于 DCIS 结局改善作用的异质性，以及现实世界研究与临床试验的差异性。然而对于这种自主强行赋分的统计学方法的科学性和价值，笔者持保留意见。

	年龄（岁）	肿瘤直径(mm)	组织学分级	分值
				0
0分	>60	<16	低级别	
1分	40~60	16~40	中级别	
2分	<40	>40	高级别	
				6

图 19 - 1　Smith 预后指数模型

放疗对于低危 DCIS 患者的改善，仍然是存在争议的，有部分临床试验得到了不一样的结果。RTOG 9 804 试验共入组 636 名低危 DCIS 患者（组织学分级 Ⅰ～Ⅱ级，肿瘤直径＜2.5 cm，切缘＞3 mm）来探索低危患者是否能从辅助放疗中，得到如同高危患者一样获益。在该人群中他莫昔芬的服用是非强制的，约 62% 患者进行了内分泌治疗。经过了 7 年的中位随访时间，两组的同侧复发率都很低，但是放疗组较未放疗组的改善仍是显著的（放疗组 0.9%，观察组 6.7%）。因此，对于存在一部分不能从全乳放疗中获益的低危人群这一假设，该临床试验是不支持的。然而，6.7% 的结果是否是临床可接受的结果，这是一个比较主观的判断。可以说，只要行辅助放疗患者必然有一定获益，放疗组必然较未放疗组在一定程度上减少了患者的 LRR。然而获益的程度与治疗所带来的负担及不良反应相比,是需要权衡的。根据目前放疗界的共识,对于浸润性癌而言,10 年的 LRR 控制在 10% 以内,便认为是可接受的结果。对于 DCIS 的复发风险可接受度的评估,目前尚无统一的标准。

这些随机对照研究,在绝大多数患者中均采取了常规分割的总量为 50Gy 的全乳放疗,仅仅少部分患者接受了瘤床加量。在浸润性癌中,16Gy 的瘤床加量对于 LRR 有进一步改善,且这一改善在年轻患者中更为显著。目前,在 DCIS 保乳术后的患者中,瘤床加量的作用尚未被明确。仅在一些回顾性研究中,看到瘤床加量对于 DCIS 的 LRR 的改善。然而,这些研究无法回避一些临床上的主观偏倚,如医生更倾向于给具有不良预后因素的患者进行瘤床加量。尤其,在业内关于 DCIS 保乳术的最佳切缘定义尚存在争议。正如上文所讨论的,外科医师协会(SSO)、美国放射治疗协会(ASTRO)及美国肿瘤学会(ASO)均推荐采取 2 mm 作为接受保乳术联合辅助放疗患者的可接受切缘。而放疗技术的选择、放疗的分割及瘤床加量与否,不应该取决于切缘的宽度。目前一系列大型的 III 期前瞻性临床研究正在进行中,试图探讨瘤床加量的价值,如 IBCSG 38-10/BIG 3-07/TROG 07.01/EORTC 22085 10083 研究及 BONBIS 研究。

相较于传统的全乳放疗,目前临床上还存在一系列可替代的放疗手段,如大分割放疗(HP-WBI)、部分乳房放疗(APBI)及术中放疗(IORT)。在浸润性癌的治疗中,HP-WBI(指均次放疗剂量>2Gy,更短的总治疗时间)被认为不劣于常规分割的全乳放疗术。目前,尚无关于 DCIS 保乳术后采用大分割放疗的相关随机临床研究级别的证据。有 5 项回顾性研究发现,大分割放疗的美观、预后均与常规化疗无差别。一项综合了 4 个回顾性研究的荟萃分析,共纳入了 2 534 名患者,未观察到 HP-WBI 组与常规放疗组的差异,甚至在 HP-WBI 组有趋势表现为更低的 LRR。目前有一项协会间合作的四臂前瞻性临床试验正在进行中,即上文提到的 IBCSG 38-10/BIG 3-07/TROG 07.01/EORTC 22085 10083 研究,讨论瘤床加量及 HP-WBI 技术在 DCIS 保乳术后患者中的获益。

DCIS 保乳术后的 APBI 技术也并无前瞻性数据,回顾性数据显示长期局部控制率及手术外观均得到认可。需要特别指出的是,一项纳入了 300 名患者的荟萃分析显示,APBI 的 5 年局部复发率仅 2.6%,这使得美国近距离放射协会将 APBI 推荐为一部分经选择的 DCIS 亚组人群(年龄≥50 岁,肿瘤直径<3 cm,切缘阴性)的标准治疗。

术中放疗(IORT)是 APBI 的一种,但该治疗几乎全程均在术中完成,往往在局切术后、切缘评估之前进行。这一方式可能会引起一些隐患,如本身分布较为广泛病灶或多灶性的肿瘤可能会在术后残留,从而引起再次切除率的增加及同侧复发率的增加。尽管近期有一项纳入了 146 名 DCIS 患者的研究显示,IORT 的急、慢性并发症均较传统放疗更低,然而接受 IORT 的患者,其局部复发率高于接受传统放疗的患者。目前已有前瞻性证据表明 IORT 在未经挑选的浸润性癌中,其局部控制率低于传统放疗组,但是两组间患者的生存预后并无区别。ASTRO 及欧洲放射治疗学会(GEC-ESTRO)针对浸润性癌患者的放疗,发布了 IORT 的适应证人群、禁忌人群及可能的潜在适合人群。然而指南间存在部分分歧,仍有一部分临床问题亟待回答。其中,一个阻碍 APBI 技术在 DCIS 保乳术后患者中推广的现实即,难以用钼靶评估 DCIS 病灶精确的范围,而这一点对于 IORT 显得尤为重要,因为进行术中放疗时患者的切缘尚不明确。因此,与

ASTRO 近期发布的循证共识一致,业内推荐仅 APBI 作为一部分经选的 DCIS 超适应证治疗手段。接受 APBI 的 DCIS 患者需同时满足以下条件:年龄≥50 岁,肿块直径≤2.5 cm,切缘宽度≥3 mm,中、低级别,经筛查而诊断。

三、DCIS 术后辅助内分泌治疗

有 2 项随机对照研究,即 UK/ANZ DCIS 和 NSABP B-24 发现,每天服用他莫昔芬 20 mg,可以降低 10 年的同侧及对侧复发风险约 30%,且这一趋势在 15 年后仍存在(表 19-7)。UK/ANZ DCIS 临床试验将入组人群分为 4 臂:A 组为辅助放疗联合辅助内分泌治疗(他莫昔芬),B 组为辅助放疗组,C 组为辅助内分泌治疗组,D 组为观察组。经过 12.7 年的中位随访时间,出现 376 例复发事件[163 例为浸润性癌(同侧 122 例,对侧 39 例);197 例为 DCIS(同侧 174 例,对侧 17 例),另有 16 例无法明确浸润与否或为双侧复发]。他莫昔芬被证明降低了所有类型的新发乳腺癌事件(HR 0.71,95%CI 0.58~0.88)、同侧 DCIS(HR 0.70,95%CI 0.51~0.86)以及对侧新发事件(HR 0.44,95%CI 0.25~0.77),但是对同侧浸润性癌的新发事件无明显改善(HR 0.95,95%CI 0.66~1.38)。NSABP B-24 临床试验是一项双盲、安慰剂对照的临床试验,入组了保乳术后接受辅助放疗的患者,随机分为他莫昔芬组($n=899$)及观察组($n=900$)。经过 163 个月的更新随访显示,他莫昔芬组降低了 32% 的相对同侧复发风险(6.6% vs. 9.0%),15 年的累计复发风险他莫昔芬组为 8.5%,而对照组为 10%。15 年累计的对侧乳腺癌发生率在他莫昔芬组为 7.3%,对照组为 10.8%。正如前文提及的,NSABP B17 及 B-24 均发现,浸润性癌的复发和病死率相关而原位癌病理类型的复发则与病死率无关。另外,NSABP B-24 的一项回顾性亚组分析显示,ER 阳性的 DCIS 经他莫昔芬治疗后,其 10 年的乳腺癌发生率(HR 0.49;P<0.001)及总生存(HR 0.60;P= 0.003)均有显著改善,且这一改善在多因素分析中仍存在(总体 HR 0.64;P= 0.003)。与之对应地,ER 阴性的 DCIS 中,他莫昔芬的加入并没有带来进一步改善。基于 NSABP B17 及 B-24 的结果,乳房局切术联合辅助放疗被认为是 DCIS 的合理治疗方

表 19-7 2 项探讨 DCIS 保乳术后三苯氧胺治疗获益临床试验的乳腺癌事件率

事件类别	研究	三苯氧胺组 N(%)	对照组 N(%)	HR(95% CI)	P
总体乳癌事件	NSABP B-24	58(20)	84(31)	0.58(0.41-0.81)	0.0015
	UK ANZ	151(18.1)	204(24.6)	0.71(0.58-0.88)	0.002
同侧 DCIS	NSABP B-24	60(6.7)	68(7.6)	0.84(0.60-1.18)	0.33
	UK ANZ	70(8.6)	97(12.1)	0.70(0.51-0.86)	0.03
同侧浸润性癌	NSABP B-24	59(6.6)	81(9)	0.68(0.49-0.95)	0.025
	UK ANZ	56(6.8)	60(6.9)	0.95(0.66-1.38)	0.79
所有对侧事件	NSABP B-24	44(4.9)	73(8.1)	0.68(0.48-0.95)	0.023
	UK ANZ	17(1.9)	38(4.2)	0.44(0.25-0.77)	0.005

式,同时采用他莫昔芬作为辅助内分泌治疗能进一步改善生存。

基于在浸润性乳腺癌中的经验,芳香化酶抑制剂(AI)对于绝经后患者的效果优于他莫昔芬,业内便自然产生了如下假设,即在 ER 阳性的 DCIS 保乳术后患者中,AI 的效果是否也优于他莫昔芬? 2 项大型的随机对照临床试验——IBIS - Ⅱ 和 NSABP B - 35——试图回答上述假设。IBIS - Ⅱ(DCIS)临床试验是一项双盲、随机、安慰剂对照的临床试验,共入组了 2 980 名 DCIS 保乳术后的绝经后患者,患者术后的辅助放疗是非强制的。试验者被 1∶1 随机分入阿纳曲唑(1 mg/d)组及他莫昔芬(20 mg/d)组,辅助内分泌治疗时间为 5 年。经过 7.2 年的中位随访时间,未观察到 2 组间总体复发风险的差异:AI 组 67 例复发,他莫昔芬组 77 例复发。就死亡事件来说,两组间也无差异:AI 组为 33 例,他莫昔芬组为 36 例。两组患者汇报的不良反应率也相近:AI 为 91%,他莫昔芬为 93%。不良反应谱两组间是大相径庭的,AI 组主要为更多的骨折、骨骼肌肉酸痛、高脂血症、卒中,而他莫昔芬更多表现为肌肉痉挛、妇科肿瘤及相关症状、血管舒缩障碍及深静脉血栓。NSABP B - 35 临床试验共入组了 3 104 名 DCIS 保乳术后的绝经后患者,均接受了术后辅助放疗。患者被 1∶1 随机分入阿纳曲唑(1 mg/d)组及他莫昔芬(20 mg/d)组,为一项双盲双模拟试验。经过 9 年中位随访时间,观察到仅仅在 60 岁以下的患者中观察到阿那曲唑较他莫昔芬显著改善了总体乳腺癌事件率,总人群中两组并无差异。子宫内膜癌在他莫昔芬组更高(17 例 vs. 9 例),无统计学差异。23%~32%患者出现了 Ⅱ 度及以上的关节痛,阿那曲唑组更为严重。肌肉酸痛在阿那曲唑组较为少见,然而严重程度较高。与最近一项 SEER 数据库的分析一致,两组的预后都极佳,7 年的中位随访后,乳腺癌特异性病死率仅 0.5%。两组间不良反应未见高低,因此推荐根据两药的不良反应谱,再结合患者的具体情况,进行个体化治疗。

简而言之,内分泌治疗应当作为 DCIS 保乳术后的常规治疗。对于绝经前的 DCIS 患者,他莫昔芬是目前的唯一选择,虽然其在 40 岁以下患者中的效果还未被充分证实。对于绝经后患者,尽管在 NSABP B - 35 临床试验中,有趋势表明阿那曲唑有优于他莫昔芬的趋势,然而仍然推荐结合药物的安全谱及患者具体情况进行药物的选择。有深静脉血栓史及子宫内膜增生症的患者应避免使用他莫昔芬,而患有骨质疏松的患者优选他莫昔芬而非 AI。如患者在服用某一药物的过程中出现了不良反应或严重不适,可以换为另一种药物治疗。

即便如此,DCIS 术后辅助内分泌治疗仍由于其不可忽视的不良反应而未得到广泛普及。为了减轻相关顾虑造成的障碍,有研究者认为更低剂量的(相较于浸润性癌的常规治疗剂量而言)内分泌治疗药物也许对 DCIS 已经足够。这一治疗模式基于如下理念,即阻止肿瘤细胞生长比消灭已经存在的肿瘤细胞更加容易,更低的剂量也许就能达到。事实上,的确有研究试图回答这一问题。意大利米兰的欧洲肿瘤研究所曾于 1996~2008 年开展了一项低剂量他莫昔芬(5 mg/d)预防同侧复发的回顾性观察性研究,共纳入 1 091 名 DCIS 术后患者。最终,经过 7.7 年的随访,观察了降低了 30%的同侧局部复发率,疗效与上文提到的 UK/ANZ DCIS 和 NSABP B - 24 这两项大型Ⅲ期临床试验相一致。同时,该研究还发现,低剂量的他莫昔芬对 50 岁以上的患者疗效显著优于 50 岁以下的患者(HR= 0.51,95% CI 0.33~0.77;HR= 0.84,95% CI 0.60~1.18;p - interaction= 0.03)。就不良反应而言,该研究未见任何子宫内膜癌发生率的增高,提示 5 mg/d 他莫昔芬对于绝经后患者在保证疗效的基础上,更安全、不良反应更低。然而该研究并非随即对照的双臂研究,对于该结果的解读及临床实际运用需要持审慎态度。目前,已有相关临床试验在入组中,期待进一步的研究结果。

四、DCIS 之精准治疗

随着乳腺癌筛查的推进,越来越多的早期乳腺癌患者被诊断出来,其中包括早期的浸润性癌和浸润前的肿瘤,尤其是 DCIS。这两类肿瘤都提示了筛查所带来的过度诊断:诊断出的肿瘤在组织学上符合癌或癌前病变,然而在生物学行为上却与常规意义上的癌不尽相同——即使不诊断,一部分该类肿瘤也可能永远不会有症状或表现出致死性。引人关注的是,在"前筛查"时代,DCIS 是一种非常罕见的疾病。因此引申出一个问题,DCIS 的早诊断与治疗是否真的降低了将来浸润性癌的发生率,以及如果真的降低,到底降低了多大程度。基于 DCIS 非浸润的特性,往往认为 DCIS 是一种浸润性癌的前期病变,然而尽管如此,它进展至浸润性癌是不确定的,其中很大一部分肿瘤永远不会进展为浸润性癌。但是,由于 DCIS 戴上了一项"癌"的帽子,它仍然会在患者中引起巨大的恐慌和心理应激。因此,DCIS 诊断后的"后遗症"以及对于那部分永远也不会进展的 DCIS 的过度治疗引起了业内持久不断的争议,关于过度诊疗的是与非莫衷一是。然而在诊断之初,我们无法预知哪个患者会进展为浸润性癌,何为"过",何为"不足",尚无定论。比如,据统计,虽然 DCIS 保乳术后其 15 年累计复发风险约 15%,然而亚组间的差异却很大,从年轻、大肿瘤、高级别的 DCIS 患者高达 60% 的复发率到年老、小肿瘤、低级别 DCIS 患者低至 5% 的复发率。这些现象和担忧引出了进一步精准分型的必要性,如何基于分型找出需要治疗的患者从而避免治疗不足,又如何挑出惰性的肿瘤,从而避免治疗过度?

研究者尝试了各种方式,以区别预后不同的各亚组,包括肿瘤大小、组织学形态、切缘宽度、核分级等,然而组织学的评估都难免存在观察者间偏倚及分级系统的差异等问题。在一项前瞻性的临床试验中入组了 158 名低危(组织学Ⅰ~Ⅱ级,切缘＞1 mm,肿瘤直径≤2.5 cm) DCIS 保乳术后患者 10 年累计复发风险为 15.6%,平均到每个患病年复发率为 1.9%。另一项前瞻性临床试验入组了一系列未接受放疗的 DCIS 保乳术后患者,将患者分为高危组和低危组。随访发现,561 名低危(组织学Ⅰ~Ⅱ级,切缘＞3 mm,肿瘤直径≤2.5 cm)队列中的患者,其 12 年累计同侧复发风险为 14.4%。

另一种定义低危 DCIS 的方法为,参照浸润性癌采用免疫组化标记进行分子分型,分为 Luminal A(ER/PR+,Her-2-)/Luminal B(ER/PR+,Her-2+)/Her-2 阳性(ER/PR-,Her-2+)和三阴性(ER/PR/Her-2-)。一项研究,从 1990~2010 年入组了 314 名 DCIS 患者,采用该分子分型的方法,发现 Luminal A 型的 DCIS 其 5 年的 LLR 仅 7.6%,而其他亚型高达 15.8%~31.6%。

Her-2 蛋白过表达在浸润性癌中是一种预后不良的标记物,病理检测发现 Her-2 蛋白过表达在 DCIS 中较浸润性癌更为常见,然而它在 DCIS 中的预后价值并不明确,目前仍存在争议。有研究显示,Ki-67＞10% 的 Her-2 阳性乳腺癌如不行保乳术后放疗,其 10 年累计 LRR 高达

47%，辅以放疗后可降至 24%，仍高于 DCIS 的总体平均 LRR。除此以外，他莫昔芬在 ER 阳性 Her‐2 阳性乳腺癌中仅部分起效，行他莫昔芬治疗后 5 年 LRR 介于 10%～15%。目前业内认为 Her‐2 阳性及三阴性 DCIS 的术后治疗仍是尚未解决的临床问题。一项在 Her‐2 阳性 DCIS 中进行 Her‐2 疫苗的探索性研究，带来了令人鼓舞的结果。另有一项颇有意思的研究发现，围手术窗口期拉帕替尼和二甲双胍的使用，可以降低癌旁 DCIS 的增殖程度，为将来的临床研究提供了理论依据。NSABP B‐43 试验则是一项正在进行中的 Ⅱ 期临床试验，旨在探索曲妥珠单抗对放疗后的 Her‐2 阳性 DCIS 患者的疗效。有研究表明 Her‐2 阳性 DCIS 的原位癌复发率较高，然而浸润性癌的复发率却更低一些，提示了 Her‐2 蛋白对于肿瘤进展的作用，在 DCIS 和浸润性癌中不尽相同。不过，我们在使用一些非随机研究的数据时需要谨慎，在该类研究中选择偏倚和治疗偏倚难免存在。特别是 Her‐2 阳性 DCIS 往往与一些不利的组织学相关联，因此临床医生会更倾向于建议患者接受辅助放疗，从此低估了 Her‐2 阳性和复发风险之间关联的程度。Her‐2 蛋白的表达更像是 DCIS 早期阶段即出现的变化，并不一定和浸润性癌的发生或发展有相关性。然而，近期一项纳入了 1 488 名 DCIS 患者的研究显示，ER/PR 阴性/Her‐2 阳性这一表型在 DCIS（36%）中的比例较浸润性癌（15%）要高许多，甚至提示 Her‐2 蛋白在 DCIS 中的表达也许阻碍了肿瘤向浸润性癌进展。近期有研究探讨了肿瘤浸润免疫细胞（TIL）在各种分子亚型 DCIS 中的浸润情况。该研究发现，肿瘤浸润免疫细胞（TIL）在 Her‐2 阳性 DCIS 中表达最高（24% 患者的 TIL 浸润比例＞50%），其次为三阴性（11%）和 Luminal-Her‐2 型 DCIS（9%），最低为 Luminal A 型 DCIS（1%）。但是该研究并未观察到 TIL 与患者局部复发风险的关系。鉴于这些数据，我们提出了一个假设：Her‐2 蛋白在 DCIS 中有免疫原性，起到激活免疫反应的作用，从未阻碍了肿瘤向浸润性癌进一步发展。这一现象及假说的机制目前尚不明确。

关于其他临床病理指标在 DCIS 中的预后价值也有报道。一项纳入了 1 171 名患者的研究显示，对于 Ki‐67 指数≥14 的患者，放疗有保护作用，然而对于 Ki‐67 指数＜14 者，则未见放疗的价值；且独立于分型、核分级、坏死与否。而且这种保护的价值与 Ki‐67 指数呈正相关，即 Ki‐67 指数越高，保护的作用越大。另一项分析纳入了低级别 DCIS 的保乳术后患者，患者均未接受放疗，共 232 人，分析发现年轻、多灶性、切缘宽度是主要的局部复发危险因素。该研究中共有 14 名＜40 岁的患者，然而尽管亚组样本量非常小，还是观察到了年龄≤40 岁组和年龄≥65 岁组间巨大的预后差异，表现为 LRR 的悬殊（40% vs. 2.9%; $P<0.019$）。还观察到年龄≤40 患者的无复发间期也短很多（24 个月 vs. 51 个月）。目前认为年轻或未绝经已成为 DCIS 重要的复发预后指标。同样，阳性切缘及高 Ki‐67 指数也成为明确的预后指标。

多基因检测在 DCIS 中也有进一步的探讨。Oncotype DX DCIS 检测是一项包含 12 个基因的多基因检测，被发现能够将 DCIS 保乳术后未行放疗患者的同侧复发及同侧浸润性复发风险进行量化。Solin 等人使用该检测对 ECOG E5194 临床试验的患者进行了危险度分类，发现即使是低危组，其 10 年局部复发风险也高达 11%。近期，这结论在更大样本量的群体得到了进一步确认，该研究入组了 718 名 DCIS 保乳术后但未行放疗的患者。Oncotype DX DCIS 根据分值将患者分为 3 个亚群，低危组、中危组和高危组，对应的 10 年局部复发率分别为 12.7%、

22%和28%。显然该检测可以将患者的复发危险度进行区分,然而问题在于,10%的10年局部复发率(参考低危组的情况)是否是一个临床可接受的值。

有一个问题值得关注,即DCIS的总体病死率非常低,以至于各临床实验均未观察到全乳切除对比保乳术联合或不联合放疗对患者乳腺癌特异性生存的差异。比如,Narad等近期报道,DCIS术后同侧乳内复发率的降低并不会改善患者的死亡结局。DCIS保乳术后辅以放疗能够显著降低10年同侧浸润性癌复发率(2.5% vs. 4.9%),然而对乳腺癌特异性死亡却并无改善(0.8%vs. 0.9%)。值得注意的是,发生乳内浸润性癌复发的DCIS患者其乳腺癌特异性病死率是未复发患者的18倍。因此,业内甚至是一些肿瘤学专家均产生了疑惑——各治疗手段是等同的。关于这一点的确存在争议,到底什么样的终点是更可靠的、更有价值的研究终点。业内被更普遍认同的理论逻辑是,浸润性癌的复发对患者的心理存在巨大的打击,且随后的手术、放化疗等一系列综合治疗将给患者的生活质量带来巨大的影响。诚然,在一系列临床试验及临床试验荟萃分析中均未看到乳腺癌特异性生存的获益,然而仅采用死亡终点作为研究终点,可能对于DCIS的治疗策略优化来说有失偏颇。因此更客观地说,DCIS保乳术后的放疗所带来的获益程度与患者的复发风险是有关系的。业内认为,一部分亚组人群,由于其复发风险相对很低,可以免除放疗(如低级别、Ki - 67低表达、Luminal A型),前提是该部分患者能接受其免除放疗后的局部复发率。

(刘　引)

主要参考文献

1. Allred DC, Anderson SJ, Paik S, et al. Adjuvant tamoxifen reduces subsequent breast cancer in women with estrogen receptor-positive ductal carcinoma in situ: a study based on NSABP protocol B-24. J Clin Oncol, 2012,30:1268 - 1273.

2. Allred DC, Clark GM, Tandon AK, et al. Her - 2/neu in node-negative breast cancer: prognostic significance of overexpression influenced by the presence of in situ carcinoma. J Clin Oncol, 1992,10: 599 - 605.

3. Azria D, Auvray H, Barillot I, et al. Ductal carcinoma in situ: role of the boost. Cancer Radiother, 2008,12:571 - 576.

4. Barchielli A, Federico M, De Lisi V, et al. In situ breast cancer: incidence trend and organised screening programmes in Italy. EurJ Cancer, 2005,41:1045 - 1050.

5. Bartelink H, Horiot JC, Poortmans P, et al. Recurrence rates after treatment of breast cancer with standard radiotherapy with or without additional radiation. N Engl J Med, 2001,345:1378 - 1387.

6. Bleyer A, Welch HG. Effect of three decades of screening mammography on breast-cancer incidence. N Engl J Med, 2012,367:1998 - 2005.

7. Correa C, Harris EE, Leonardi MC, et al. Accelerated partial breast irradiation: executive summary for the update of an ASTRO evidence-based consensus statement. Pract Radiat Oncol, 2017,7(2):73 - 79.

8. Correa C, McGale P, Taylor C, et al. Overview of the randomized trials of radiotherapy in ductal carcinoma in situ of the breast. J Natl Cancer Inst Monogr, 2010,2010:162 - 177.

9. Cuzick J, Sestak I, Pinder SE, et al. Effect of tamoxifen and radiotherapy in women with locally excised ductal carcinoma in situ: long-term results from the UK/ANZ DCIS trial. Lancet Oncol, 2011,12:

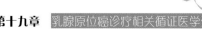

21 - 29.

10. Decensi A, Puntoni M, Pruneri G, et al. Lapatinib activity in premalignant lesions and Her - 2-positive cancer of the breast in a randomized, placebo-controlled presurgical trial. Cancer Prev Res (Phila), 2011,4:1181 - 1189.

11. Donker M, Litiere S, Werutsky G, et al. Breast-conserving treatment with or without radiotherapy in ductal carcinoma in situ: 15-year recurrence rates and outcome after a recurrence, from the EORTC 10853 randomized phaseⅢ trial. J Clin Oncol, 2013,31:4054 - 4059.

12. Duffy SW, Dibden A, Michalopoulos D, et al. Screen detection of ductal carcinoma in situ and subsequent incidence of invasive interval breast cancers: a retrospective population-based study. Lancet Oncol, 2016,17:109 - 114.

13. Dunn BK, Srivastava S, Kramer BS. The word "cancer": how language can corrupt thought. BMJ, 2013,347: f5328.

14. Elshof LE, Schaapveld M, Schmidt MK, et al. Subsequent risk of ipsilateral and contralateral invasive breast cancer after treatment for ductal carcinoma in situ: incidence and the effect of radiotherapy in a population-based cohort of 10,090 women. Breast Cancer Res Treat, 2016,159:553 - 563.

15. Epstein MS, Silverstein MJ, Lin K, et al. Acuteand chronic complications in patients with ductal carcinoma in situ treated with intraoperative radiation therapy. Breast J, 2016,22(6):630 - 636.

16. Esposito E, Anninga B, Harris S, et al. Intraoperative radiotherapy in early breast cancer. Br J Surg, 2015,102:599 - 610.

17. Esserman L, Yau C. Rethinking the standard for ductal carcinoma in situ treatment. JAMA Oncol, 2015,1:881 - 883.

18. Esserman LJ, Thompson IM, Reid B, et al. Addressing overdiagnosis and overtreatment in cancer: a prescription for change. Lancet Oncol, 2014,15: e234 - 242.

19. Esserman LJ, Thompson Jr IM, Reid B. Overdiagnosis and overtreatment in cancer: an opportunity for improvement. JAMA, 2013, 310:797 - 798.

20. Fisher B, Dignam J, Wolmark N, et al. Tamoxifen in treatment of intraductal breast cancer: national surgical adjuvant breast and bowel project B-24 randomised controlled trial. Lancet, 1999, 353: 1993 - 2000.

21. Forbes JF, Sestak I, Howell A, et al. Anastrozole versus tamoxifen for the prevention of locoregional and contralateral breast cancer in postmenopausal women with locally excised ductal carcinoma in situ (IBIS-Ⅱ DCIS): a double-blind, randomised controlled trial. Lancet, 2016,387:866 - 873.

22. Glover JA, Bannon FJ, Hughes CM, et al. Increased diagnosis and detection rates of carcinoma in situ of the breast. Breast Cancer Res Treat, 2012,133:779 - 784.

23. Greenberg CC, Lipsitz SR, Hughes ME, et al. Institutional variation in the surgical treatment of breast cancer: a study of the NCCN. Ann Surg, 2011,254:339 - 345.

24. Guerrieri-Gonzaga A, Lazzeroni M, Botteri E, et al. Effect of low-dose tamoxifen after surgical excision of ductal intraepithelial neoplasia: results of a large retrospective monoinstitutional cohort study. Ann Oncol, 2013,24:1859 - 1866.

25. Guerrieri-Gonzaga A, Sestak I, Lazzeroni M, et al. Benefit of low-dose tamoxifen in a large observational cohort of high risk ER positive breast DCIS. Int J Cancer, 2016,139(9):2127 - 2134.

26. Hathout L, Hijal T, Theberge V, et al. Hypofractionated radiation therapy for breast ductal carcinoma in situ. IntJ Radiat Oncol Biol Phys, 2013,87:1058 - 1063.

27. Israel PZ, Vicini F, Robbins AB, et al. Ductal carcinoma in situ of the breast treated with accelerated partial breast irradiation using balloon-based brachytherapy. Ann Surg Oncol, 2010,17:2940 - 2944.

28. Kamrava M, Kuske RR, Anderson B, et al. Outcomes of breast cancer patients treated with accelerated partial breast irradiation via multicatheter interstitial brachytherapy: the pooled registry of multicatheter interstitial sites (PROMIS) experience. Ann Surg Oncol, 2015,22(Suppl. 3): S404 - 411.

29. Kerlikowske K. Epidemiology of ductal carcinoma in situ. J Natl Cancer Inst Monogr, 2010,2010:

139 ~ 141.

30. Koulis TA, Phan T, Olivotto IA. Hypofractionated whole breast radiotherapy: current perspectives. Breast Cancer (Dove Med Press), 2015,7:363 ~ 370.

31. Lalani N, Paszat L, Sutradhar R, et al. Long-term outcomes of hypofractionation versus conventional radiation therapy after breast-conserving surgery for ductal carcinoma in situ of the breast. IntJ Radiat Oncol Biol Phys, 2014,90:1017 ~ 1024.

32. Lari SA, Kuerer HM. Biological markers in DCIS and risk of breast recurrence: a systematic review. J Cancer, 2011,2:232 ~ 261.

33. Latta EK, Tjan S, Parkes RK, et al. The role of Her ~ 2/neu overexpression/amplification in the progression of ductal carcinoma in situ to invasive carcinoma of the breast. Mod Pathol, 2002,15: 1318 ~ 1325.

34. Lazzeroni M, Guerrieri-Gonzaga A, Botteri E, et al. Tailoring treatment for ductal intraepithelial neoplasia of the breast according to Ki-67 and molecular phenotype. Br J Cancer, 2013, 108: 1593 ~ 1601.

35. Leonard GD, Swain SM. Ductal carcinoma in situ, complexities and challenges. J Natl Cancer Inst, 2004,96:906 ~ 920.

36. Leonardi MC, Maisonneuve P, Mastropasqua MG, et al. Accelerated partial breast irradiation with intraoperative electrons: using GEC-ESTRO recommendations as guidance for patient selection. Radiother Oncol, 2013,106:21 ~ 27.

37. Margolese RG, Cecchini RS, Julian TB, et al. Anastrozole versus tamoxifen in postmenopausal women with ductal carcinoma in situ undergoing lumpectomy plus radiotherapy (NSABP B-35): a randomised, double-blind, phase3 clinical trial. Lancet, 2016,387:849 ~ 856.

38. McCormick B, Winter K, Hudis C, et al. RTOG 9804: a prospective randomized trial for good-risk ductal carcinoma in situ comparing radiotherapy with observation. J Clin Oncol, 2015,33:709 ~ 715.

39. Meattini I, Livi L, Franceschini D, et al. Role of radiotherapy boost in women with ductal carcinoma in situ: a single-center experienceina seriesof 389 patients. EurJ Surg Oncol, 2013,39:613 ~ 618.

40. Morrow M, Van Zee KJ, Solin LJ, et al. Society of surgical oncology-american society for radiation oncology-american society of clinical oncology consensus guideline on margins for breast-conserving surgery with whole-breast irradiation in ductal carcinoma in situ. Pract Radiat Oncol, 2016,6(5): 287 ~ 295.

41. Narod SA, Iqbal J, Giannakeas V, et al. Breast cancer mortality aftera diagnosis of ductal carcinoma in situ. JAMA Oncol, 2015,1:888 ~ 896.

42. Nilsson C, Valachis A. The role of boost and hypofractionation as adjuvant radiotherapy in patients with DCIS: a meta-analysis of observational studies. Radiother Oncol, 2015,114:50 ~ 55.

43. Oar AJ, Boxer MM, Papadatos G, et al. Hypofractionated versus conventionally fractionated radiotherapy for ductal carcinoma in situ (DCIS) of the breast. J Med Imaging Radiat Oncol, 2016,60: 407 ~ 413.

44. Omlin A, Amichetti M, Azria D, et al. Boost radiotherapy in young women with ductal carcinoma in situ: a multicentre, retrospective study of the rare cancer network. Lancet Oncol, 2006,7:652 ~ 656.

45. Ozanne EM, Shieh Y, Barnes J, et al. Characterizing the impact of 25 years of DCIS treatment. Breast Cancer Res Treat, 2011,129:165 ~ 173.

46. Polgar C, VanL E, Potter R, et al. Patient selectionfor accelerated partial-breast irradiation (APBI) after breast-conserving surgery: recommendations of the Groupe Europeen de Curietherapie-European Society for Therapeutic Radiology and Oncology (GEC-ESTRO) breast cancer working group based on clinical evidence (2009). Radiother Oncol, 2010,94:264 ~ 273.

47. Rakovitch E, Nofech-Mozes S, Hanna W, et al. Her ~ 2/neu and Ki-67 expression predict non-invasive recurrence following breast-conserving therapy for ductal carcinoma in situ. Br J Cancer, 2012,106: 1160 ~ 1165.

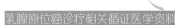

48. Rivera R, Banks A, Casillas-Lopez A, et al. Targeted intraoperative radiotherapy for the management of ductal carcinoma in situ of the breast. Breast J, 2016,22:63 - 74.

49. Sagara Y, Freedman RA, Vaz-Luis I, et al. Patient prognostic score and associations with survival improvement offered by radiotherapy after breast-conserving surgery for ductal carcinoma in situ: a population-based longitudinal cohort study. J Clin Oncol, 2016,34:1190 - 1196.

50. Shah C, Vicini F, Wazer DE, et al. The American brachytherapy society consensus statement for accelerated partial breast irradiation. Brachytherapy, 2013,12:267 - 277.

51. Sharma A, Koldovsky U, Xu S, et al. Her - 2 pulsed dendritic cell vaccine can eliminate Her - 2 expression and impact ductal carcinoma in situ. Cancer, 2012.

52. Smith BD, Arthur DW, Buchholz TA, et al. Accelerated partial breast irradiation consensus statement from the American Society for radiation oncology (ASTRO). IntJ Radiat Oncol Biol Phys, 2009,74: 987 - 1001.

53. Smith BD. When is good enough really good enough? Defining the role of radiation in low-risk ductal carcinoma in situ. J Clin Oncol, 2015,33:686 - 691.

54. Smith GL, Smith BD, Haffty BG. Rationalization and regionalization of treatment for ductal carcinoma in situ of the breast. Int J Radiat Oncol Biol Phys, 2006,65:1397 - 1403.

55. Solin LJ, Gray R, Hughes LL, et al. Surgical excision without radiation for ductal carcinoma in situ of the breast: 12-year results from the ECOG-ACRIN E5194 study. J Clin Oncol, 2015,33:3938 - 3944.

56. Sopik V, Nofech-Mozes S, Sun P, et al. The relationship between local recurrence and death in early-stage breast cancer. Breast Cancer Res Treat, 2016,155:175 - 185.

57. Tuttle TM, Jarosek S, Habermann EB, et al. Increasing rates of contralateral prophylactic mastectomy among patients with ductal carcinoma in situ. J Clin Oncol, 2009,27:1362 - 1367.

58. Vaidya JS, Wenz F, Bulsara M, et al. Risk-adapted targeted intraoperative radiotherapy versus whole-breast radiotherapy for breast cancer: 5-year results for local control and overall survival from the TARGIT-A randomised trial. Lancet, 2014,383:603 - 613.

59. van Steenbergen LN, Voogd AC, Roukema JA, et al. Screening caused rising incidence rates of ductal carcinoma in situ of the breast. Breast Cancer Res Treat, 2009,115:181 - 183.

60. Veronesi U, Orecchia R, Luini A, et al. Intraoperative radiotherapy during breast conserving surgery: a study on 1822 cases treated with electrons. Breast Cancer Res Treat, 2010,124:141 - 151.

61. Veronesi U, Orecchia R, Maisonneuve P, et al. Intraoperative radiotherapy versus external radiotherapy for early breast cancer (ELIOT): a randomised controlled equivalence trial. Lancet Oncol, 2013,14:1269 - 1277.

62. Vicini F, Shah C, Ben WJ, et al. Should ductal carcinoma-in-situ (DCIS) be removed from the ASTRO consensus panel cautionary group for off-protocol use of accelerated partial breast irradiation (APBI)? A pooled analysis of outcomes for 300 patients with DCIS treated with APBI. Ann Surg Oncol, 2013,20: 1275 - 1281.

63. Wai ES, Lesperance ML, Alexander CS, et al. Effect of radiotherapy boost and hypofractionation on outcomes in ductal carcinoma in situ. Cancer, 2011,117:54 - 62.

64. Wapnir IL, Dignam JJ, Fisher B, et al. Long-term outcomes of invasive ipsilateral breast tumor recurrences after lumpectomy in NSABP B-17 and B-24 randomized clinical trials for DCIS. J Natl Cancer Inst, 2011,103:478 - 488.

65. Ward EM, DeSantis CE, Lin CC, et al. Cancer statistics: breast cancer in situ. CA Cancer J Clin, 2015,65:481 - 495.

66. Warnberg F, Garmo H, Emdin S, et al. Effect of radiotherapy after breast-conserving surgery for ductal carcinoma in situ:20 years follow-up in the randomized Swe DCIS trial. J Clin Oncol, 2014,32: 3613 - 3618.

67. Welch HG, Black WC. Overdiagnosis in cancer. J Natl Cancer Inst, 2010,102:605 - 613.

68. Williams KE, Barnes NL, Cramer A, et al. Molecular phenotypes of DCIS predict overall and invasive

recurrence. Ann Oncol，2015，26：1019 - 1025.

69. Williamson D，Dinniwell R，Fung S，et al. Local control with conventional and hypofractionated adjuvant radiotherapy after breast-conserving surgery for ductal carcinoma in-situ. Radiother Oncol，2010，95：317 - 320.

70. Wong JS，Chen YH，Gadd MA，et al. Eight-year update of a prospective study of wide excision alone for small low-or intermediate-grade ductal carcinoma in situ (DCIS). Breast Cancer Res Treat，2014，143：343 - 350.

71. Wong P，Lambert C，Agnihotram RV，et al. Ductal carcinoma in situ-the influenceofthe radiotherapy booston local control. Int J Radiat Oncol Biol Phys，2012，82：e153 - 158.

72. Zhang L，Zhou Z，Mei X，et al. Intraoperative radiotherapy versus whole-breast external beam radiotherapy in early-stage breast cancer：a systematic review and meta-analysis. Medicine (Baltimore)，2015，94：e1143.

第二十章　乳腺原位癌典型病例介绍

一、病例1

病史回顾

患者：女性，53岁，已绝经。

家族史：无。

既往史：无特殊。

主诉：左乳乳头溃破半年余。

临床表现及体检：患者半年前发现左侧乳头瘙痒溃破，溢液黄色，就诊于当地皮肤科治疗后，效果欠佳。体检发现左乳乳头皮肤较对侧色素减少，目前未见明显糜烂，左乳乳头挤压后未见明显溢液。

辅助检查：2016.07左乳乳头刮片：见退变异形细胞，伴纤维细胞及角化物，疑腺癌。建议组织学检查确诊。超声检查：双乳小叶增生伴左乳外侧结节（BI-RADS：2），乳腺病可能。两侧腋下未见明显占位。左乳结节（3 mm×3 mm）。左乳晕下方较小直径约3 mm乳腺病结节，超声无法定位，结合临床。钼靶：LCC位示左乳中央区非对称致密，建议结合其他检查（BI-RADS：0）。左乳良性钙化（BI-RADS：2）。磁共振成像（MRI）：左乳内上段样非肿块强化、左乳下方局灶性强化，建议活检（BI-RADS：4B）。左侧腋下强化小淋巴结（图20-1）。

治疗：

手术方式：2016.07.29在全麻下行左乳乳头活检术+左乳象限切除术；术中冰冻病理：（左乳头乳晕组织）Paget病。左乳肿块：导管原位癌（DCIS），高级别。遂行左侧乳房单纯切除术+左腋窝前哨活检。

术后病理：左乳内上象限高级别DCIS。免疫组化结果：ER(-)，PR(-)，Her-2(2+)，Ki-67(+，约60%)，AR(少+)；肌钙调样蛋白（calponin）+ AE1/AE3，P63+ AE1/AE3示肌上皮完整。

辅助化疗：无。

内分泌治疗：无。

生存随访：健在。

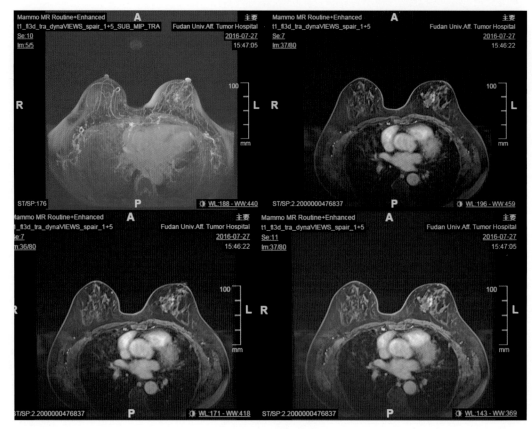

图 20 - 1　MRI 表现

病例讨论

乳腺原位癌包括 DCIS 和 LCIS。临床主要表现为乳房肿块、病理性乳头溢液或者乳头瘙痒脱屑破溃等湿疹样改变。本例患者临床最初表现的乳腺 Paget 病就是一种特殊的乳腺原位癌，特指发生在乳头乳晕区的湿疹样癌，占所有乳腺恶性肿瘤的 0.5%～5%。这类患者往往最初就诊于皮肤科，按照皮肤湿疹治疗而应用激素类，最初可以减缓症状，但病程反复不愈，有时会延误病情。临床体征上两者最大的鉴别要点在于 Paget 病的皮疹往往仅局限在乳头乳晕区，从不发生在乳头区域的皮疹往往可以排除 Paget 病。乳头细胞学刮片检查发现可疑异形细胞对诊断很有帮助；但确诊主要靠乳头乳晕区皮肤楔形切取活检。其组织病理学特征是细胞核大而圆、胞质丰富的 Paget 细胞浸润在乳头乳晕表皮层。

Paget 病往往不是单一性病变，常伴有乳腺实质内肿瘤。WHO（2003 年）关于乳腺 Paget 病的定义是乳头鳞状上皮内出现恶性腺上皮细胞，与乳腺深处导管内癌相关，通常累及 1 条以上的输入管及若干节段导管，伴有或不伴有浸润性癌成分。本例患者乳腺内的病灶影像学检查超声和钼靶检查皆为阴性，仅 MRI 扫描提示左乳多灶异常强化。乳腺 MRI 诊断敏感性很高，对于病变的范围评估的精确性优于钼靶检查，是钼靶阴性病变强有力的候补检查。原位癌典型的 MRI 表现为沿导管分布的导管样或段样成簇小环状强化，也可表现为局灶性、区域性或弥漫性强化,孤立性或多发性肿块。由于 MRI 扫描容易发现乳腺深部病灶以及多中心性病灶,它对于 Paget 患者术前评估以及手术方式选择非常有帮助。

本例患者 Paget 病合并乳房深部 DCIS 病变,属于多中心病变并累及乳头,其之后全乳切除术联合腋窝前哨淋巴结的手术方式并无太多争议。对于绝大多数 DCIS 来说全乳切除术是一种治愈性治疗方式。尤其是对于病灶范围广泛(>4 cm)、多中心病灶、弥散性分布的钙化、证实 BRCA 基因突变、保乳术后切缘阳性或保乳术后局部复发的患者,可优先考虑全乳切除。若病灶距离乳头有一定距离,术中病理活检提示乳头下方无肿瘤组织累及,可根据患者的意愿选择保留皮肤或保留乳头的全乳切除术以及乳房重建术。

单纯 DCIS 预后很好,治疗后发生远处转移和死亡的概率低于 1%。全乳切除术一般无须放疗和内分泌治疗。故本患者术后未行其他治疗常规门诊随访。

二、病例 2

病史回顾

患者:女性,42 岁,未绝经。

家族史:无。

既往史:2002 年行右乳腺病手术,2005 年左乳纤维腺瘤手术。

主诉:发现左乳头破溃 1 月。

临床表现及体检:左乳头见 0.5 cm×0.4 cm 破溃,未见明显乳头溢液,双乳未及明显肿块。双侧乳房各见一陈旧性手术瘢痕。双腋下及双锁骨上未及明显肿大淋巴结(图 20-2)。

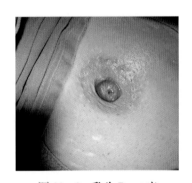

图 20-2　乳头 Paget 病

辅助检查:2016.12 左乳头刮片细胞学检查:见多量腺上皮细胞,炎症细胞,部分腺上皮细胞有异形,并见单个异形细胞,疑腺癌。钼靶检查:左乳外上方区域样分布多性钙化,左乳晕后区结节状致密,MI 不除外,建议结合其他检查(BI-RADS:4B)。另左乳散在钙化(BI-RADS:2)。两腋下淋巴结密实(图 20-3)。超声检查:双乳符合小叶增生声像图,左乳晕后方可疑钙化灶(BI-RADS:0,建议结合钼靶)。两侧锁骨上、两侧腋下、肝脏、脾脏、胆囊、胰腺、两侧肾脏、两侧肾上腺、子宫、两侧卵巢及盆腔未见明显占位。

治疗:

手术方式:2017.01.04 在局麻下行左乳乳头活检术;标本送术中冰冻示:Paget 病(左乳头),乳头内并见少许中至高级别导管原位癌伴坏死;瘤细胞示:ER(-),PR(-),Her-2(3+),Ki-67(+,70%)。2017.01.05 在全麻下行左乳房单纯切除术+ 左腋窝前哨淋巴结活检术。前哨淋巴结:多切面印片均见大量淋巴细胞,未见癌

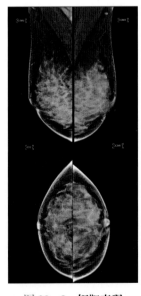

图 20-3　钼靶表现

细胞。

术后病理：高级别导管原位癌（左乳），伴坏死及散在多灶间质浸润，最大浸润灶的最大径约 2.2 mm，累及硬化性腺病，未见肯定脉管侵犯。内下象限 2.5 cm×2.0 cm×1.5 cm，乳晕区 4 cm×3 cm×2.5 cm。

免疫组化检查结果：ER（-），PR（-），Her－2（浸润灶 3+），Ki－67（+，约 35%），AR+（中等—强，70%）；calponin+ AE1/AE3、P63+ AE1/AE3 示肌上皮缺失；脉管内皮 D2－40（+），ERG（+）。

辅助化疗：建议 EC×4- TH×4 化疗；EC×4[环磷酰胺（CTX）600 mg/m²，表柔比星（Epi-ADM）75~90 mg/m²]21 d 1 个疗程，共 4 个疗程——TH×4[序贯 T（多西他赛 75~100 mg/m² 21 d 1 个疗程，共 4 个疗程）、H（曲妥珠单抗首剂 8 mg/kg，维持 6 mg/kg，21 d 为 1 疗程，共 4 疗程），曲妥珠单抗 6 mg/kg 3 周方案维持治疗至 1 年]。

生存随访：健在。

病例讨论

本例患者的临床表现与病例 1 患者类似，都是以乳头 Paget 病为首发症状。但其钼靶检查表现为区域样分布多性钙化及乳晕后方的结节，这是 DCIS 病灶典型的影像学表现。钼靶是大多数 DCIS 检出最初也是最主要的影像学检查方式。随着近 20 余年，钼靶筛查在发达国家的普及，DCIS 的发生率也逐年上升，占所有新发乳腺肿瘤的 20%~30%。DCIS 在钼靶上多表现为微小簇状的钙化，点状、分支样、线样或多形性改变，可呈弥散或沿导管区段性分布。

DCIS 腋窝淋巴结阳性的概率<2%。在全面评估乳腺病灶确诊为单纯 DCIS 时无须行腋窝淋巴结评估。但乳腺空芯针穿刺或局部活检病理往往会低估 DCIS 的初步诊断。本例患者乳头病灶活检证实为 DCIS，术后病理升级为 DCIS 伴微浸润。前哨淋巴结活检可以避免因术前和术中诊断不全面而遗漏腋窝的评估，尤其是全乳切除术治疗 DCIS 可考虑同时进行。

病理学根据组织学分化程度、核分级、是否伴有粉刺样结构和坏死区分低级别、中级别和高级别 DCIS。病灶范围较广且高级别 DCIS 往往伴有微浸润。微浸润性癌指在非浸润性癌的背景下，在乳腺间质内出现 1 个或多个明确分离的镜下小浸润灶（免疫组化证实肌上皮缺失），每个浸润灶的直径均≤1 mm。本例患者病灶多发，最大直径达 4 cm，免疫组化 calponin、P63 染色示肌上皮缺失，诊断为 DCIS 伴微浸润；故而其治疗和预后也与病例 1 患者不尽相同。目前临床上一般按照浸润性癌的原则结合肿瘤期别来治疗 DCIS 伴微浸润。

高级别 DCIS 一般 Her－2 阳性比例较高，约占 50%，但曲妥珠单抗在 Her－2 阳性的 DCIS 中治疗效果尚不明确。但对于本例患者，其激素受体阴性，Her－2 在原位癌及浸润灶都是 3+，根据 APT 临床试验的结果可以选择曲妥珠单抗靶向治疗联合化疗进一步改善患者的生存。

三、病例 3

病史回顾

患者: 女性,47 岁,未绝经。

家族史: 无。

既往史: 右侧卵巢囊肿切除术。

主诉: 发现右乳肿块 1 周。

临床表现及体检: 患者 1 周前体检发现右乳肿块,无发热、红肿、疼痛,未处理。体检提示右乳外上方可触及一肿块,直径约 1.0 cm,质韧,边界清,光滑,活动,无压痛,无皮肤粘连。

辅助检查: 2015.07 超声检查:双乳小叶增生,右乳外上方结节,9 mm×9 mm×10 mm (BI-RADS:4A,纤维腺瘤可能大);两侧腋下未见明显占位。我院钼靶:右乳外上非对称性致密,请结合其他检查(BI-RADS:0)。右乳良性钙化(BI-RADS:2)(图 20-4)。

治疗:

手术方式:2015.07.30 行右乳肿块切除术;术中冰冻病理:右乳 DCIS,局部疑有微浸润。2015.08.04 行右乳腺癌保乳术+前哨淋巴结活检术;前哨淋巴结 A、B、D 均未见癌转移,前哨淋巴结 C 纤维脂肪组织,未见癌转移。

术后病理:(右乳)结合 HE 形态及免疫组化检查结果,符合中至高级别 DCIS,伴多灶微浸润,肿瘤 2 灶,大小分别为 1.2 cm×1 cm×0.5 cm 及直径 0.5 cm,未见肯定脉管内癌栓。

免疫组化:ER(+)(20%,中等)PR(+)(15%,中等)、Her-2(3+,DCIS 及微浸润灶)、Ki-67(+,20%)、AE1/3(+);P63 及 calponin 示部分区肌上皮消失。(右乳)乳腺组织残腔周围见少量导管原位癌(中级别)。标本上、下、内、外、表面、基底各切缘均未见癌累及。

辅助化疗:无。

放疗:患者拒绝。

内分泌治疗:口服他莫昔芬治疗。

生存随访:

2016.10.13 我院钼靶:右乳癌保乳术后,右乳区域性分布细小多形性钙化,MT 可能(BI-RADS:4C)。右侧腋下密室淋巴结(图 20-5)。

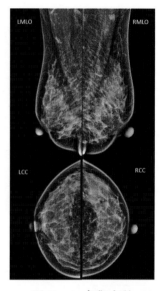

图 20-4 钼靶表现

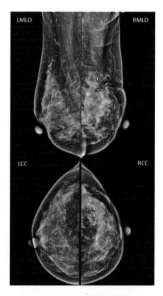

图 20-5 钼靶表现

超声:双乳小叶增生(BI-RADS:2),右乳外下及外上不均质改变伴钙化(TI-RADS:5,MT可能),肝内囊肿可能。两侧锁骨上、两侧腋下、脾脏、胰腺、两侧肾脏、两侧肾上腺、子宫、右侧卵巢及左侧附件区未见明显占位。

MRI:右乳癌保乳术后改变,右乳外上、外侧及外下区域性非肿块强化,考虑复发(BI-RADS:4C)。右乳外上近胸壁强化增大淋巴结(图20-6)。

2016.10.19 右乳肿块空心针穿刺:(右乳)DCIS,灶区间质浸润,待肿块完整切除后进一步诊断。

2016.10.25 行右乳单纯切除术。

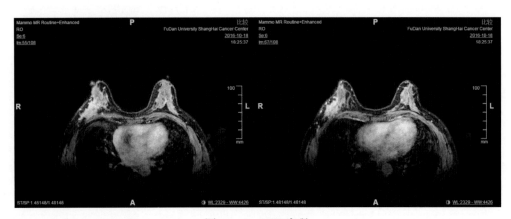

图 20-6 **MRI 表现**

术后病理:右乳肿块大小 5.0 cm×3.5 cm×2.0 cm。组织学类型:以中级别 DCIS 为主的浸润性导管癌,浸润癌多灶分布,最大灶的最大径 0.5 cm。Ⅱ级,脉管侵犯:未见肯定脉管癌栓。免疫组化:ER(+)(80%,弱—中等),PR(+)(80%,强),Her-2(3+),CK5/6(-),Ki-67(+,20-30%),E-Cad(+),CK14(-),AR(+,30%,弱),mammaglobin(+),GCDFP15(灶+),GATA3(弱+),P63(-),CAM5.2(+),P120(膜+)。

本次术后治疗建议:建议化疗+靶向治疗(单周泰素+曲妥珠单抗方案),qwPH×12,共 12周,紫杉醇 80 mg/m²,d1,每周用药,21 d 1 个疗程,共 4 疗程。曲妥珠单抗首剂 4 mg/kg,维持2 mg/kg,每周用药,12 次。化疗结束后曲妥珠单抗 6 mg/kg 3 周方案维持治疗满 1 年。

后续建议继续内分泌治疗。

病例讨论

乳腺原位癌治疗的重点是预防局部复发,包括浸润性及非浸润性癌的局部复发。本例患者第 1 次手术前病灶局限,保乳指征明确,术后切缘阴性。但患者术后依从性较差,未及时放疗,术后 14 个月即发生同侧乳房复发。根据第 2 次手术病理"以中级别 DCIS 为主的浸润性导管癌",复发类型应该考虑"第二原发"。

目前有 4 项大型的随机对照临床研究(NSABP-B17,EORTC 10853,SweDCIS,UK/ANZ DCIS)明确了 DCIS 保乳术后放疗的价值,在保乳基础上联合放疗相比单纯保乳手术可以降低术后的近一半的局部复发风险,不仅降低单侧乳房浸润性癌而且降低原位癌的复发。之后,2010 年 EBCTG 荟萃分析了这 4 项大型临床试验结果,放疗可以降低 10 年任何同侧乳房事件(浸润性癌或 DCIS)的绝对风险为 15.2%;即便是切缘阴性,直径较小的低级别肿瘤,放疗依然可以降低 18% 的 10 年单侧乳房复发事件。对于激素受体阳性的 DCIS 患者,术后继续口服内分泌药物治疗可以进一步降低患侧的复发风险,以及对侧乳房的新发癌症风险。虽然循证医学未证实放疗及内分泌治疗的总生存获益,但保乳术后一旦发生浸润性癌复发(DCIS 术后复发一半概率为浸润性癌),患者之后的复发风险和乳腺癌特定的病死率也将相应增高。

其他和 DCIS 保乳术后局部复发相关的高危因素包括患者的年龄(年龄<40 岁)、致密性乳腺、多灶性病变、肿瘤直径大、核分级高、伴有粉刺样坏死、切缘阳性、激素受体阴性等。目前公认的 DCIS 保乳术后的安全切缘为 2 mm。临床上可以酌情运用 VNPI 指数(Van Nuys 预后评分)或 MSKCC(Memorial Sloan-Kettering Cancer Center)的 Nomogram 的预后评分系统通过患者的年龄、临床、病理和治疗等参数预测 DCIS 的复发风险来选择合适的手术方式,但这些预测模型并不精确。我们期待诸如 DCIS 评分(12-gene Oncotype DX DCIS Score)等正在研究的分子预后模型可以从基因水平进一步补充,给临床治疗提供参考。

一般对于保乳术后复发的患者临床上不常规推荐继续保乳治疗。本例患者复发钙化弥散分布,分布在原手术区域(钛夹标记)和其他象限,更无保乳指征,故而 2 次手术行全乳切除术。患者术后复发病理提示 Luminal B 型 Her-2 阳性的浸润性乳腺癌,建议化疗联合靶向治疗。

四、病例 4

病史回顾

患者:女性,44 岁,未绝经。

家族史:无。

既往史:无特殊。

主诉:左乳癌活检术后 1 周。

临床表现及体检:患者 2015.12.16 于外院行左乳肿块微创手术,病理:(左乳 2 点)导管内癌,中核级,ER(+++,90%),PR(+++,90%),Her-2(1+),Ki-67(+,3%)。外院病理本院会诊结果:左乳 2 点发生在硬化性腺病基础上的原位癌。免疫组化检查:ER(+++,90%),PR(+++,90%),C-erbB-2(1+),Ki-67(+ 3%)。体检双乳增生,未及明确肿块,双腋下淋巴结阴性。

辅助检查:2015.12.24 超声:左乳头外上囊实性结节(BI-RADS:4A,结合病史,术后积液可能)。双乳增生伴右乳导管扩张和上方囊肿可能(BI-RADS:3),子宫前壁实性结节(肌瘤?)两侧锁骨上、两侧腋下、肝脏、脾脏、胆囊、胰腺、两侧肾脏、两侧肾上腺、两侧卵巢及盆腔未见明显占位。2015.12.24 钼靶:左乳癌活检术后,左乳 CC 位中央区非对称致密影,左乳内侧簇样浅淡细小钙化,请结合其他检查(BI-RADS:0)。余双乳散在钙化灶,请随访(BI-RADS:3)。2015.12.

27MRI:左乳外下肿块（BI‐RADS：4C）。另双乳多发肿块及斑点状强化（BI‐RADS：4B）（图20‐7）。

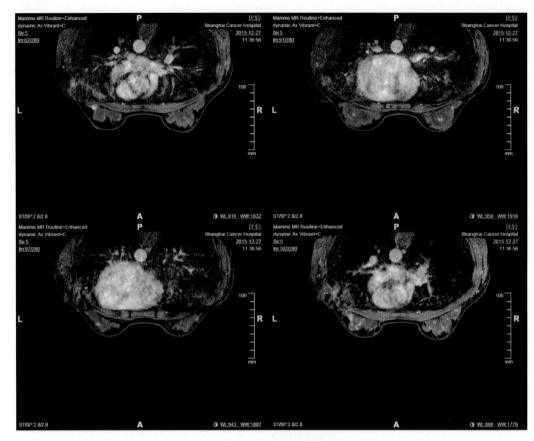

图 20‐7　**MRI 表现**

治疗：

手术方式：2015.12.30 行右乳肿块切除术。病理检查结果：（右乳肿块）硬化性腺病，部分导管上皮增生。2016.01.12 行左乳保留皮肤的皮下腺体切除术+ 左腋窝前哨淋巴结活检+ 游离腹壁下深血管穿支皮瓣（DIEP）即刻乳房重建手术。术中送检左腋窝前哨淋巴结 2 枚未见癌转移。术前术后效果见图 20‐8。

术后病理：左乳外上象限肿瘤大小 2 cm×1 cm×1 cm；组织学类型：发生在硬化性腺病基础上的 DCIS；组织学分级：低级别。免疫组化：ER（+）（95%，强），PR（+）（80%，强），Her‐2(2+)，Ki‐67(5%)，E‐钙黏着蛋白（+）；AE1/AE3+ P63 及 AE1/AE3+ calponin 染色显示导管周围肌上皮完整。

辅助治疗：无。

生存随访：健在。

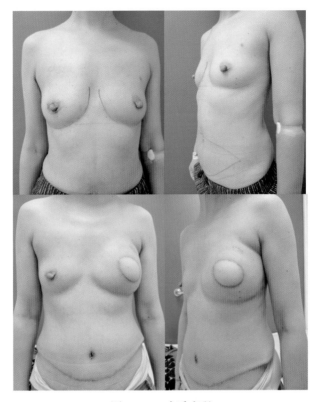

图 20-8　术后表现

病例讨论

硬化性腺病是最常见的乳腺病，表现为腺体和小管呈小叶中心性增生伴有间质的增生及纤维化，导致腺体不同程度挤压和扭曲。硬化性腺病中的腺上皮可发生不典型增生及癌变，包括导管上皮不典型增生、DCIS 以及小叶内瘤变（小叶上皮不典型增生和 LCIS）。本例患者的左乳病灶即为发生在硬化性腺病基础上的低级别原位癌，右乳为硬化性腺病。

一部分复杂性硬化性腺病属于癌前期病变，临床治疗应更加积极。而低级别 DCIS 预后很好，通常局部彻底手术即可治愈。本例患者乳腺致密，左乳病灶广泛，手术考虑左乳保留皮肤的全乳切除同时进行一期乳房重建是维持术后美观和生活质量的最佳选择。

重建的方式可以选择假体植入和自体组织皮瓣重建。原位癌全乳切除术后一般无须放疗，故而首选创伤小且手术操作简单的植入物重建。自体组织重建的优点在于重建后的乳房美观自然，重建乳房的外形可随年龄体重一起改变，双侧的对称性较好。自体皮瓣可选择背阔肌皮瓣、腹壁下带蒂横行腹直肌皮瓣或游离 TRAM、DIEP 皮瓣。自体皮瓣一般对术者技术水平要求较高。经与本例患者沟通后考虑 DIEP 游离皮瓣左乳重建。术后图片显示双乳对称性较佳，美容效果较好。

（王　研）

第二十一章　小叶原位癌

原位癌(in-situ carcinoma)是指一类上皮细胞重度异型增生并发生癌变但不超出基底膜的病变。乳腺原位癌包括两大类：导管原位癌(dutal carcinoma in situ，DCIS)和小叶原位癌(lobular carcinoma in situ，LCIS)。19世纪中期，科学家研究发现乳腺癌发生的多步骤现象，但对于究竟在哪一步骤发生恶变的问题一直未予重视。LCIS最早在1919年被描述为"腺泡细胞的不典型增殖"。1932年，Broders提出了乳腺原位癌的概念，由于上皮层内无血管及淋巴管，癌变的上皮细胞只有浸润超过基底膜才有转移的可能。因此强调可通过局部切除达到治愈的目的。1941年，Foote和Stewart首次提出了LCIS的概念，认为这是一种起源于小叶和终末导管的非浸润性乳腺癌，总结了以下几大特点：①无明确临床表现和病理学上的大体表现，常由显微镜观察偶然发现；②在乳腺中呈多中心性分布；③往往合并发生浸润性导管癌或小叶癌。Foote和Stewart选择这个名称并强调了LCIS细胞与那些明显的浸润性小叶癌(invasive lobular carcinoma，ILC)细胞在形态上的相似，发现在一些病例中发生LCIS的同时伴有ILC，并假定LCIS可能表现为浸润性乳腺癌发展过程中的一个确定步骤，这在某种意义上类似于DCIS。他们认为LCIS是一种很少见的病理改变，它是乳腺上皮细胞发展为乳腺癌的一个暂时阶段，是癌前病变，因此他们推荐乳房切除术作为标准的治疗模式，并被采用了很多年。其后，随着人们对LCIS的认识不断加深，病理学家发现一类具有与LCIS相类似的病变，它的形态与LCIS一致，但其病变范围更小，称为小叶上皮不典型增生(atypical lobular hyperplasia，ALH)。术语ALH常常和LCIS一起被提及，被用作描述形态学上相似但生物学行为较好的小叶病灶。ALH和LCIS的区别在于终末导管小叶单位(TDLU)内诊断性腺泡的百分比，当TDLU中≥50%的腺泡被诊断性细胞所充满并扩张时可诊断为LCIS，如<50%时则诊断为ALH。ALH与DCIS有时难以区别，不同的病理学家在诊断时有时会出现一定的偏差，带有一定的主观性。LCIS发生于TDLU，其生物学行为与DCIS不同，它具有低癌变率，癌变周期长，双侧乳房、多个象限发病的特点，它是癌前病变，还是癌变的危险因子一直存在争论。同样，有关这一病变的定义也开始发生变化。Foote和Stewart将LCIS与ALH区分开，认为LCIS是一种癌前病变，应行乳房切除。70~80年代Haagensen用小叶内瘤变(lobular neoplasia，LN)代替ALH和LCIS，2012年世界卫生组织(World Health Organization，WHO)病理分类将包括ALH和LCIS的病变归于LN。LN这个术语体现了乳腺小叶在增生的整个过程，包括了ALH到LCIS的全过程，认为它是一个癌变的危险因子，不是一种真正的癌前病变，建议行局部切除或临床随访。LN是目前乳腺新生物形成分类当中比较确定的一组组织病理学疾病单位，正如文献所预测的那

样,多年随访的确显示了明显升高的乳腺癌风险。但是,该分类不能反映 ALH 与 LCIS 癌变危险性的差异,未得到广泛应用。在本章节中,由于 ALH 和 LCIS 在病理形态上比较接近,以及两者在生物学行为上的类似行为,所以放在一起进行描述和讨论。

然而,尽管 LCIS 在 20 世纪早期被发现和描述,之后也有很多相关研究,经历了近 80 年的漫长过程,尽管人们在病因、病理、分子水平等领域进行了探索,乳腺钼靶机的应用让更多的 LCIS 被诊断,但是,至今其病因不清,诊断也仅仅依靠因偶然的其他因素进行病理检查时被发现,缺乏特异性;同时,还有许多问题存在争议,譬如,关于这些病变的最佳术语和分类,它们的生物学特性(是癌症的高危因素还是浸润性癌前驱病变),诊断之后长期处理的最佳方式等。尽管如此,1941 年以来的研究均显示 LCIS 并不进一步进展为浸润性乳腺癌,LCIS 患者双侧乳腺发生浸润性乳腺癌的危险性相同,所以多数的观点仍认为 LCIS 和 ALH 是癌变的危险因素,不是癌前病变,导致对该病治疗由根治性乳房切除手术向保守性治疗转变。故本章就历史的回顾性研究到最近一些临床试验的结果和分子生物学的一系列进展,从流行病学特点、病因、病理、诊断、治疗及预后等方面一并予以讨论,来加强我们对这一疾病的理解。

一、流行病学资料

首先来看一看人群中发现 LCIS 的比例。计算 LCIS 确切的发病率已被证明非常困难,因为 LCIS 无特异的临床症状,尤其无可触及的肿块,通常 LCIS 不伴有微小钙化,所以钼靶片表现并无非常典型的特征而导致乳房 X 线照相术通常无法发现,往往是偶然因包块、钙化或其他病变行乳腺穿刺活检或外科手术切除活检时被诊断。检查病理标本时没有明显的大体特征来指导组织取材,LCIS 的诊断经常成为乳腺活检检测其他指标时镜下的偶然发现,因此,它的发病率往往可能被低估。由于这些原因,LCIS 在人群中的发病率不能很好地计算。很多无症状的女性未被确诊,而且由于 LCIS 发病率报道主要依据穿刺活检或者切除活检进行诊断,加之其诊断标准、肿块大小及样本不同,导致发病率这一数值差别很大。一般来说,小叶新生物形成的病变是在对其他纤维囊性病变或恶性乳腺疾病进行活检评估时偶然发现。研究发现在良性乳腺活检中能发现很低的 LCIS 发病率,表 21-1 基于良性乳腺活检回顾性分析显示了 LCIS 相对低的检出率(0.5%~4.3%)。Page 的研究中,10 542 例乳腺良性肿块活检标本中偶然检出 LCIS 48 例(0.5%),另外一位学者 Haagensen 发表的数据则显示其比值约为 3.6%。Frykberg 回顾了包括活检结果在内的 19 个已公布的研究(1989~1999),有 10 499 例无法触及肿块的乳房 X 线检查异常的病例,在所有病例中 LCIS 的发生率为 1.1%。尸检资料对 LCIS 的检出率更低(0%~3%)。尸检结果存在潜在的偏倚,因为自然死亡病例的年龄都较大,而在法医案例中年龄偏小。当活检包括癌性肿块时,患病率就会大大升高,在对高危女性(例如,BRCA 突变的患者)进行的预防性乳房切除标本病理检查中伴随 LCIS 的检出率较高(4%~25%)。ALH 的检出率看起来比 LCIS 稍高一些,在良性乳腺活检的回顾性总结中为 1.6%~2.7%,在预防性乳房切除病例中为 11%~37%。

表 21 - 1　小叶新生物检测的流行病学资料

研究作者	时间	研究例数	研究人群	研究性质	小叶新生物形成比例		
					样本量	%	分类
Wheeler	1974	1898	良性乳腺活检	回顾性分析	57/1328	4.30%	LCIS
					87/4898	1.80%	LCIS+ 其他类型
					30/3570	0.80%	仅 LCIS
Anderson	1977	3299	良性乳腺活检	回顾性分析	52/3299	1.50%	LCIS
					47/3294	1.40%	无乳腺癌病史
Rosen	1978	8609	良性乳腺活检	回顾性分析	117/8609	1.40%	LCIS+其他类型
					99/8609	3.80%	仅 LCIS
Haagensen	1978	5560	良性乳腺活检	回顾性分析	211/5560	3.80%	LCIS/LN
Page	1985	10542	良性乳腺活检	回顾性分析	169/10542	1.60%	ALH
Page	1991	10542	良性乳腺活检	回顾性分析	48/10542	0.50%	LCIS
Khurana	2000	35	预防性乳房切除		4/35	11.40%	ALH
Li	2002	SEER 数据库	1970~ 1980	0.90/(10 万人·年)			LCIS
			1987~ 1989	2.83/(10 万人·年)			LCIS
			1996~ 1998	3.19/(10 万人·年)			LCIS
Hoogerbrugge	2003	67	预防性乳房切除	66% BRCA 突变携带者	17/67	25%	LCIS
					25/67	37%	ALH
Kauff	2003	24	预防性乳房切除	BRCA 突变携带者	1/24	4%	LCIS
					3/24	13%	ALH
Page	2003	17170	良性乳腺活检		457/17170	2.70%	ALH
		440	单侧预防性乳房切除		22/440	5%	LN
Adem	2003	64	预防性乳房切除	BRCA 突变携带者	1/64	1.20%	LN
Dotto	2008	516	双侧乳房重塑样本		17/516	3.30%	LN

LCIS:小叶原位癌；　ALH:小叶上皮不典型增生；　LN:小叶新生物

　　随着病理学技术的提高,免疫组化和分子病理技术的开展,乳腺钼靶机在临床的广泛应用和磁共振的应用,更多的早期乳腺癌被诊断,特别是 DCIS 的比例在发达国家中占所有新发乳腺癌的 15%~20%。LCIS 的诊断水平略有提高但并未大幅提高,其原因是 LCIS 无论在临床表现,还是乳腺钼靶检查方面都不具有特异性;在 80 年代中期前,乳腺癌的诊断主要依靠体格检查。

在美国，LCIS 诊断率在所有活检中仅占 0.6%，但是，DCIS 的诊断率却要比之高 3 倍。80 年代中期后，LCIS 的发病率有了明显的增高，Eric 总结 1989~1994 年一项有关 19 篇文章的荟萃分析，这些文章总结了 10 499 名未扪及包块但在钼靶片上有病变的病例，并且对这些病变进行活检，结果表明 LCIS 在所有活检中占 1.1%（114/10 499），诊断率较前有明显提高；同时，在所有乳腺恶性肿瘤中占 5.7%。文献报道 6 287 例因钼靶提示病变而进行的乳腺活检中，LCIS 占 2.3%，占其中恶性病变的 9.8%。虽然 LCIS 病变本身并无明确的钼靶征象，但若 LCIS 患者钼靶摄片发现钙化灶，经常为手术指征之一，尽管实际上这些钙化灶并不真正位于病变的小叶中。

根据 SEER 1978~1980 年以人群为基础的资料，Li 等报道了 LCIS 的发病率为 0.9/100 000，后来报道从 1980~2001 年增加了 2.6 倍。大量增加的 LCIS 患者多见于 50~59 岁女性；可能的原因包括普查推动活检数量的增加，与 LCIS 相关的在乳腺 X 线片显示的钙化点增加，以及绝经后激素替代疗法的应用。究其原因，一方面是由于乳腺钼靶机的使用，使 LCIS 的发现率有了提高；另一方面，激素替代治疗也是引起 LCIS 发病升高的因素之一。LCIS 仅发生于女性，多见于 40~50 岁，较 DCIS 提前了 10~15 岁。该病患者约 90% 为绝经前状态；尸检资料也显示 LCIS 常见于年轻的绝经前女性；而乳腺浸润性癌仅约 30% 为绝经前状态。有研究表明 LCIS 较浸润性癌的激素受体表达率明显增高，提示其发病可能与激素的影响有关。

大量研究资料均显示 LCIS 大比例为双侧性、多中心性病变，这也是 LCIS 的特征。超过 50% 诊断为 LCIS 患者在同侧乳房表现为多灶，约 30% 患者伴有对侧乳房的 LCIS，Newman 用镜相活检方法发现了 26 例 LCIS 中 6 例为双侧性（23%），同样 Urban 的数据显示为 35%。LCIS 这种多灶性的临床表现以及临床无法触及肿块的特点，是临床试验设计的难点，也是制订后继处理方案时引起疑问和争论的原因之一。虽然这些临床表现（多灶，双侧）和流行病学证据显示了在 LCIS 发展中有一定的遗传学因素，但其病变基因和遗传模式仍不清楚（见下文分子病理学部分）。

二、自然病程

对于 LCIS 的临床意义一直存在争议，一直以来 AJCC 把 LCIS 与 DCIS 命名为 T$_0$ 期，均为原位癌，但是长期随访资料和大量数据显示，LCIS 与 DCIS 的生物学行为并不相同，更合适被看作是一个风险指标，并不是所有的 LCIS 都会进展为浸润性乳腺癌，而只是发生浸润性乳腺癌的高危因素之一，所以在 2017 年 AJCC 第 8 版中，把 LCIS 从 T$_0$ 中剔除了，变成了良性病变，更验证了这一理论。在这一段落的讨论中，癌变的定义包括演变成 DCIS 和（或）浸润性癌的范畴。

（一）ALH 和 LCIS 是癌变的前驱因素还是高危因素

LCIS 是一种非常特殊的病变，具有癌变间期长的特点。长期以来，以 LCIS 是一个癌变的前驱因素（precursor）还是高危因素（high risk）一直存在争议。浸润性导管癌（invasive ductal carcinoma，IDC）和 ILC 的发生都伴有 LCIS，有人习惯于主张 LCIS 不是一种真正的前驱病变。然而，ILC 伴有 LCIS 的发生率明显高于无伴随者。在 IDC 中可以观察到 DCIS 和 LCIS 的共存，那为什么 DCIS 是可能的前驱病变而 LCIS 不是呢？支持 LCIS 作为 ILC 前驱病变的证据来自很多临床研究，包括前述的流行病学资料，Chuba 和 Bodian 等的研究随访时间超过了 20 年，得到类似结果，癌变的风险从 5 年至 20 年递增，LCIS 诊断后其癌变的类型虽然多为 IDC，但 ILC 的比例高达 24%，而 ILC 仅占所有乳腺癌的 5%~15%。Fisher 的研究进一步支持该结论，发现 9 例复发的患者中，8 例是 ILC，高达 89%。这几项研究可以帮助提示 LCIS 有可能是浸润性癌的前驱性病变。另外从病理组织学角度来看，ALH/LCIS 与 ILC 细胞形态相似，以及肿瘤的发展区域定位于 ALH/LCIS 区域，小叶性病变分子病理学方面的研究同样支持 LCIS 是一种前驱病变的假说，特别是来自相同患者配对的 LCIS 与 ILC 具有一致的染色体异常，分子病理学方面的研究特别集中在 E-钙黏着蛋白（cadherin）的失活在小叶病变发展中的作用，支持了 ALH 和 LCIS 是浸润性癌的一种前驱病变（下文分子病理学详细描述），而不仅仅是简单的风险因子的假说。

但是从另外一个角度来看，ALH/LCIS 也作为高危因素存在。一些研究提供了长期随访资料，揭示了数个一致的模式，给出了对小叶新生物形成作为双侧乳腺癌风险因素的证据。诊断为 LCIS 的患者发生对侧乳腺癌的风险可能是那些无 LCIS 患者的 3 倍。LCIS 患者发生乳腺癌的风险是双侧的，并被认为双侧乳腺发生乳腺癌的风险是均等的。然而越来越多的研究证明，LCIS 患者发生同侧乳腺癌的风险可能是发生对侧乳腺癌的 3 倍，支持 ALH 和 LCIS 不仅是前驱病变，同时也是风险因素这个观点。从这些研究中，发现患有小叶新生物形成（LCIS 或 ALH）女性的中位年龄为 50 岁，比诊断为浸润性乳腺癌的中位年龄年轻近 10 岁。这些相同的研究证实了在具有 LCIS 病史的女性中，累积的浸润性癌发病风险每年增加 1%~2%，终身风险为 30%~40%。不论哪一侧是 LCIS 活检的来源，这种风险在双侧乳腺几乎是均等的。与无乳腺非典型增生的普通女性人群相比，LCIS 患者发生 IDC 的危险是正常人群的 7~10 倍，长期随访资料还显示其双侧性和继发 IDC 的特点。文献也证实 ALH 病灶范围若累及导管单位，也增加继发乳腺癌的风险。Lakhani 适当总结了这些结果来说明小叶新生物形成的病变"既是前驱病变（尽管非必须的 nonobligable）同时也是风险指标"。在患者被诊断为 LCIS 之后发展为浸润性癌的时间是难以预计的。Page 等证实 2/3 发展为浸润性癌的女性是在活检的 15 年内。另一项独立的研究表明，>50% 的 LCIS 患者发展为癌是在活检后的 15~30 年，平均 20.4 年。扩大的时间范围对于安排患者随访有重要意义。

然而，很多研究已经确定这种风险和癌变的诊断并不一致。LCIS 并非浸润性癌必需的前驱病变，仅有少部分 LCIS 发展为浸润性癌。目前对于 ALH/LCIS 的诊断被认为是对随后患癌风险的指示，而不是一种真正的前驱病变。因此根治性的手术治疗已经"失宠"，但对于诊断为 LN 的患者该如何处理仍缺少一种公认的最合理的方法。推荐的处理方法有规律的乳腺钼靶摄片、单独随访或简单的"不处理"。这种观点最近几年已经有所改变，一系列的证据表明 LCIS 对癌而言确是一种非必需的前驱病变（也是一种风险指标），这可能对于诊断为该病患者的处理有重要的意义，科学家们和临床学者们也一直在给 LCIS 的正确地位做一个总结，而在最新版的《AJCC 和 NCCN 指南》中，由于 LCIS 良好的生物学行为和预后，已经将其从原位癌的分期（T_0）中剔除，将其描述为一种良性病变。

(二) ALH 和 LCIS 的癌变率

有关 ALH 和 LCIS 癌变的风险和确切比例目前未见明确的报道,存在较大的差异性。关于其病变的随访时间,一般认为随访达 20 年以上的结果可信度高。据一系列文献总结发现,在诊断为 ALH 和 LCIS 的妇女中,其一生中发生癌变的概率是 5%~30%,平均癌变率约为 8% (表21-2),在所有癌变的患者中,同侧占 25%~100%,对侧发生癌变的患者占所有癌变患者的比例高达 75%,与同侧发生者接近。关于其病变的随访时间,一般认为应比同侧更长,在 Fisher 等的研究中(NSABP P-1)发现 56% 的同侧癌变发生在 ALH 和 LCIS 被诊断后 5 年内,但是,与此同时,对侧的癌变发生率仅为 30%。对侧癌变的组织学类型与患侧一样,在另外一些研究中对侧的癌变发生率可以高达 44%~75%。NSABP P-1 试验还报道 LCIS 发生 IDC 的危险性,该数据为 12.99/1 000,他莫昔芬可降低其危险至 5.69/1 000,RR= 0.44。Haagensen 的资料,211例 LCIS 患者长期随访 16.3 年,其中 16.7%最终发生浸润性癌,比值为 5.9/1;另外一篇较大规模的研究为 Frykberg 的研究,他们总结了 12 篇临床研究结果,研究包括了 874 例被诊断为 LCIS的患者,发现在平均随访 24 年中,这些患者的癌变率仅为 18%;而 Zurrida 报道随访 5 年的资料其比值仅为 5%。出现这种较大差异的原因是因为这种病变少见,局部治疗存在较大的差异性及随访时间的差异等因素所致。因此,ALH 和 LCIS 真实的癌变率应谨慎地下结论。

表 21-2 小叶新生物形成诊断后的乳腺癌风险

作者	年份	例数	随访时间(年)	继发癌(%)	相对风险	同侧(%)	对侧(%)
Wheeler	1974	32	17.5	4(12.5)	NR	25	75
Andersen	1977	44	15.9	13(27.7)	11.9	69	31
Rosen	1978	84	24	29(34.5)	9	66	55
Haggenser	1978	211	14	35(16.7)	7.2	54	54
Rosen	1981	101	16~29	7(7)	NR	28	72
Salvadori	1991	78	4.8	5(6.4)	10.3	100	0
Page	1991	39	19	9(11)	6.9	60	40
Ottesen	1993	69	5.8	15(25.7)	11	100	0
Singletary	1994	45	10	3(6.7)	NR	66	33
Carson	1994	51	6.9	4(7.8)	NR	75	NR
Zurrida	1996	157	3.8	8(5)	NR	40	60
Fisher	2004	180	12	19(11)	NR	47	53
Chuba	2005	4853	10	350(7.2)	2.4	46	54
Liet	2006	4490	NA	282(6.2)	5.3	72	41
Chun	2006	307	5	24(30)	1.71	NR	NR

LCIS: 小叶原位癌;ALH: 小叶非典型增生;NA: 不适用的;NR: 未报道

（三）ALH 和 LCIS 诊断后癌变风险的不同

Page 等证实诊断为 ALH 的患者与诊断为 LCIS 的患者相比，其发展为继发的乳腺癌的相关风险是不同的。诊断为 ALH 的患者比普通人群（即：女性，年龄可比，进行了乳腺活检而未被诊断为非典型增生）的风险高 4~5 倍。而 LCIS 的相关风险为普通人群风险的 8~10 倍。因此，尽管 LN 在术语上有利于完全地描述这一组病变，但在风险分层和处理的选择方面，明确地区分 ALH 和 LCIS 是恰当或更可取的。

（四）诊断 ALH 和 LCIS 后引起癌变的高危因素

有关 ALH 和 LCIS 癌变的高危风险因素研究较少，而且存在较大的变异性，研究结果之间还存在较大的争议。Bodian 等的研究提示年龄、家族史和病变占小叶单位比例都是癌变的高危因素。在这篇对 236 例 ALH 和 LCIS 癌变随访的研究中，发现在 62 例癌变的患者中，诊断为 ALH 和 LCIS 的患者，如果年龄＜40 岁，发生癌变的概率相对普通人群的风险比为 10.5；而如果包括所有的 ALH 和 LCIS 的患者，发生癌变的概率相对普通人群的风险比为 5.4。同样在＜40 岁诊断为 ALH 和 LCIS 的患者中，如果其母亲和姐妹有患乳腺癌者，发生癌变的概率增高。如果病变占据小叶单位＜90%，其发生癌变的相对风险与普通人群比为 2；但如果病变占据小叶单位＞90%，其发生癌变的相对风险与普通人群比为 6。厉红元等的研究认为家族史是一个重要的影响因素，其对 52 例 ALH 和 LCIS 随访 146.6 月的研究中，发现有 8 例癌变患者，其中 4 例有乳腺癌家族史。Haagensen 等所述的研究中，具有一级亲属乳腺癌家族史的患者，这种风险可能大幅增加（5.3%~13.2%）。有趣的是，Page 等的研究显示家族史对 LCIS 相关的风险无影响，尽管在有乳腺癌家族史的患者中，与 ALH 相关的相对风险会加倍（4.2%~8.4%）。Li 等对美国 1998~2001 年 SEER 发现的 4 490 例 LCIS 分析发现有 282 例癌变，认为与患者年龄、种族、手术方式有关。而 Chuba 等的研究发现手术类型是其风险因素，认为局部切除术相对于乳房全切术发生癌变的风险明显增多，在对 4 853 例 ALH 和 LCIS 患者随访 7~31 年的结果发现，有 350 例发展为 IDC，分析其危险因素，发现在年龄的风险上得出了与 Bodian 研究相反的结论，即如果年龄＜40 岁，发生癌变的概率低。

虽然目前所有有关 ALH 和 LCIS 癌变的危险因素还没有足够的证据支持，但是，对于已经诊断为 ALH 和 LCIS 的患者，在临床实践中，应该结合患者年龄、乳腺癌家族史、病变占据小叶单位的范围等因素指导采取恰当的治疗方案。

三、病理

（一）大体病理

LCIS 往往通过对乳腺组织镜下观察偶然发现，其本身在大体上没有一个很典型的表现，与正常乳腺组织无明显区别。但是有一些表现为增生样的 LCIS 有区别于正常乳腺组织的大体表现。标本的巨检描述常没有特异性，可以描述为纤维腺瘤样改变，较坚硬或结实的大体病理表现，或囊性感。但是这些可以看到的或者触摸到的改变并不是 LCIS 所特有的。在一些病变较广泛的 LCIS 患者中,病变乳腺组织的剖面可以表现为微弱的颗粒状表现,颜色略浅,这是因为受 LCIS 侵犯的小叶得到了充分的扩张所导致的。

（二）镜下表现

1. 经典型 LCIS（classic LCIS，CLCIS）　最常见的类型即所谓的 CLCIS,包括具有特征的组织学表现疾病单元,特征如下:①病变局限于 TDLU,腺泡扩大变形,腺管(终末导管和腺泡)基底膜完整。②腺泡明显膨大,充满均匀一致的瘤细胞,也可呈筛状。③瘤细胞通常体积小,这些细胞为圆形、多边形或立方形细胞,伴有清楚稀薄的胞质边缘和高核浆比例(图 21-1)。细胞核形态一致、温和,核深染,无明显核仁,可有核沟。胞质较少,染色质纤细均匀分散。细胞界限不清,黏着性不强,这些细胞黏附松散,间隔规律,充满并扩张腺泡,但整个小叶的结构仍然保存(图 21-2)。④一个典型的细胞学特征是常见胞质内澄清的空泡(其内可见嗜酸性小球)或印戒样细胞,黏液染色阳性,即通常所说的胞质内空泡或品红小体,细胞内出现空泡,致细胞核偏位,呈印戒细胞样,在检查乳腺细针抽吸物时,这些细胞强烈提示小叶病变的存在(包括 ALH、LCIS 和 ILC)。⑤核分裂象少见。⑥腺腔少见,并且钙化和坏死罕见。⑦增生细胞核比较大,有一定多形性和异型性。⑧在新生细胞沿邻近导管扩展时,在完整的上层上皮细胞和下层基底膜之间,常见到佩吉特样(Pagetoid)分布(图 21-3)。⑨细胞动力学显示 LCIS 为低倍增生,大多数 ER(+),少见人表皮生长因子受体 Her-2(+)和 p53(+),E-钙黏着蛋白通常阴性。⑩LCIS 常位于 TDLU,呈膨胀性生长并破坏 TDLU 系统,某些情况下其可影响至乳腺小叶以外。可伴有腺病或纤维腺瘤等。

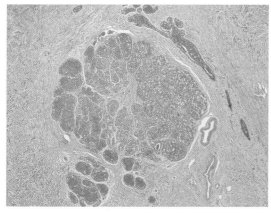

图 21-1　经典型 LCIS（40x. jpg）

细胞失黏附

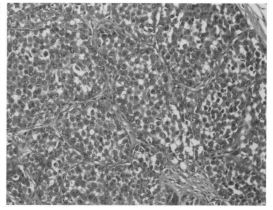

图 21-2　经典型 LCIS（200x. jpg）

细胞失黏附,核偏位

2. 多形性 LCIS（pleomorphic LCIS，PLCIS）（图 21-4）　与 DCIS 不同,LCIS 组织学特征较为单一,常表现为小细胞的实质性增生,常见小而一致的、圆形或卵圆形细胞,胞质内偶见

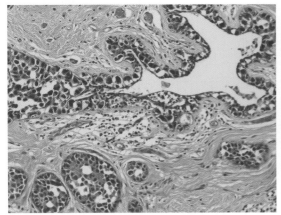

图 21 - 3　多形性 LCIS (200x. jpg)

Paget 样累及导管

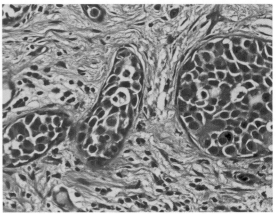

图 21 - 4　多形性 LCIS (400x. jpg)

细胞异型性和多形性显著,核分裂象易见

嗜酸小体或空泡,以上为经典型 ALH/LCIS 中的细胞。另外一种已被充分认识的 LCIS 亚型则表现为大细胞核的多形性大细胞,在结构上与 CLCIS 相似,其所包含的细胞具有轻至中度增大的核,部分表现为多型现象和较丰富的胞浆,也是近期描述较多的一种疾病单元称之为 PLCIS。与 CLCIS 相比,PLCIS 细胞核表现为多形性、细胞核增大及明显的核仁;胞质丰富,有时表现为嗜伊红,细颗粒状;在部分病例表现为印戒样细胞。与在 CLCIS 中观察到的报道不同,PLCIS 中大汗腺分化在形态学和免疫组化水平很常见。这些细胞常常比 CLCIS 细胞黏附性更差,小叶的中央坏死和钙化更为常见。PLCIS 常与细胞学相似的多形性浸润性小叶癌并存。1992 年,Eusebi 等首次描述其病变特点,之后的研究报道其常与 ILC 相关。PLCIS 常见有粉刺样坏死和微小钙化,由于细胞形态、坏死及钙化的联合导致了其与 DCIS 鉴别的困难,但是 PLCIS 中 E-钙黏着蛋白表达的缺失这一的特点有助于二者的鉴别诊断,故对多形性亚型的认识是重要的。

3. CLCIS 和 PLCIS 的鉴别　CLCIS 的细胞包含双倍体的 DNA,而 PLCIS 的细胞 DNA 则表现为多倍体。PLCIS 的胞质内容物比 CLCIS 更加丰富一些,有更大的细胞核时核仁更明显。有时 PLCIS 的细胞学特点与 DCIS 的很像以致于鉴别困难。当病灶的成分均由 PLCIS 细胞组成时,LCIS 与 DCIS 的小叶癌化难以鉴别。E-钙黏着蛋白的免疫表型非常有用,PLCIS 缺失该表型,免疫组化染色为阴性,从而帮助诊断。一些病例同时包括 CLCIS 和 PLCIS 的细胞类型,E-钙黏着蛋白均为阴性。

4. 其他特殊类型的 LCIS　除了 PLCIS 以外,LCIS 亚型还包括旺炽型等多种(图21-5)。近年,LCIS 的多形性逐渐被认识,包括 PLCIS,LCIS 合并粉刺样坏死和混合型小叶导管原位癌。

（1）LCIS 合并粉刺样坏死的特点:Fadare 等描述了本病变的特点,它具有与 CLCIS 相同的形态特点,即小细胞、胞质染色均匀、细胞间松散黏附松散等特点,但是除此之外,在细胞中央区可见坏死,钙化也较常见。Fadare 对18 例患者的报道发现有 12 例合并浸润性癌(67%)。

(2) 混合型 LCIS 的特点:该病变的特点是同时具有 LCIS 和 DCIS 的特点。可以表现为单一小细胞的 LCIS 的特征,但细胞间黏附较紧密;有些病例,表现为导管原位癌的特征,但又可见 CLCIS 的细胞间黏附松散现象。E-钙黏着蛋白的表达也存在异质性。

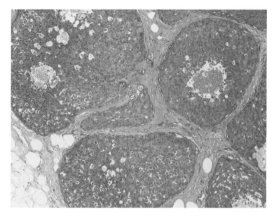

图 21-5 旺炽型 LCIS (100x. jpg)
可见导管中央坏死

(三) 鉴别诊断

1. LCIS 与 ALH 的鉴别 对于 LCIS 的诊断,Page 认为在一个受累的小叶单位中必须有超过一半的腺泡被典型细胞充满扩张,没有中央空腔。出于实用的目的,扩张被解释为在一个腺泡的直径断面上可见 8 个或更多细胞出现。ALH 和 LCIS 表现相似,但其在 TDLU 的病变不如 LCIS 广泛。两者并无明确的鉴别标准。当一个病灶发展程度和范围小于上述标准,在受累的 TDLU 内,腺泡细胞增生、扩张、典型细胞仅部分充满腺泡,腺泡仅有极小的或无扩张,空腔仍可识别,并且受累腺泡范围<50%,肌上皮细胞混合肿瘤细胞仍然可见,为 ALH;如果该病变范围>50%,则为 LCIS。显而易见,ALH 和 LCIS 在这些标准上的区别过于独断,存在观察者间和观察者内的差异。而在临床病理实践中,往往发现 LCIS 和 ALH 同时存在,而且病变范围的比例也因不同的病理医生对形态学认识的不同,在诊断时会有差异。因此,使用术语 LN 以包括全部的变化范围并消除这种差异,可能会达到更好的诊断目的。回顾文献,Haagensen 和 Tavassoli 分别提出了 LN 和小叶上皮内瘤变(lobular intraepithelial neoplasia,LIN)的概念,被越来越多的病理学家和外科医生所接受,根据 Tavassoli 的标准做病理诊断,依据其腺泡扩张及范围、形态学标准和临床后果分为 3 个级别的亚型:LIN1~3级。LIN1 指一个或更多的腺泡轻度扩张,增生的细胞仅占据部分腺泡腔,腺泡腔无扩张;LIN2 指与 LIN1 细胞形态一致,但是增生的细胞更丰富,腺泡腔扩张,但腺泡腔间轮廓存在;LIN3 指肿瘤细胞占据腺泡腔,至少 50%以上的腺泡扩张,腺泡间融合。该分类的优点是不再去区分 ALH 和LCIS,仅从腺泡细胞增生的数量进行分级,通过分级,反映癌变危险性的差异,该分级更有利于临床医生进行临床处理;同时,由于 LIN 没有了癌的提法,有利于消除对患者心理的影响。这个提议把继发的浸润性癌的风险与 LIN 级别的升高联系起来,尽管它已经被写入最新的 WHO 分类,但仍未获得公认,存在争议。所以到目前,这个术语在病理学家当中仍未获得广泛使用。由于研究技术的快速发展,尤其是分子病理学和高通量的分析方法的发展,随着进一步的研究结果的出现,分类体系可能发生变化。因此,目前看来介绍其他的过渡性分类方法都可能不够谨慎,继续使用术语 ALH/LCIS 的合理理由是,与 LCIS 相比 ALH 已被证明对于继发的浸润性癌具有较低的风险。

2. LCIS 与 DCIS 鉴别 对于 CLCIS 和 PLCIS 而言,最重要也最困难的鉴别诊断是与 DCIS 的鉴别,尤其是与实性的、低核分级类型 DCIS 的鉴别。DCIS 的诊断对患者而言意味着完全不同的处理方法,因为根据指南通常需要手术切除或放疗,而 CLCIS 则有证据保证可以不需要进一步处理。因此正确的鉴别是必需的。然而,区分 LCIS 和低级别的实性 DCIS 富于挑战性,因为它们在形态学上非常相似,尤其是当 DCIS 累及腺泡小叶的末端癌变小叶癌化,仅有微小的或无小叶变形时。形态学指标包括核的大小和多形性,这在 DCIS 当中比较重要(尽管在处理 PLCIS 时用处不大),还包括第二管腔的形成,细胞黏附也都指向导管病变而非 LCIS。病变的免疫组织化学分析对于鉴别是有帮助的。如前所述,E-钙黏着蛋白、β-联蛋白和 p120 特征性地在 ALH/LCIS 中缺乏或减少而在 DCIS 中的瘤细胞膜上存在。Sneige 等近期的研究提示 PLCIS 通常 Her-2 阴性,而该基因在低级别的 DCIS 通常也不表现为扩增,因此 Her-2 可能对于二者的鉴别无帮助。偶尔,病变的形态学特征连同免疫组织化学标记物的表达有重叠。这提示 LCIS 和低级别的实性 DCIS 可能确实共存于同一导管小叶单位。这种情况下,二者的鉴别是不可能的,两种诊断都应当作出。对于这些无法确定病例的患者该如何处理有待于进一步解决,处于实用的考虑,他们应作为 DCIS 接受治疗。

3. LCIS 与良性病变鉴别 少数众所周知的缺陷有时会引起诊断 LCIS 的困难。组织保存差可能引起小叶单位内非黏附细胞的人为假象,导致了 LCIS 的过度诊断。同样,哺乳期病灶具有胞质内脂滴或细胞化生,如不仔细鉴别可能会被粗略地认为是 ALH/LCIS。另一个困难是当 LCIS 发生在一些良性乳腺病变(如硬化性腺病和放射状瘢痕),这在临床和影像学上表现为肿块。小叶单位变形和相当硬的基膜等这些 LCIS 的组织学表现和这些良性病变结合,可能被误诊。结构异常和小叶细胞增生相结合,容易被粗略地诊断为浸润性癌。这种情况下,免疫组化染色显示肌上皮细胞层存在,特别是和一些核标记(如 p63)及细胞质染色(如平滑肌肌球蛋白重链和肌钙蛋白)相结合或基底膜对于鉴别是至关重要的。

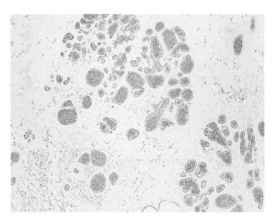

图 21 - 6 经典型 LCIS(40x. jpg)

周围见浸润性小叶癌,ER 弥漫强阳性

4. LCIS 伴或不伴微浸润的鉴别 在判断 LCIS 是否合并微浸润时(图 21 - 6),病变标本应全部取材。日常工作中常很难判断基底膜是否完整[即使是免疫组化染色和(或)分子病理学检测]。有时将 LCIS 考虑为小叶增生或不典型增生,从而忽略了对微浸润灶的检查。当微浸润灶的癌细胞少、温和、散布在间质中时,易被误认为是炎细胞和纤维母细胞等,必要时应做免疫组化确认。

(四) 免疫表型

1. **ALH、LCIS 与 DCIS 的免疫表型鉴别** 表 21-3 比较了 ALH、CLCIS、PLCIS 和 DCIS 的免疫组化表型。所有 CLCIS 亚型都和 ER 和 PR 的表达相关(60%~90%患者阳性)(图 21-7),同时这些细胞特征性缺乏 E-钙黏着蛋白的表达(图 21-8)。后者是与细胞-细胞黏附相关的细胞膜分子,大部分 LCIS 都不表达侵袭性表型,更多的是 *Her-2* 表达阴性,*Her-2* 基因不扩增,p53 阴性,并表现出一个较低的增殖指数(Ki-67),这两者都显示了不具备侵袭性的特征。尽管级别较高,PLCIS 常表现为 ER 或 PR 阳性,*Her-2* 基因扩增和过表达,Ki-67 增殖指数较高和 p53 阳性。考虑到 PLCIS 的特性,PLCIS 中大汗腺分化形态学和免疫组化水平很常见,那么它表达 GCDFP-15(gross cystic disease fluid protein-15),一种大汗腺分化的标记物,也不会让人惊奇了。

表 21-3 **ALH、CLCIS、PLCIS 和 DCIS 免疫表型的鉴别诊断**

	ALH	CLCIS	PLCIS	DCIS
ER	+	+	+/-	-/+
PR	+	+	+/-	-/+
Her-2	-	-	-/+	+/-
E-钙黏着蛋白	-	-	-	+
β-联蛋白	-	-	-	+
p120	-	-	-	+
GCDFP-15	-/+	-/+	+/-	-/+
P53	-/+	-/+	+/-	+/-
Ki-67	低	低	中-高	中-高

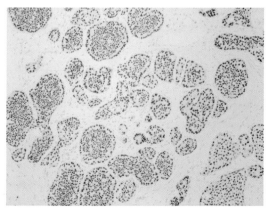

图 21-7 **经典型 LCIS (100x. jpg)**

ER 弥漫强阳性

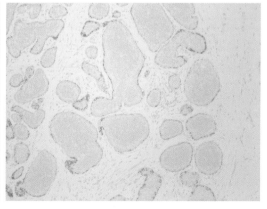

图 21-8 **经典型 LCIS (100x. jpg)**

E-钙黏着蛋白阴性,导管周围肌上皮阳性

2. E-钙黏着蛋白(cadherin)在 LCIS 和 DCIS 鉴别诊断中的作用　小叶来源的病变(原位癌、浸润性癌)在大部分病例中都特异性地表现为 E-钙黏着蛋白表达的缺失或显著下调,而导管腔面上皮细胞和大部分导管增殖性病变(导管不典型增生、DCIS 和 IDC)E-钙黏着蛋白免疫组化染色为阳性。E-钙黏着蛋白介导了钙依赖的细胞黏附,因此其功能的丧失严重影响了小叶成瘤这一自然过程。E-钙黏着蛋白下调的机制见下文阐述。一些作者建议将其作为一种辅助抗体用于 LCIS 和 DCIS 的鉴别,特别是在两者鉴别很困难的情况下。作者建议:①E-钙黏着蛋白染色阳性认为是 DCIS;②E-钙黏着蛋白染色阴性认为是 LCIS;③既有阳性染色又有阴性染色的病变视为两种病变的混合。由于 DCIS 和 LCIS 患者的临床处理方式不同,尤其是切缘的处理不同,准确的分类就显得尤为重要了。一些临床病理学研究对使用 E-钙黏着蛋白分类进行了验证,发现通过空芯针活检发现的纯 LCIS 患者,E-钙黏着蛋白阳性的 LCIS 病例发展为浸润性癌的风险更高。

(五) LCIS 的分子病理学研究进展

1. 分子遗传学在 LCIS 诊断中的作用　E-钙黏着蛋白是钙黏着蛋白家族成员。E-钙黏着蛋白的蛋白质在上皮细胞中表达。E-钙黏着蛋白基因(CDH1 基因)的缺失和上皮的变化、细胞黏附和运动相关,已注意到该基因与包括胃癌、大肠癌、乳腺癌和卵巢癌等数种癌症相关联。

在小叶和低级别导管病变中一个常见的发现就是 16 号染色体长臂(16q)的缺失,这在成瘤早期发生率很高。CDH1 基因是位于染色体 16q22.1 的一种肿瘤抑制基因,它的功能是编码 E-钙黏着蛋白。16q 染色体片段的缺失通常伴随着 CDH1 基因的截断突变和启动子甲基化,导致等位基因失活和蛋白表达缺失。CDH1 基因突变已经在 ALH、CLCIS、PLCIS 和 ILC 中被证实,但在 IDC 中比较罕见。在 LCIS 细胞中常能发现 16q22.1 这一染色体片段的丢失或异常,独特的 CDH1 截断突变在 LCIS 中被发现,并与 ILC 相关,这支持了 LCIS 是浸润性癌的前驱病变的假设。一项小型研究报道在纯 ALH 中 CDH1 突变的概率比纯 LCIS 低,这一点人们并没有意料到,因为 E-钙黏着蛋白的表达下调在 ALH 阶段已经发生。CDH1 基因突变还与弥漫性胃癌相关,后者与小叶癌的发展特性类似。事实上,在具有家族性遗传倾向的弥漫性胃癌病例中,高达 1/3 的患者可见到 CDH1 的胚系突变。LCIS 的临床特点(多灶性、双侧性)和流行病学研究显示小叶癌和家族性遗传倾向有关。但其家族性病例的致病基因仍不清楚。尽管 E-钙黏着蛋白在这些病变病理发生中起到一系列重要作用,而且在 LCIS 中 E-钙黏着蛋白(CDH1)的体细胞突变非常常见,但是胚系细胞中 E-钙黏着蛋白(CDH1)的突变并不常见,CDH1 的胚系突变在家族性 LCIS 和 ILC 中仅扮演有限的角色。证据显示 BRCA1、BRCA2、MLH1 和 MSH2 胚系突变并未显著参与家族性小叶癌病理基因组学改变,但 CHEK2 的 U157T 突变和家族性小叶癌发生存在相关性。

2. E-钙黏着蛋白表达缺失背后的分子机制　关于 E-钙黏着蛋白与 LCIS 的相关性尚存在一些争论,有些人认为对 E-钙黏着蛋白背后的机制尚不了解。LN 病灶内细胞黏附性的丢失,大部分原因归咎于 E-钙黏着蛋白基因的突变,导致这些细胞膜表面 E-钙黏着蛋白免疫活性的丢失。但是也有一些小叶癌表现为 E-钙黏着蛋白阳性,这样"反常的"阳性可能导致一些病理学家排除小叶癌的诊断而偏向于导管癌,没有从形态上进行分析,从而导致肿瘤误判。为了解决这个问题,Da Silva 等人研究了 E-钙黏着蛋白在 ILC 中阳性的分子偏倚,显示混合阳性细胞会发生异常 E-钙黏着蛋白染色(不完全膜的、胞质的或者高尔基染色)和异常 β-联蛋白染色,这暗示这些异常的 E-钙黏着蛋白可能并没有功能,这也被基因序列的突变发现所支持。而且,三阴性(ER、PR、Her-2三者均阴性)和基底细胞样(basal-like)乳腺癌均缺乏或者表现为异常的 E-钙黏着蛋白表达。现在有很多数据显示 E-钙黏着蛋白的表达通过不同的信号通路转化因子进行调节,而近期有报道小叶肿瘤通过活化 TGF-β 通路和 ZEB1 进行 Snail 和 Slug 上调,这种情况在一些浸润性癌中也有出现。

E-钙黏着蛋白失活与小叶表型有关的证据已经在小鼠肿瘤模型上实现。这个模型具有 E-钙黏着蛋白可控突变及上皮特异性 p53 缺失。其乳腺肿瘤的发生和转移方式与人类小叶肿瘤发生十分的类似,然而,这个模型有一些与小叶表型的不同之处,包括缺乏 ER、PR 的表达,鼠源性基因 Trp53 的突变,以及基底细胞角蛋白的阳性,这些并不是与 LN 和 ILC 相关的特征性改变。有了这样的模型,对研究 LCIS 的分子机制十分有帮助。除了动物模型以外,进一步的分子学研究还会集中于 LCIS 独特的生物学和临床特性及发展为浸润性癌的时间(~15 年),这将会更好地为 LCIS 患者制订更加长期的治疗而服务。

3. β-联蛋白、α-联蛋白和 p120-联蛋白(ctn)的研究进展 E-钙黏着蛋白的下调与 β-联蛋白、α-联蛋白和 p120(ctn),这些免疫标记单独或者结合起来,也被用来区分小叶和导管病变。β-联蛋白、α-联蛋白和 p120(ctn)在正常腔面导管上皮细胞和大部分导管增殖性病变中通过免疫组化染色可以表现为膜定位,尽管胞质中可能存在 β-联蛋白和 α-联蛋白异常染色或者高尔基区染色,小叶癌特征性地表现为 β-联蛋白和 α-联蛋白表达完全缺失,p120 则表现为胞质定位。这些染色表型能在小叶癌几乎所有阶段看到,从 ALH 到相关转移病变,包括 PLCIS 和 PLC,均被细胞膜上 E-钙黏着蛋白失活所介导。尽管不是所有类型都适用,E-钙黏着蛋白、β-联蛋白和 p120 还是被认为是区分小叶和导管增殖性病变最有用的工具。

四、临床表现和处理

(一)临床表现

LCIS 可无任何临床症状,亦可没有乳房肿块、乳头溢液、乳头肿胀、皮肤改变等体征,有时仅有类似增生样改变。依据中国女性乳腺特点,应完善乳腺钼靶检查、乳腺超声检查,必要时可行乳腺磁共振成像(MRI)检查。

1. 年龄和雌激素暴露 Haagensen 及其同事曾经报道了关于 LCIS 与年龄的关系,发现 LCIS 主要表现在绝经前女性中,同时他们推测这一疾病会在更年期自发性退化。Haagensen 等的研究数据显示 10%~12% 的 LCIS 患者是绝经后的;Gump 也提出他的观点,认为 LCIS 会在绝经后慢慢退化,表现为逆行性改变。Rosen 等也报道过类似的数据,但是他们的结果是约 25% 的 LCIS 患者是绝经后的。LCIS 的年龄分布与其他类型乳腺肿瘤的年龄分布是类似的。在年龄小于 35 岁或者年龄大于 75 岁的患者中常表现为一个孤立的肿块,文献报道 LCIS 最年轻的病例是在一个被诊断为双乳肥大的 15 岁女孩中发现的。在不同的研究中，诊断 LCIS 的平均年龄为 44~54 岁。其中一个超过 1 000 例乳腺癌患者的持续性研究中，提示 LCIS 患者的平均年龄是 53 岁，浸润性导管癌患者的平均年龄是 57 岁，平均年龄在 LCIS 组略低，但是两组没有显著的统计学差异。

　　LCIS 和外源性雌激素的关系曾被研究过，研究对象包括连续的 59 例 LCIS 和 190 例连续入组的导管来源恶性肿瘤作为对照。29% 的 LCIS 患者与和 35% 的导管癌患者有使用外源性雌激素的病史，大多数外源性雌激素都是在诊断 1 年前使用的。在 LCIS 组中，5 位患者已经绝经了 11~29 年，这 5 名妇女中只有 1 人使用过外源激素。根据病史记录，与 LCIS 组相比，在绝经后的患者中，外源性雌激素的使用比例在导管癌小组的患者中略高一点。这些数据也验证了以前的研究，即使在绝经后的患者中诊断为 LCIS，LCIS 病变虽然是在绝经后被诊断，也与外源性雌激素并不相关。

　　2. 双侧性　LCIS 的双侧性也是其重要的特点之一，但是有多少比例的患者表现为双侧性的，这一数据其实不得而知，因为进行对侧乳房活检的外科医生并不多，没有肯定原因的前提下也不会轻易进行双侧乳房切除术来计算这一比例。1959 年，Barnes 曾经报道过双侧 LCIS 的数据，但在他的文献中只报道了 2 例进行双侧乳房切除的患者。Newman 的研究发现 26 例 LCIS 患者中的 6 例（23%）表现为双侧性，而这 26 例患者中真正进行对侧乳房活检的患者为 18 例，所以这一数据应该是 33%（6/18）。1965 年，Benfield 等报道了 5 位后续进行对侧乳房活检的 LCIS 患者中，有 2 位在对侧乳房中发现了 LCIS（40%）。Lewison 和 Finney 的双侧性的数据为 7/15（46%），Haagensen 等在 *Diseases of the breast* 这一书籍中也提到，类似的结果是 30%（在 84 位患者中有 25 位患有对侧 LCIS）。针对文献数据来说，LCIS 具有相当高比例的患者表现为双侧性，这一特点在临床上不容忽视，也对临床处理决策有重要的影响。

　　3. 多灶性　多灶性和双侧性是乳腺肿瘤的特点之一。具备双侧性特点的肿瘤亚型（如 LCIS）往往也会在患侧乳房中发现有多病灶的特性。具体有多少患者具有多灶性这一特点呢？这一数据受活检技术和取样方法的限制，但是研究者们通过临床实践已经非常肯定地认为 LCIS 是多灶性的，正如 Foote 和 Stewart 所述："This lesion occurs in multiple lobules"。在 LCIS 患者乳腺切除的标本中发现，多灶性的数据为 60%~85%。Benfield 等在 1965 年前发表的数据中注明，LCIS 活检以后的乳腺切除标本中，仍然有 89%（39/44）的病例有残存的肿瘤。一个关于乳腺切除的回顾性综述报道，40 例诊断并切除了 LCIS 病灶的病例中，仍然有 26 例（65%）的患者有多灶性的原位癌病灶残存。其中 LCIS 为 93%，DCIS 为 7%。Carter 和 Smith 发现在确诊为 LCIS 的患者中，仍有 63% 的乳腺切除患者发现有残留原位癌组织。在确诊为 LCIS 的患者中，仍然有 4%~6% 患者的乳腺组织中发现临床上非常肯定的浸润性癌。在 LCIS 确诊 2 年后的患者中，11%（4/38）的患者在其乳腺整形术后的组织标本里发现了浸润性癌的成分，另外还有 1 位患者被诊断为 IDC。在决定 LCIS 患者临床处理时需要考虑到 LCIS 的多灶性和双侧性这两个特性，这在后文中也会有讨论。

　　（二）诊断

　　1. 影像学诊断　由于 LCIS 没有典型的临床特征，往往是活检时偶然发现，随着世界范围内乳腺癌普查计划的进行,普查数量将显著增加,包括对筛查发现异常的病灶进行空芯针活检,一部分患者必然被发现并诊断为 ALH/LCIS。通过空芯针活检或筛查病灶发现 ALH/LCIS,改变了我们对这些病变在乳房钼靶检查的影像学特征的理解。从历史的观点,ALH 和 LCIS 被认为是与 X 线改变无关的病变;然而,几项研究已经证实 40% 的 ALH/LCIS 中可发现钙化,并且多形性改变更常见于乳房钼靶检查发现的微钙化相关。

2. 组织学诊断 随着钼靶和 MRI 的广泛应用,ALH/LCIS 检出率也在提高,对超声和钼靶发现的病灶,可以通过组织学活检来进行病理诊断,可用的组织学方法包括空芯针穿刺、真空负压抽吸活检(mammotome)或开放性手术活检。鉴于空芯针穿刺活检的便利,空芯针穿刺被越来越多地开展,以下针对空芯针穿刺提示 LCIS 的情况进行介绍。

3. 空芯针穿刺(core needle biopsy,CNB)诊断 LCIS 后的处理 当在空芯针活检标本中发现"纯粹"的 LICS 时,首要关注的是活检标本中是否存在某些病理形态可以解释并与病灶的临床/影像特征匹配起来,因为 LCIS 往往并不会有体格检查或乳房钼靶/超声检查发现的异常。空芯针活检发现非典型增生后行开放切除活检已经成为推荐的标准做法,以便把取样误差、遗漏/低估共存的 DCIS 或浸润性癌的风险减到最小。但是这种进一步开放性手术取材的"标准"也会受到质疑,因为一些研究者发现之后的切除活检发现有意义疾病的比例很低。

当然,通过空芯针活检诊断为 ALH 或 LCIS 患者的处理仍然有争议,因为通过活检发现这些病变的检出率很低(0.5%~2.9%)。然而绝大多数研究都是基于少数患者的回顾性研究,因此这些临床建议更多的都是基于实用主义,而不是科学证据。数据显示活检发现的 LCIS/ALH 比例非常低,但在穿刺发现的少数 LCIS/ALH 患者中进行手术活检,进一步发现癌的比例从 0%~67% 不等。最近的一项研究显示,开放性活检的 9 例患者通过术前穿刺活检 LCIS 为最高分期,38% 的病例分期可升高为 DCIS 或浸润性癌。毕竟空芯针穿刺很可能存在低估性,因此建议空芯针活检诊断为 LCIS 的患者随后进行切除活检是权威性的处理,以除外被低估的 DCIS 和浸润性癌。虽然没有研究报道证明何种乳腺影像特征可以帮助预测或提示这种 LCIS/ALH 到癌变的升级,空芯针穿刺诊断为 LCIS/ALH 时,遇到以下几点情况,则应当进行切除活检:①针活检发现的另一个病变本身就是手术的指征(例如,ADH 或 DCIS);②临床、放射学和病理学发现不一致;③同时伴有肿块病灶或部分结构异常;④ALH 和 LCIS 表现为混合的组织学特征造成病变与 DCIS 鉴别困难,或者表现混合的 E-钙黏着蛋白染色型;⑤形态学与 LCIS 的多形性改变一致。尽管 PLCIS 的资料很有限,但仍有证据显示这些病变与高风险病变存在相关性,可能比传统 LCIS/ALH 更具侵袭性临床特征,与 CLCIS 相比更容易合并 DCIS 或浸润性癌成分。2017 年《第 1 版 NCCN 指南》特地把空芯针穿刺后的 LCIS 分为三大类,除了 CLCIS,另外包括 PLCIS 和病灶与摄片不一致(non-concordant with imaging)两大类,说明这两大类在空芯针活检后具有特殊的意义。因此很多作者建议这部分患者应该接受进一步的手术切除。但也有专家达成共识,因筛查发现钙化而进行粗针穿刺活检,如单条穿刺组织中发现的普通型 LCIS 仅累及<4 个 TDLU,则可进行常规的影像学随访而不行开放活检。然而,必须指出的是这与一些辅助科室特别是放疗、外科、病理科的配合相关,在这些科室发展不均衡的地方也是不通用。比如,有些单位已经建议并采取手术切除所有 LCIS/ALH 很多年了,然而其他单位仅对上述 5 种情况进行开放

性手术活检。尽管避免空芯针诊断 LCIS/ALH 患者进行不必要的手术很重要，但其与恶性肿瘤相关的风险却不能忽视。有些作者强调了通过多学科的方法诊断和处理这些病变的重要性，每个患者都应该得到个体化评估。

（三）治疗

在讨论治疗前，首先要明确小叶新生物形成是双侧乳腺增殖活性异常的标记物，LCIS 被诊断后发展成为浸润性癌的比例并不高，LCIS 具备多灶性和双侧性的特点，双侧的风险接近均等而不考虑 LCIS 检测部位。所以任何一个合理的处理策略都应当针对这种多灶和双侧的风险，因此处理选择应包括最保守的观察（密切的乳癌监测）、化学预防和最激进的预防性乳房切除。观察是大多数患者可以选择的策略，其原因在于尽管相对风险增加，但 LCIS 患者最终发展为乳腺癌的比例非常之低。预防性切除在不同国家的开展情况不尽相同，涉及法律和伦理以及文化的不同，下文将对各种治疗方法进行一一阐述。

1. 非手术治疗

（1）观察：采用临床检查和乳腺钼靶的密切观察是大多数患者所采用的策略。这是一种安全合理的方法，因为尽管相对风险增加，但大多数 LCIS 患者可以避免乳腺癌的诊断。Carson 等的研究显示，在所有于早期阶段经过乳腺钼靶筛查的患者中，有 4/51 例选择观察的 LCIS 患者发展为乳腺癌。Port 等最近报道了一项研究，评价乳腺 MRI 扫描可以作为一种高危患者的筛查工具，尤其针对有 LCIS 或 ALH 病史的人群。数据结果显示，ALH 患者用 MRI 来筛查，没有额外的益处；对 LCIS 患者来讲，有少量的益处（4%）。在临床上，对单纯的 LCIS，应进行降低风险的随访，每年应进行 1 次乳房钼靶及 2 次乳腺超声检查。

（2）化学预防：NSABP 进行了两项大试验，评价化学预防在减少女性患者发展为乳腺癌不断增加的风险中的作用。NSABP P-1 是一项前瞻性的临床试验，随机抽取了年龄超过 35 岁的 13 388 名高危女性应用他莫昔芬或安慰剂。在 1998 年，在中位随访 54.6 个月后，该研究提前揭盲，因为两组中乳腺癌的发病率出现巨大差异：他莫昔芬减少乳腺癌发病率达 49%（$P<0.01$）。最近的一项分析报道了相似的结果，与安慰剂相比，他莫昔芬使侵袭性乳腺癌的发病率下降 43%（$P<0.01$）。分层分析显示，413 名随机应用安慰剂和 416 名应用他莫昔芬的参与者具有 LCIS 病史；两组中分别检测到乳腺癌 38 名和 9 名，确切地说，应用他莫昔芬减少 46% 的乳腺癌风险。将近 1 200 名 NSABP P-1 研究的参与者具有非典型增生的病史，他莫昔芬在这一亚群的高危女性中减少乳腺癌的风险达 86%，具有统计学意义（RR= 0.14，95% CI 0.03~0.47）。这个结果与随访结果分析相一致：他莫昔芬组乳腺癌发病率减少 75%（RR= 0.25，95% CI 0.10~0.52）。研究结果的报告中没有详细说明研究参与者当中非典型增生的导管和小叶模式的比例。

NSABP 的第 2 个化学预防的试验是 STAR（The Study of Tamoxifen and Raloxifene）试验，比较两种药在 19 747 例高危绝经后妇女中的化学预防的有效性。在 3.9 年中位随访期后，两组患侵袭性癌有相似的概率（在他莫昔芬组有 163 例侵袭性癌，在雷洛昔芬组有 168 例侵袭性癌）（RR= 1.02，95% CI 0.82~1.28）。LCIS 和非典型增生的女性患者分层分析有着相类似的结果。在 1 998 名有 LCIS 病史的参与者中,每个治疗组出现 33 例侵袭性癌(RR= 0.98,95% CI 0.58~1.63)。LCIS 患者与其他亚组相比,有最高发展为乳腺癌的风险。在 2 186 例有非典型增生病史的患者中,他莫昔芬组有 41 例发生乳腺癌,雷洛昔芬组有 47 例发生乳腺癌(RR= 1.12,95%CI 0.72~1.74)。作者得出结论雷洛昔芬与他莫昔芬同样有效,在所有亚组中可以降低侵袭性乳腺癌的风险。

2013 年,美国临床肿瘤学会(American Society of Clinical Oncology,ASCO)发布了药物预防乳腺癌的更新指南,其主要推荐意见如下:①他莫昔芬(20 mg/d,口服 5 年)是绝经前后妇女降低浸润性、ER 阳性乳腺癌风险的选择。他莫昔芬通过与 ER 结合拮抗雌激素,目前是预防 ER 阳性乳腺癌的有效选择。②雷洛昔芬(60 mg/d,口服 5 年)也是降低浸润性、ER 阳性乳腺癌风险的选择,其同样结合 ER,但仅适用于绝经后妇女。③依西美坦(25 mg/d,口服 5 年)和阿那曲唑(1 mg/d,口服 5 年)是绝经后妇女减低浸润性、ER 阳性乳腺癌风险的另一种选择。《NCCN 降低乳腺癌风险指南》中同样将他莫昔芬作为绝经前乳腺癌高危女性预防用药的 1 类推荐,将他莫昔芬、雷洛昔芬、依西美坦和阿那曲唑作为绝经后乳腺癌高危妇女预防用药的 1 类推荐。针对 35 岁以上、没有乳腺癌疾病史、发生浸润性乳腺癌风险高(包括既往手术证实为乳腺 ALH、ADH、LCIS 及 DCIS)的女性,均应该考虑以上 4 种药物的使用可能,考虑因素可基于以下危险因素,如年龄、家族史、药物史和生育史等。

2. **手术治疗** 空芯针穿刺活检发现 ALH 和 LCIS 后需行病灶切除活检是目前多数研究结果的共识,其主要目的是为了最大限度地减少空芯针穿刺的低估率并降低 DCIS 和浸润性癌的共存风险。谈及手术治疗,目前的共识认为 LCIS 患者手术治疗并非必需,目前 LCIS 患者乳房切除的比例已日趋下降。

(1) LCIS 在浸润性或 DCIS 保乳术中的意义:对于单纯的 LCIS,由于 LCIS 是弥散性和双侧性的特点,而且指南中已经将其从 T$_0$ 中剔除,LCIS 被当作是一种癌变的风险因子或驱动因子对待,所以保乳治疗的讨论价值有限。在此要讨论的是当 LCIS 和浸润性癌或导管内癌共存时保留乳房治疗的肿瘤学安全性。为此设计的证明 LCIS 局部区域疾病控制效果的几项试验结果不一。

有少量的研究提示 LCIS 是保乳失败的高危因素,手术切除边缘 LCIS 的发生与不断增加的局部区域控制失败有关,但能证明的数据有限。Sasson 等和 Jolly 报道了伴发 LCIS 患者选择保留乳房治疗的 10 年同侧乳房复发率增加,但这种差异在 5 年随访期内并不明显,提示 LCIS 可能是第二原发肿瘤发生风险增加的标记物。更多的研究提示,无论浸润性癌是否伴发 LCIS,局部区域控制和生存率是均等的。浸润性癌和 DCIS 行肿瘤扩大切除时,应确保边缘阴性;但是对于术后切缘可见的 LCIS 来说,行第二次边缘切除是无根据的。Fowble 等评价了 460 例保留乳房病例 ALH 与浸润性癌共存的影响,发现对于局部复发、远处转移或对侧新原发癌的风险没有影响。另外有 3 项临床试验的数据证实,与不伴有 LCIS 的浸润性乳腺癌相比,单独 LCIS 或 LCIS 合并有其他病理类型的浸润性癌患者,在接受保乳手术伴或不伴术后放疗后,并不会增加乳腺局部的复发风险,这 3 项研究的中位随访时间分别为 45 个月~161 个月。在随访时间最短的研究中,Ben-David 报道的数据提示,切缘 LCIS 侵犯并不会提高乳腺局部复发的比例,同样的,LCIS 成分的多少也不会影响复发概率。但是另一项研究却得出了不同的结果,Sasson 等比较了 65 例合并有 LCIS 的浸润性癌,1 209 例不合并 LCIS 的单纯浸润性癌作为对照。5 年随访时间后,2 组有相似的局部复发率(LCIS, 5% vs. 3%);但是 LCIS 组的 10 年的局部复发风险(29%)要显著高于对照组;在服用他莫昔芬的亚组中,10 年的局部累积复发风险没有显著差别(LCIS, 8% vs. 6%);亚组分析提示,在合并 LCIS 的前提下,一些因素会增加乳腺局部复发的风险:肿瘤直径<2 cm,年龄<50 岁,IDC 成分,阴性的腋窝淋巴结,以及未行辅助内分泌治疗。在这项研究中,原发肿瘤为 ILC 合并有切缘 LCIS 侵犯并不会提高乳腺局部复发的比例。

总结前述临床实验的结果,浸润性或 DCIS 合并有 LCIS,无论切缘是否有 LCIS 侵犯,都不是保乳外加辅助放疗的禁忌证。至于合并 LCIS 对局部复发影响的程度有多大,这个风险可以被辅助内分泌治疗所抵消。这些研究并没有提及 CLCIS 和 PLCIS 在评估 LCIS 与局部复发风险关系的区别。PLCIS 可能有与 DCIS 相似的生物学行为,临床医生可以考虑病灶完整切除和切缘阴性,但是这样保证切缘阴性的手术其有效性仍缺乏临床数据。LCIS 与 IDC 或 DCIS 并存并非保乳的禁忌,肿瘤切缘检出 LCIS 时,通过广泛局部切除以获得阴性切缘仍缺乏依据。

(2) 乳腺切除及对侧乳房的活检:对于"纯粹"的 LCIS,现在越来越多的证据不主张行全乳切除,但是对于 CLCIS 和 PLCIS 是否需要区别对待仍值得商榷。对于 CLCIS,由于其极低的恶性程度,目前被认为是一种癌变的驱动因子或癌变的高危因素,可以选择观察或化学预防,所以乳腺切除不属于治疗范畴而更多属于预防范畴。但 PLCIS 的生物学行为与 DCIS 接近且有时两者难以鉴别,有学者推荐其处理方式可参考 DCIS 进行;但也有学者认为 PLCIS 的生物学行为更加侵袭,表现为多灶性并且较高可能性合并浸润性癌,应该接受全乳切除手术;也有学者认为即使保乳术后切缘为 PLCIS 阳性或切缘非常接近于 PLCIS,随后的复发率也是比较低的,从而没有必要进行过度的全乳切除术,因为全乳切除并没有带来生存的获益;所以针对 LCIS 患者的手术方式还是存在很多争议。而如果作为预防性切除的目的进行手术,单纯乳房切除也是可以被接受的,尤其是保留乳头乳晕的皮下乳房切除,但是在国内这方面法律伦理还处于灰色地带,需要医生与患者进行充分沟通。需要注意的是,保留乳头乳晕的皮下乳房切除,可能会在乳晕后方残留一部分腺体,而这部分腺体也是包括乳腺小叶结构的。另外,LCIS 往往通过活检确诊,鉴于 5% 的 LCIS 患者合并有偶然发现的浸润性癌成分,推荐在全乳切除的同时进行腋窝的前哨淋巴结活检。

LCIS 被认为是一种浸润性癌的风险因素或前驱因子,手术方式取决于对进一步病变风险的充分评估。在 LCIS 被诊断后,对侧乳房的发病风险其实是不得而知的,虽然双侧性和多灶性已经被文献证实在 LCIS 中比较普遍,但是并没有证实这在每一位 LCIS 患者都会发生,而且手术会带来一定比例的并发症,目前也没有看到全乳切除或对侧乳房活检给 LCIS 患者带来的生存获益。对于确诊 LCIS 同时进行对侧乳房活检的患者来说,在对侧乳房同时发现病灶只有 40% 的可能性。在术前如果发现对侧乳房有异常的影像学表现或临床触及异常的肿块,建议行对侧乳房乳腺组织的活检。建议多取些组织,以保证足够的组织学取材,减少漏诊。在讨论同侧单纯全乳切除及对侧手术活检的同时,临床特征、遗传咨询及心理因素都需要考虑进去,在决定任何一种手术方式前都需要与患者进行充分的沟通,告知各手术方式的优、缺点。

(3) 双侧乳房预防性切除:对于不愿意接受长期随访的 LCIS 患者,治疗的另一选择为双侧预防性单纯乳房切除+Ⅰ期重建。Hartmann 等在仔细地审查了梅奥门诊部治疗高危女性(定义为有家族史者)的结果后认为,双侧乳房预防性切除的好处在于可以减少乳腺癌风险和将近90%的乳腺癌病死率。然而10多年前进行的一个荟萃分析显示,尽管实行观察的LCIS患者有16.4%发展为乳腺癌,其疾病相关病死率为2.8%,与行预防性乳房切除LICS患者报道的病死率相比,仅稍微增高0.9%。一项最近的回顾性病例-对照研究来评价在一个社区实行的双侧乳房预防性切除的有效性,结果显示在高危女性患者中乳腺癌发生率下降95%。然而乳腺癌的绝对潜在风险和病死率很低。对于具有乳腺癌高危因素的女性来说,预防性双乳切除术可降低90%~95%的乳腺癌发病风险,但并不带来生存获益。LCIS作为乳腺癌的其中一项高危因素,可以结合患者的其他危险因素,如家族史、乳腺癌易感基因1/2(BRCA1/2)基因突变等行预防性双乳切除。

3. 放疗　在浸润性癌和导管内癌的患者保乳术后及放疗后复发的组织中,CLCIS似乎在组织学上并不表现为与放疗的相关性,同时在同一个标本中能看到放疗后正常小叶组织的退化和萎缩,这些都说明CLCIS是一种对放疗相对不敏感的疾病。对于CLCIS,目前尚没有大型的系统性的针对放疗的临床研究。针对放疗对于PLCIS影响的数据也是缺乏的。Cutuli等描述了17例诊断为LCIS的女性患者,这17例患者并没有被进一步细分亚型,这些患者分别在1980~1992年期间接受全乳的放疗,手术方式包括区段切除(4位患者)或肿块切除(13位患者),2位患者同时合并有<1mm的导管内癌成分,2例患者因为ILC接受了对侧乳房的切除,除了活检及放疗以外,12例患者接受了他莫昔芬的治疗,中位随访时间是88个月,1例患者进展成为了对侧浸润性癌,没有一例患者出现了同侧乳腺的复发或远处转移。LCIS患者病灶切除后,如果没有合并其他癌变,可以考虑观察治疗。此外,放疗是不推荐的,也没有证据支持对PLCIS进行放疗。

4. PLCIS的治疗　PLCIS是相对罕见的一种LCIS,其特征是具有中度到大的多形性细胞,含有偏心的核、明显的核仁和嗜酸性胞质。PLCIS细胞在类Paget病样扩散中,相邻的导管会被波及。与CLCIS一样,通常ER阳性而E-钙黏着蛋白(cadherin)和Her-2染色阴性;免疫组织化学检测病变中GCDFP-15也是阳性。但比CLCIS有更高的增殖率和更高的p53蛋白阳性率,这些都是行为活跃的指标。PLCIS可与中央坏死有关,这可导致乳房钼靶检查发现微钙化。组织学上区分PLCIS和DCIS通常是困难的,尽管E-钙黏着蛋白染色缺乏在这点上可能有所帮助。PLCIS与ILC共存的发生率可能相对高,它被认为与多形性ILC活跃的侵袭性模式有关。因此在检测PLCIS时应谨慎仔细地进行组织病理学检查其浸润性。针对PLCIS的治疗意见不一,《2017年的NCCN乳腺癌专家共识》里提到,LCIS某些亚型(PLCIS)可能有与DCIS相似的生物学行为;对于PLCIS,临床医生可以考虑完全切除并且切缘阴性,这可能导致乳房切除率高而无临床获益证据,无数据支持在这种情况下使用放射疗法。

（四）结语

（1）LCIS是在普通女性人群中少见的一种病理发现(0.5%~4.3%良性病灶活检检出率),是患病女性中乳腺癌风险增加的标记物;由于其极低的恶性程度,目前被认为是一种癌变的驱动因子或癌变的高危因素;继发的乳腺癌风险接近每年1%,并且是双侧发病。

（2）LCIS可分为CLCIS和PLCIS,PLCIS常见有粉刺样坏死和微小钙化,由于细胞形态、坏死及钙化的联合导致了其与DCIS鉴别的困难,且PLCIS常与浸润性癌并存,其处理方式倾向于更借鉴 DCIS 的处理原则。

（3）LCIS 与浸润性癌或 DCIS 共存并非保留乳房治疗的禁忌证，与此同时边缘检出 LCIS 时，通过广泛局部切除以获得边缘控制是没有必要的。

（4）小叶新生物患者处理的策略必须顾及双侧乳腺发病风险的增加。观察及对多数患者进行密切监测，是那些发展为乳腺癌的患者早期需要做的。通过应用他莫昔芬或雷洛昔芬进行化学预防，可以显著降低小叶增生患者发展为浸润性癌的发病风险。双侧预防性乳房切除已降低约 90% 的乳腺癌发生的风险，决策时需要兼顾考虑有无家族史或其他高危发病风险。

（5）LCIS 与乳房钼靶检查或临床显示的任何乳房异常都不相关；因此空芯针穿刺活检发现的 LCIS，如果与临床或影像不符，应当进一步的对活检标本再取材并进行开放性手术切除活检，尽可能明确 LCIS 是否与其他恶性病变共存。

LCIS 患者首选治疗为密切观察，长期随访资料显示这些患者发生浸润性乳腺癌危险每年增加 1%。随访时间和内容与其他乳腺癌高危人群一致。对此他莫昔芬的应用仍需根据患者情况及其不良反应大小决定。对于不愿意接受长期随访的 LCIS 患者，可选择双侧预防性单纯乳房切除+Ⅰ期重建。放、化疗亦不适于此类患者。最终需根据患者对疾病的认知和意愿决定是否口服药物内分泌治疗及是否行预防性乳房切除手术。

（刘哲斌　唐绍娴）

主要参考文献 》》

1. Abdel-Fatah TM, Powe DG, Hodi Z, et al. High frequency of coexistence of columnar cell lesions, lobular neoplasia, and low grade ductal carcinoma in situ with invasive tubular carcinoma and invasive lobular carcinoma. Am J Surg Pathol, 2007, 31(3):417 - 426.

2. Andersen JA. Lobular carcinoma in situ of the breast. An approach to rational treatment. Cancer, 1977, 39(6):2597 - 2602.

3. Arpino G, Bardou VJ, Clark GM, et al. Infiltrating lobular carcinoma of the breast: tumor characteristics and clinical outcome. Breast Cancer Res. 2004, 6(3): R149 - 156.

4. Ben-David MA, Kleer CG, Paramagul C, et al. Is lobular carcinoma in situ as a component of breast carcinoma a risk factor for local failure after breast-conserving therapy? Results of a matched pair analysis. Cancer, 2006, 106(1):28 - 34.

5. Benfield JR JM, Warner NE. In situ lobular carcinoma of the breast. Arch Surg, 1965, 91:130 - 135.

6. Berx G, Cleton-Jansen AM, Strumane K, et al. E-cadherin is inactivated in a majority of invasive human lobular breast cancers by truncation mutations throughout its extracellular domain. Oncogene, 1996, 13(9):1919 - 1925.

7. Carter D, Smith RR. Carcinoma in situ of the breast. Cancer, 1977, 40(3):1189 - 1193.

8. Chuba PJ, Hamre MR, Yap J, et al. Bilateral risk for subsequent breast cancer after lobular carcinoma-in-situ: analysis of surveillance, epidemiology, and end results data. Clin Oncol, 2005, 23 (24): 5534 - 5541.

9. Claus EB, Stowe M, Carter D, et al. The risk of a contralateral breast cancer among women diagnosed with ductal and lobular breast carcinoma in situ: data from the Connecticut Tumor Registry. Breast, 2003, 12(6):451 - 456.

10. Claus EB, Stowe M, Carter D. Family history of breast and ovarian cancer and the risk of breast carcinoma in situ. Breast Cancer Res Treat, 2003,78(1):7-15.

11. Dmytrasz K, Tartter PI, Mizrachy H, et al. The significance of atypical lobular hyperplasia at percutaneous breast biopsy. Breast J, 2003,9(1):10-12.

12. Elsheikh TM, Silverman JF. Follow-up surgical excision is indicated when breast core needle biopsies show atypical lobular hyperplasia or lobular carcinoma in situ: a correlative study of 33 patients with review of the literature. Am J Surg Pathol, 2005,29(4):534-543.

13. Eusebi V, Magalhaes F, Azzopardi JG. Pleomorphic lobular carcinoma of the breast: an aggressive tumor showing apocrine differentiation. Human pathol, 1992,23(6):655-662.

14. Fisher B, Costantino JP, Wickerham DL, et al. Tamoxifen for the prevention of breast cancer: current status of the National Surgical Adjuvant Breast and Bowel Project P-1 study. Natl Cancer Inst, 2005,97(22):1652-1662.

15. Fisher ER, Land SR, Fisher B, et al. Pathologic findings from the National Surgical Adjuvant Breast and Bowel Project: twelve-year observations concerning lobular carcinoma in situ. Cancer, 2004,100(2):238-244.

16. Foote FW, Stewart FW. Lobular carcinoma in situ: a rare form of mammary cancer. Am J Pathol, 1941,17(4):491-496,493.

17. Fowble B, Hanlon AL, Patchefsky A, et al. The presence of proliferative breast disease with atypia does not significantly influence outcome in early-stage invasive breast cancer treated with conservative surgery and radiation. Int J Radiat oncol, Biol Phys, 1998,42(1):105-115.

18. Frykberg ER. Lobular carcinoma in situ of the breast. Breast J, 1999,5(5):296-303.

19. Georgian-Smith D, Lawton TJ. Calcifications of lobular carcinoma in situ of the breast: radiologic-pathologic correlation. AJR Am J Roentgenol, 2001,176(5):1255-1259.

20. Haagensen CD, Lane N, Lattes R, et al. Lobular neoplasia (so-called lobular carcinoma in situ) of the breast. Cancer, 1978,42(2):737-769.

21. Habel LA, Moe RE, Daling JR, et al. Risk of contralateral breast cancer among women with carcinoma in situ of the breast. Ann Surg, 1997,225(1):69-75.

22. Hartmann LC, Schaid DJ, Woods JE, et al. Efficacy of bilateral prophylactic mastectomy in women with a family history of breast cancer. New Engl J Med, 1999,340(2):77-84.

23. Jacobs TW, Pliss N, Kouria G, et al. Carcinomas in situ of the breast with indeterminate features: role of E-cadherin staining in categorization. Am J Surg Pathol, 2001,25(2):229-236.

24. Kauff ND, Brogi E, Scheuer L, et al. Epithelial lesions in prophylactic mastectomy specimens from women with BRCA mutations. Cancer, 2003,97(7):1601-1608.

25. Lakhani S EI, Schnitt S, Tan P, et al. WHO classification of tumours of the breast. 4th ed. Lyon, France: International Agency for Research on Cancer, 2012.

26. Lakhani SR, Gusterson BA, Jacquemier J, et al. The pathology of familial breast cancer: histological features of cancers in families not attributable to mutations in BRCA1 or BRCA2. Clin Cancer Res, 2000,6(3):782-789.

27. Lakhani SR. In-situ lobular neoplasia: time for an awakening. Lancet, 2003,361(9352):96.

28. Lewison EF, Finney GG Jr.. Lobular carcinoma in situ of the breast. Surg, Gynecol Obstetr, 1968,126(6):1280-1286.

29. Li CI, Anderson BO, Daling JR, et al. Changing incidence of lobular carcinoma in situ of the breast. Breast Cancer Res Treat, 2002,75(3):259-268.

30. Mahler-Araujo B, Savage K, Parry S, et al. Reduction of E-cadherin expression is associated with non-lobular breast carcinomas of basal-like and triple negative phenotype. J Clin Pathol, 2008,61(5):615-620.

31. Maluf H, Koerner F. Lobular carcinoma in situ and infiltrating ductal carcinoma: frequent presence of DCIS as a precursor lesion. Int J Surgic Pathol, 2001,9(2):127-131.

32. Marshall LM, Hunter DJ, Connolly JL, et al. Risk of breast cancer associated with atypical hyperplasia of lobular and ductal types. Cancer Epidemiol Biomarkers Prev, 1997,6(5):297 - 301.

33. Masciari S, Larsson N, Senz J, et al. Germline E-cadherin mutations in familial lobular breast cancer. J Med Genet 2007,44(11):726 - 731.

34. Middleton LP, Perkins GH, Tucker SL, et al. Expression of ERalpha and ERbeta in lobular carcinoma in situ. Histopathology 2007,50(7):875 - 880.

35. Page DL, Dupont WD, Rogers LW, et al. Atypical hyperplastic lesions of the female breast. A long-term follow-up study. Cancer, 1985,55(11):2698 - 2708.

36. Page DL, Kidd TE Jr. , Dupont WD, et al. Lobular neoplasia of the breast: higher risk for subsequent invasive cancer predicted by more extensive disease. Human pathol, 1991,22(12):1232 - 1239.

37. Reis-Filho JS, Pinder SE. Non-operative breast pathology: lobular neoplasia. J Clin, Pathol, 2007,60 (12):1321 - 1327.

38. Ringberg A, Idvall I, Ferno M, et al. Ipsilateral local recurrence in relation to therapy and morphological characteristics in patients with ductal carcinoma in situ of the breast. Eur J Surg Oncol, 2000,26(5):444 - 451.

39. Rosen PP, Senie R, Schottenfeld D, et al. Noninvasive breast carcinoma: frequency of unsuspected invasion and implications for treatment. Ann Surg, 1979,189(3):377 - 382.

40. Rosen PP, Senie RT, Farr GH, et al. Epidemiology of breast carcinoma: age, menstrual status, and exogenous hormone usage in patients with lobular carcinoma in situ. Surgery, 1979,85(2):219 - 224.

41. Rosen PP, Tench W. Lobules in the nipple. Frequency and significance for breast cancer treatment. Pathol Ann, 1985,20(2):317 - 322.

42. Schnitt SJ, Morrow M. Lobular carcinoma in situ: current concepts and controversies. Semin Piagn Pathol, 1999,16(3):209 - 223.

43. Simpson PT, Gale T, Fulford LG, et al. The diagnosis and management of pre-invasive breast disease: pathology of atypical lobular hyperplasia and lobular carcinoma in situ. Breast Cancer Res, 2003,5(5): 258 - 262.

44. Sneige N, Wang J, Baker BA, et al. Clinical, histopathologic, and biologic features of pleomorphic lobular (ductal-lobular) carcinoma in situ of the breast: a report of 24 cases. Modern Pathol, 2002,15 (10):1044 - 1050.

45. Tavassoli FA. Pathology and Genetics: Tumours of the Breast and Female Genital Organs. WHO Classification of Tumours series 2003, Volume IV. Lyon, France: IARC Press, 2003.

46. Vogel VG, Costantino JP, Wickerham DL,, et al. Effects of tamoxifen *vs*. raloxifene on the risk of developing invasive breast cancer and other disease outcomes: the NSABP Study of Tamoxifen and Raloxifene (STAR) P-2 trial. Jama, 2006,295(23):2727 - 2741.

47. Vos CB, Cleton-Jansen AM, Berx G, et al. E-cadherin inactivation in lobular carcinoma in situ of the breast: an early event in tumorigenesis. Brit J Cancer, 1997,76(9):1131 - 1133.

第二十二章 乳腺原位癌：过去、现在和展望

第一节 乳腺原位癌的研究进程

一、小叶原位癌

(一) 定义的变迁

　　早在 1919 年，Ewing 就首次报道了乳腺导管终末小叶增殖性非浸润性病变的存在。由于当时对癌症本质及生物学行为认知不足，直到 1941 年，Foote 和 Stewart 才正式提出了小叶原位癌(lobular carcinoma *in situ*，LCIS)的概念。他们将一类存在于受累小叶内，细胞较小并呈圆形、多边形或立方形，核质比高，核形态一致，黏附松散并充满腺泡的病变定义为 LCIS，成为一种独立的病理分型。其对 LCIS 形态的经典描述一直沿用至今。随后 30 年间，随着小叶上皮不典型增生(atypical lobular hyperplasia，ALH)概念的提出和研究的深入，病理学家们逐渐认识到从 ALH 到 LCIS 是一个连续而非割裂的过程，LCIS 的定义受到了挑战。1978 年，Haagensen 等正式提出 LCIS 与 ALH 均发生于乳腺小叶单位，病理结构上没有区别，仅仅在不典型增生的细胞数量和范围上存在差异，因此提出小叶内瘤变(lobular neoplasia，LN)的概念，建议将 ALH 和 LCIS 均归入 LN 的范畴。但是，此后的研究发现，ALH 与 LCIS 在后续发生浸润性癌的危险程度上存在差异，而 LN 的概念并不能反映这种差异。因此，Tavassoli 等于 1999 年提出了小叶上皮内瘤变(lobular intraepithelial neoplasia，LIN)的概念，并将其分为 1~3 级。LIN 1 指 1 个或多个小叶单位轻度扩张，增生的细胞仅占据部分腺泡腔，没有向腺泡腔外扩增。LIN 2 与 LIN 1 相比，增生细胞更丰富，腺泡腔扩张更明显，但腺泡腔轮廓还存在。LIN 3 则是指原来的 LCIS，至少有 50% 的小叶单位发生腺泡腔扩增，且增生的细胞充满了整个腺泡腔。LIN 的定义体现了从 ALH 进展为 LCIS 的动态过程。这一分级系统不仅有利于临床医生根据不同分级对疾病进行不同的临床干预，而且由于没有了"癌"的提法，患者的紧张心理得以消除。尽管如此，考虑到 LCIS 的高危险性及临床处理的相关性，目前美国国立综合癌症网络(National Comprehensive Cancer Network，NCCN)及美国癌症联合会(American Joint Committee on Cancer，AJCC)在指南中仍将 LCIS 单独列出，其分类与 DCIS 相同。此外，近年的病理学研究发现一种核更大、核多形性更加明显、常伴有中央坏死、可能侵袭性更强的 LCIS，认为其与经典型小叶原位癌(classical lobular carcinoma *in situ*，CLCIS)显著不同，而与导管原位癌(ductal carcinoma *in* situ，DCIS)病理学特征和生物学行为相似度较高，难以分辨，常用 E-钙黏着蛋白表达缺失加以区别。1996 年由 Frost 等正式将这种特殊类型的 LCIS 命名为多形性小叶原位癌(pleomorphic lobular carcinoma in situ，PLCIS)。PLCIS 的出现对 LCIS 的概念进行了延伸。研究认为从 ALH 到 CLCIS 再到 PLCIS 可能是一个连续发展过程。

（二）对疾病生物学行为、发生发展过程认知的变迁

1941 年，Foote 和 Stewart 提出 LCIS 概念时，认为其与 ALH 是不同类型，是一类癌前病变，具有直接发展为浸润性癌的风险。他们报道了 50 例经活检诊断为 LCIS 的患者的随访数据，结果显示 20 年后同侧和对侧浸润性癌的累积风险分别达到 35% 和 25%，并且预计之后会超过 50% 和 30%，同侧复发的概率显著高于对侧复发。因此，在 20 世纪 50 年代，LCIS 被视为一种癌前病变。但是，由于 LCIS 诊断的困难性和样本的稀缺性，并无直接证据表明浸润性小叶癌(invasive lobular carcinoma，ILC)是在原 LCIS 发生的位置出现的。随后的研究发现，LCIS 的病灶位置与之后发生浸润性癌的病灶位置并没有必然联系。1978 年，Haagensen 等报道了 211 例单纯切除病灶的 LCIS 患者，14 年随访结果显示患者之后同侧及对侧乳腺癌的发生率相似(10% vs. 9%)。同年，Roson 等报道了 84 例诊断为 LCIS 的患者经过 24 年随访的结果，其中有 32 例发生了浸润性癌，12 例发生在同侧，9 例发生在对侧，7 例发生在双侧，另外 4 例详细情况未知。同侧与对侧乳腺癌的发生率没有显著差异。2005 年，Chuba 等和 2008 年 Robinso 等的研究也支持这一观点。他们发现，尽管诊断为 LCIS 的女性患者浸润性乳腺癌发病率高于普通人群的 8~10 倍，但同侧和对侧乳腺癌的发生风险并无差异。此外，有研究指出，既往诊断为 LCIS 的患者，此后发生浸润性癌时不仅可发生 ILC，也可发生浸润性导管癌(infiltrating ductal carcinoma，IDC)。综合以上观点，学术界的主流观点是 LCIS 并不具有直接进展为浸润性癌的风险，而是作为后续发生浸润性癌的危险因素。因此主张将 LCIS 视为乳腺癌的高危因素而非癌前病变。进入新世纪，随着基因组学研究的进展，针对 LCIS 的性质问题又重新变得极具争议。有研究通过比较 LCIS 与 ILC 的遗传学特征，提出 LCIS 具有进展为浸润性癌的可能性。Hwang、Morandi、Andrade 和 Aulmann 等分别通过比较基因组杂交(array comparative genomic hybridization，aCGH)技术、DNA 芯片技术和分析线粒体 DNA 发现，部分 LCIS 与同时存在的浸润性癌在进化上同源，该亚群的原位癌可能可以直接发展为浸润性癌，因此为癌前病变而非危险因素。基于这些新发现，新世纪以来对于 LCIS 保持稳定或进展为浸润性癌的机制研究也正逐渐开展。LCIS 的一系列基因突变、拷贝数变异、染色体变异所导致的信号通路活性变化、上皮间质样变(epithelial to mesenchymal transition，EMT)等组学特征正被逐渐揭示，从而不断加深着人们对其生物学本质的认识。

（三）诊断方式的变迁

20 世纪 80 年代中期以前，乳腺癌的发现仅仅靠体格检查，而 LCIS 往往没有临床症状，隐匿存在，很少形成可触及的肿块，临床大多是在偶然活检中发现，因此其发病率很低。20 世纪 80 年代中期以后，随着乳腺钼靶机的广泛应用，其也成为 LCIS 诊断的主要方式。相应地，这一阶段

LCIS 的发病率也明显升高。Li 等收集了 1978~1998 年间美国 SEER 公共数据库中乳腺癌的数据发现，LCIS 的发病率从 0.9/10 万人增加至 3.19/10 万人，且在过去 20 年内增长了 4 倍。目前，体检发现肿块或钼靶显示微钙化灶后行病灶活检切除已成为 LCIS 的主要诊断方式。考虑到中国女性乳腺致密的特点，《中国抗癌协会乳腺癌诊治指南》推荐加入 B 超作为辅助诊断的手段。但是，虽然部分 LCIS 在钼靶上可表现为块状、形状不规则的微钙化灶，仍有相当部分 LCIS 无特异影像学表现。钼靶可诊断出大约 79% 的 LCIS，但显著低于 DCIS 的诊断率（＞90%），经钼靶诊断 LCIS 仍然存在较多的漏诊。MRI 在出现多灶性病变、怀疑浸润性病变与 LCIS 共存时考虑使用，但目前并无明确证据证明 MRI 可提高 LCIS 的检出率。此外，近年来蛋白标记物检测也成为诊断 LCIS 的重要技术，特别是当 LCIS 与 DCIS 难以鉴别时，通过免疫组化检测 E-钙着黏蛋白的表达情况，可以将两者清晰地区分开。由于 DCIS 和 LCIS 在治疗手段上截然不同，通过免疫组化将病理学表现相似的 LCIS 与 DCIS 区分开有重要的意义。

（四）治疗方式的变迁

1. 从全切到局切的实践 1941 年，Foote 和 Stewart 提出 LCIS 是癌前病变的概念后，考虑到其多灶性的临床特点及发展为浸润性癌的风险，单纯乳房切除术成为主要推荐的术式。这一外科治疗模式持续了近 30 年。但是，随着 1970~1980 年有关 ALH 和 LCIS 单纯活检随访 20 年结果的出炉，LCIS 被认为是一类进展概率低、进展时间长达数十年且与后续浸润性癌的发生位置并无直接联系的病变。故认为传统的乳房全切术过于激进，可能非必要的治疗手段。而且全乳切除术往往并不为大多数女性患者所接受。此后，局部病灶切除术逐渐开始被列入考虑。近 10 年的一系列研究表明，空心针活检后行病灶切除术正逐渐成为治疗趋势。例如，美国国家外科辅助乳房及胃肠计划（National Surgical Adjuvant Breast and Bowel Project，NSABP）对 180 例行肿瘤切除术的 LCIS 患者随访 12 年后发现，仅有 9 例（占总数的 5%）患者发生了同侧乳房浸润性乳腺癌，10 例（占总数的 5.6%）患者发生了对侧乳房浸润性乳腺癌。因此，该研究认为 LCIS 是一类相对静息的疾病，局部切除术已经足够达到控制疾病的目的，没有足够的理由进行全乳房切除。目前，随着 LCIS 是危险因素而非癌前病变观念已经深入人心，空心针活检后行病灶的局部切除术已经成为 LCIS 的主要治疗方式，手术中切除病灶仅仅是一个目的，更重要的目的是排除浸润性病变与 LCIS 共存。目前，《NCCN 指南》和《中国抗癌协会乳腺癌诊治指南》对 LCIS 的手术治疗方式推荐方案相同，均建议对空心针活检后的 LCIS 行病灶切除活检。针对手术切缘控制的问题，对于手术切除活检确诊的单纯 LCIS，Fisher 等进行长期随访显示，术后同侧 LCIS 复发或癌变在原发病灶部位附近的发生率较高，因此他们主张局部切除至切缘无病变有利于降低局部复发的风险。但目前一般认为，单纯 LCIS 作为乳腺癌的高危因素而非明确的癌前病变，没有必要通过进一步广泛切除以获得切缘阴性。2011 年，Blair 等调查了 360 位外科医生的临床实践发现，如手术切除标本仅有 LCIS 成分而未发现恶性病变时，即使切缘≤2 mm 或切缘阳性，83% 的外科医生均未选择再次扩大切除。

2. 从局切到不切的探索 目前，学术界对于 LCIS 的主要观点是，它是发生浸润性癌的危险因素而非癌前病变，与浸润性癌的发生可能并无直接联系。因此，空心针活检诊断为 LCIS 是否可以不予切除的问题随后被提出。但是,一系列研究表明,空心针活检对于恶性病变的漏诊率成为了限制局部治疗进一步缩小的主要因素。目前为止,最大例数的研究来自 Hussain 等 395 例空芯针穿刺诊断的 LCIS,其中 61%(241/395)的患者接受手术切除活检,最终 77 例发现 DCIS 或浸润性癌,低估率为 32%。基于以上数据结果,目前多数观点认为对于空芯针活检诊断的 LCIS 应常规行手术切除活检,以排除浸润性病变。尽管如此,研究人员仍在"不切"的道路上进行探索。他们认为,虽然总体来看空心针活检存在漏诊浸润性病变的可能性,但如果空心针活检发现的 LCIS 为极为"低危"的病变时,可能提示恶性病变共存的概率极低,在这部分患者中,肿块切除可能为过度治疗。近年来已开始出现针对部分 LCIS 仅行空心针活检和随访、不行肿块切除术的探索。研究发现,在一些高危患者当中,如影像学检查报告与病理学结果不一致、该区域有占位或可扪及包块、PLCIS、伴有中央坏死等,空心针活检+ 局部切除术后恶性病变检出率超过10%。但是,对于无上述危险因素的 CLCIS 或者 ALH 患者,空心针活检+ 局部切除术后恶性病变检出率低于 2%。因此,对于这部分患者,定期随访或预防性用药或许将可以替代局部肿块切除术,给患者带来更小的创伤。2016 年,《第 2 版 NCCN 指南》中已经提出,针对累及范围<4 个终末导管小叶单位,影像学与病理表现一致的经典型 LCIS,可以考虑影像学随访而不予病灶手术切除。但是,由于"低危"的定义并不明确,且缺乏前瞻性临床研究,目前这一治疗策略并未得到广泛临床医用。

3. 扩大切除术的重新提出　尽管对 LCIS 的手术有越做越小的趋势,随着对 LCIS 的亚型之一——PLCIS 研究的深入,LCIS 切除范围扩大的议题再次被提出。研究表明,PLCIS 的形态特征和生物学行为类似于 DCIS,发生进展的概率较高,甚至可能不再仅仅是癌变的风险因素而是癌前病变,存在直接进展为浸润性癌的风险。因此,针对这部分患者,多数指南建议采取更为激进的治疗方式,如扩大切除至切缘阴性。丹麦乳腺癌协作组的指南甚至已建议其治疗策略与DCIS 一致。但由于病例数及随访时间的限制,目前并无前瞻性研究支持这一结论。2011 年,Blair 等对临床实践的调查发现,当 PLCIS 患者切缘较近或阳性时,仅有 24% 的外科医生选择继续切除至切缘阴性,23% 的外科医生随机选择是否继续切除,而 53% 的医生则选择不再进行切除,说明对 PLCIS 单独列出进行处理仍未得到临床医生的广泛认可。此外,PLCIS 患者是否应行前哨淋巴结活检和术后放疗的议题也已提出,随着对其生物学本质的进一步认知,或许未来将对这一侵袭性更高的 LCIS 采取更加激进的治疗方式。

4. 预防性双侧乳房切除术的个体化　早期行双侧乳房切除术的主要原因是 LCIS 的多个病灶发生在双侧乳房,为了避免 LCIS 进展为浸润性癌而予以切除。目前,尽管双侧乳房切除术仍然是治疗 LCIS 的一种手术方式,但外科医生对待这一治疗手段的态度已经远非 1941 年 Foote 和 Stewart 时代那么激进。目前,双侧乳房发生 LCIS 已非双侧乳房切除术的绝对适应证。Bradle 等的研究发现,确诊为双侧乳房 LCIS 并行病灶切除术后的患者中,长期随访发现 16.4% 的患者后续可发生浸润性乳腺癌,但是其疾病相关病死率为 2.8%,与预防性双侧乳房切除患者的病死率相比,仅高 0.9%。但是在一些极高危患者中,预防性双侧乳房切除仍有重要地位。Hartmann 等回顾性分析了 639 例 1960~1993 年间有家族史的 LCIS 患者,发现预防性双侧乳房切除可降低约 90% 的极高危 LCIS 患者发展成浸润性乳腺癌的风险。目前,仅仅在遇到有家族史或者 BRCA1/2 突变等极高危患者时，预防性乳房切除才列入考虑。即便如此，也应向患者充分告知且提供医疗及心理上的服务，并给予充足的时间使患者做出适合个人情况的决定。

5. 预防性内分泌治疗的兴起　对 LCIS 预防性治疗始于对其免疫表型的认识。几乎所有的 LCIS 均为雌激素受体（estrogen receptor，ER）和孕激素受体（progesterone receptor，PR）阳性，鉴于内分泌治疗在浸润性乳腺癌中已经取得了很好的效果，研究人员开始考虑在 LCIS 中使用内分泌治疗是否可以起预防作用，降低后续发生浸润性癌的风险。1998 年，NSABP P-1 临床试验奠定了他莫昔芬在预防 LCIS 进展中的地位。该临床试验入组了 13 338 例 60 岁以上有 ALH 或 LCIS 病史和 35 岁以上、5 年内发生浸润性乳腺癌风险≥1.66% 的人群，其中有 826 人（占总人数的 6.2%）是 LCIS 患者，研究显示他莫昔芬在该人群中可以降低 56% 的乳腺癌发生风险。此后，2006 年的 STAR P-2 临床试验揭示了雷洛昔芬在绝经后高危女性中预防乳腺癌的作用。该临床试验入组的 19 747 位试验者中 LCIS 的患者达到了 9.2%。由于这些临床试验相继得到比较可观的阳性结果，预防性治疗逐渐成为 LCIS 的一种重要治疗手段。2009 年时，《美国临床肿瘤学会（ASCO）指南》已经将使用 5 年他莫昔芬和使用 5 年雷洛昔芬分别作为绝经前高危女性和绝经后高危女性预防乳腺癌的推荐用药。

芳香化酶抑制剂在 LCIS 中预防性用药的研究主要来自 MAP. 3 试验和 IBIS-Ⅱ研究（高危患者预防部分）。2011 年公布的 MAP. 3 试验研究了依西美坦预防绝经后妇女乳腺癌的作用。其入组了 4 560 例绝经后高危妇女，其中有 LCIS、ALH、非典型导管增生病史的患者有 373 人（占总数的 8.2%）。中位随访 3 年的结果显示，依西美坦使绝经后 ER 阳性高危妇女浸润性乳腺癌发病风险降低 65%。亚组分析显示在有原位癌病史的患者中，尽管未达到统计学显著差异，依西美坦依然有降低 35% 乳腺癌发病风险的趋势。2014 年公布的 IBIS-Ⅱ临床试验（高危患者预防）则研究了阿那曲唑对预防乳腺癌的作用。该试验入组了 4 560 例绝经后高危女性，其中 344 例（占总人数的 9%）为 LCIS 或乳腺不典型增生患者。在中位随访 5 年的数据中，阿那曲唑组乳腺癌发病风险比安慰剂组降低 53%，其预防效应在 LCIS 亚组中同样显著。基于以上两项临床试验的结果，指南也对 LCIS 预防性用药的相关内容进行了更新。2013 年《ASCO 指南》和 2014 年《NCCN 指南》均将依西美坦和阿那曲唑列入绝经后高危女性预防乳腺癌的推荐用药。目前，临床上的共识是针对 35 岁以上、有发生乳腺癌高风险(包括既往手术证实为乳腺 ALH、ADH、LCIS 及 DCIS)的女性，都可以考虑以上 4 种药物的使用可能，讨论可基于危险因素例如年龄、家族史、药物史和生育史等。

尽管如此，临床上预防性用药的现状却不容乐观。Erika 等统计发现，2010 年只有 0.03% 的 35~79 岁美国女性服用他莫昔芬作为预防乳腺癌的手段，只有 0.21% 的 50~79 岁美国女性服用雷洛昔芬预防乳腺癌，该比率与 2000 年的数据相比并无明显差异。造成乳腺癌高危女性预防性用药比例低的原因主要有以下 3 点：①担心药物的不良反应；②对原位癌的危险性认知不足；③临床医生认为药物的预防作用证据不足而未向患者推荐使用。

此外，尽管对 PLCIS 的研究中发现其常表现为 Her-2 高表达、Ki-67 指数中到高表达，目前仍没有在 LCIS 中使用抗 Her-2 治疗或化疗的相关研究及指南推荐。

二、导管原位癌

(一)定义的变迁

"原位癌"的概念在 1932 年已由 Broders 首次提出,Foote 和 Stewart 也在 1941 年首次定义了 LCIS,但由于导管原位癌(ductal carcinoma in situ,DCIS)病变特征的多样性和非典型性,其正式的、明确的定义却相隔多年后才出现。1946 年,"导管非浸润性病变"的概念年由 Foote 和 Stewart 提出,主要目的是将其与浸润性导管癌区分开。直到 1960 年"导管原位癌"才由 Gillis 等正式命名。此后,普通导管上皮增生(usual ductal hyperplasia, UDH)和导管上皮不典型增生(atypical ductal hyperplasia, ADH)概念逐渐被提出,用于与 DCIS 鉴别。病理学家认为从 UDH 到 ADH,再到 DCIS 可能是一个连续的、逐渐发生的过程。尽管如此,考虑到 DCIS 可能直接发生进展,是一种癌前病变而非危险因素,这一定义一直独立存在,并未形成类似 LCIS 定义发展过程中"小叶上皮内瘤变"这样的概念。

尽管如此,为了区分不同病理类型对发生浸润性癌风险的影响,病理学家在明确和鉴别各类导管非浸润性病变的定义领域所作的贡献仍然值得注意。为区分 ADH 和 DCIS,1992 年 Tavassoli 等将异形导管上皮细胞所构成的病变直径<2 mm 的病变定义为 ADH, 1993 年 Page 等则将异形导管上皮细胞仅占据一个管腔的病变定义为 ADH。目前,WHO 工作小组对上述两个指标没有任何倾向,临床实践中常将两者结合使用。另一项在 DCIS 定义领域的重要贡献是对其进行亚分类。1994 年,Holland 等以核分级为基础,兼顾核分裂象、坏死和组织构型,将 DCIS 分为低、中、高 3 级。这一分类标准虽仍带有主观成分,并在后期得到了少许修改,但仍是目前 DCIS 组织病理学分级的主流标准。研究表明,分级系统在 DCIS 中具有重要意义,不同分级的 DCIS 发生进展的风险不同,分级越高,越应当警惕其后续发生浸润性癌的风险。

(二)对疾病生物学行为、发生发展过程认知的变迁

1960 年,Gillis 等提出"DCIS"的概念时,认为它是一类癌前病变,具有发展成浸润性癌的可能。证明这一观点最直接的证据就是在未处理的 DCIS 病灶上发生了浸润性癌。虽然由于当时大部分 DCIS 的患者都接受了乳房全切术,缺乏其自然病程的临床详细资料的报道,但是仍有一些小型研究利用 DCIS 误诊的样本得到了令人惊喜的发现。Eric 等汇总了 107 例既往误诊为良性肿瘤的 DCIS,发现经过长期随访,有 30%～50% 的患者发生了浸润性癌,大多在 10 年内发生,而且发生浸润的位置就在原来 DCIS 的乳腺,并且在活检部位附近。这些研究为 DCIS 是癌前病变提供了直接证据。此后,随着分子研究领域的进展,Buerger 和 Burkhardt 等也发现,某些 DCIS 与随后发生的浸润性癌在基因组学方面的存在很高的相似性,这也间接证明了 DCIS 作为癌前病变的特性。但值得注意的是,Eric 等的研究中有 50%～70% 的 DCIS 并未发生进展。Eusebi 等也得到了类似结论。他们对 4 397 例乳腺良性肿瘤活检标本的回顾性分析发现,有 28 例是 DCIS,经过中位随访时间 16.7 年的随访,仅有 10.7% 的患者发生了浸润性导管癌。尽管不能否认可能随着随访时间的延长,这些 DCIS 可能最终都会进展,但至少说明了一类低侵袭性

DCIS 的存在。

除了对 DCIS 是否会发生进展的认知在不断改变,人们对 DCIS 发生发展具体过程的认识也在不断推进。早期的研究主要集中在病理学方面。Page 等对 1 925 例导管上皮单纯性增生或不典型增生的患者进行了中位随访时间 17 年的随访后发现,在导管上皮单纯性增生的患者中,发生浸润性癌的风险为无增生性病变者的 1.9 倍,而在非典型增生患者中更达到了 5.3 倍。类似的结果在后续 William 等人的研究中得以验证。此外,Page 在另一项研究中对 28 例早期误诊为良性病变而未作处理的 DCIS 患者进行 30 年随访发现,其发生浸润性癌的危险度是普通人群的 9 倍。鉴于从单纯性增生到 DCIS 发生浸润性癌症的风险逐渐增大,病理学家提出了"单纯性增生-非典型导管增生-组织学低级别 DCIS-组织学高级别 DCIS-浸润性导管癌"的"线性发展理论"。但是,这一理论缺乏直接证据。此后病理学研究进一步发现,DCIS 的组织分级与此后发生的浸润性导管癌(infitrating ductal carcinoma, IDC)的组织分级一致性很高,高级别的 DCIS 往往发展成为高级别的 IDC,而低级别的 DCIS 往往发展成为低级别的 IDC。据此提出"平行发展理论",认为从非 IDC 到 IDC 的发展是一个平行的过程。有研究发现低分级与高分级 DCIS 之间存在显著染色体变异的差异(如 65% 的低分级 DCIS 发生 16 号染色体长臂缺失,而只有 16% 的高分级 DCIS 发生这一缺失),当时对此的解释是低分级与高分级 DCIS 是两种不同类型的病变,因此将各自进展为不同类型的浸润性导管癌,侧面证实了平行发展理论。但是,平行发展理论也存在一些无法解释的现象。如中分级的 DCIS 与后续发生的 IDC 异质性很高,而在一些 ER 阳性的 DCIS 中,低分级的 DCIS 与高分级的 DCIS 基因组学特征具有很高的相似性。因此,不能机械地认为这两种理论是互斥的。此后,随着对蛋白标记物和组学研究的深入,研究人员逐渐发现 DCIS 的病理学特征与免疫学标志物和基因组学特征存在复杂的交互关系,线性发展理论和平行线理论可能共存于 DCIS 的发生发展过程中,共同解释 DCIS 的发展机制。此外,鉴于基因组学研究可以从遗传学本质的角度认识 DCIS,未来将在解释 DCIS 的发生发展过程中起重要作用。

(三)诊断方式的变迁

20 世纪 80 年代以前,DCIS 主要靠体格检查发现肿块后行穿刺活检进行诊断,而由于形成肿块时很多患者已经发展成 IDC,故 DCIS 的发病率很低。此后,随着钼靶的广泛应用,DCIS 的发病率显著上升。Brinton 等对 SEER 数据库 1975~2004 年数据的分析发现,自 20 世纪 70 年以来 DCIS 的发病率呈快速上升趋势。到 2004 年其发病率达 32.5/10 万,远高于 1975 年 5.8/10 万的发病率。研究发现,至少有 90% 的 DCIS 在钼靶筛查中被发现,而假阴性率仅有 6%。因此,双侧钼靶发现可疑病灶后行活检是目前广泛应用的诊断方式。基于中国女性乳腺致密的特点,《中国抗癌协会乳腺癌诊治指南》推荐钼靶+ B 超检查共同进行诊断。此外,MRI 在 DCIS 诊断中的作用逐渐被提出。有研究显示,MRI 对 DCIS 患者的多中心病灶检出的敏感性达 42%~94%。而钼靶的敏感性仅为 26%~46%,MRI 评估 DCIS 病灶范围的准确性也高于乳腺钼靶摄片。MRI 在评估双侧乳腺方面的优势在于可发现 2.6% 的对侧隐性乳腺癌。尽管具有以上优点,MRI 也具有特异性相对较低的显著缺点,不可避免地将导致临床上过度诊断,增加不必要的活检和患者焦虑情绪。这些问题限制了其运用。一项回顾性研究显示，136 例接受保乳手术的 DCIS 患者中，术前 31 例进行了 MRI 检查，105 例未接受 MRI 检查，而两组 8 年的局部复发率均在 6% 左右，差异并无统计学意义。目前，《NCCN 指南》和《中国抗癌协会乳腺癌诊治指南》均将 MRI 列入术前检查的选择之一。

（四）治疗方式的变迁

1. 从全切到保乳的转变 在 DCIS 概念被提出的最初数年里，考虑到其作为癌前病变的危险性，乳腺全切术一直作为标准术式被广泛采用。Fowble 等进行的一项荟萃分析汇总了文献中 1 061 例被诊断为 DCIS 并行乳房全切术的患者，随访时间 2~15 年不等，研究发现局部复发率仅有 0.75%，肿瘤相关病死率仅有 1.7%。从而确认了乳房全切术的显著效果。但是，随着保乳手术在浸润性乳腺癌中的运用，其是否可推广到 DCIS 的手术治疗中开始被广泛讨论。Bloodgood、Foote 和 Stewart 等在提出原位癌概念的时候就提出猜想，更小的切除范围或许对于 DCIS 已经足够。Rosner 在 1980 年首次报道了对 DCIS 患者行肿块楔状切除术与乳房全切术具有相似的 5 年总体生存率。但是相对较短的随访时间和不严格的 DCIS 诊断降低了该结果的可信度。此后，1980~1986 年的数篇研究指出，经过最长 14 年的随访，DCIS 患者行肿块楔状切除术后的局部复发率达到 10%~63%，且多发生在切除的病灶附近。在未达到切缘阴性或者肿块>2 cm 的患者中，局部复发尤为显著。因此，研究人员认为，在 DCIS 患者中行保乳手术必须具有严格的指征，只有在部分肿瘤侵袭能力较弱的患者中，经过充分的知情同意以后才可采用。而且保乳手术可能需要联合其他治疗方式，在减小切除范围的同时减少复发。由此促进了保乳+ 放疗治疗手段的逐渐兴起。

尽管如此，单纯乳房切除术在 DCIS 的外科治疗中仍占有重要地位。在复发风险评估为"高危"、钼靶显示为弥漫性钙化、多灶性病变或保乳手术切缘持续阳性的患者中，为避免以后疾病的复发，单纯乳房切除术仍然是首选治疗方案。

2. 放疗的加入

（1）放疗的兴起：放疗的兴起源于保乳手术对 DCIS 患者局部控制效果不佳。在早期对放疗疗效进行探索性、小样本研究显示出较好疗效之后，1985 ~ 1990 年间，NSABP B17、EDRTC10853、UKCCCR 和 SWE‐DCIS 4 项大型临床试验逐次开展。最先于 1993 年公布短期随访结果的 NSABP B17 临床试验入组了 818 例 DCIS 女性患者，随机分入保乳手术后加或不加放疗组。43 个月的随访显示，加入放疗可以降低 58.8% 的同侧 DCIS 复发风险和 77% 的同侧浸润性导管癌复发风险。由此奠定了放疗在控制 DCIS 术后局部复发中的地位。此后，2011 年 NSABP B17 公布的 12 年随访结果显示，未放疗组局部复发率达到 31.7%，明显高于放疗组的 15.7%。说明即使考虑到 DCIS 可能具有较长复发周期的特征，放疗仍然具有很好的控制局部复发作用。几乎在同一时期，EDRTC10853、UKCCCR 和 SWE‐DCIS 的长期随访结果也依次公布。2011 年，UKCCCR2013 临床试验公布的 151 个月的随访结果显示仅行保乳手术组 12 年局部复发率达到 19%，而保乳+ 放疗组仅 7%。2013 年公布 181 个月随访结果的 EDRTC10853 临床试验显示，未行放疗组的 15 年局部复发率达到了 31%，而行放疗组明显降低，仅 18%。2014 年公布 204 个月 SWE－DCIS 临床试验也显示，未行放疗组的 20 年局部复发率达到了 32%，而行放疗组仅 20%。尽管几项临床试验间存在入组人群不同、随访年限不同等差异，也观测到随着随访年限的延长行放疗组的患者复发概率有所增加，但仍足以说明放疗在 DCIS 治疗中的重要地位。由此，保乳＋放疗成为 DCIS 治疗的重要治疗方式，2016 年《第 2 版 NCCN 指南》中也将其作为 1 类推荐。

此后，随着研究的深入，人们逐渐意识到 DCIS 的复发风险存在较高的差异性，部分 DCIS 的复发风险较低（如 VNPI 指数为 4~6 分或 Oncotype DX DCIS 评分评定复发风险为"低"的患者），针对这部分患者是否肿块切除术已经足够而无须行放疗的问题被广泛讨论。近年来主要有 Dana Farber 癌症研究所前瞻性试验、ECOG E－5194 前瞻性试验和 RTOG 9804 临床试验这 3 项研究针对这一议题进行了报道。Dana Farber 癌症研究所的研究成果在 2013 年发布。该研究收集了 1995~2002 年间 158 例评定为"低危"的 DCIS 患者（钼靶显示肿瘤直径≤2.5 cm，核分级为低或中级，手术切缘≥1 cm），仅行肿块的手术切除而未行放疗，所有患者均未使用化学预防的药物。平均随访时间 11 年后，对患者的 10 年局部复发率进行评估，发现 10 年复发率为 16%。与之类似，ECOG E－5194 前瞻性试验入组了 561 例评定为"低危"（肿瘤直径≤2.5 cm，核分级为低或中级，手术切缘≥3 mm）和 104 例评定为"高危"（肿瘤直径≤1 cm，核分级为高级，手术切缘≥3 mm）的 DCIS 患者，肿块切除术后仅行观察而未行放疗，其中有 30% 的患者服用了他莫昔芬进行化学预防。随访 12 年发现，低危和高危组同侧乳腺癌复发率分别为 14.4% 和 24.6%。这两项研究均未直接在低危患者中设立加入放疗的对照组，但试验得到的局部复发率与 NSABP B17、UKCCCR 等临床试验中保乳＋放疗组的局部复发率类似。说明在部分复发风险评定为"低危"的患者中，保乳手术后即使不加放疗，复发风险也相对较低。但是，这两项临床试验并未说明复发风险低的患者是否可以从放疗中获益。2015 年公布结果的 RTOG 9804 临床试验直接比较了低危患者中加或不加放疗的效果。该临床试验将 1998~2006 年间评定为"低危"（肿瘤直径≤1 cm，核分级为高级，手术切缘≥3 mm）的 DCIS 患者随机分入保乳＋放疗组和仅行保乳手术组。其中约 62% 的患者使用了他莫昔芬进行化学预防。经过中位随访时间 7 年的随访后发现，保乳＋放疗组的局部复发率显著低于仅行保乳组（0.9% vs. 6.7%）。说明即使在低危组，放疗仍可以显著降低局部复发率。因此，放疗在复发风险评定为低危患者中仍占有重要地位。

（2）放疗技术的改进：尽管放疗已被证实在 DCIS 中可以显著控制局部复发率，但为了进一步提高其疗效和降低副作用，研究人员仍对放疗的具体形式进行了进一步探索和比较。早期放疗的方式主要为全乳放疗（whole-breast irradiation，WBI），而随着科技的进步，加速分割全乳放疗（accelerated hypofractionated whole-breast irradiation，AWBI）、加速部分乳房照射（accelerated partial breast irradiation，APBI）和术中放射治疗（intraoperative radiation therapy，IORT）等多种放疗方式逐渐在各项临床试验中开展。OCOG 临床试验通过 10 年随访证实了 AWBI 与 WBI 在降低局部复发率方面的等效性，后续 MRC START A 和 START B 临床试验进一步 AWBI 在减少乳腺水肿、毛细血管扩张和乳房皮肤皱缩方面的优势。APBI 与 WBI 和 AWBI 在控制局部复发上的等效性也已经在 GEC－ESTRO 等 5 项临床试验和 IMPORT

LOW临床试验中分别得到验证。而IORT则在两项临床试验中被发现有较高的短期复发率（ELIOT临床试验：4.4%IORT vs. 0.4%WBI；TARGIT临床试验：3.3%IORT vs. 1.3%WBI）。但是，较低的样本量和较短的随访时间降低了非WBI放疗方式疗效的可信度，因此目前临床上对这些非经典放疗方式的应用采取非常审慎的态度，如APBI被严格限制在年龄≥50岁、肿块直径≤3 cm、切缘阴性、无淋巴血管侵袭、无淋巴结转移的DCIS中使用。不可否认的是，这些新型放疗手段在控制局部复发、减少传统放疗并发症方面具有良好的应用前景，但需要进一步长期随访确认其疗效和不良反应发生率。

（3）放疗面临的挑战：尽管在控制同侧复发上具有良好的疗效，放疗仍然没有解决以下两个问题。首先，对所有DCIS患者均行保乳术后放疗并不科学。对于一些高危患者，虽然术后放疗可显著降低其局部复发风险，但其局部复发风险的绝对值仍然很高。Silverstei等对260例行保乳联合放疗患者进行为期105个月随访的回顾性研究发现，当切缘＜1 mm时，局部复发率达30%。对核分级高的患者随访87个月同样发现，其局部复发率达到20%。针对这部分患者，治疗可能是不足的。而对于一些低危患者，尽管临床试验证明了放疗的显著作用，针对这一问题的争论却远未停止。问题的焦点在于：多高的复发率是可以接受的？虽然在低危DCIS人群保乳手术后中加入放疗可以显著降低局部复发率，但即使不加放疗，其局部复发率仍相对较低，甚至可以和总体人群保乳＋放疗后类似。如果这样的复发概率可以为患者所接受，同时考虑放疗的副作用、费用等问题，或许在低危DCIS人群中进行肿块切除而不行放疗仍然是一个不错的选择。未来针对这一问题的另一个研究方向可能是依托组学研究成果，建立更精准的风险预测模型，精准挑选出低危的DCIS患者，再对其放疗的作用进行评估。其次，放疗对于对侧原发肿瘤的控制效果不佳。2007年一项对NSABP B17、EDRTC10853、UKCCCR、SWE－DCIS进行的荟萃分析显示，尽管保乳术后加用放疗使DCIS患者同侧复发风险降低60%，其同侧浸润癌的发生、对侧乳腺癌的发生、远处转移及病死率均未获益。放疗的这一缺陷也推动了内分泌治疗、抗Her－2治疗等药物治疗在DCIS中的探索。

3. 预防性对侧乳房切除的发展　尽管DCIS的手术发生了从全切到局切的转变，对侧乳房预防性切除术比例却逐渐升高。Tuttle等于2009年报道，在51 030例确诊DCIS的患者中，有2 072例患者选择接受预防性对侧乳房切除术。接受预防性对侧乳房切除术治疗的患者占所有接受外科手术患者的4.1%，年手术率从1998年的2.1%显著增长到2005年的5.2%（增长148%）。产生这一趋势是由多种因素共同决定的。首先辅助定位检查的增加使得很多病灶较小的、多发的乳腺癌病灶能够被发现，造成了乳房全切术作为更加合理的治疗选择；其次，基因检测的开展使更多的高危患者（如BRCA1/2）能够被筛选出来，客观上造成了乳房全切术，甚至对侧乳房预防性切除术的选择。此外，乳房重建技术的提高和患者主观上要求的增加也是导致乳房全切术比例升高的重要原因。

应当审慎地看待这一趋势的变化。首先，预防性对侧乳房切除术并不延长患者的总体生存率，在保乳＋放疗已经可以使DCIS患者的远期生存率达到98%，并且无法从总体患病的人群中清晰地分辨出高危人群的情况下，这一治疗可能过度。其次，没有前瞻性研究显示预防性对侧乳房切除术可以使DCIS患者获得足够的风险减低率。此外，双侧乳房切除术的并发症值得关注。

Goldflam 等报道,在 239 例接受预防性对侧乳房切除术的患者中(大部分患者行一期再造),16.3%的患者发生并发症(同侧 8.4%,对侧 6.3%,双侧 1.7%)。最后,目前已经有许多其他的办法来降低对侧乳腺癌的发生率,如钼靶摄片、MRI 定期随访、内分泌治疗,在这种情况下行预防性切除是否必要值得商榷。

4. 淋巴结处理的探索 Mathias 等汇总 1990~2010 年间 SEER 数据库中 121 080 例后观察到的淋巴结处理方式的变化很好地反映了研究人员对 DCIS 认知的变化(图 22-1)。在正确认识 DCIS 的性质之前,全乳切除术+腋窝淋巴结清扫(ALND)是 DCIS 的主要治疗方式。此后,由于逐渐认识到 DCIS 是作为一类肿瘤细胞未突破基底膜生长的癌前病变,理论上不存在淋巴结转移的可能性。因此,仅行全乳切除术而不做 ALND 的比例逐年升高。但是,Silverstein 在1990 年报道,DCIS 患者 Brennan 等汇总了 52 项研究中 7 350 例患者的空心针穿刺结果和术后病理,研究发现空心针活检诊断为 DCIS 的患者中有 25%的患者在手术切除后发现浸润性癌成分,空心针活检存在低估病情的可能。同一时期,前哨淋巴结活检技术(SLNB)逐渐兴起,其在评估乳腺癌腋窝淋巴结转移情况中的重要地位逐渐得到验证,建议先行 SLNB,若 SLNB 阳性,再考虑 ALND。综合以上两个因素,全乳切除+腋窝淋巴结清扫术的比例虽仍逐年下降,仅行全乳切除术的比例的升高戛然而止,并出现下降。而前哨淋巴结活检+全乳切除术的比例逐渐升高,成为主流。到 2010 年,在全乳切除的 DCIS 患者中行前哨淋巴结活检的比例已经达到67.1%,而不评估淋巴结情况和行腋窝淋巴结清扫术的比例则分别降到 17.6%和 15.3%。

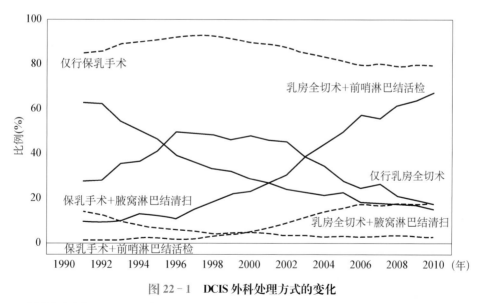

图 22-1 **DCIS 外科处理方式的变化**

图片修改自"Worni M, et al. Trends in treatment patterns and outcomes for ductal carcinoma *in situ*. J Natl Cancer Inst,2015,107(12):djv263(Figure 1)"

DCIS 患者中保乳手术广泛开展以来,对腋窝淋巴结处理的变化虽与全乳切除术有所不同,但也与人们对 DCIS 认知的进步一致。大部分情况下,保乳手术并不会对以后行前哨淋巴结活检造成影响。因此,仅行保乳手术,保证 DCIS 无浸润性成分的诊断明确,不做前哨淋巴结活检仍是主流,占 DCIS 保乳手术总数的 79.4%。但如果保乳手术由于切除范围可能影响以后做前哨淋巴结活检,则建议在此次行保乳手术前做前哨淋巴结活检。前哨淋巴结活检 + 保乳手术在 DCIS 保乳手术中比例由 1990 年的 1.4% 上升至 2010 年的 17.8%,而保乳手术 + 腋窝淋巴结清扫术由 1990 年的 14.2% 下降至 2010 年的 2.8% 很好地反映了这一认知的变化。此外,NSABP B17 和 NSABP B24 临床试验也显示,保乳 + 放疗的患者腋窝淋巴结复发率仅为 0.083% 和 0.036%,因此无须在保乳手术时常规行腋窝淋巴结清扫术。

5. 内分泌治疗的实践 由于保乳 + 放疗对 DCIS 患者对侧乳腺癌的发生控制不佳,且同侧乳腺癌复发风险仍高于乳房全切术,能否进一步降低 DCIS 患者复发风险的议题被提出。鉴于内分泌治疗在浸润性乳腺癌领域已广泛开展并取得不错疗效,而 DCIS 患者中 ER 阳性的比例也可达到 75%~80%,内分泌治疗在 DCIS 领域的研究逐渐开展。1999 年至今主要有 NSABP B24、UK/ANZ、IBIS-II 临床试验(局部治疗后辅助治疗部分)和 NSABP B35 4 项大型临床试验对其进行研究。1999 年,NSABP B24 临床试验的短期随访结果首次公布了内分泌治疗在 DCIS 保乳 + 放疗后辅助治疗中的地位。该试验入组了 1 799 例 DCIS 患者,随机分为保乳 + 放疗后加入或不加入他莫昔芬 2 组,坚持服药 5 年。中位随访 74 个月数据显示,他莫昔芬可以显著降低同侧和对侧乳腺癌发生率(8.4% vs. 13.4%, P= 0.000 9)。此后 193 个月的长期随访数据也显示支持这一结论。但是对其复发情况进行具体细分后显示,他莫昔芬可以使同侧浸润性癌的复发风险降低 32%,使对侧乳腺癌发生率降低 32%,但是却不能显著降低同侧 DCIS 的复发风险,且总生存无获益。Allert 等通过对 NSABP B24 试验人群的 ER 状态检测发现,ER 阳性的 DCIS 患者可从他莫昔芬中获益,但在 ER 阴性患者中,他莫昔芬收效甚微。此后,UK/ANZ 临床试验中位随访 12.7 年的结果显示,他莫昔芬可以降低同侧 DCIS 的复发风险降低 30%,使对侧乳腺癌发生率降低 56%,但是却不能显著降低同侧 IDC 的复发风险,同样无总生存获益。与 NSABP B24 得出不同结论的原因可能在于入组人群年龄的差异。尽管如此,两项临床试验仍然得出以下重要结论:他莫昔芬可以显著降低保乳 + 放疗术后 DCIS 患者同侧和对侧复发风险。对 DCIS 患者保乳 + 放疗后行内分泌治疗的具体方案在近年来被进一步细化。2016 年公布结果的 NSABP B35 临床试验和 IBIS-II 临床试验(局部治疗后辅助治疗部分)回答了绝经后 DCIS 患者,在保乳治疗和放疗后是使用他莫昔芬还是芳香化酶抑制剂的问题。IBIS-II 临床试验(局部治疗后辅助治疗)对 2 980 例入组患者进行中位随访时间 7.2 年的随访,发现他莫昔芬和阿那曲唑在影响 DCIS 复发、死亡、药物不良反应方面均无差异,因此认为绝经后患者两者均可用。但该试验可能存在随访时间较短的问题。NSABP B35 临床试验通过对 3 104 例经过保乳 + 放疗后的 DCIS 患者中位随访 9 年后发现,阿那曲唑可以显著降低同侧疾病复发和对侧乳腺癌的发生,且这种获益主要体现在年龄＜60 岁的患者中。目前,《NCCN 指南》推荐在保乳手术和放疗后,对 ER 阳性的 DCIS 患者行内分泌治疗以降低同侧复发和对侧原发。对绝经前患者,更为推荐他莫昔芬;绝经后且年龄＜60 岁的患者中,更加推荐阿那曲唑;而在绝经后且年龄＞60 岁的患者中,两者均可。

除了在保乳 + 放疗的 DCIS 患者中的应用,鉴于内分泌治疗药物具有降低术后对侧原发肿瘤发生率的特征,内分泌治疗可否在乳房全切术的患者中进行应用的议题也被提出。目前,《中国抗癌协会乳腺癌诊治指南》认为对于接受全乳切除术的 DCIS 患者术后可通过根据是否绝经选择口服他莫昔芬、雷洛昔芬、阿那曲唑或依西美坦中的一种来降低对侧乳腺癌风险,但需权衡化学预防的临床获益与不良反应。然而这一方面的临床试验证据目前并不充分。主要研究化学预防的几项临床试验中,DCIS 患者行乳房全切术入组的人数无或较少。NSABP P1 和 STAR P2 临床试验未入组此类人群。MAP. 3 试验入组的 4 560 例绝经后高危妇女中仅有 2.5% 的患者为 DCIS 后行全乳切除术的患者。IBIS-Ⅱ研究(高危患者预防部分)入组的 3 864 例绝经后高危妇女中有 8.5% 的相应患者,但仅倾向于认为化学预防有效,并未得到显著结果。

此外,值得注意的是,尽管内分泌治疗的疗效已被多项临床试验证实,其真实应用率却不如预期。最近的数据表明,仅有部分少数 DCIS 患者(所有患者的 36.5%,46.2% ER 阳性患者)接受内分泌治疗,并且内分泌治疗的依从性不佳。这可能与内分泌治疗用药周期长、担心不良反应等相关。因此需要临床医师与患者充分沟通,使患者正确认识内分泌治疗后使用。

6. 抗 Her-2 治疗的探索　随着抗 Her-2 治疗在浸润性乳腺癌领域取得的良好效果,是否应当在 Her-2 阳性的 DCIS 患者中使用抗 Her-2 治疗的问题被提出。由于抗 Her-2 治疗并未被纳入 DCIS 的标准治疗方案中,Her-2 之前并不作为在 DCIS 的常规检查项目,仅有数篇回顾性报道 Her-2 在纯 DCIS 中的表达率可能在 30%~50%。2013 年对进入 NSABP B-43 临床试验中 DCIS 患者 Her-2 的检测发现,其 Her-2 阳性的比例占总所有 DCIS 的 35%,高于其在浸润性导管癌的表达率。Rakovitch 等对 213 例接受保乳手术的 DCIS 患者评价 Her-2 和 Ki-67 表达情况后发现,Her-2 在细胞核分级高、伴有坏死的 DCIS 中比例明显升高,且具有较高的肿瘤复发率。目前,NSABP B-43 临床试验已于 2008 年底开始,将 Her-2 阳性的 DCIS 患者分为仅做保乳+放疗和做保乳+放疗+曲妥珠单抗治疗两组。该试验预计入组 2 000 例接受乳房肿块切除术和放疗的 Her-2 阳性 DCIS 患者,观测其乳腺癌复发情况。2011 年初步报道其安全性良好,正在进一步随访。

第二节　乳腺原位癌的未来

肿瘤临床病理学特征和免疫标志物的研究仍然停留在表象认知阶段,尽管通过表象认知,对肿瘤的发生发展过程可以进行一定的推测,但其异质性和局限性已经在越来越多的研究中得到体现。因此,以临床病理学资料预测肿瘤发展进程,进而指导临床诊疗的思路需要得到改进,人们需要从更深的层面认识肿瘤,精准认知肿瘤特征,从而更加精准地进行诊治。新世纪以来,随着基因组学研究的兴起,人们对于乳腺原位癌的研究已逐渐由临床病理学方面转入基因组学方面,为未来肿瘤的个体化治疗提供了一种全新的思路。

一、从分子层面深入认识乳腺原位癌的生物学特征和发生发展过程

(一)研究乳腺原位癌的新技术

1. 第二代测序技术(next-generation sequencing,NGS)　NGS 的核心思想是边合成边

测序,它是在第一代测序方法的基础上,通过技术创新,用不同颜色的荧光标记 4 种不同的 dNTP,当 DNA 聚合酶合成互补链时,每添加一种 dNTP 就会释放出不同的荧光,根据捕捉的荧光信号并经过特定的计算机软件处理,从而获得待测 DNA 的序列信息。现有的技术平台主要包括 Roche/454 FLX、Illumina/Solexa Genome Analyzer 和 Applied Biosystems SOLID system。相比于之前运用较多的基因芯片,NGS 不需要对待测样本的序列信息有基本了解,因此避免了部分测量偏倚。此外,NGS 可以较为快速地进行深度测序,并且不受潜在的交叉杂交的影响。目前,NGS 已经被广泛运用于基因组序列、表达谱序列、表观遗传学特征的检测,在揭示乳腺原位癌基因组、转录组、表观遗传等组学特征方面发挥巨大作用。但 NGS 也存在显著的缺点,其测量时往往是以肿瘤整体进行测量,丢失了样本中的个体信息,一些比例较低但可能具有重要作用的亚组的信息可能无法显现,因此在描述肿瘤异质性领域存在一定缺陷。此外,NGS 无法展示样本的空间信息,因此在研究原位癌的进展机制领域具有明显的局限性。

2. **显微切割联合单细胞测序**(laser capture microdissection-single cell sequencing, **LCM - SCS**) 单细胞测序技术(SCS)已经被广泛运用于肿瘤异质性和肿瘤进化的相关研究。它可以得到一些相对稀少的亚群的组学信息,而这些信息在 NGS 中可能由于亚群的稀有,其个体信息无法显现。然而,大多数单细胞测序方法需要组织被解离成细胞悬浮液,以便使用诸如流式分选、微操作、微流体或微滴等方法来分离单细胞。但诊断原位癌时需要制作 H&E 组织切片,以组织切片中的导管或相邻侵入区中的空间位置进行诊断,无法制成细胞悬液,因而限制了单细胞测序在原位癌领域的研究。激光捕获显微切割(LCM)则很好地解决了这一问题(图 22 - 2A)。最近已有研究将 LCM 与单细胞 RNA 测序联合,以比较运动神经元和多巴胺神经元的单细胞和整体转录组产物,结果提示通过该技术制备单细胞 RNA 具有可行性。LCM - SCS 在原位癌肿瘤异质性研究领域具有很好的应用前景。

3. **特异性等位基因聚合酶链式反应联合荧光原位杂交**(specific-to-allele PCR-FISH, **STAR-FISH**) 该方法首先使用竞争性探针通过原位杂交和聚合酶链式反应固定在特定基因位点,然后通过荧光原位杂交技术将探针所在位置显现,用以在组织切片中直接测量数千个单细胞中的 1~2 个点突变(图 22 - 2B)。已有研究将该技术运用于测量组织切片上单个细胞中 Her - 2 扩增和 PIK3CA 突变情况,用以研究其与曲妥珠单抗治疗敏感性的关系。对 STAR - FISH 技术进一步开发的方向可能是使用不同颜色的荧光团组合同时进行多个突变的基因分型的研究。在原位癌浸润机制研究领域,STAR - FISH 技术可以用于直接观测原位癌和浸润性癌中的突变在空间上的联系,进而推测原位癌中是否存在后续发展成浸润性癌的亚群。但 STAR - FISH 技术的缺点与芯片相似,必须预先了解待测 DNA 或 RNA 或蛋白质的序列信息,因此需与上述测序技术相结合使用。

4. **固相成像质谱**(solid-phase imaging mass cytometry) 该方法首先将标记有稀有金属的抗体结合到组织切片上细胞中的待研究的特定位置,之后将组织切片扫描激光器离子化,并且通过检测器测量其质荷比。每种金属的空间强度通过其在质谱仪中的飞行时间进行定量。因每种金属的质荷比不同,其反映出的质谱特征不同,进而可以对其所结合的位置、结合量进行标记(图 22 - 2C)。目前,已有的研究中以 1 μm 为分辨率在一个组织切片定量测量了 32 个抗体,

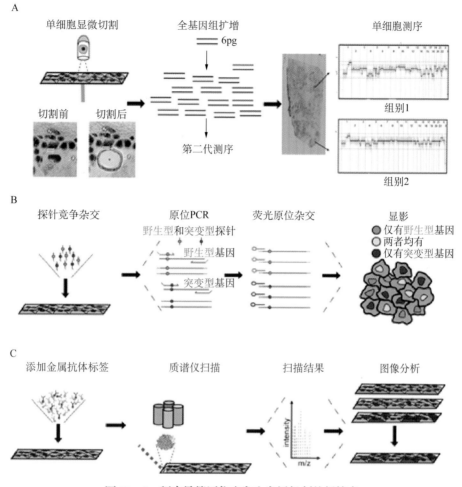

图 22 - 2　研究导管原位癌发生发展机制的新技术

理论极限超过 100 个抗体。固相成像质谱在肿瘤异质性的研究中具有不错的前景。但是,与 STAR - FISH 技术相同,该技术作为一种定位技术,必须预先对待测样本的基本信息有所了解。

(二)对乳腺原位癌发生发展过程的新认识

　　早期对乳腺原位癌发生发展过程的认识主要停留在病理学特征和免疫学特征层面,尽管其对原位癌的进展过程有一定提示作用,但均不能很好地解释乳腺原位癌发生进展的具体机制。新世纪以来,随着基因组学研究的发展,人们开始从基因层面研究乳腺原位肿瘤细胞的特征,进而探讨其发生发展机制。此外,自从 Dvorak 在 1986 年提出"肿瘤是没有愈合的伤口"的理论以来,肿瘤微环境在肿瘤发生发展过程中的作用已经受到越来越多的重视,近年来对其分子机制的研究不断深入。以下主要从肿瘤细胞的改变和肿瘤微环境的作用两方面叙述乳腺原位癌进展机制的研究进展和未来方向。

1. 肿瘤细胞的变化

（1）肿瘤细胞的基因改变特征：乳腺原位癌进展机制的基因学研究始于样本的基因组学比较，研究主要采用的样本分为两类：乳腺原位癌合并同时存在浸润性癌的样本或乳腺原位癌合并在同一位置后续发生浸润性癌的样本。针对 DCIS 的一系列研究发现，原位癌与同时或后续发生的浸润性癌在基因组学数据、拷贝数变异数据、表达谱数据等方面具有较高的相似性，从而推测浸润性癌可能是由与其同源的 DCIS 发展而来。同时，DCIS 与浸润性癌的配对研究中也发现了不少差异性结果。例如，Her-2 基因拷贝数扩增在 DCIS 中更常见，MYC、FGFR1 和 CCND1 等基因浸润性癌中更常见。研究人员试图从这些差异性表达的基因中寻找驱动 DCIS 进展为 IDC 的基因或通路。然而，不同配对样本之间基因改变的差异性很大，很难找到很高频的改变。因此，目前尝试从 DCIS 与 IDC 组学特征的差异中寻找 DCIS 进展的驱动基因的工作收效甚微。Yap 等在 2012 年提出的"趋同理论"中指出，尽管每个 DCIS 个体发生了形式各异的基因组学或表观遗传学等方面的改变，但最终可能均产生了同样的生物学结果：发展成浸润性癌（图 22-3）。但是这一的理论过于笼统，不能阐明 DCIS 发生浸润的具体机制。目前没有发现可信度高的驱动基因可能有以下几方面原因：①忽视了肿瘤内部异质性；②部分 DCIS 并非与其直接进展后的 IDC 进行配对；③现有检测和分析技术的限制。

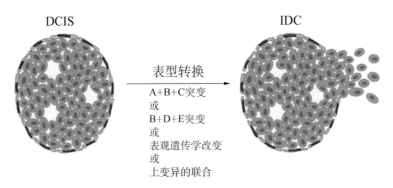

图 22-3　DCIS 发生进展的"趋同理论"

图片修改自"Cowell CF, et al. Progression from ductal carcinoma *in situ* to invasive breast cancer：revisited. Mol Oncol, 2015,7,859-869"

（2）肿瘤内部异质性与肿瘤进化理论：肿瘤内部异质性理论和肿瘤进化学说进一步深化了人们对 DCIS 发生进展机制的探索。研究认为肿瘤在发生发展过程中产生了一系列基因改变，在"优胜劣汰"的自然法则下，形成了具有异质性的群体，进而发生了浸润。具体机制目前有 3 种理论（图 22-4）：独立进化理论、进化瓶颈理论和多克隆浸润理论。

独立浸润理论认为，DCIS 和 IDC 分别起源于具有异质性的两种肿瘤细胞，一种最终只发展为 DCIS，另一种则经历 DCIS 过程后最终发展为 IDC（图 22-4A）。这一理论的主要依据来自单标志物的研究。如 Miron 等发现 PIK3CA 突变在配对的 DCIS 和 IDC 中仅有 30% 的一致性。但是这一理论可能因为将目光聚焦在某一种标记物上，而忽视了整体的一致性，具有明显局限性，因此并未被广泛接受。

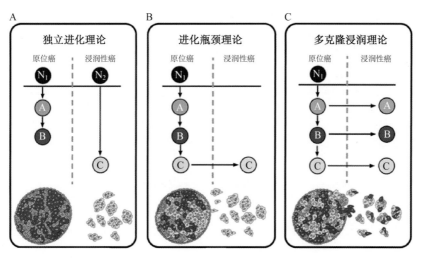

图 22 - 4 　DCIS 发生浸润的机制与肿瘤内部异质性理论

图片修改自"Casasent AK，et al. Genome evolution in ductal carcinoma *in situ*：invasion of the clones. J Pathol，2017，241，208 - 218（Figure 3）"

　　进化瓶颈理论则认为，DCIS 由多个具有异质性、并不断发生自然选择和进化的亚群组成，其中只有某个进化到特定阶段的亚群发生了特定的遗传物质改变，穿越基底膜发生了浸润，而基底膜仍保持完整，残留有其他亚群细胞和部分发生浸润的亚群细胞（见图 22 - 4B）。支持这一理论的主要研究来源于对 DCIS 肿瘤内部异质性及其进化过程的研究和 DCIS 与 IDC 共性的研究。例如，Sidow 等分析了利用全外显子测序技术（whole-genome sequencing，WES）分析了 6 例在时间上纵向发生的 ADH、DCIS 和 IDC 标本，通过基因突变、拷贝数变异和杂合性缺失分析，找到了一些反映肿瘤进化的"主干变异"。Hernandez 等则通过多个基因的荧光原位杂交（fluorescence *in situ* hybridization，FISH）分析发现，DCIS 与 IDC 共存的样本中，某些 DCIS 与 IDC 在基因组学特征上具有很高的（但未达到 100％）的共性。尽管这一理论相比于独立浸润理论更加全面，但其正确性仍未得到检验。目前仍缺乏直接证据证明 IDC 直接起源于 DCIS 的某一个亚群，IDC 的内部异质性是发生浸润的单一亚群肿瘤细胞进化获得还是在浸润发生时已经存在也值得深究。

　　多克隆浸润理论与进化瓶颈理论有所不同，它认为具有异质性的 DCIS 中的亚群中，很多都发生了浸润（见图 22 - 4C）。造成这一现象的原因可能有两种：一种理论认为肿瘤细胞之间通过旁分泌等途径互相合作，共同突破基底膜；另一种理论认为某一亚群的肿瘤细胞首先溶解并突破基底膜，其他亚群的肿瘤细胞紧随其后发生浸润。支持这一理论的病理学证据是某些病理切片中可以见到正在瓦解的基底膜。此外，有研究表明 IDC 也是具有异质性的群体，某些 DCIS 亚群和某些 IDC 亚群有相似的等位基因突变频率和一致性很高的拷贝数变异谱。但这些都是间接证据。

　　尽管随着基因组学研究的深入，人们已经对肿瘤细胞在乳腺原位癌发生浸润过程中的变化有所认识，但这还远未达到清晰了解的程度。目前的组学研究仍然是较为粗糙的以肿瘤整体为特征的组学研究。深度测序、多区域测序、单细胞测序和遗传物质改变精确定位等新技术的发展将促进这一领域的新发展。

2. 肿瘤细胞与微环境的交互作用(图 22-5)

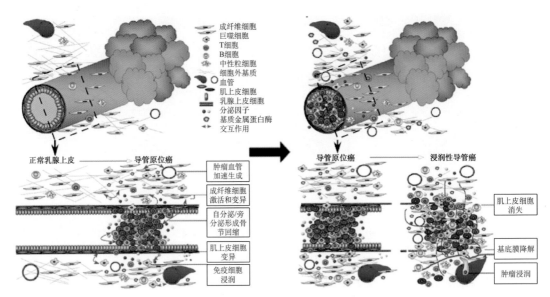

图 22-5　**DCIS 发展过程中肿瘤微环境的变化**

图片修改自"Place AE, et al. The microenvironment in breast cancer progression: biology and implications for treatment. Breast Cancer Res, 2011,13(6),227"

(1) 肌上皮细胞:原位癌发生浸润的一个很重要的特征就是肌上皮细胞和基底膜的消失。因此肌上皮细胞在原位癌的浸润过程中可能发挥很重要的作用。Hu 等在移植了 DCIS 模型的小鼠身上注射正常的肌上皮细胞,发现 DCIS 的生长和侵袭发生抑制。进一步分子研究发现肌上皮细胞发挥抑制 DCIS 的效应是通过 TGFβ 和 Hedgehog 信号通路实现的,抑制这一通路将导致肿瘤生长和侵袭的加速。这些结果证实了肌上皮细胞在 DCIS 发生发展中的作用。但是,在原位癌发生浸润的过程中,肌上皮细胞如何逐渐消失,其具体机制仍不清楚。其中一种假说认为可能是原位癌在发生浸润的过程中通过某些信号分子,抑制了肌上皮细胞的前体细胞分化成成熟的肌上皮细胞。研究肌上皮细胞在肿瘤进展中的变化及其机制具有重要意义,可能为未来建立精确的原位癌发生进展的风险预测提供新思路,并可能成为具有临床应用前景的潜在治疗靶点。

(2) 癌症相关成纤维细胞(cancer-associated fibroblast,CAF): CAF 是一类存在于肿瘤细胞周围、与正常成纤维细胞有显著区别的细胞群体。CAF 内部也具有很高的异质性,如分别表达 α 平滑肌肌动蛋白(alpha smooth muscle actin,αSMA)、成纤维激活蛋白(fibroblast activation protein,FAP)、肌间线蛋白或 S100A4 蛋白的亚群。CAF 对原位癌细胞发生发展的作用已经在多项体内体外实验中得到验证。Orimo 等发现,CAF 可以通过分泌基质来源因子-1(stromal derived factor-1,SDF-1)促进肿瘤细胞生长和肿瘤血管形成。Jedeszko 等通过构建同种异体移植体发现 CAF 可分泌另一种因子——肝细胞生长因子(hepatocyte growth

factor，HGF），与肿瘤细胞表面 c-Met 受体结合，促进原位肿瘤细胞的发展和转移。但是，人们对 CAF 的来源和变化过程仍缺乏了解。有假说认为 CAF 起源于幼稚的间质成纤维细胞。这些细胞由骨髓来源的间叶干细胞分化而来，在肿瘤细胞的募集下聚集到肿瘤细胞周围，并在肿瘤细胞的诱导下发生一系列变化，最终发挥促进原位癌进展和转移的作用。这项假说的直接证据是对曾经接受骨髓移植后来发生肿瘤的患者进行肿瘤切除活检发现，肿瘤内部有异体骨髓来源细胞。但最近的研究对这一假说提出质疑，认为骨髓来源细胞在肿瘤的募集下并未直接分化为 CAF，而是分泌一些特殊物质（如颗粒蛋白），诱导正常的成纤维细胞成为 CAF。对 CAF 形成机制的深入研究和骨髓来源细胞在 CAF 形成过程中作用的相关研究将有利于为临床治疗提供相应靶点。

（3）细胞外基质（extracellular matrix，ECM）：ECM 重构是原位癌发生进展的重要机制。目前的研究主要发现 ECM 的降解与肿瘤的发展相关。Chabottaux 等研究认为，肿瘤基质中可以检测到由成纤维细胞分泌的基质金属蛋白酶（matrix metalloproteinase，MMP）含量的升高，MMP 不仅可以直接降解原位癌中位的 ECM，而且可以通过激活一些趋化因子、细胞因子、黏附分子或生长因子促进肿瘤细胞生长或肿瘤周围新生血管的生成，进而导致原位癌的进展。此外，研究发现 ECM 的硬化也与肿瘤的进展相关。Levental 等对小鼠乳腺肿瘤模型进行研究发现，在乳腺肿瘤中常检测到的赖氨酰氧化酶可以通过促进胶原的交联导致 ECM 硬化，引起整合素和生长因子相关通路的激活，最终促进了原位癌发生进展。另一项研究发现在一些 ER 阴性的乳腺癌中，赖氨酰氧化酶 2 的高表达预示着相对较差的预后，也从侧面证实了赖氨酰氧化酶及 ECM 硬化在肿瘤进展中的作用。目前，对 ECM 与肿瘤进展关系的研究逐渐由表象认识层面进入分子机制层面，但具体机制的研究仍相对不足，亟待未来进一步深入探索。

（4）免疫细胞：免疫系统在肿瘤发生发展中具有重要作用的观点已经被广泛接受。有研究认为，免疫系统不仅可以消除肿瘤，而且可以与肿瘤细胞和平共处，甚至促进肿瘤发生进展，由此提出"免疫编辑"的概念，认为免疫系统与肿瘤的相互作用分为免疫监视、免疫共存和免疫逃避 3 个步骤，在这一过程中肿瘤细胞逐渐发生类似于自然选择和进化的过程。尽管如此，研究人员对免疫系统在肿瘤交互作用的具体机制仍缺乏了解。这一领域的研究主要集中于肿瘤浸润免疫细胞的亚群分析。研究发现 CD8+ T 细胞的高表达或 CD8+ T 细胞与调节性 T 细胞（regulatory T cell，Treg）的高比值预示着较好的预后。进一步基础研究发现，Treg 可以促进肿瘤细胞的生长，抑制 Treg 的功能后肿瘤细胞的增殖能力明显降低。此外，一项研究发现肿瘤相关巨噬细胞（tumor-associated macrophage，TAM）可以通过激活表皮生长因子受体（epidermal growth factor receptor，EGFR）相关信号通路、分泌蛋白酶体、分泌细胞因子等机制，降解原位癌细胞外基质成分、诱导肿瘤血管生成或促进肿瘤细胞直接侵袭。但是值得警惕的是，在原位癌中由于免疫细胞与肿瘤细胞并未直接接触，免疫系统对肿瘤的影响与浸润性癌可能有所不同。而现有研究主要集中于免疫系统与浸润性癌领域，对原位癌的研究相对缺少，因此对免疫系统在原位癌发展中的作用仍然缺乏认识。

原位癌的肿瘤微环境是由多种基质细胞及其分泌的蛋白和细胞外基质共同组成的，各种成分之间存在紧密的交互作用，共同导致了原位癌的发生发展。尽管目前对其具体机制仍然知之甚少,但考虑到肿瘤微环境中细胞成分基因的相对稳定性和表观遗传学改变的可逆转性,其对化疗或靶向治疗的耐药性可能相对减少。因此,通过对肿瘤微环境的研究寻找可靠的治疗靶点并运用于临床是一项非常有前景的工作。

（三）组学研究在乳腺癌发生发展过程研究中的挑战与前景

目前,在乳腺原位癌发生发展过程的研究领域,组学研究仍有不少局限性。首先,目前用于进行乳腺原位癌和浸润性癌组学特征比较的样本代表性不强。伦理的限制使我们无法在不进行治疗的情况下直接观测乳腺原位癌发生浸润的全过程,因此目前临床上主要采用同时存在乳腺原位癌和浸润性癌的标本,通过分析其组学差异寻找引起乳腺原位癌发生进展的危险因子。但是这一比较方式可能混杂了肿瘤间的异质性因素,得到的基因突变、甲基化、表达谱差异等特征可能仅仅反映了肿瘤间的差异,而非引起原位癌发生浸润的驱动因子。其次,现有研究技术限制了组学研究的发展。DCIS的肿瘤直径通常很小,导致取样时 DNA 或 RNA 的样本量可能不够。而且现有技术通常需要新鲜标本进行检测,而纯的乳腺原位癌的诊断需要对标本进行处理制作切片观察整个病灶是否含有浸润性灶成分,因此限制了组学特征的研究。此外,目前检测和分析技术不够精细、个体间差异、肿瘤内部异质性等问题也限制了组学在乳腺原位癌发生发展过程中的研究。但随着研究技术的发展,这些问题正逐步得到解决。

尽管目前存在不少局限性,组学研究的基本属性是从遗传本质上认识肿瘤,因此在研究乳腺原位癌发生发展过程领域具有重要地位。既往对于乳腺原位癌的分类主要依据病理学特征分为导管原位癌和小叶原位癌,并认为两者具有不同的生物学特征。但后续研究发现病理学分类相同的乳腺原位癌存在复杂的交错关系,如 PLCIS 的临床病理学特征和生物学行为与 DCIS 相似,某些 ADH 和低级别 DCIS 的组学特征与 LCIS 较为相似;某些 DCIS 可能不会发生进展仅仅作为危险因素存在,而某些 LCIS 可能作为癌前病变直接发生进展,与传统对于 DCIS 与 LCIS 的认知不符。这些均反映了乳腺原位癌病理学分型的局限性。此外,研究表明 DCIS 和 LCIS 均起源于终末导管小叶单位,可能仅仅是遗传物质朝不同方向改变造成了病理学特征和生物学行为的不同。因此,从基因组学、表达谱和甲基化谱等角度对乳腺原位癌进行重新分类可能是未来发展趋势。此外,考虑到肿瘤细胞与微环境存在紧密的相互作用,对组学特征与微环境的关系进行探索也是未来的研究方向。

二、精准的风险预测模型与乳腺原位癌的个体化治疗

随着"精准医学"概念的提出,基于个体而不是基于队列对乳腺原位癌患者进行个体化治疗将逐渐成为未来的治疗趋势。而精准治疗的前提是对每位乳腺原位癌患者的复发风险有精确的认识。因此,如何建立精准的风险预测模型为临床实践服务已经成为当前原位癌治疗中的重要议题。

（一）基于临床病理学特征的风险预测模型

1. 临床病理学特征与预后相关性的早期探索　早期对 DCIS 风险的认识主要在病理学层

面。病理学家根据细胞核的大小、细胞核极化情况、核仁的表现、核分裂象及粉刺样坏死的有无，将 DCIS 分为低、中、高 3 级，并认为不同级别的 DCIS 具有不同的发生进展风险。Lagios 等在1989 年报道了对 79 例仅行肿块切除的 DCIS 患者长期随访结果，发现 19% 的高级别患者在 26个月内复发，只有 10% 的中级别 DCIS 患者在随访 87 个月后复发，而直到 124 个月随访结束，仍没有低级别 DCIS 患者复发。但是仅以核分级作为风险预测指标有明显的不足。后续研究表明，同一分级的 DCIS 具有明显的异质性，如分级为中级别的 DCIS 在发生进展的风险上差别较大，在 UK/ANZ 临床试验中，低级别和中级别 DCIS 患者同侧复发率无明显差异。此外，研究也表明，不同病理学分级之间预后的差别可能随着随访时间增加而逐渐消失。随着保乳手术和术后放疗、内分泌治疗的相关临床试验的开展，除了进行病理学分级外，多项临床病理学资料也被发现具有预后提示作用。Shamliyan 等对 5 项临床试验和 51 项观察性研究中的 173 937 例患者进行荟萃分析，发现年龄<40 岁是一项重要预测预后的指标。此外，在诊断方式方面，经体格检查发现的 DCIS 比经钼靶发现的 DCIS 风险高 35%。钼靶显示为高密度灶的 DCIS 在保乳+放疗后的局部复发率是低密度灶的 2.8 倍。在 DCIS 的自身特征方面，Wang 等对多达 8 项临床试验和 36 项观察性试验的荟萃分析发现，多发 DCIS 病灶、肿瘤直径大、核分级高均对预后有重要提示作用。随着保乳手术的开展，手术切缘作为预后风险的预测因素也得到了越来越多的重视。Dunne 等发现 2 mm 的切缘与<1 mm 的切缘相比，可以显著降低局部复发风险，而增大至5 mm 却不能再次显著降低复发风险。Wang 等则研究认为 10 mm 是最合适的切缘。尽管在最合适的切缘这一问题上仍有争议，切缘阳性是局部复发的高危因素，在一定程度扩大切缘可以减少局部复发的观点已经得到广泛认可。在这一阶段，尽管肿瘤本身特征、人口学特征、手术切缘等多项指标依次被发现与预后相关，但并未建立确切的、广泛认可的风险预测模型并对其进行验证。

2. **基于临床病理学特征的风险预测模型的建立**　随着与预后相关的病理学资料接连被认知，逐渐有研究人员开始尝试建立完善的风险预测模型。其中，Van Nuys Prognostic Index（VNPI）综合了肿瘤特性、人口学特征和手术切缘等多项指标，是目前最著名的风险预测模型。VNPI 来源于一项对 333 例行保乳手术加或不加放疗后复发情况的回顾性研究。Silverstein 等1995 年提出的第 1 版 VNPI 仅包括了对核分级和粉刺样坏死灶的评估，而 1996 年的更新的第 2版 VNPI 就已经加入了手术切缘和肿瘤大小 2 项指标。到了 2003 年，VNPI 指数（更名为 USC/VNPI）进一步加入了年龄因素。研究认为，VNPI 评估为4~6分的患者无法从放疗中获益，因而建议仅行肿块切除术；7~9 分的患者中，加用放疗可以显著降低同侧肿瘤复发率，故建议在在保乳手术后加用放疗；而对于 10~12 分的患者，尽管放疗仍可降低同侧复发率，但考虑到使用放疗后复发率仍然很高，建议行乳房全切术。但是，虽然 VNPI 指数具有计算简便、临床可操作性强等优点，目前的指南对现有的风险预测模型均持谨慎态度。《NCCN 指南》未具体推荐运用现有的风险模型进行诊治，而《中国抗癌协会乳腺癌诊治指南》也只是将最新版 USC/VNPI 指数列入，仅供临床医生参考。主要原因 VNPI 指数的可重复性不高，如在 Saverio 和 MacAusland 等的研究中，VNPI 指数并未体现很好的预测效果。此外，目前并没有前瞻性临床试验对 USC/VNPI 指数进行验证，因此 VNPI 作为风险预测模型的准确性和真实性均有待验证。

与 VNPI 类似,美国纽约市斯隆-凯特林癌症纪念中心(MSKCC)的 Rudloff 等在 2010 年更提出建立一种包含年龄、治疗年份、临床表现、核分级、坏死情况、切缘情况、是否接受放疗、是否接受内分泌治疗和家族史的列线图,通过该列线图可以预测 DCIS 患者的同侧肿瘤复发风险。但是该列线图的预后相关因素中已经包含了治疗手段,并没有根据列线图的评分计算出类似于 VNPI 指数那样的指导 DCIS 患者治疗方式的评分。此外,Yi 等人也在验证性研究中对该列线图的可靠性提出了质疑。

尽管基于临床病理学特征的风险预测模型临床可操作性较强,但不可否认的是,从临床病理学资料的角度认识肿瘤仍然停留在较浅的层面,具有相似临床病理学特征的 DCIS 可能在基因组学上具有明显异质性。因此仅仅使用临床病理学指标预测预后可能并不准确。

（二）基于蛋白标记物的风险预测

通过蛋白质的表达认识肿瘤比通过临床病理学资料认识更进了一步,更接近于肿瘤的本质特征。在这一领域,通过免疫组织化学技术观测蛋白质的表达发现了一些具有预测价值的蛋白标记物。与浸润性癌领域类似,研究发现 ER 和 PR 阳性的 DCIS 具有较低的复发风险,可能与这一亚群的 DCIS 本身的性质和使用内分泌治疗有关。而由于抗 Her－2 治疗并未在 DCIS 中广泛应用,Her－2 阳性提示 DCIS 复发风险高。此外,多项研究发现,细胞周期相关蛋白高表达(如 Ki－67、p16、p21、p53、COX－2 等)也提示较高的复发风险。但是,用蛋白标记物预测预后具有很高的复杂性和异质性。如 Kerlikowske 发现 p16+、Cox2+、Ki－67+ 的 DCIS 患者同侧浸润性癌复发率较高,但同侧 DCIS 复发率更高的却是 p16+、Cox－2-、Ki－67+ 的患者。Rakovitch 等发现 Ki－67 提示较高的复发风险,而在 Altintas 等人的研究中 Ki－67 却对预后没有提示作用。多种因素造成了这一现象。首先,不同于临床病理学资料,蛋白标记物的研究样本量通常较小,随访时间通常较短,极易造成偏倚,影响了结果的判断。其次,不同研究之间对于蛋白标记物表达程度的判定标准不同。也是造成结果异质性的原因之一。

尽管如此,对蛋白标记物与临床病理学资料的相关性研究发现,蛋白标记物可以部分解决临床病理学资料相同的样本存在异质性的问题。因此目前有观点提出可以将蛋白标记物与临床病理学资料结合起来构建风险预测模型,可能具有更好的应用价值。

（三）基于组学研究的新发现

早期的风险预测模型(如 VNPI 评分)大多是基于肿瘤的临床病理学特征或部分蛋白表达特征而建立。尽管这些模型具有一定的科学性并在部分患者中有不错的预测效果,但由于其仍是从表象上认识肿瘤,没有认识到临床病理学特征或免疫学特征相同的肿瘤可能具有完全不同的基因组学特性,因此常出现预测与实际情况不一致的现象,临床运用价值有限。基因组学的发展为风险预测模型的建立提供了新的视野,由于基因组学是从本质上认识肿瘤的特征,可能可以得到更加精准的分先预测模型。

1. 表达谱研究成果　表达谱领域的研究目前广泛开展,取得成果相对较多。早期探索主要是单个基因差异表达情况的发现。通过将 DCIS 与同时存在的 IDC 的表达谱特征进行比较。

2006 年,Schuetz 等发现与上皮间质样变相关的基因 GREM1 和与 CD8+ T 细胞浸润相关的 DSE 基因的表达情况可能可以预测预后。2008 年,Castro 等采用类似的方法发现 127 个候选基因,其中 LOX 和 SULF1 可能具有重要意义。通过将发生复发的 DCIS 样本和未发生复发的 DCIS 样本进行比较,发现 p16、COX-2 和 Ki-67 的表达在复发的样本中表达较高。此后随着研究的深入,研究人员开始对表达谱进行整合,建立以表达谱为基础的风险预测模型。目前在表达谱领域最重要的成果是 2013 年提出的 Oncotype DX DCIS 评分。这一评分系统包含 12 个基因。其中 7 个基因是通过表达谱的比较,挑选出的最能预测复发风险的基因(均独立于他莫昔芬的使用):Ki-67、STK15、存活蛋白(survivin)、CCNB1、MYBL2、PR 和 GSTM1。另外 5 个来自 21-gene Oncotype DX 评分系统:ACTB、GAPDH、RPLPO、GUS 和 TFRC。Oncotype DX DCIS 评分的作用是对每个 DCIS 个体的复发风险进行预测,其预测作用已经于 2013 年在 ECOG E5149 临床试验的样本中进行验证。根据 12 个基因的表达情况,将 DCIS 的风险分为低、中、高 3 组,10 年的复发风险分别为 10.6%、26.7% 和 25.9%,10 年浸润性癌的复发风险分别为 3.7%、12.3% 和 19.2%。但是 Oncotype DX DCIS 评分还没有在临床实践中进行应用。一方面是因为 ECOG E5149 临床试验的入组的样本均是风险相对较低的样本(入组标准:非体格检查可触及、核分级低或中级别且直径≤2.5 cm、或核分级为高级且直径≤1 cm、切缘直径≥3 mm 的肿瘤),且均未经历放疗,样本代表性不足;另一方面,Oncotype DX DCIS 评分并不能取代临床病理学指标在评价预后中的作用。在 ECOG E5149 临床试验的多因素分析中发现,除了 Oncotype DX DCIS 评分外,肿瘤大小、月经状态也是独立预测复发风险的指标。在 Rakovitch 等的另一项研究中,入组了 718 例 1994~2003 年经保乳手术后的 DCIS 患者,发现年龄、多灶性、肿瘤大小、肿瘤结构对预后的预测作用甚至超过了 Oncotype DX DCIS 评分。此外,不难发现,Oncotype DX DCIS 评分评定复发风险为"中"的亚组中,复发风险甚至超过了评定结果为"高"的亚组。因此,Oncotype DX DCIS 评分不是一类具有高信度和高效度的评分,临床运用价值有限。

2. **其他方面的组学研究成果** 与表达谱领域取得的丰硕成果相比,基因组学研究和甲基化谱研究取得的成果相对较少。目前没有大样本数据直接检测基因组学的改变或甲基化谱的改变与复发风险的关系。尽管如此,现有的一些发现仍有一定的提示作用。在拷贝数扩增领域,以核分级情况作为对比发现,目前发现高核分级 DCIS 中常见的有 11q13、17q12、17q22—24 的扩增和 8p、11q、13q 和 14q 的丢失,在低核分级的 DCIS 中常见的有 16q 的缺失和 1p 的扩增。以同时存在的 DCIS 和 IDC 进行对比发现,MYC、CCND1 和 FGFR1 在 IDC 成分中更加常见。在突变谱领域的发现非常有限。将 DCIS 与正常乳腺组织对比发现,PIK3CA 和 TP53 的突变可能具有在 DCIS 的早期形成中具有重要地位。而在甲基化领域,同样将 DCIS 与同时存在的 IDC 进行比较,尽管发现两者甲基化谱特征较为相似,仍发现 APC、CACNA1A、CDH1、FOXC1、HOXA10、MGMT、SFPR1、TFAP2a 和 TWIST1 等基因的一些特异位点的甲基化存在差异。

需要指出的是,以上基因组学研究和甲基化谱研究的样本量均较小,得到的结果在文献之间、样本个体之间的一致性也较低,因此仍处于研究的初期阶段,无法直接应用到临床。

(四) 风险预测模型在临床转化中的局限性

VNPI 评分和 Oncotype DX DCIS 评分的验证性研究目前仍存在不一致的研究结论,基因组学和甲基化组学方面也未得到可行性较高的结果,这体现了目前风险预测模型在临床转化方面仍有很大的局限性。首先,无论是利用临床病理学资料还是基因组学特征对复发风险进行预测,都需要大样本量、长随访时间(常需超过 10 年)的前瞻性试验。而由于纯的乳腺原位癌诊断较为复杂,复发常发生 5 年甚至 10 年后,很难建立高质量的队列。其次,目前组学研究中用于研究复发风险的样本主要是同时存在 DCIS 和 IDC 的标本,通过分析其组学差异寻找引起 DCIS 发生进展的危险因子。但是,利用这一样本进行组学研究实际上是以发生进展的危险因素代替发生复发的危险因素,并不能很好地解释病灶完全切除后引起复发的机制,不能完全用于保乳手术后复发风险的评估。而另一种组学研究的样本是根据随访数年后复发情况,回溯数年前的 DCIS 样本进行比较。这类样本同样存在诸多问题。如发生复发和未发生复发的患者治疗方式不一致、样本很难获得、DCIS 组织不新鲜等。再次,单用组学特征并不能完整的反映复发风险,诊断手段、治疗方式、患者人口学资料和肿瘤微环境在预测复发方面同样具有重要地位,因此仅利用组学特征解释原位癌风险的预测模型可能存在缺陷。此外,与研究乳腺原位癌发生发展过程遇到的困境相似,技术的不成熟和实际操作的困难限制了组学研究的发展。DCIS 的肿瘤直径通常很小,导致取样时 DNA 或 RNA 的样本量可能不够,限制了组学特征的研究。目前检测和分析技术不够精细,数据分析方法存在局限性和肿瘤内部异质性等问题也限制了风险预测模型的临床转化。另外,现有的研究主要集中于 DCIS 领域,而在 LCIS 领域,近来也有组学研究表明,LCIS 不仅仅是危险因素,也有作为癌前病变向 ILC 发展的可能性。但受制于 LCIS 样本量小、临床诊断较困难,缺乏直接发生原位进展证据等因素,目前针对 LCIS 发生进展的机制及风险预测的相关研究仍十分缺乏。

(五) 风险预测模型的未来

虽然目前没有任何经过前瞻性临床试验证实的风险预测模型用于临床,但是对乳腺原位癌发生发展过程的深入认识和治疗手段的逐渐丰富仍然提示,风险预测模型在未来乳腺原位癌的个体化治疗中将扮演重要角色。在构建风险预测模型的实践中,组学研究具有从遗传本质上认识乳腺原位癌的基本属性,因此在风险预测模型的建立中将扮演重要角色。目前研究遇到的瓶颈将通过技术的革新逐渐得到解决。Oncotype DX DCIS 评分的出现仅仅是一个开始。另外,考虑到患者人口学特征、治疗手段、肿瘤微环境等因素在乳腺原位癌的复发中不可忽视的地位,将组学与临床病理学结合起来,用于建立更加全面、临床可操作性更强的复发风险预测模型也将是未来发展的方向。如 Altintas 等在一项研究中已经提出,用与增值相关的 *MYBL2*、*KPNA2*、*CDC2* 和 *CDC20* 4 个基因替代 VNPI 指数中的核分级构建的 GGI‐VNPI 指数比原有 VNPI 指数具有更好的预测复发风险效果。

(肖　毅　江一舟　邵志敏)

主要参考文献

1. 黄波,谈顺.乳腺导管原位癌浸润机制分析.诊断病理学杂志,2016,23(1):74-77.

2. 邵志敏,沈镇宙,徐兵河,等.中国抗癌协会乳腺癌诊治指南与规范(2015版).中国癌症杂志,2015(9):692-754.

3. 邵志敏,沈镇宙,徐兵河.乳腺肿瘤学.上海:复旦大学出版社,2013.

4. 杨阳,牛昀.乳腺导管原位癌浸润发生的研究进展.中华病理学杂志,2016,45(8):585-587.

5. 周戎君.乳腺导管原位癌的手术治疗趋势.医学综述,2014,20(12):2157-2159.

6. 朱思吉,吴佳毅,陈伟国.乳腺小叶原位癌外科治疗进展.中国实用外科杂志,2013,33(3):230-232.

7. 左文述,路平华,李敏,等.乳腺原位癌治疗策略的变迁.国外医学(肿瘤学分册),2001,28(6):451-455.

8. 左文述,路平华,于金明,等.乳腺导管内癌及小叶原位癌的治疗策略.中国肿瘤临床,2002,29(5):376-380.

9. 左文述,路平华,于金明,等.乳腺小叶原位癌外科治疗进展.中国实用外科杂志,2013,33(3):230-232.

10. Ahmed M, Rubio IT, Klaase JM, et al. Surgical treatment of nonpalpable primary invasive and in situ breast cancer. Nat Rev Clin Oncol, 2015,12(11):645-663.

11. Allred DC, Wu Y, Mao S, et al. Ductal carcinoma in situ and the emergence of diversity during breast cancer evolution. Clin Cancer Res, 2008,14(2):370-378.

12. Altintas S, Toussaint J, Durbecq V, et al. Fine tuning of the Van Nuys prognostic index (VNPI) 2003 by integrating the genomic grade index (GGI): new tools for ductal carcinoma in situ (DCIS). Breast J, 2011,17(4):343-351.

13. Andrade VP, Morrogh M, Qin LX, et al. Gene expression profiling of lobular carcinoma in situ reveals candidate precursor genes for invasion. Mol Oncol, 2015,9(4):772-782.

14. Barham W, Chen L, Tikhomirov O, et al. Aberrant activation of NF-kappaB signaling in mammary epithelium leads to abnormal growth and ductal carcinoma in situ. BMC Cancer, 2015,15:647.

15. Barnes NL, Ooi JL, Yarnold JR, et al. Ductal carcinoma in situ of the breast. BMJ, 2012,344: e797.

16. Bartlett JM, Nofech-Moses S, Rakovitch E. Ductal carcinoma in situ of the breast: can biomarkers improve current management? Clin Chem, 2014,60(1):60-67.

17. Benson JR, Jatoi I, Toi M. Treatment of low-risk ductal carcinoma in situ: is nothing better than something? Lancet Oncol, 2016,17(10): e442-e451.

18. Benson JR, Wishart GC. Predictors of recurrence for ductal carcinoma in situ after breast-conserving surgery. Lancet Oncol, 2013,14(9): e348-357.

19. Brennan ME, Turner RM, Ciatto S, et al. Ductal carcinoma in situ at core-needle biopsy: meta-analysis of underestimation and predictors of invasive breast cancer. Radiology, 2011,260(1):119-128.

20. Burstein HJ, Polyak K, Wong JS, et al. Ductal carcinoma in situ of the breast. N Engl J Med, 2004, 350(14):1430-1441.

21. Campa D, Barrdahl M, Gaudet MM, et al. Genetic risk variants associated with in situ breast cancer. Breast Cancer Res, 2015,17:82.

22. Campbell MJ, Baehner F, O'Meara T, et al. Characterizing the immune microenvironment in high-risk ductal carcinoma in situ of the breast. Breast Cancer Res Treat, 2017,161(1):17-28.

23. Casasent AK, Edgerton M, Navin NE. Genome evolution in ductal carcinoma in situ: invasion of the clones. J Pathol, 2017,241(2):208-218.

24. Casbas-Hernandez P, D'Arcy M, Roman-Perez E, et al. Role of HGF in epithelial-stromal cell interactions during progression from benign breast disease to ductal carcinoma in situ. Breast Cancer Res, 2013,15(5): R82.

25. Clauser P, Marino MA, Baltzer PA, et al. Management of atypical lobular hyperplasia, atypical ductal

hyperplasia, and lobular carcinoma in situ. Expert Rev Anticancer Ther, 2016,16(3):335 - 346.

26. Coromilas EJ, Wright JD, Huang Y, et al. The influence of hospital and surgeon factors on the prevalence of axillary lymph node evaluation in ductal carcinoma in situ. JAMA Oncol, 2015,1(3): 323 - 332.

27. Cowell CF, Weigelt B, Sakr RA, et al. Progression from ductal carcinoma in situ to invasive breast cancer: revisited. Mol Oncol, 2013,7(5):859 - 869.

28. Cuzick J, Sestak I, Forbes JF, et al. Anastrozole for prevention of breast cancer in high-risk postmenopausal women (IBIS-II): an international, double-blind, randomised placebo-controlled trial. Lancet, 2014,383(9922):1041 - 1048.

29. Czerniecki BJ, Roses RE, Koski GK. Development of vaccines for high-risk ductal carcinoma in situ of the breast. Cancer Res, 2007,67(14):6531 - 6534.

30. DeCensi A, Pruneri G, Guerrieri-Gonzaga A. Estrogen receptor in breast ductal carcinoma in situ: good cop, bad cop? J Clin Oncol, 2012,30(12):1384 - 1386.

31. Elias EV, de Castro NP, Pineda PH, et al. Epithelial cells captured from ductal carcinoma in situ reveal a gene expression signature associated with progression to invasive breast cancer. Oncotarget, 2016,7 (46):75672 - 75684.

32. Fisher B, Costantino JP, Wickerham DL, et al. Tamoxifen for the prevention of breast cancer: current status of the National Surgical Adjuvant Breast and Bowel Project P-1 study. J Natl Cancer Inst, 2005, 97(22):1652 - 1662.

33. Fleischer T, Frigessi A, Johnson KC, et al. Genome-wide DNA methylation profiles in progression to in situ and invasive carcinoma of the breast with impact on gene transcription and prognosis. Genome Biol, 2014,15(8):435.

34. Forbes JF, Sestak I, Howell A, et al. Anastrozole versus tamoxifen for the prevention of locoregional and contralateral breast cancer in postmenopausal women with locally excised ductal carcinoma in situ (IBIS - II DCIS): a double-blind, randomised controlled trial. Lancet, 2016,387(10021):866 - 873.

35. Frykberg ER, Bland KI. Overview of the biology and management of ductal carcinoma in situ of the breast. Cancer, 1994,74(1 Suppl):350 - 361.

36. Goodwin A, Parker S, Ghersi D, et al. Post-operative radiotherapy for ductal carcinoma in situ of the breast—a systematic review of the randomised trials. Breast, 2009,18(3):143 - 149.

37. Gorringe KL, Hunter SM, Pang JM, et al. Copy number analysis of ductal carcinoma in situ with and without recurrence. Mod Pathol, 2015,28(9):1174 - 1184.

38. Hanby AM, Hughes TA. In situ and invasive lobular neoplasia of the breast. Histopathology, 2008,52 (1):58 - 66.

39. Hernandez L, Wilkerson PM, Lambros MB, et al. Genomic and mutational profiling of ductal carcinomas in situ and matched adjacent invasive breast cancers reveals intra-tumour genetic heterogeneity and clonal selection. J Pathol, 2012,227(1):42 - 52.

40. Hu M, Yao J, Carroll DK, et al. Regulation of in situ to invasive breast carcinoma transition. Cancer Cell, 2008,13(5):394 - 406.

41. Hussain M, Cunnick GH. Management of lobular carcinoma in-situ and atypical lobular hyperplasia of the breast — a review. Eur J Surg Oncol, 2011,37(4):279 - 289.

42. Jang M, Kim E, Choi Y, et al. FGFR1 is amplified during the progression of in situ to invasive breast carcinoma. Breast Cancer Res, 2012,14(4): R115.

43. Johnson KC, Koestler DC, Fleischer T, et al. DNA methylation in ductal carcinoma in situ related with future development of invasive breast cancer. Clin Epigenetics, 2015,7:75.

44. Karlsson E, Sandelin K, Appelgren J, Zhou W, Jirstrom K, Bergh J, et al. Clonal alteration of breast cancer receptors between primary ductal carcinoma in situ (DCIS) and corresponding local events. Eur J Cancer, 2014,50(3):517 - 524.

45. King TA, Pilewskie M, Muhsen S, et al. Lobular Carcinoma in Situ: A 29 - Year Longitudinal

Experience Evaluating Clinicopathologic Features and Breast Cancer Risk. J Clin Oncol, 2015,33(33): 3945 - 3952.

46. Kinsey-Trotman S, Shi Z, Fosh B. Breast ductal carcinoma in situ: a literature review of adjuvant hormonal therapy. Oncol Rev, 2016,10(2):304.

47. Lagios MD. Heterogeneity of duct carcinoma in situ (DCIS): relationship of grade and subtype analysis to local recurrence and risk of invasive transformation. Cancer Lett, 1995,90(1):97 - 102.

48. Lari SA, Kuerer HM. Biological Markers in DCIS and Risk of Breast Recurrence: A Systematic Review. J Cancer, 2011,2:232 - 261.

49. Lee S, Stewart S, Nagtegaal I, et al. Differentially expressed genes regulating the progression of ductal carcinoma in situ to invasive breast cancer. Cancer Res, 2012,72(17):4574 - 4586.

50. Lesurf R, Aure MR, Mork HH, et al. Molecular Features of Subtype-Specific Progression from Ductal Carcinoma In Situ to Invasive Breast Cancer. Cell Rep, 2016,16(4):1166 - 1179.

51. Logan GJ, Dabbs DJ, Lucas PC, et al. Molecular drivers of lobular carcinoma in situ. Breast Cancer Res, 2015,17:76.

52. Lopez-Garcia MA, Geyer FC, Lacroix-Triki M, et al. Breast cancer precursors revisited: molecular features and progression pathways. Histopathology, 2010,57(2):171 - 192.

53. Manders JB, Kuerer HM, Smith BD, et al. Clinical Utility of the 12 - Gene DCIS Score Assay: Impact on Radiotherapy Recommendations for Patients with Ductal Carcinoma In Situ. Ann Surg Oncol, 2017, 24(3):660 - 668.

54. Mardekian SK, Bombonati A, Palazzo JP. Ductal carcinoma in situ of the breast: the importance of morphologic and molecular interactions. Hum Pathol, 2016,49:114 - 123.

55. Margolese RG, Cecchini RS, Julian TB, et al. Anastrozole versus tamoxifen in postmenopausal women with ductal carcinoma in situ undergoing lumpectomy plus radiotherapy (NSABP B - 35): a randomised, double-blind, phase 3 clinical trial. Lancet, 2016,387(10021):849 - 856.

56. Masannat YA, Bains SK, Pinder SE, et al. Challenges in the management of pleomorphic lobular carcinoma in situ of the breast. Breast, 2013,22(2):194 - 196.

57. McCormick B, Winter K, Hudis C, et al. RTOG 9804: a prospective randomized trial for good-risk ductal carcinoma in situ comparing radiotherapy with observation. J Clin Oncol, 2015,33(7):709 - 715.

58. Miller ME, Kyrillos A, Yao K, et al. Utilization of Axillary Surgery for Patients With Ductal Carcinoma In Situ: A Report From the National Cancer Data Base. Ann Surg Oncol, 2016,23(10):3337 - 3346.

59. Mitchell KB, Lin H, Shen Y, et al. DCIS and axillary nodal evaluation: compliance with national guidelines. BMC Surg, 2017,17(1):12.

60. Morrow M, Van Zee KJ, Solin LJ, et al. Society of Surgical Oncology-American Society for Radiation Oncology-American Society of Clinical Oncology Consensus Guideline on Margins for Breast-Conserving Surgery with Whole-Breast Irradiation in Ductal Carcinoma In Situ. Ann Surg Oncol, 2016,23(12): 3801 - 3810.

61. Oppong BA, King TA. Recommendations for women with lobular carcinoma in situ (LCIS). Oncology (Williston Park), 2011,25(11):1051 - 1056,1058.

62. Ory V, Tassi E, Cavalli LR, et al. The nuclear coactivator amplified in breast cancer 1 maintains tumor-initiating cells during development of ductal carcinoma in situ. Oncogene, 2014,33(23):3033 - 3042.

63. Page DL, Dupont WD, Rogers LW, et al. Atypical hyperplastic lesions of the female breast. A long-term follow-up study. Cancer, 1985,55(11):2698 - 2708.

64. Pang JM, Deb S, Takano EA, et al. Methylation profiling of ductal carcinoma in situ and its relationship to histopathological features. Breast Cancer Res, 2014,16(5):423.

65. Pang JM, Dobrovic A, Fox SB. DNA methylation in ductal carcinoma in situ of the breast. Breast Cancer Res, 2013,15(3):206.

66. Pang JM, Gorringe KL, Fox SB. Ductal carcinoma in situ-update on risk assessment and management. Histopathology, 2016,68(1):96 - 109.

67. Pang JM, Gorringe KL, Wong SQ, et al. Appraisal of the technologies and review of the genomic landscape of ductal carcinoma in situ of the breast. Breast Cancer Res, 2015,17:80.

68. Pape-Zambito D, Jiang Z, Wu H, et al. Identifying a highly-aggressive DCIS subgroup by studying intra-individual DCIS heterogeneity among invasive breast cancer patients. PLoS One, 2014, 9 (6): e100488.

69. Petridis C, Brook MN, Shah V, et al. Genetic predisposition to ductal carcinoma in situ of the breast. Breast Cancer Res, 2016,18(1):22.

70. Pieri A, Harvey J, Bundred N. Pleomorphic lobular carcinoma in situ of the breast: Can the evidence guide practice? World J Clin Oncol, 2014,5(3):546 – 553.

71. Pinder SE, Ellis IO. The diagnosis and management of pre-invasive breast disease: ductal carcinoma in situ (DCIS) and atypical ductal hyperplasia (ADH) — current definitions and classification. Breast Cancer Res, 2003,5(5):254 – 257.

72. Place AE, Jin Huh S, Polyak K. The microenvironment in breast cancer progression: biology and implications for treatment. Breast Cancer Res, 2011,13(6):227.

73. Polgar C, Ott OJ, Hildebrandt G, et al. Late side-effects and cosmetic results of accelerated partial breast irradiation with interstitial brachytherapy versus whole-breast irradiation after breast-conserving surgery for low-risk invasive and in – situ carcinoma of the female breast: 5-year results of a randomised, controlled, phase 3 trial. Lancet Oncol, 2017,18(2):259 – 268.

74. Porembka MR, Abraham RL, Sefko JA, et al. Factors associated with lymph node assessment in ductal carcinoma in situ: analysis of 1988 – 2002 seer data. Ann Surg Oncol, 2008,15(10):2709 – 2719.

75. Rakovitch E, Nofech-Mozes S, Hanna W, et al. Multigene Expression Assay and Benefit of Radiotherapy After Breast Conservation in Ductal Carcinoma in Situ. J Natl Cancer Inst, 2017,109(4).

76. Sakr RA, Weigelt B, Chandarlapaty S, et al. PI3K pathway activation in high-grade ductal carcinoma in situ-implications for progression to invasive breast carcinoma. Clin Cancer Res, 2014, 20 (9): 2326 – 2337.

77. Sawyer E, Roylance R, Petridis C, et al. Genetic predisposition to in situ and invasive lobular carcinoma of the breast. PLoS Genet, 2014,10(4): e1004285.

78. Shah C, Vicini FA, Berry S, et al. Ductal Carcinoma In Situ of the Breast: Evaluating the Role of Radiation Therapy in the Management and Attempts to Identify Low-risk Patients. Am J Clin Oncol, 2015,38(5):526 – 533.

79. Shah C, Wobb J, Manyam B, et al. Management of ductal carcinoma in situ of the breast: a review. JAMA Oncol, 2016,2(8):1083 – 1088.

80. Silverstein MJ. Ductal carcinoma in situ of the breast. BMJ, 1998,317(7160):734 – 739.

81. Simpson PT, Gale T, Fulford LG, et al. The diagnosis and management of pre-invasive breast disease: pathology of atypical lobular hyperplasia and lobular carcinoma in situ. Breast Cancer Res, 2003,5(5): 258 – 262.

82. Solin LJ, Gray R, Baehner FL, et al. A multigene expression assay to predict local recurrence risk for ductal carcinoma in situ of the breast. J Natl Cancer Inst, 2013,105(10):701 – 710.

83. Solin LJ, Gray R, Hughes LL, et al. Surgical excision without radiation for ductal carcinoma in situ of the breast: 12-year results from the ECOG-ACRIN E5194 Study. J Clin Oncol, 2015, 33 (33): 3938 – 3944.

84. Thompson E, Taube JM, Elwood H, et al. The immune microenvironment of breast ductal carcinoma in situ. Mod Pathol, 2016,29(3):249 – 258.

85. van Deurzen CH, Foekens JA. Carcinoma in situ to invasive breast cancer. Oncoscience, 2015,2(6): 570 – 571.

86. Vincent-Salomon A, Lucchesi C, et al. Integrated genomic and transcriptomic analysis of ductal carcinoma in situ of the breast. Clin Cancer Res, 2008,14(7):1956 – 1965.

87. Virnig BA, Tuttle TM, Shamliyan T, et al. Ductal carcinoma in situ of the breast: a systematic review

of incidence, treatment, and outcomes. J Natl Cancer Inst, 2010,102(3):170 – 178.

88. Virnig BA, Wang SY, Shamilyan T, et al. Ductal carcinoma in situ: risk factors and impact of screening. J Natl Cancer Inst Monogr, 2010,2010(41):113 – 116.

89. Visvanathan K. The challenges of treating lobular carcinoma in situ. Oncology (Williston Park), 2011, 25(11):1058,61,66.

90. Ward EM, DeSantis CE, Lin CC, et al. Cancer statistics: Breast cancer in situ. CA Cancer J Clin, 2015,65(6):481 – 495.

91. Wiechmann L, Kuerer HM. The molecular journey from ductal carcinoma in situ to invasive breast cancer. Cancer, 2008,112(10):2130 – 2142.

92. Winchester DP, Strom EA. Standards for diagnosis and management of ductal carcinoma in situ (DCIS) of the breast. American College of Radiology. American College of Surgeons. College of American Pathologists. Society of Surgical Oncology. CA Cancer J Clin, 1998,48(2):108 – 128.

93. Wong JS, Chen YH, Gadd MA, et al. Eight-year update of a prospective study of wide excision alone for small low-or intermediate-grade ductal carcinoma in situ (DCIS). Breast Cancer Res Treat, 2014, 143(2):343 – 350.

94. Worni M, Akushevich I, Greenup R, et al. Trends in Treatment Patterns and Outcomes for Ductal Carcinoma In Situ. J Natl Cancer Inst, 2015,107(12): djv263.

95. Zhou W, Jirstrom K, Amini RM, et al. Molecular subtypes in ductal carcinoma in situ of the breast and their relation to prognosis: a population-based cohort study. BMC Cancer, 2013,13:512.

图书在版编目(CIP)数据

乳腺原位癌/邵志敏,沈镇宙主编.—上海:复旦大学出版社,2017.9
ISBN 978-7-309-13252-6

Ⅰ.乳…　Ⅱ.①邵…②沈…　Ⅲ.乳腺癌-原位癌-诊疗　Ⅳ.R737.9

中国版本图书馆 CIP 数据核字(2017)第 224891 号

乳腺原位癌
邵志敏　沈镇宙　主编
责任编辑/肖　芬

复旦大学出版社有限公司出版发行
上海市国权路 579 号　邮编:200433
网址:fupnet@ fudanpress.com　http://www.fudanpress.com
门市零售:86-21-65642857　　团体订购:86-21-65118853
外埠邮购:86-21-65109143　　出版部电话:86-21-65642845
上海丽佳制版印刷有限公司

开本 787×1092　1/16　印张 20.75　字数 465 千
2017 年 9 月第 1 版第 1 次印刷

ISBN 978-7-309-13252-6/R·1635
定价:140.00 元